臨床呼吸器感染症学

CLINICAL RESPIRATORY INFECTIONS

編集

迎 寛 Hiroshi Mukae

南江堂

執筆一覧

● 編集者

迎　　寛	むかえ ひろし	長崎大学大学院医歯薬学総合研究科呼吸器内科学分野（第二内科）教授

● 執筆者（執筆順）

松本 哲哉	まつもと てつや	国際医療福祉大学医学部感染症学講座教授
中村 茂樹	なかむら しげき	国立感染症研究所真菌部
宮﨑 義継	みやざき よしつぐ	国立感染症研究所真菌部部長
西條 知見	さいじょう ともみ	長崎大学病院呼吸器内科
太田 賢治	おおた けんじ	長崎大学病院検査部
賀来 敬仁	かく のりひと	長崎大学病院検査部
柳原 克紀	やなぎはら かつのり	長崎大学大学院医歯薬学総合研究科病態解析・診断学分野教授
矢寺 和博	やてら かずひろ	産業医科大学医学部呼吸器内科学教授
迎　　寛	むかえ ひろし	長崎大学大学院医歯薬学総合研究科呼吸器内科学分野（第二内科）教授
金子 幸弘	かねこ ゆきひろ	大阪市立大学大学院医学研究科細菌学教授
舘田 一博	たてだ かずひろ	東邦大学医学部微生物・感染症学講座教授
川上 和義	かわかみ かずよし	東北大学大学院医学研究科感染分子病態解析学教授
森永 芳智	もりなが よしとも	長崎大学大学院医歯薬学総合研究科病態解析・診断学分野
小宮 幸作	こみや こうさく	大分大学医学部呼吸器・感染症内科学講座（結核医療体制強化事業）准教授
門田 淳一	かどた じゅんいち	大分大学医学部呼吸器・感染症内科学講座教授
朝野 和典	とものかずのり	大阪大学医学部附属病院感染制御部教授
今村 圭文	いまむら よしふみ	長崎大学大学院医歯薬学総合研究科呼吸器内科学分野（第二内科）講師
髙園 貴弘	たかぞの たかひろ	長崎大学大学院医歯薬学総合研究科臨床感染症学分野
山本 和子	やまもと かずこ	長崎大学病院呼吸器内科／感染制御教育センター
野口 真吾	のぐち しんご	産業医科大学医学部呼吸器内科学講師
樽本 憲人	たるもと のりひと	埼玉医科大学病院感染症科・感染制御科講師
前﨑 繁文	まえさき しげふみ	埼玉医科大学病院感染症科・感染制御科教授
光武耕太郎	みつたけ こうたろう	埼玉医科大学国際医療センター感染症科・感染制御科
石井　　寛	いしい ひろし	福岡大学病院呼吸器内科准教授
掛屋　　弘	かけや ひろし	大阪市立大学大学院医学研究科臨床感染制御学教授
石松 祐二	いしまつ ゆうじ	長崎大学医歯薬学総合研究科医療科学専攻看護学分野
川波 敏則	かわなみ としのり	産業医科大学医学部呼吸器内科学准教授

山田 康一	やまだ こういち	大阪市立大学大学院医学研究科臨床感染制御学講師
大野 秀明	おおの ひであき	埼玉医科大学総合医療センター感染症科・感染制御科教授
岡 秀昭	おか ひであき	埼玉医科大学総合医療センター感染症科・感染制御科准教授
東 祥嗣	ひがし よしつぐ	富山大学附属病院感染症科
山本 善裕	やまもと よしひろ	富山大学附属病院感染症科教授
伊藤 裕也	いとう ゆうや	長崎大学大学院医歯薬学総合研究科呼吸器内科学分野
宮崎 泰可	みやざき たいが	長崎大学大学院医歯薬学総合研究科臨床感染症学分野講師
関 雅文	せき まさふみ	東北医科薬科大学医学部感染症内科・感染制御部教授
松元 信弘	まつもと のぶひろ	宮崎大学医学部内科学講座神経呼吸内分泌代謝学分野
藤井 毅	ふじい たけし	医療法人社団佳友会品川イーストクリニック院長
松瀬 厚人	まつせ ひろと	東邦大学医療センター大橋病院院呼吸器内科教授
牟田久美子	むた くみこ	長崎大学病院腎臓内科
西野 友哉	にしの ともや	長崎大学病院腎臓内科教授
泉川 公一	いずみかわ こういち	長崎大学大学院医歯薬学総合研究科臨床感染症学分野教授
河野 圭	かわの けい	長崎大学病院感染制御教育センター
田代 将人	たしろ まさと	長崎大学大学院医歯薬学総合研究科臨床感染症学分野
塚本 美鈴	つかもと みすず	地方独立行政法人北松中央病院内科
堀内 能之	ほりうち たかゆき	長崎大学病院感染制御教育センター

● はじめに —— 感染症学は長崎から

　呼吸器は外界と直接的に接しているため，感染症を発症する頻度が最も高い臓器の一つである．かつて亡国病として恐れられた結核，スペイン風邪として猛威をふるったインフルエンザ，隣国の中国でアウトブレイクし世界を震撼させた重症急性呼吸器症候群など，歴史上呼吸器感染症が人類に多大な災厄をもたらしてきた．また，実臨床において呼吸器感染症は遭遇する頻度がきわめて高い疾患群であり，専門医のみならず非専門医や若手の医師であっても一定水準以上の知識や診療技能を身につけていることが望ましい．実際，軽症の上気道炎（いわゆるかぜ症候群）から重症の肺炎，難治性の真菌感染症など，原因微生物の種類，疾患の重症度，宿主の状態など，呼吸器感染症の病態はきわめて多岐にわたっており，診療にあたる医師には幅広い知識と豊富な経験が求められている．

　超高齢社会を背景とした高齢者肺炎の問題，結核の定期的なアウトブレイク，非結核性抗酸菌症の増加，輸入感染症対策など，呼吸器感染症診療の重要性は現在ますます高まっている．国際的にも薬剤耐性（AMR）をもつ細菌の影響が危惧されており，2016年のG7伊勢志摩サミット（第42回先進国首脳会議）以降，わが国でも国を挙げてAMR対策がなされている．抗菌薬の開発がなかなか進まない時代において，抗菌薬の適正使用のためには，正しく豊富な知識に裏付けされた，日々の地道な診療の実践が不可欠である．

　最近，『成人肺炎診療ガイドライン2017』が改訂されたが，これら呼吸器感染症関連の各診療ガイドラインが診療の手助けになることに疑問の余地はない．しかし，呼吸器感染症全般に関する基礎医学的な事項や，個々の症例に対する実践的な診療方法などを，ガイドラインのみから学びとることは不可能である．呼吸器感染症について，より深く，より広く学ぶための座右の書というべき医学書があれば，わが国における呼吸器感染症診療の質をより高めることができるのではないか．そのような希望，期待から今回，本書を企画した．呼吸器感染症について，基礎医学，検査医学，放射線医学，診療ガイドライン，予防医学，感染制御，腎障害時の抗菌薬の使い方といった多角的な視点から解説をしているのが本書のいちばんの特長である．

　鎖国が行われた時代には，長崎は国内で流行したさまざまな感染症の発信元となり，感染症対策において重要な地域であった．また，1857年にオランダ海軍軍医ヨハネス・ポンペ・ファン・メールデルフォールトが長崎大学医学部の前身である長崎医学伝習所を設立したが，それがわが国の近代西洋医学教育の端となった．本書は，その長崎大学の第二内科で呼吸器感染症を専門にしている先生方を中心としてつくられた本である．ぜひ，その長崎から発信する本書を活用していただき，呼吸器感染症を深く広く学ぶことで，目の前で苦しむ患者を救い，感染症の拡大を適切に予防し，未来の患者を救うための新たなエビデンス創出の礎となれば幸いである．

　末筆ながら，編集作業で南江堂の米田博史・笠井由美の両氏に尽力をいただいたことに深謝したい．

　　2019年2月

長崎大学大学院医歯薬学総合研究科呼吸器内科学分野（第二内科）

迎　　寛

目　次

Ⅰ　総論 ── 確定診断に必要な知識　　1

1. 呼吸器感染症とは ─────────────── 松本哲哉 … 2
A. 呼吸器の形態と機能 ……………………………………………………………… 2
B. 呼吸器感染症の概念と発症機序 ………………………………………………… 3

2. 呼吸器感染症の疫学 ───────── 中村茂樹・宮﨑義継 … 8
A. 呼吸器感染症の疾患別死亡率における世界的状況 …………………………… 8
B. わが国における呼吸器感染症の疫学 …………………………………………… 8
C. 呼吸器検体に由来する薬剤耐性菌分離率の年次推移 ………………………… 11
D. 抗酸菌感染症における疫学の変化 ……………………………………………… 12
E. 予防ワクチンの導入と呼吸器感染症疫学の変化 ……………………………… 13

3. 呼吸器感染症の主要な症候と身体所見 ───── 西條知見 … 17
A. 総　論 …………………………………………………………………………… 17
B. 呼吸器症状 ……………………………………………………………………… 19
C. 診　察 …………………………………………………………………………… 23

4. 呼吸器感染症の検査 ───── 太田賢治・賀来敬仁・柳原克紀 … 29
A. 総　論 …………………………………………………………………………… 29
B. 微生物検査 ……………………………………………………………………… 31
　　コラム 市中肺炎における喀痰検査提出について ─── 太田賢治・賀来敬仁・柳原克紀 … 37
C. 免疫学的検査 …………………………………………………………………… 38
D. 血液検査，血液生化学検査 …………………………………………………… 38
　　コラム 肺炎の原因菌の遺伝子診断 ───────── 矢寺和博・迎　寛 … 41

5. 呼吸器感染症の原因微生物 ─────────── 金子幸弘 … 46
A. ウイルス感染症 ………………………………………………………………… 47
B. 細菌感染症 ……………………………………………………………………… 48
　　コラム 話題の薬剤耐性菌 ── 呼吸器感染症を中心に ───── 舘田一博 … 55

6. 免疫による感染防御と病態 ─────────── 川上和義 … 59
A. 肺の感染防御機構 ……………………………………………………………… 59
B. 肺炎の免疫病態 ………………………………………………………………… 63

Ⅱ　呼吸器感染症アトラス　　69

1. 検査所見からみる呼吸器感染症 ───────── 森永芳智 … 70
A. 血液検査 ………………………………………………………………………… 70
B. 塗抹検査 ………………………………………………………………………… 71
C. 培養検査 ………………………………………………………………………… 76

D．アンチバイオグラム 78

E．抗原検査 78

F．敗血症の指標 79

G．その他の検査 79

2. 画像所見からみる呼吸器感染症 ————————— 小宮幸作・門田淳一 ⋯ 81

A．大葉性肺炎 82

B．気管支肺炎 84

C．特徴的所見を有する肺炎 88

Ⅲ 呼吸器感染症治療の概要 95

1. 呼吸器感染症治療の概要 —— 抗菌薬を中心に ————— 朝野和典 ⋯ 96

A．呼吸器感染症と抗菌薬の適応 96

B．抗菌薬 101

Ⅳ ガイドラインに基づく肺炎診療の実際 113

1. 肺炎診療ガイドラインに基づく肺炎の分類と診療の考え方 —— 今村圭文 ⋯ 114

A．ガイドラインに基づく肺炎分類の考え方と変遷 114

B．肺炎群別の診療の流れ 117

C．標的治療 119

D．予 防 123

2. 市中肺炎治療の考え方と実践 ———————————————— 125

A．臨床的特徴 .... 髙園貴弘 ⋯ 125

B．診断のポイント 126

C．細菌性・非定型の鑑別 131

D．重症度の評価，治療の場 133

E．原因微生物の検索 134

F．エンピリック治療の考え方と実践 137

G．補助療法 .... 山本和子 ⋯ 139

H．その他考慮すべき市中肺炎 143

3. 医療・介護関連肺炎治療の考え方と実践 ——— 野口真吾・迎　寛 ⋯ 153

A．疾患の特徴，疫学 153

B．診断のポイント 157

C．エンピリック治療の考え方と実践 163

4. 院内肺炎治療の考え方と実践 ——————— 樽本憲人・前﨑繁文 ⋯ 169

A．疾患の特徴，疫学 169

B．診断のポイント 171

C．エンピリック治療の考え方と実践 173

5. 人工呼吸器関連肺炎治療の考え方と実践 ————————— 光武耕太郎 … **179**
 A. 疾患の特徴，疫学 ……………………………………………………………… **179**
 B. 診断のポイント …………………………………………………………………… **180**
 C. エンピリック治療の考え方と実践 ……………………………………………… **182**

V 治療の実際   187

1. 急性上気道感染症 ——————————————————— 石井 寛 … **188**
 A. 原因微生物と感染経路 …………………………………………………………… **188**
 B. 症候の特徴 ………………………………………………………………………… **189**
 C. 診断のポイントと検査 …………………………………………………………… **189**
 D. 治療の実践 ………………………………………………………………………… **190**

2. 急性気管支炎・細気管支炎 ————————————— 掛屋 弘 … **193**
 A. 原因微生物と感染経路 …………………………………………………………… **193**
 B. 症候の特徴 ………………………………………………………………………… **193**
 C. 確定診断に至る手順 ……………………………………………………………… **194**
 D. 病態と各種検査 …………………………………………………………………… **194**
 E. 治療の実践 ── エンピリック治療として何を行うか ……………………… **196**

3. 慢性気道感染症 ——————————————————— 石松祐二 … **198**
 A. 慢性気道感染症を起こす基礎疾患と原因微生物 ……………………………… **198**
 B. 症候の特徴 ………………………………………………………………………… **199**
 C. 確定診断に至る手順 ……………………………………………………………… **200**
 D. 病態と各種検査 …………………………………………………………………… **201**
 E. 治療の実践 ………………………………………………………………………… **203**

4. 胸膜炎 ———————————————— 川波敏則・迎 寛 … **208**
 A. 原因微生物と感染経路 …………………………………………………………… **208**
 B. 症候の特徴 ………………………………………………………………………… **209**
 C. 確定診断に至る手順 ……………………………………………………………… **209**
 D. 病態と各種検査 …………………………………………………………………… **210**
 E. 治療の実践 ………………………………………………………………………… **210**

5. 肺膿瘍 ——————————————————————— 山田康一 … **213**
 A. 原因微生物と感染経路 …………………………………………………………… **213**
 B. 症候の特徴 ………………………………………………………………………… **213**
 C. 確定診断に至る手順 ……………………………………………………………… **214**
 D. 病態と各種検査 …………………………………………………………………… **215**
 E. 治療の実践 ………………………………………………………………………… **215**

6. 肺結核症・結核性胸膜炎 ——————————————————— … **218**
 A. 肺結核症 ………………………………………………………… 大野秀明 … **218**
  コラム 院内感染対策上の注意点 ————————————— 大野秀明 … **223**

コラム 初期悪化 ──────────────────── 大野秀明 … **229**
  B. 結核性胸膜炎 ───────────────────── 岡　秀昭 … **233**

7. 非結核性抗酸菌症 ────────────── 東　祥嗣・山本善裕 … **237**
  A. 原因微生物と感染経路 ──────────────────── **237**
  B. 症候の特徴 ─────────────────────────── **237**
  C. 確定診断に至る手順 ───────────────────── **238**
  D. 病態と各種検査 ─────────────────────── **238**
  E. 治療の実践 ─────────────────────────── **240**

8. 肺真菌症 ────────────────── 伊藤裕也・宮崎泰可 … **245**
  A. アスペルギルス症 ────────────────────── **245**
  B. クリプトコックス症 ───────────────────── **252**
  C. その他の真菌症 ─────────────────────── **253**

9. ウイルス性肺炎 ──────────────────── 関　雅文 … **256**
  A. 原因ウイルスと感染経路 ───────────────── **256**
  B. 症候の特徴 ─────────────────────────── **256**
  C. 確定診断に至る手順 ── 原因ウイルスの診断法 ───── **257**
  D. 治療の実際 ─────────────────────────── **259**

10. 寄生虫性肺疾患 ──────────────── 松元信弘・迎　寛 … **261**
  A. 寄生虫疾患を疑うきっかけ ─────────────── **261**
  B. 肺寄生虫症の診断 ────────────────────── **262**
  C. 肺寄生虫症各論 ─────────────────────── **262**

11. 特殊な病態下における呼吸器感染症 ──────────── **271**
  A. 免疫不全患者にみられる感染症 ─────────── 藤井　毅 … **271**
  B. COPD 患者にみられる感染症 ──────────── 松瀬厚人 … **279**
  C. 腎障害がある患者での抗菌薬投与の実際 ─── 牟田久美子・西野友哉 … **283**

Ⅵ 呼吸器感染症と感染制御　　291

1. 標準予防策と呼吸器衛生・咳エチケット ──────── 泉川公一 … **292**
  A. 標準予防策 ─────────────────────────── **292**
  B. 呼吸器衛生・咳エチケット ─────────────── **293**

2. 感染経路別予防策 ──────────── 河野　圭・田代将人・泉川公一 … **295**
  A. 接触感染対策 ───────────────────────── **295**
  B. 飛沫感染対策 ───────────────────────── **296**
  C. 空気感染対策 ───────────────────────── **298**

3. 肺結核症における接触者検診の実際 ──────── 塚本美鈴・泉川公一 … **302**
  A. 接触者健診の目的 ────────────────────── **302**
  B. 接触者健診の実際 ────────────────────── **302**
  C. 院内感染対策としての接触者健診 ─────────── **306**

4. 呼吸器感染症におけるワクチンの種類と意義 ———— 堀内能之・泉川公一 … **309**
- A. ワクチンの実際 ……………………………………………………………………… **309**
- B. ワクチンと感染制御 …………………………………………………………… **309**
- C. 呼吸器感染症に関連するワクチン ……………………………………… **309**

索 引 ……………………………………………………………………………… **315**

I. 総 論
確定診断に必要な知識

Ⅰ. 総論——確定診断に必要な知識

1. 呼吸器感染症とは

本項目のポイント

- 呼吸器は解剖学的に上気道，下気道，肺胞，および胸腔の各部位で構成され，主な感染部位をもとに疾患名がつけられている．
- 呼吸器感染症の原因微生物は多様であり，感染部位によって感染しやすい病原微生物は異なる．
- 上気道および下気道の急性感染はウイルスが原因となりやすい．
- 慢性下気道感染および肺胞，胸腔の感染は細菌によるものが多い．
- 肺炎は患者背景や誘因などによって各種のカテゴリーに分類され，病原微生物も異なる傾向がある．

呼吸器感染症は，ひとことで述べれば呼吸器という臓器に起こった感染症であるが，呼吸器は解剖学的にも複雑な構造を有し，原因となる病原微生物も多様である．そのため，本項では，解剖学的な区分をもとにした一般的な呼吸器感染症のとらえ方について解説するとともに，各疾患の概念や発症機序にも言及して概説する．

A　呼吸器の形態と機能

呼吸器は空気中から酸素を吸収し，血液を介して全身に供給し，その一方で血液中の二酸化炭素を空気中に排出する作用も行っている．呼吸器は解剖学的に上気道，下気道，肺胞，および胸腔の各部位で構成されている．鼻腔から肺に至るまでの空気の通路が気道であり，声帯を境に上気道と下気道に分けられる．また，実際のガス交換の場は肺胞である（図1）．

1 上気道

外鼻孔から喉頭までを上気道と呼び，鼻腔，副鼻腔，咽頭を含む．外鼻孔から吸い込んだ空気は，鼻腔や咽頭を通る間に粘膜から加温や加湿を受ける．また，吸い込んだ空気中には病原微生物やほこりなどが含まれているため，それらは鼻腔の粘膜や線毛上皮に付着して取り除かれる．

2 下気道

喉頭から肺に至るまでの空気の通路を下気道と呼び，気管，気管支，細気管支，呼吸細気管支へと枝分かれして拡がっていく．内腔は線毛上皮で覆われ，細菌などの異物は粘液に包まれ，線毛の運動によって口腔側へ運ばれる．

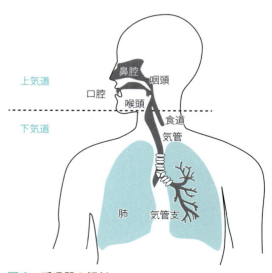

図1　呼吸器の解剖

❸ 肺　胞

　肺胞は気道から送られてきた空気が到達する最終的な場所であり，0.2〜0.4mmの袋状の肺胞が集まって肺胞管や肺胞囊と呼ばれる形状を作っている．肺胞を覆う上皮細胞はⅠ型とⅡ型の細胞があり，Ⅰ型肺胞細胞は主にガス交換に関与し，Ⅱ型肺胞細胞は肺のサーファクタントを分泌している．

❹ 胸　腔

　胸腔は胸郭に囲まれ，肺や縦隔を中に含んでいる．肋骨や胸骨により囲まれた胸郭は下部の横隔膜とともに吸気，呼気の際に動いて空気の取り込みと吐き出しに関与している．胸腔内は通常は外部との交通はなく，無菌的な空間である．

B　呼吸器感染症の概念と発症機序

　呼吸器感染症は，上気道，下気道，肺胞（肺実質）および胸腔内の各部位の感染症の総称である．呼吸器感染症に含まれる各種疾患は，解剖学的な分類に基づき，感染部位を基本とした感染症名が用いられている（表1）．なお，疾患の経過によって急性と慢性を区別する場合もある．また，表2に示すように各疾患によって感染の原因となりやすい病原微生物は一定の傾向が認められる．本項では代表的な個々の呼吸器感染症について，その特徴を以下に述べる．

❶ 上気道感染症

a. 咽頭炎

　上気道感染症の多くは急性の感染症であり，急性上気道炎と呼ばれ，一般的にはかぜ症候群，感冒，風邪などさまざまな名前で呼ばれている．急性上気道炎で炎症を起こしやすい部位としては咽頭が多く，咽頭炎とも呼ばれている．咽頭炎では咽頭痛，発熱，咳嗽，頭痛などの症状を認める．咽頭炎の病原微生物としてはウイルスによるものが大半を占めており，飛沫感染によって伝播する．

b. 副鼻腔炎

　副鼻腔炎は副鼻腔に起こった感染であり，病原微生物の増殖に伴って膿が蓄積し，感染部位に一致して前頭部や顔面の鈍痛，頭痛などを認める．病原微生物としては細菌が多いが，ウイルスによるものも一部に認められる．

c. 鼻炎

　鼻炎は鼻粘膜の炎症を主体とする疾患であり，アレルギー性の要因で起こる場合も多いが，感染性の鼻炎はウイルスが原因となりやすい．感染性の鼻炎は鼻汁，くしゃみ，鼻閉などの症状が短期間で改善がみられる．

d. 喉頭蓋炎

　喉頭蓋炎は喉頭蓋を中心とした感染であり，腫大した喉頭蓋が声帯の周囲を覆って気道の閉塞を伴うことがある．インフルエンザ菌による感染がもっとも多い．

❷ 下気道感染症

　下気道感染症は気管および気管支領域の感染症であり，臨床的には急性と慢性に大きく分けられる．急性の下気道感染は急性気管支炎と呼ばれる．一方，慢性の下気道感染は病態によって慢性気管支炎，気管支拡張症，びまん性汎細気管支炎が含まれるが，肺気腫も気管支領域の感染を生じやすい．

a. 急性気管支炎

　急性気管支炎は気管および気管支粘膜の急性炎症で，主な原因は微生物の感染である．急性上気道炎の発症後に気管から気管支へと感染が波及して発症することが多い．気管支粘膜の刺激に伴

表1　呼吸器感染症の分類

感染部位		疾　患
気道および付属器官	上気道	急性上気道炎（かぜ症候群）
	下気道	急性下気道感染症（急性気管支炎）
		慢性下気道感染症（慢性気管支炎，気管支拡張症，びまん性汎細気管支炎，その他）
	気道付属器官	中耳炎，鼻炎，副鼻腔炎，喉頭蓋炎
肺胞（肺実質）		肺炎，肺膿瘍（肺化膿症），肺結核
胸　腔		胸膜炎，膿胸

I. 総論 —— 確定診断に必要な知識

表2 **各呼吸器感染症の代表的な病原微生物**

疾　患	主な病原微生物					備　考
	ウイルス	細　菌	肺炎マイコプラズマ	クラミジア	真　菌	
咽頭炎	ライノウイルス，コロナウイルス，アデノウイルス，インフルエンザウイルス，パラインフルエンザウイルスなど	A群溶血性レンサ球菌	肺炎マイコプラズマ			大半をウイルスが占めている
副鼻腔炎		肺炎球菌，インフルエンザ菌，モラクセラ・カタラーリスなど				慢性化例では緑膿菌や嫌気性菌なども関与している
喉頭蓋炎		インフルエンザ菌				
急性気管支炎	RSウイルス，ヒトメタニューモウイルス，パラインフルエンザウイルス，インフルエンザウイルス，アデノウイルスなど	肺炎球菌，インフルエンザ菌，A群溶血性レンサ球菌，百日咳菌など	肺炎マイコプラズマ	肺炎クラミドフィラ		ウイルスが原因となることが多い
慢性下気道感染症*		肺炎球菌，インフルエンザ菌，モラクセラ・カタラーリス，緑膿菌，肺炎桿菌など				急性増悪の原因としてインフルエンザ菌，肺炎球菌，モラクセラ・カタラーリス，緑膿菌，各種ウイルスが重要である
肺　炎	RSウイルス，インフルエンザウイルスなど	肺炎球菌，インフルエンザ菌，黄色ブドウ球菌，肺炎桿菌，緑膿菌など	肺炎マイコプラズマ	肺炎クラミドフィラ，オウム病クラミドフィラ	アスペルギルス，クリプトコックス，ニューモシスチス	肺炎の種類によって原因となる病原微生物は異なる
肺化膿症		嫌気性菌，黄色ブドウ球菌，肺炎桿菌など				嫌気性菌の関与が高い
胸膜炎		肺炎球菌，その他の細菌				結核性の胸膜炎も少なくない
膿胸		黄色ブドウ球菌，腸内細菌科細菌，嫌気性菌など				好気性菌と嫌気性菌の混合感染が多いが，原因菌不明の例も多い

*慢性下気道感染症：慢性気管支炎，気管支拡張症，びまん性汎細気管支炎，肺気腫が含まれる．

い，咳嗽を伴うことが多く，喀痰や喘鳴を認める場合もある．原因微生物はウイルスによるものが多いが，細菌や肺炎マイコプラズマ *Mycoplasma pneumoniae* や肺炎クラミドフィラ *Chlamydophila pneumoniae* によるものもある．

b. COPD

慢性閉塞性肺疾患（chronic obstructive pulmonary disease：COPD）は，タバコ煙を主とする有害物質を長期に吸入曝露することなどにより生ずる肺疾患であり，呼吸機能検査で気流閉塞を示す．COPDの気流閉塞は気腫性病変と末梢気道病変がさまざまな割合で複合的に作用して起こるため，その病型として気腫性病変が優位である気腫型COPDと末梢気道病変が優位である非気腫型COPDがある．

症状としては，喀痰が継続してみられることが

重要であり，さらに咳嗽や喘鳴を伴うことが多い．なお，病状の進行に伴って，呼吸困難や息切れなどの症状が認められる．ただし，一部の症例はこれらの症状に乏しいこともある．

なお，COPD は慢性気管支炎や肺気腫と同義ではなく，COPD とは診断できない慢性気管支炎，肺気腫がありうる．ただし，これらの疾患ではいずれも気管支内に貯留した気道分泌物は細菌が増殖しやすく，持続的な感染を起こしやすくなる．菌は容易には排除されず，慢性的な炎症の誘因となり，好中球の浸潤や分泌物増加を伴う．ときに急性上気道炎の発症などに伴って，気管支内の分泌物の増加や貯留が起こると，菌が急激に増殖して咳嗽や喀痰の増加や発熱などの症状を認める場合があり，これを急性増悪と呼んでいる．

c. 慢性気管支炎

慢性気管支炎は，気道分泌物が慢性または反復性に喀出される状態が長期にわたる疾患であり，他の肺疾患や心疾患に起因する場合は除外される．臨床的には「喀痰症状が年に 3 ヵ月以上あり，それが 2 年以上連続して認められる」という定義が用いられている．

d. 肺気腫

終末細気管支より末梢の気腔が肺胞壁の破壊を伴いながら異常に拡大しており，明らかな線維化は認められない病変を指す．病理学的な肺気腫病変は画像上は気腫性変化として HRCT 検査により容易に検出ができる．

e. 気管支拡張症

気管支拡張症は，気管支内腔が不可逆的に拡張した状態を示す疾患であり，限局的に気管支が拡張する場合もあるが，より広範囲にみられる症例も認められる．気管支拡張症は気道の感染や炎症が繰り返されることで気管支壁が破壊され，不可逆的に気管支内腔が拡張した状態となる．乳幼児期の感染に伴う気管支の発達異常や，気管支上皮の線毛機能異常などが原因となる場合もある．

主な症状として濃性痰や慢性の咳嗽が認められ，ときに血痰や喀血を伴う．気道分泌物の貯留に伴い持続性の感染を起こす病態は慢性気管支炎と同じであり，ときに急性増悪を伴う場合もある．

f. びまん性汎細気管支炎

びまん性汎細気管支炎（diffuse panbronchiolitis：DPB）は，びまん性に存在する呼吸細気管支領域の慢性炎症を認める疾患であり，慢性の気道感染症とともに慢性副鼻腔炎を伴いやすい．病理組織学的には呼吸細気管支や細気管支領域にリンパ球，形質細胞などの細胞浸潤が認められ，気管支拡張所見を伴う．

DPB は日本を含むアジア地域で主に認められ，HLA-B54 遺伝子との関連を含めて遺伝的な背景があることが報告されている．症状としては慢性の喀痰，咳嗽，労作時息切れなどが認められ，典型例では排出される喀痰は大量である．

慢性の気道感染を起こす病原微生物としては緑膿菌 *Pseudomonas aeruginosa* が重要であり，他の細菌の関与も一部に認められる．以前は予後不良の疾患であったが，マクロライド系薬の少量長期療法の普及に伴い，著明に予後が改善し，また症例数も減少した．

③ 肺　炎

肺炎は肺胞領域（肺実質）の炎症を認める疾患であり，その多くの原因は細菌感染である．肺炎はそのとらえ方によってさまざまな分類がなされるが，たとえば患者背景，臨床的特徴，発症要因などをもとに表3 に示すような分類が用いられることが多い．肺炎の病原微生物は基本的に気道を介して肺に到達する場合が多いが，一部では血行性に肺に到達した菌が増殖して肺炎を発症する場合もある．以下に，分類ごとに概説する．また，患者背景についての分類は第Ⅳ章 1. 表 2（p.119）も参照のこと．

〈患者背景による分類〉

a. 市中肺炎

市中肺炎（community-acquired pneumonia：CAP）とは，社会で日常生活を営んでいる人に発症する肺炎であり，いわゆる健常な人に発症した肺炎である．一般的に急性上気道炎の発症に伴って二次的に発症することも多い．病原微生物は飛沫感染によって伝播し，肺胞領域まで達して増殖することで肺炎を発症する．もっとも多い病原微生物は

表3　各カテゴリーによる肺炎の分類

分類基準	名　称	定義または特徴	主な病原微生物
患者背景	市中肺炎	病院外で日常生活をしている人に発症する肺炎	肺炎球菌，インフルエンザ菌，黄色ブドウ球菌，肺炎マイコプラズマなど
	院内肺炎	入院48時間以上経過した患者に新たに出現した肺炎	MRSA，緑膿菌，肺炎球菌，肺炎桿菌など
	医療・介護関連肺炎	医療ケアや介護を受けている人に発症する肺炎	肺炎球菌，MRSA，肺炎桿菌，緑膿菌など
臨床的特徴	細菌性肺炎（定型肺炎）	臨床症状や検査所見が典型的な肺炎	肺炎球菌，インフルエンザ菌，黄色ブドウ球菌など
	非定型肺炎	臨床症状や検査所見が典型的ではない肺炎	肺炎マイコプラズマ，肺炎クラミドフィラ，レジオネラなど
発症要因	誤嚥性肺炎	誤嚥に伴って発症する肺炎	口腔内常在菌
	人工呼吸器関連肺炎	気管内挿管によって人工呼吸管理を開始後，48時間以降に発症する肺炎	MRSA，緑膿菌，各種腸内細菌科細菌など

肺炎球菌 *Streptcoccus pneumoniae* であり，肺炎球菌性肺炎は以下に述べる細菌性肺炎（定型肺炎）として咳嗽，喀痰，発熱などの症状を認め，重症例では呼吸困難などを伴う．

b. 院内肺炎

院内肺炎（hospital-acquired pneumonia：HAP）は，定義上は「入院48時間以上経過した患者に新たに出現した肺炎」であるが，一般的には「入院後に病原微生物に感染して発症した肺炎」を意味して使われている．院内肺炎の患者は感染を起こしやすい基礎疾患を有し，感染リスクを高める各種の医療行為を受けているため，市中肺炎と異なり弱毒の病原微生物によっても発症する場合が多い．また，それらの病原微生物は外部から病原微生物の曝露を受けて感染する場合もあるが，患者が自ら保有していた病原微生物によって感染を発症する，いわゆる内因性感染の形態をとる場合も少なくない．

c. 医療・介護関連肺炎

医療・介護関連肺炎（nursing and healthcare-associated pneumonia：NHCAP）は，基本的に医療ケアや介護を受けている人に発症する肺炎であるが，定義としては下記のいずれかに該当する人に起こった肺炎である．1）療養病床に入院している，もしくは介護施設に入所している，2）90日以内に病院を退院した，3）介護を必要とする高齢者，身体障害者，4）通院にて継続的に血管内治療（透析，抗菌薬，化学療法，免疫抑制薬など）を受けている．

NHCAP の大半は高齢者であり，以下に述べる誤嚥性肺炎の発症リスクを有する人も含まれている．また，薬剤耐性菌による感染のリスクも抱えている．

〈原因微生物による分類〉

d. 細菌性肺炎（定型肺炎）

通常，肺炎を発症すると咳嗽，喀痰，発熱などの症状が顕著であり，血液検査でも白血球上昇など高度な炎症所見を認める場合が多い．このように，典型的な症状や検査所見を認める肺炎を定型肺炎と呼び，肺炎球菌などの細菌性肺炎が代表的である．

e. 非定型肺炎

非定型肺炎では，咳嗽は認めても喀痰があまりなかったり，末梢血白血球数の上昇が軽度にとどまるなど，上記の細菌性肺炎に比べて症状や検査所見が顕著でない場合が多い．病原微生物としては肺炎マイコプラズマが多く，肺炎クラミドフィラやレジオネラ・ニューモフィラ *Legionella pneumophila* なども含まれる．なお，これらの病原微生物は一般細菌と異なり，通常の培養検査では病原微生物を検出することが困難であり，その

ような点においても細菌性肺炎とは異なる特徴を有していると考えられる.

〈その他の発症要因〉

f. 誤嚥性肺炎

誤嚥性肺炎は,主に嚥下機能が低下した高齢者が口腔内容物や嘔吐・逆流した胃液を吸引することによって発症する肺炎であり,細菌性肺炎とともに胃液による化学性肺炎を合併する場合も多い.なお,誤嚥は脳血管障害を有する例などで嚥下反射の低下に伴って食事の際に咳き込んだりむせたりする場合が典型的であるが,その一方で,明らかな誤嚥の症状を認めない状態で,睡眠中などに唾液などが気道に流れ込む不顕性誤嚥も起こりうる.なお,誤嚥性肺炎の主たる病原微生物は口腔内常在菌が多くを占めており,嫌気性菌・レンサ球菌を含む複数の病原微生物による感染を起こす場合が多い.

g. 人工呼吸器関連肺炎

人工呼吸器関連肺炎（ventilator-associated pneumonia：VAP）は,気管内挿管による人工呼吸開始48時間以降に発症する肺炎と定義されるが,人工呼吸器管理開始前に肺炎が認められる例はVAPには含まない.VAPは患者の基礎疾患や各種医療行為に伴う免疫力の低下や,人工呼吸器管理に伴う生理的反射の低下が感染リスクを高め,口腔内の唾液や分泌物の誤嚥や吸引操作による菌の下気道への流入が発症の要因となりうる.

VAPにおいて気道から分離される菌は,緑膿菌,メチシリン耐性黄色ブドウ球菌（methicillin-resistant *Staphylococcus aureus*：MRSA）,各種腸内細菌科細菌 family *Enterobacteriaceae*,ステノトロフォモナス *Stenotrophomonas* 属などのブドウ糖非発酵 Gram 陰性桿菌などが多い.VAPの治療のために使用された抗菌薬は,薬剤耐性菌を選択しやすい状況を作り出す.抗菌薬の長期投与によって薬剤耐性菌が選択的に増殖し,長い臨床経過において原因となる菌が変化することもめずらしくない.

❹ 肺膿瘍（肺化膿症）

肺膿瘍（肺化膿症）は,肺炎によって肺組織が破壊された結果,空洞が形成され膿が貯留した状態である.原因となる病原微生物として口腔内の嫌気性菌が関与している場合が多いが,さらに好気性菌も同時に分離される例もある.空洞に溜まった膿は画像によってもとらえられ,胸部X線検査などではニボー（鏡面）像が確認できる.

❺ 胸膜炎,膿胸

胸膜炎は肺の表面を覆う胸膜の炎症であり,感染症が主な原因となるが,悪性腫瘍など他の疾患でも認められる.感染症によるものは,細菌性と結核性に分類される.胸腔内に胸水が貯留し,胸痛や発熱を認める場合が多く,胸水の量が多くなると呼吸困難を認める.

膿胸は胸膜に細菌感染症が起こり,胸腔に膿が貯留した状態である.

以上に述べたように,呼吸器感染症に含まれる疾患は多様であり,それぞれ特徴を有している.臨床においては,これらの各疾患の概念を理解したうえで,原因となりやすい病原微生物の特徴についてもよく理解し,それらを踏まえた適切な診断と治療を行う必要がある.

文 献

1) 日本呼吸器学会専門医テキスト編集委員会：形態,機能,病態生理.新 呼吸器専門医テキスト,日本呼吸器学会（編）,南江堂,p.2-20, 2015
2) 工藤翔二：呼吸器という臓器の特徴と疾患.呼吸器疾患診療マニュアル,工藤翔二（監・編）,日本医師会,p.S28-S29, 2008
3) 山本善裕：かぜ症候群と急性気管支炎.呼吸器疾患最新の治療 2016-2018,杉山幸比古,門田淳一,弦間昭彦（編）,南江堂,p.203-205, 2016
4) 寺本信嗣,吉田和史：誤嚥性肺炎の疫学と発症機序.EBM 呼吸器疾患の治療〈2016-2017〉,永井厚志（監）,中外医学社,p.337-341, 2016
5) 佐野彰彦,河合 伸：原因菌の違いは？ ガイドラインサポートハンドブック 呼吸器感染症,河野 茂（編）,医薬ジャーナル社,p.133-139, 2011
6) 日本呼吸器学会：院内肺炎／医療・介護関連肺炎.成人肺炎診療ガイドライン 2017,p.34-48, 2017
7) 日本呼吸器学会：COPD（慢性閉塞性肺疾患）診断と治療のためのガイドライン 2018,第5版,2018

Ⅰ. 総論 —— 確定診断に必要な知識

2. 呼吸器感染症の疫学

本項目のポイント

- 世界的に下気道感染症の死亡率は虚血性心疾患や脳卒中に次いで高く，特に発展途上国では顕著である．
- わが国における肺炎死亡率の上昇は，年齢調整死亡率の減少などから，高齢者人口の増加が主な要因であると推察される．
- わが国の結核罹患率が年々減少傾向にある反面，非結核性抗酸菌症の罹患率は急激に増加している．
- 予防ワクチン普及に伴うワクチン非含有血清型肺炎球菌による感染症の発生動向について，注視していく必要がある．

呼吸器感染症は，世界的にも死因の上位を占める臨床的インパクトの高い疾患である．本項では，近年の呼吸器感染症の疫学的変遷について，特にわが国に特徴的と考えられる肺炎と抗酸菌感染症の疫学を中心に概説する．

A 呼吸器感染症の疾患別死亡率における世界的状況

世界保健機関（WHO）の統計によれば，2016年の全世界死亡者数は 5,690 万人である．その死因の上位 10 番目までの経年的推移をみてみると，衛生環境の改善などによって HIV/AIDS や結核，下痢症などが減少する反面，糖尿病や慢性閉塞性肺疾患（COPD）などの生活習慣病やアルツハイマー病が増加しているなかで，呼吸器感染症は虚血性心疾患や脳卒中同様，常に上位を占めている（図 1）[1]．特に，5 歳未満の小児やサハラ以南のアフリカ諸国や南アジアなどの発展途上国では呼吸器感染症による死亡率が高く，その理由として衛生・栄養状況の悪化や，医療・福祉の不備などの影響が示唆される．一方，わが国を含む先進国の年齢調整死亡者数は，30 人 / 年（人口 10 万対）を下回る国がほとんどであり，世界的にみればわが国の肺炎治療は高水準であると考えられる[2]．

また，GBD2015（Global Burden of Disease 2015 Study）[3] によれば，2015 年の呼吸器感染症による全世界死亡者数は 270 万人に達し，そのうち 70.4 万人が 5 歳未満の小児で占められていた．それでも 2005 年と比較し呼吸器感染症による全年齢死亡率は 3.25％低下し，5 歳未満では 36.9％も低下している．さらに原因別にみると，全年齢および 5 歳未満の小児において肺炎球菌性肺炎による死亡率がもっとも高く，2005 年との比較では，それぞれ 10.3％および 38.8％の死亡率低下が認められている．さらにインフルエンザ菌 b 型（*Haemophilus influenzae* type b（Hib））感染症では，5 歳未満の小児の死亡率は 2005 年と比較し 60.7％も低下しており，予防ワクチンの普及がその最大の要因と考えられる．

B わが国における呼吸器感染症の疫学

1 肺炎の疫学

厚生労働省の人口動態統計月報年計によれば，2011 年に脳血管疾患を抜き，肺炎が死因の第 3 位となった．2017 年度は，肺炎は死因の第 5 位であるが，これは 2017 年度から原死因選択ルールの明確化によるものであり，肺炎と誤嚥性肺炎の合計では第 3 位となっている．

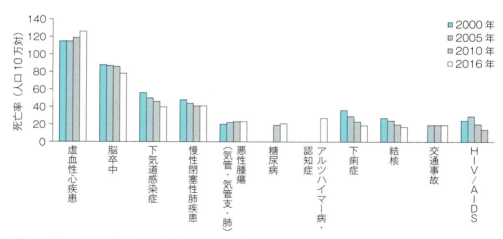

図1　世界の死亡原因別死亡率（人口10万対）の年次推移（2000〜2016年）

〔World Health Organization (WHO)：The top 10 causes of death. https://www.who.int/healthinfo/global_burden_disease/estimates/en/（2019年2月5日アクセス）より筆者作成〕

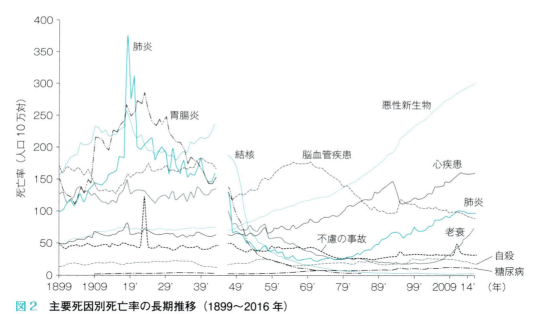

図2　主要死因別死亡率の長期推移（1899〜2016年）

〔厚生労働省：人口動態統計より引用〕

　わが国における肺炎による死亡率は，1918年のスペイン風邪流行時に著明に増加したが，ペニシリンの実用化を皮切りに多様な抗菌薬が開発されたことや国民皆保険制度の導入などが功を奏し，いったんは減少傾向となった．しかしながら昭和40年代以降，高齢化の影響などから再び徐々に増加傾向へ転じている（図2）[4]．

　年齢階層別の肺炎死亡率（人口10万対）（図3）[5]をみると，75歳以上で死亡率が急激に増加しており，やはり高齢化の影響が考えられる．一方で，死因別の年齢調整死亡率の年次推移（図4）[6]で肺炎は，1995（平成7）年以降減少傾向を示していることなどから，近年の医療の進歩や衛生環境の向上，予防医学の発展などによってその死亡率は改善されていると考えるのが妥当であろう．

　高齢者は，加齢による全身の免疫能低下や気道

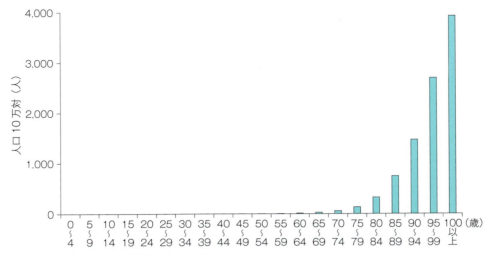

図3　年齢階層別肺炎死亡率（2017年）
〔厚生労働省：平成29年人口動態統計（確定数）の概況．人口動態調査統計情報・白書，http://www.mhlw.go.jp/toukei/saikin/hw/jinkou/kakutei17/index.html（2019年2月5日アクセス）より筆者作成〕

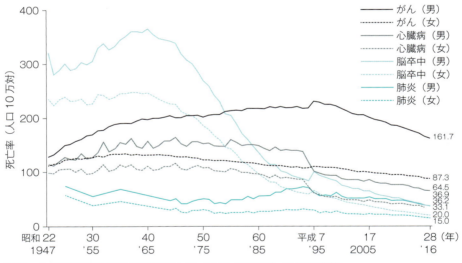

図4　主要死因別性別年齢調整死亡率（人口10万対）の年次推移
〔厚生労働省：平成30年 我が国の人口動態．平成28年までの動向．http://www.mhlw.go.jp/toukei/list/dl/81-1a2.pdf（2019年2月5日アクセス）より引用〕

防御機構の破綻をきたしやすいため肺炎に罹患しやすく，また難治となりやすいため，男女ともに死因の上位を占めている（図5）[6]．一般的に，加齢に伴う嚥下機能低下によって発症する誤嚥性肺炎が高齢者肺炎の主な発症機転といわれ，市中肺炎において，誤嚥性肺炎が院内および30日後死亡率の予後因子となることも報告されている[7]．

しかし，疾患末期や加齢に伴う著しい臓器機能低下のために誤嚥を繰り返していた場合，死因を誤嚥性肺炎とするのか，「老衰」とするのかによって，これらの疫学情報は大きく異なってくると考えられ，高齢者の肺炎死亡率を評価する際には注意が必要である．

2. 呼吸器感染症の疫学 11

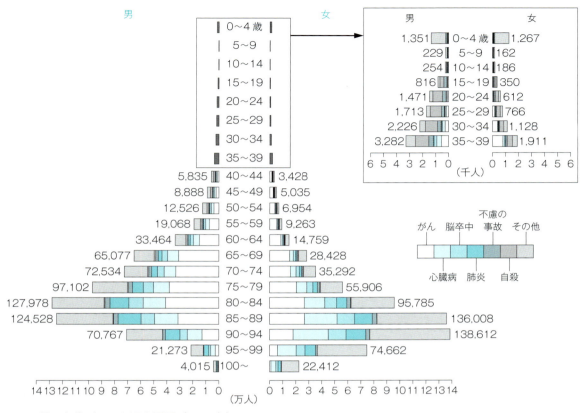

図5 性・年代別にみた死亡要因（2016年）
〔厚生労働省：平成30年 我が国の人口動態. 平成28年までの動向, http://www.mhlw.go.jp/toukei/list/dl/81-1a2.pdf（2019年2月5日アクセス）より引用〕

C 呼吸器検体に由来する薬剤耐性菌分離率の年次推移

日本感染症学会・日本化学療法学会・日本臨床微生物学会の3学会合同サーベイランス[8〜10]で公表された，呼吸器検体由来病原微生物の薬剤耐性菌の分離頻度を経年的にみてみると（表1），院内感染型MRSA（hospital-acquired(HA)-MRSA）は減少傾向であるが，β-ラクタマーゼ非産生アンピシリン耐性インフルエンザ菌（β-lactamase negative ampicillin resistant：BLNAR）は増加傾向を示していた．また，ペニシリン耐性肺炎球菌（penicillin-resistant S. pneumoniae：PRSP）は分離されておらず，2012年にCLSI（Clinical and Laboratory Standards Institute）の耐性基準が変更されたためと考えられる．また海外と比べ，基質特異性拡張型β-ラクタマーゼ（extended-spectrum

表1 呼吸器検体由来病原微生物の薬剤耐性率（％）

	2009年 635株	2010年 954株	2012年 1,236株
MRSA	58.5	50.5	51.3
PRSP	0	0	0
BLNAR	18.7	33.5	37.2
多剤耐性緑膿菌	1.9	0.6	3.2
ESBL産生肺炎桿菌	3.2	2.9	4.2

〔文献8)〜10)より筆者作成〕

β-lactamase：ESBL）産生肺炎桿菌 *Klebsiella pneumoniae* や多剤耐性緑膿菌（multidrug resistant *P. aeruginosa*：MDRP）の分離頻度が低いことも，わが国における薬剤耐性菌疫学の特徴であり，感染制御対策が功を奏しているといえよう．

市中感染型MRSA（community-acquired (CA)-MRSA）の経年的分離状況に関する全国調査はないが，単施設研究によれば，全MRSA分離株

（2005～2012年）・MRSA菌血症分離株（2012～2015年）のSCC*mec*型を解析し，IV型およびV型が増加傾向であると報告されている[11,12]．エンピリック治療を実施する場合，このような疫学背景を基盤とし，発生場所や患者背景，重症度，自施設のアンチバイオグラムなどを総合的に勘案し，薬剤耐性菌カバーの必要性について検討する必要があろう．

D 抗酸菌感染症における疫学の変化

1 結　核

第二次世界大戦後，わが国の結核罹患率は順調に低下したものの，1997年に逆転上昇を経験した．1999年に当時の厚生省より出された「結核緊急事態宣言」の後，再び低下傾向を示し，2017年度の結核罹患率は13.3まで低下したが，10以下の低蔓延状態にはいまだ到達していない．

近年のわが国の結核疫学の特徴として，高齢者結核患者の増加，結核患者の大都市圏への集中，医療の発展や生活習慣病の増加に伴う結核発病ハイリスク患者の増加，外国人結核患者の増加，薬剤耐性結核の出現などがあげられる．特に図6で示すように，戦前は若年者の感染症であった結核は，現在では高齢者の疾患となっている[13]．その理由として，高齢者では合併する基礎疾患によって病態が複雑化することや，症状が不顕性で発見が遅れ，重症化や感染拡大の危険性が高いこ

となどが考えられる．そのため，高齢者で肺病変を認めた場合は結核の可能性を念頭におき感染対策を講じるとともに，抗菌化学療法を実施する際にも不用意なキノロン系薬の投与が薬剤耐性化を招く危険性があることを忘れてはならない．

薬剤耐性化によって結核は予後不良となるだけでなく，長期間の入院も余儀なくされるため，医療経済的に大きな負担となる．WHOの統計によれば，わが国における2017年の多剤耐性またはリファンピシン耐性結核の分離率は，既治療患者で12％，新規患者で2.3％と報告されている[14]．結核診療を行う際には，このような薬剤耐性菌感染の混在にも十分注意する．

2 非結核性抗酸菌症

近年，世界的に肺非結核性抗酸菌（nontuberculous mycobacteria：NTM）症の患者数は増加傾向にある．わが国でも結核の減少とは対称的に，NTM症は急速に増加傾向を示している．Namkoongらの肺NTM症に関するアンケート調査によれば，肺NTM症の推定罹患率（人口10万対）は14.7人／年で，2007年の全国調査と比較しておよそ2.6倍に増加していることがわかった（図7）[15]．急激な増加の要因は不明であるが，診断率の向上や検診機会の増加，高齢人口の増加などが考えられる．肺NTM症のうち，肺*Mycobacterium avium* complex（MAC）症が大多数を占めるが，肺*Mycobacterium avium*症は東日

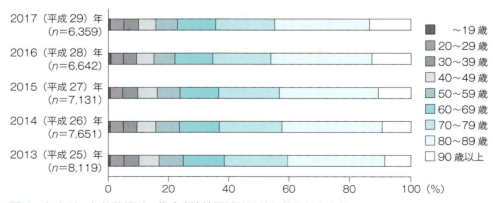

図6　年次別・年齢階級別・菌喀痰塗抹陽性肺結核新規登録患者数

〔厚生労働省：平成29年結核登録者情報調査年報集計結果，http://www.mhlw.go.jp/content/10900000/000347468.html（2018年12月3日アクセス）より筆者作成〕

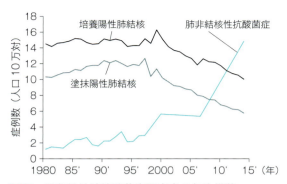

図7　肺非結核性抗酸菌症罹患率の年次推移
〔Namkoong H et al：Epidemiology of pulmonary non-tuberculous mycobacterial disease, Japan. Emerg Infect Dis 22(6)：1116-1117, 2016 より引用〕

本で，肺 *Mycobacterium intracellulare* 症は西日本に多いなど，地域により分布が異なる[16]．また近年，肺 NTM 症でもっとも難治性である肺 *Mycobacterium abscessus* 症の罹患率（人口10万対）が2001年の0.1人／年から2014年の0.5人／年と5倍に増加し[15]，沖縄・九州地方において有意に分離率が高いと報告されており[17]，注意が必要である．

E　予防ワクチンの導入と呼吸器感染症疫学の変化

1　肺炎球菌ワクチン

現在わが国で使用可能な肺炎球菌ワクチンには，23価肺炎球菌莢膜多糖体ワクチン（PPSV23；ニューモバックス®NP）と13価肺炎球菌結合型ワクチン（PCV13；プレベナー13®）がある．

PPSV23は1988年にわが国で認可され，2014年から65歳以上の高齢者に対する定期接種制度が開始された．単独接種でも侵襲性肺炎球菌感染症（invasive pneumoniae disease：IPD）の予防効果が認められるが，特に65歳以上の高齢者や慢性呼吸器疾患を有する患者の場合では，インフルエンザワクチンとの併用接種によって単独接種を上回る予防効果と費用対効果が得られている．近年，ランダム化試験ではないものの，ワクチン含有血清型に対する肺炎予防効果に関するエビデンスレベルの高い報告が認められている[18]．

一方，結合型ワクチンであるPCV13の肺炎予防効果は，第Ⅳ相ランダム化プラゼボ対照臨床試験（CAPiTA試験：Community Acquired Pneumonia Immunization Trial in Adults）において明確に示されている[19]．さらに結合型ワクチンでは，鼻腔内保菌を減少させ集団内伝搬を抑え，ワクチン非接種群においても間接的予防効果が得られる．しかし，結合型ワクチン導入後，ワクチン非含有血清型によるIPDの増加，いわゆる血清型置換が指摘されている[20]．

わが国では2010年11月に小児に対するPCV7の公費助成が開始されたが，小児肺炎球菌感染症に関する前向き全国調査（2012～2014年）では，2012～2014年でPCV13非含有血清型の分離率が56.0％から72.1％と増加し，なかでもPCV7非含有血清型である19AやPCV13非含有血清型である15Aや22F，24Fの増加が認められている（表2）[21]．また，2013～2015年の3年間に成人IPDより分離された肺炎球菌291株に対するPCV7，PCV13，PPSV23のカバー率は12％，46％，66％と2003～2005年時より減少し，PCV13非含有血清型である10A，22F，PCV13/PPSV23非含有血清型である15A，23A，6C，35Bなどの増加が報告されている[22]．また別の報告では，2006～2014年の全国調査で収集された呼吸器検体に由来する肺炎球菌株の血清型について結合型ワクチン導入

表2　結合型肺炎球菌ワクチンによる血清型置換（％）

		2012年 n=134	2013年 n=287	2014年 n=208
PCV7 含有 血清型	IPD	18.8	5.2	0.8
	non-IPD	7.1	3.7	1.2
	計	12.7	4.5	1.0
PCV13 含有 血清型	IPD	48.4	41.2	28.6
	non-IPD	40.0	41.8	26.8
	計	44.0	41.5	27.9
non- PCV13 血清型	IPD	51.6	58.8	71.4
	non-IPD	60.0	58.2	73.2
	計	56.0	58.5	72.1

〔Nakano S et al：Serotype, antimicrobial susceptibility, and molecular epidemiology of invasive and non-invasive *Streptococcus pneumoniae* isolates in paediatric after the introduction of 13-valent conjugate vaccine in a nationwide surveillance study conducted in Japan in 2012-2014. Vaccine 34(1)：67-76, 2016 より筆者作成〕

前後で比較し，PCV7，PCV13，PPSV23 のカバー率は，それぞれ 39.3％ から 21.4％，63.8％ から 49.2％，70.7％ から 65.2％ に低下していた．さらに，PCV13 非含有血清型である 11A や 22F，PCV13/PPSV23 非含有血清型である 15A，35B の増加が認められている（図8）[23]．

以上のように欧米からの報告と同様に，結合型ワクチンの導入によってわが国でも集団免疫効果に起因すると考えられる血清型置換が認められることから，今後，ワクチン非含有血清型肺炎球菌による IPD の増加について注視していく必要がある．

2 インフルエンザ菌b型（Hib）ワクチン

インフルエンザ菌は小児の化膿性髄膜炎や中耳炎，副鼻腔炎などの耳鼻科感染症，成人の市中肺炎や COPD の増悪などの原因菌として知られている．莢膜保有株は，その莢膜型によって a〜f の 6 種類に分類され，莢膜非保有株は無莢膜型 non-typable *H. influenzae*（NTHi）と呼ばれている．以前は侵襲感染症の原因菌は主に b 型（Hib）であったが，Hib ワクチンの普及に伴い Hib による侵襲性感染症は劇的に減少した．しかし一方で，non-Hib 型（a, e, f 型）や，もともと病原性が低いはずの NTHi による侵襲性感染症の増加が報告されるようになった[24〜26]．特に欧米では e 型や f 型などの non-Hib 型による侵襲性感染症の増加が報告され[27,28]，わが国では 2013 年に f 型による侵襲性感染症がはじめて報告されて以降，散見されるようになっている[29]．2000 年の Hib ワクチンの小児定期接種導入によって，5 歳未満の小児において Hib による髄膜炎発生数（人口 10 万対）は，2008〜2010 年に 7.7 人／年であったものが 2013 年には 0.17 人／年と著明に減少した[30]．一方，2011 年に子宮頸がん等ワクチン接種緊急促進事業による全国的な公的補助が開始されて以

表3　Hib ワクチン接種と侵襲性 NTHi 感染症

	接種開始前 2007 年 6 月〜 2008 年 11 月 n=71（％）	全国公的補助開始後 2011 年 1 月〜 2013 年 3 月 n=82（％）
Hib	69（97.2）	68（83.0）
NTHi	2（2.8）	14（17.0）

〔佐々木裕子ほか：*Haemophilus influenzae* b 型菌（Hib）ワクチン導入前後の侵襲性感染症由来 *H. influenzae* 分離株の解析：9 県における検討．病原微生物検出情報（IASR）35：231-232, 2014 より引用〕

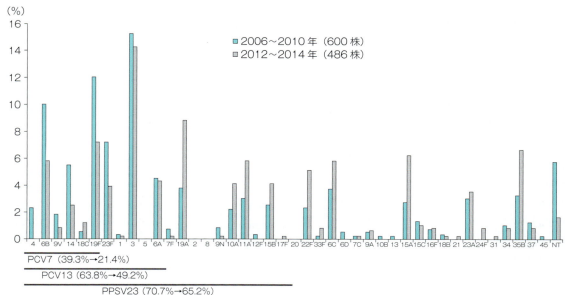

図8　わが国における呼吸器検体由来の肺炎球菌分離株（成人）血清型の推移
〔Shoji H et al：Serotype distribution of *Streptococcus pneumoniae* isolated from adult respiratory tract infections in nationwide Japanese surveillances from 2006 to 2014. J Infect Chemother 23(8)：538-544, 2017 より筆者作成〕

後，Hib 症例が減少する反面，侵襲性 NTHi 感染症の割合が大幅に増えている（表3）[31].

さらにわが国では BLNAR の分離率が高く，今後，薬剤耐性非 b 型株による侵襲性感染症が増加する危険性もあり注意を要する.

人口動態の変化や医療・福祉の進歩とともに，呼吸器感染症の疫学も刻々と変化している．呼吸器感染症診療において，眼前の症例から入手できる情報の重要性はもちろんであるが，わが国の，またおのおのの診療地域の感染症疫学を知ることは，特に病原微生物情報の少ない初期エンピリック治療を行ううえで有利であると考えられるため，広い視野をもち，その動向を注視していくことが重要である.

文　献

1) World Health Organization (WHO)：The top 10 causes of death. https://www.who.int/healthinfo/global_burden_disease/estimates/en/（2019 年 2 月 5 日アクセス）
2) World Health Organization (WHO)：Disease and Injury Country Estimates, https://www.who.int/healthinfo/global_burden_disease/estimates_country/en/（2019 年 2 月 5 日アクセス）
3) GBD 2015 Mortality and Cause of Death Collaborators：Global, regional, and national life expectancy, all-cause mortality, and cause-specific mortality for 249 causes of death, 1980-2015：a systematic analysis for the Global Burden of Disease Study 2015. Lancet **388** (10053)：1459-1544, 2016
4) 主要死因別死亡率（人口 10 万人対）の長期推移（～2016 年），社会実情データ図録，http://www2.ttcn.ne.jp/honkawa/2080.html（2019 年 2 月 5 日アクセス）
5) 厚生労働省：平成 29 年度人口動態統計月報年計（概数）の概況．人口動態調査 統計情報・白書，http://www.mhlw.go.jp/toukei/list/81-1a.html（2019 年 2 月 5 日アクセス）
6) 厚生労働省：平成 30 年 我が国の人口動態．平成 27 年までの動向，http://www.mhlw.go.jp/toukei/list/dl/81-1a2.pdf（2019 年 2 月 5 日アクセス）
7) Komiya K, Rubin BK, Kadota JI et al：Prognostic implications of aspiration pneumonia in patients with community acquired pneumonia：a systematic review with meta-analysis. Sci Rep **6**：38097, 2016
8) Watanabe A, Yanagihara K, Matsumoto T et al：Nationwide surveillance of bacterial respiratory pathogens conducted by the Surveillance Committee of Japanese Society of Chemotherapy, Japanese

Association for Infectious Diseases, and Japanese Society for Clinical Microbiology in 2009：general view of the pathogens' antibacterial susceptibility. J Infect Chemother **18**(5)：609-620, 2012
9) Yanagihara K, Kadota J, Aoki N et al：Nationwide surveillance of bacterial respiratory pathogens conducted by the Surveillance Committee of Japanese Society of Chemotherapy, the Japanese Association for Infectious Diseases, and the Japanese Society for Clinical Microbiology in 2010：general view of the pathogens' antibacterial susceptibility. J Infect Chemother **21**(6)：410-420, 2015
10) Yanagihara K, Watanabe A, Aoki N et al：Nationwide surveillance of bacterial respiratory pathogens conducted by the Surveillance Committee of Japanese Society of Chemotherapy, the Japanese Association for Infectious Diseases, and the Japanese Society for Clinical Microbiology in 2012：general view of the pathogens' antibacterial susceptibility. J Infect Chemother **23**(9)：587-597, 2017
11) Ito A, Nakaminami H, Fujii T et al：Increase in SCCmec type IV strains affects trends in antibiograms of methicillin-resistant *Staphylococcus aureus* at a tertiary-care hospital. J Med Microbiol **64**(7)：745-51, 2015
12) Miura Y, Yamaguchi T, Nakamura I et al：Epidemiological trends observed from molecular characterization of methicillin-resistant *Staphylococcus aureus* isolates from blood cultures at a Japanese university hospital, 2012-2015. Microb Drug Resist doi:10.1089/mdr.2017.0008, 2017
13) 厚生労働省：平成 29 年結核登録者情報調査年報集計結果，http://www.mhlw.go.jp/stf/seisakunitsuite/bunya/0000175095.html（2018 年 12 月 3 日アクセス）
14) World Health Organization (WHO)：Tuberculosis (TB). Tuberculosis Country profiles, https://www.who.int/tb/country/data/profiles/en/（2019 年 2 月 5 日アクセス）
15) Namkoong H, Kurashima A, Morimoto K et al：Epidemiology of pulmonary nontuberculous mycobacterial disease, Japan. Emerg Infect Dis **22**(6)：1116-1117, 2016
16) Ide S, Nakamura S, Yamamoto Y et al：Epidemiology and clinical features of pulmonary nontuberculous mycobacteriosis in Nagasaki, Japan. PLoS One **10**(5)：e0128304, 2015
17) Morimoto K, Hasegawa N, Izumi K et al：A laboratory-based analysis of nontuberculous mycobacterial lung disease in Japan from 2012 to 2013. Ann Am Thorac Soc **14**(1)：49-56, 2017
18) Suzuki M, Dhoubhadel BG, Ishifuji T et al：Serotype-specific effectiveness of 23-valent pneumococcal polysaccharide vaccine against pneumococcal pneumonia in adults aged 65 years or older：a multicenter, pro-

spective, test-negative design study. Lancet Infect Dis **17**(3)：313-321, 2017

19）Bonten MJ, Huijts SM, Bolkenbaas M et al：Polysaccharide conjugate vaccine against pneumococcal pneumonia in adults. N Engl J Med **372**(12)：1114-1125, 2015

20）Waight PA, Andrews NJ, Ladhani SN et al：Effect of the 13-valent pneumococcal conjugate vaccine on invasive pneumococcal disease in England and Wales 4 years after its introduction：an observational cohort study. Lancet Infect Dis **15**(5)：535-543, 2015

21）Nakano S, Fujisawa T, Ito Y et al：Serotype, antimicrobial susceptibility, and molecular epidemiology of invasive and non-invasive *Streptococcus pneumoniae* isolates in paediatric after the introduction of 13-valent conjugate vaccine in a nationwide surveillance study conducted in Japan in 2012-2014. Vaccine **34**(1)：67-76, 2016

22）Fukusumi M, Chang B, Tanabe Y et al：Invasive pneumococcal disease among adults in Japan, April 2013 to March 2015：disease characteristics and serotype distribution. BMC Infect Dis **17**(1)：2, 2017

23）Shoji H, Maeda M, Takuma T et al：Serotype distribution of *Streptococcus pneumoniae* isolated from adult respiratory tract infections in nationwide Japanese surveillances from 2006 to 2014. J Infect Chemother **23**(8)：538-544, 2017

24）Wan Sai Cheong, Smith H, Heney C et al：Trends in the epidemiology of invasive *Haemophilus influenzae* disease in Queensland, Australia from 2000 to 2013：

what is the impact of an increase in invasive nontypable *H. influenzae* (NTHi)？Epidemiol Infect **143**(14)：2993-3000, 2015

25）Dworkin MS, Park L, Borchardt SM：The changing epidemiology of invasive *Haemophilus influenzae* disease, especially in persons ＞ or ＝ 65 years old. Clin Infect Dis **44**(6)：810-816, 2007

26）朽名　悟，星野　直，深沢千絵ほか：小児臨床検体由来インフルエンザ菌非 b 型莢膜株に関する検討．感染症誌 **89**(2)：237-243, 2015

27）Ladhani SN, Collins S, Vicker A et al：Invasive *Haemophilus influenzae* serotype e and f disease, England and Wales. Emerg Infect Dis **18**(5)：725-732, 2012

28）MacNeil JR, Cohn AC, Farley M et al：Current epidemiology and trends in invasive *Haemophilus influenzae* disease—United States, 1989-2008. Clin Infect Dis **53**(12)：1230-1236, 2011

29）Oohara A, Shimizu H, Hara R et al：A case of *Haemophilus influenzae* type f meningitis after three doses of Hib vaccinations. J Jpn Pediatr Soc **118**(7)：1079-1084, 2014

30）菅　秀，庵原俊昭，浅田和豊ほか：小児における侵襲性インフルエンザ菌，肺炎球菌感染症：2013．病原微生物検出情報（IASR）**35**：233-234, 2014

31）佐々木裕子，木村幸司，新谷三春ほか：*Haemophilus influenzae* b 型菌（Hib）ワクチン導入前後の侵襲性感染症由来 *H. influenzae* 分離株の解析：9 県における検討．病原微生物検出情報（IASR）**35**：231-232, 2014

Ⅰ. 総論——確定診断に必要な知識

3. 呼吸器感染症の主要な症候と身体所見

本項目のポイント

- 呼吸器感染症はあらゆる感染症のなかでもっとも発症頻度が高いが，特に肺炎は発症頻度，生命予後，生活の質（QOL），社会に与える影響などの点で重要な疾患である．
- 肺炎では，肺炎の特徴や病原微生物に曝露された場所，肺炎の発症様式，人獣共通感染症の有無，患者の社会生活歴や免疫状態，などを勘案して病原微生物を推定する．
- 胸部 CT などの画像検査は非常に有用なツールではあるが，まずは病歴聴取と身体診察が基本である．

A 総 論

　呼吸器は鼻と口を介して外界と通じており，常にウイルスや細菌の侵入に曝されていることから，呼吸器感染症はあらゆる感染症のなかでもっとも発症頻度が高い．呼吸器感染症のなかでも肺炎は，発症頻度，生命予後，生活の質（QOL），社会に与える影響などの点でもっとも重要な疾患である．肺炎の診断・治療の際には，おおまかに表1にあげた点に留意し，そのうえで病原微生物別

表1　肺炎で留意すべき事項

発生場所	・市中肺炎（CAP） ・医療・介護関連肺炎（NHCAP） ・院内肺炎（HAP）
肺外症状の有無	・細菌性肺炎（肺外症状なし） ・非定型肺炎（肺外症状あり）
（肺外症状がある際の）人獣共通感染症の有無	・あり（オウム病，Q熱，野兎病など） ・なし（レジオネラ，肺炎クラミドフィラ，肺炎マイコプラズマ）
重症度	軽症，中等症，重症
治療の場所	自宅，介護施設，長期ケア施設，病院，病院（ICU）
発症様式	急性，亜急性，慢性
原因微生物	細菌，ウイルス，真菌，肺炎クラミドフィラ，寄生虫，抗酸菌
宿主の免疫状態	・正常 ・免疫抑制状態（細胞性免疫，液性免疫）

〔Cunha BA：Pneumonia Essentials, 3th Ed, Jones&Bartlett, p.7, 2010 より引用〕

表2　ウイルス性肺炎，細菌性肺炎，真菌性肺炎の特徴

特 徴	ウイルス性	細菌性	真菌性
発症様式	潜行性に発症（インフルエンザ，SARS，ハンタウイルス肺症候群を除く）	突然の発症	亜急性〜慢性
上気道症状の先行	よくある	多くはない	通常はない
外観	重篤感はない	重篤感あり	重篤感はない
悪寒	よくある	よくある	通常はない
咳嗽	乾性	湿性	しばしば湿性
喀痰	なし〜粘液性	膿性	膿性
胸膜痛	まれ（インフルエンザではある）	しばしばあり	ときにあり

〔Cunha BA：Pneumonia Essentials, 3th Ed, Jones&Bartlett, p.11, 2010 より引用〕

表3　肺炎の発症様式

- 鼻咽頭の分泌物／病原微生物の微量な誤嚥
- 胃酸／病原微生物の誤嚥（例：術後，中枢神経障害・嚥下障害など）
- 感染性エアロゾル／飛沫の吸入（例：レジオネラ，インフルエンザウイルス，ハンタウイルス，SARS コロナウイルス，結核菌など）
- 遠隔病巣からの血流感染（例：大腸菌による尿路感染など）
- 隣接臓器からの直接浸潤（例：縦隔炎など）

〔Cunha BA：Pneumonia Essentials, 3th Ed, Jones&Bartlett, p.13, 2010 より引用〕

18   I．総論——確定診断に必要な知識

の肺炎の特徴や病原微生物に曝露された場所，肺炎の発症様式，人獣共通感染症の有無，患者の社会生活歴や免疫状態，などを勘案して病原微生物を推定する．推定する際の手がかりを**表2～6**に示す．また，症状と身体所見も病原微生物の推定の手がかりとなる（**表7, 8**）．市中肺炎では Diehr の肺炎予測，Singal の予測式，Heckerling の肺炎予測（**表9**）が参考となりうる[1,2]がいずれも古い報告であり，現在の医療現場での適用は慎重に行う必要がある．

市中肺炎の診察では細菌性肺炎と非定型肺炎を鑑別する必要があり，「成人肺炎診療ガイドライン 2017」では**表10**にあげる鑑別項目が示されている[3]．一方で，Cunha は細菌性肺炎と非定型肺炎の鑑別に肺外症状を確認し，肺外症状を有するものでは動物接触歴の有無を確認することを推奨しており（**図1**）[4,5]，肺外症状の確認も診断の際の重要な手がかりとなる．また，非定型肺炎のなかでも重症となりやすいレジオネラ肺炎に関しては，Winthrop-University Hospital Weighted Point Modified System（WUH システム）というスコアリングシステムが報告されており（**表11**）[5,6]，

表4　原因微生物を考えるうえでの手がかりとなる患者背景

手がかり	疾患／原因微生物
健常者	肺炎球菌，インフルエンザ菌，モラクセラ・カタラーリス
小児・若年者	肺炎マイコプラズマ，肺炎クラミドフィラ，RS ウイルス，百日咳
高齢者	肺炎球菌，インフルエンザ菌，肺炎桿菌，レジオネラ，インフルエンザウイルス，誤嚥性肺炎／肺膿瘍，結核，百日咳
アルコール多飲	肺炎球菌，肺炎桿菌，結核，誤嚥性肺炎／嫌気性菌による肺膿瘍
糖尿病，SLE，慢性腎不全	肺炎球菌，インフルエンザ菌，モラクセラ・カタラーリス，大腸菌
ケア施設	肺炎球菌，インフルエンザ菌，肺炎桿菌，結核，肺炎クラミドフィラ，インフルエンザウイルス
静注薬物中毒	黄色ブドウ球菌，緑膿菌（敗血症性肺塞栓）
HIV 感染	ニューモシスチス肺炎，結核，非結核性抗酸菌，レジオネラ，サイトメガロウイルス，ロドコッカス・エクイ，タラロマイセス・マルネッフェイ，ヒストプラズマ，肺炎球菌，肺炎桿菌，インフルエンザ菌
発熱性好中球減少（長期・重度）	アスペルギルス症，ムーコル症
臓器移植	サイトメガロウイルス，単純ヘルペスウイルス，アスペルギルス症，クリプトコックス症，ニューモシスチス肺炎
海外渡航歴	結核，Q 熱，メリオイドーシス，肺吸虫症，アメーバ嚢胞，エキノコックス症，SARS，鳥インフルエンザ，ハンタウイルス肺症候群
摘脾，脾機能低下	肺炎球菌，インフルエンザ菌，髄膜炎菌，肺炎桿菌
尿毒症	結核
慢性閉塞性肺疾患	肺炎球菌，インフルエンザ菌，モラクセラ・カタラーリス
嚢胞性線維腫症（CF），気管支拡張症	緑膿菌，ステノトロフォモナス・マルトフィリア，バークホルデリア・セパシア
インフルエンザウイルスと同時に発症した細菌性市中肺炎	ブドウ球菌（MSSA，MRSA）
インフルエンザウイルス感染に続発した肺炎	肺炎球菌，インフルエンザ菌
珪肺，炭鉱夫	結核
サルコイドーシス	結核
リンパ腫，悪性腫瘍	結核
ステロイド治療	結核，アスペルギルス症，ニューモシスチス肺炎
歯周病	アクチノミセス属，誤嚥性肺炎／嫌気性菌による肺化膿症

SLE：全身性エリテマトーデス　　　　　　　〔Cunha BA：Pneumonia Essentials, 3th Ed, Jones&Bartlett, p.24-25, 2010 より引用〕

表5 原因微生物推定の手がかりとなる曝露歴

曝露歴		推定される原因微生物／疾患
シックコンタクト		インフルエンザウイルス，鳥インフルエンザ，アデノウイルス，結核，SARS，肺ペスト
航空機での旅行		レジオネラ，インフルエンザ（ヒト，トリ，ブタ），結核
水痘患者への曝露		水痘
環境での曝露	建築	レジオネラ，アスペルギルス
	芝刈り	野兎病
	土壌，植物	レジオネラ，ヒストプラズマ，ブラストミセス，スポロトリコーシス
	珪肺	結核
動物との接触	トリ	オウム病，ブラストミセス，ヒストプラズマ，クリプトコックス，SARS，鳥インフルエンザ
	ネコ	Q熱
	ウサギ，シカ，ダニ	野兎病
	イヌ	犬糸状虫
	野生のげっ歯類	ペスト，ハンタウイルス肺症候群，野兎病

〔Cunha BA：Pneumonia Essentials, 3th Ed, Jones&Bartlett, p.25, 2010 より引用〕

山口らは WUH システムがレジオネラ肺炎の診断に有用であったと報告している[7]．

「成人肺炎診療ガイドライン 2017」では，院内肺炎（HAP）や医療・介護関連肺炎（NHCAP）における薬剤耐性菌リスクを**表12**のように4つに規定している．2項目以上で薬剤耐性菌の高リスク群となることから[3]，病歴や投薬歴の確認は重要である．

B 呼吸器症状

1 咳嗽

咳嗽は医療機関受診のもっとも多い理由の1つであり[9]，わが国ではクリニック受診者の11.7%の頻度であったとの報告がある[10]．咳嗽は持続期間により急性咳嗽（3週間未満），遷延性咳嗽（3～8週間），慢性咳嗽（8週間以上）に分けられる．咳嗽の持続期間が長くなってくると，感染性疾患による遷延性・慢性咳嗽の頻度は減少してくる

表6 原因微生物推定の手がかりとなる発生時期と臨床背景

原因微生物	発生時期	臨床背景
肺炎球菌	冬；通年	高齢者，喫煙者，心疾患，呼吸器疾患，アルコール多飲
インフルエンザ菌	冬；通年	肺炎球菌と同じ
モラクセラ・カタラーリス	通年	COPD
レジオネラ・ニューモフィラ	夏／秋；通年でアウトブレイク例あり	建築現場，空調施設，給水塔，温泉
肺炎マイコプラズマ	冬；通年	家族内発症（しばしば3～4週の潜伏期）
肺炎クラミドフィラ	冬；通年	若年成人，ヒト-ヒト間での感染拡大
嫌気性菌	通年	誤嚥
オウム病	通年	トリ（特にオウム，七面鳥，ハト）への曝露（20%ではトリへの曝露歴がない）
Q熱	通年	ヒツジ，ヤギ，ウシ，ネコへの曝露（特に分娩）
野兎病	夏／秋	げっ歯類やウサギへの曝露
ペスト	夏／秋	げっ歯類やネコ，最近の感染者との接触
RSウイルス	冬	気管支炎症状のある小児との接触
季節性インフルエンザ	冬／春	閉鎖集団，家族内感染
鳥インフルエンザ（H5N1）	通年	最近の感染者やトリとの接触
ブタインフルエンザ（H1N1）	通年	小児，若年成人
パラインフルエンザウイルス	冬／通年	家族内にクループ症状を有する患者の存在
アデノウイルス	冬	閉鎖集団
サイトメガロウイルス	通年	健常者，臓器移植，免疫抑制薬，ステロイド，輸血
ハンタウイルス	冬／春	野生のげっ歯類の排泄物への接触
SARS	通年	最近の感染者との接触，流行地への旅行
ニューモシスチス肺炎	通年	HIV，ステロイド内服，臓器移植

〔Cunha BA：Pneumonia Essentials, 3th Ed, Jones&Bartlett, p.26-27, 2010 より引用〕

20　Ⅰ. 総論 —— 確定診断に必要な知識

表7　原因微生物推定の手がかりとなる症状

症　状	推定される原因微生物 / 疾患
乾性咳嗽	肺炎マイコプラズマ, レジオネラ肺炎, Q熱, 肺炎クラミドフィラ, 野兎病, 百日咳, 呼吸器ウイルスによる肺炎, インフルエンザウイルス（ヒト, トリ, ブタ）, ハンタウイルス肺症候群
胸膜性胸痛	細菌性肺炎, インフルエンザウイルス肺炎
呼吸困難（重度）	呼吸器ウイルスによる肺炎, ニューモシスチス肺炎, 重症細菌性肺炎, サイトメガロウイルス, アデノウイルス, インフルエンザウイルス（ヒト, トリ, ブタ）, SARS, ハンタウイルス肺症候群
盗汗	結核, ヒストプラズマ症
腹痛	レジオネラ, ハンタウイルス肺症候群
耳痛	肺炎マイコプラズマ, 肺炎クラミドフィラ
鼻出血	オウム病, インフルエンザウイルス（ヒト, トリ, ブタ）
咽頭痛	肺炎マイコプラズマ, 肺炎クラミドフィラ, インフルエンザウイルス（ヒト, トリ, ブタ）, SARS, A群溶血性レンサ球菌, アデノウイルス
嗄声（急性）	インフルエンザウイルス, 肺炎クラミドフィラ, 百日咳
嗄声（慢性）	結核
水溶性下痢	肺炎マイコプラズマ, レジオネラ, インフルエンザウイルス（ヒト, トリ, ブタ）, ハンタウイルス肺症候群
頭痛（重度）	オウム病, Q熱, インフルエンザウイルス（ヒト, トリ, ブタ）
意識混濁	レジオネラ, 肺炎マイコプラズマ（脳髄膜炎を合併している症例に限る）, Q熱
筋肉痛（重度）	コクシジオイデス症, インフルエンザウイルス（ヒト, トリ, ブタ）, SARS, ハンタウイルス肺症候群
閉塞性静脈炎（肺炎罹患後）	オウム病

〔Cunha BA：Pneumonia Essentials, 3th Ed, Jones&Bartlett, p.28, 2010 より引用〕

（図2）[11] が, 肺炎マイコプラズマ, 百日咳, 肺炎クラミドフィラなどは長期間の咳嗽をきたすことがあり, 注意が必要である.

　急性咳嗽でもっとも頻度が高いのは感染性疾患で, 特に上気道のウイルス感染によるかぜ症候群が多い. アメリカにおいて咳嗽を主訴に外来受診した成人の7割が急性上気道感染症と診断されている[12]. 急性咳嗽を呈する患者の問診と身体所見は表13にあるような内容に注意して行い[13], 特に「咳嗽, 鼻汁, 咽頭痛」の3領域にまたがる症状が同時に同程度に出現していない場合は, かぜ症候群以外の可能性を考えて鑑別を行う. また, 感染症以外の致命的な疾患（急性呼吸促迫症候群（ARDS）, 心不全, 肺血栓塞栓症, 喘息発作, COPD急性増悪, 間質性肺炎の急性増悪, 気胸など）の除外も必要である.

　遷延性咳嗽・慢性咳嗽を示す感染性疾患としては, 緊急度・重症度の高い疾患を鑑別するためにも, 咳嗽に随伴する "レッドフラッグ" 症状や検査値異常に注意する（表14）[14]. 感染症では結核, 非結核性抗酸菌（NTM）症, 肺アスペルギルス症が重要であり, 特に他者への感染のリスクから

表9　肺炎予測スコアリングシステム

Diehr ら

症状, 身体所見	スコア	合計スコア	肺炎可能性（%）
下記の点数を合計する		−3	0
鼻汁	−2	−2	0.7
咽頭痛	−1	−1	1.6
寝汗	1	0	2.2
筋肉痛	1	1	8.8
喀痰が1日中続く	1	2	10.3
呼吸数>25回/分	2	3	25.0
体温≧37.8℃	2	≧4	29.4

Singal ら

肺炎可能性＝$1/(1+e^{-Y})$
$Y=-3.095+[1.214×（咳）]+[1.007×（発熱）]+[0.823×（断続性ラ音）]$
症状がある場合には, いずれも×(1)となる.

Heckerling ら

症状	症状の数	肺炎可能性（%）
下記の症状がいくつあるか	0	<1
喘息がない	1	1
体温>37.8℃	2	3
心拍数>100bpm	3	10
呼吸音の低下	4	25
断続性ラ音	5	50

〔Metlay JP, Kapoor WN, Fine MJ：Does this patient have community-acquired pneumonia? Diagnosing pneumonia by history and physical examination. JAMA **278**(17)：1440-1445, 1997 より引用〕

3. 呼吸器感染症の主要な症候と身体所見　*21*

表8　**原因微生物推定の手がかりとなる身体所見**

	身体所見	推定される原因微生物／疾患
頭部・目・耳・鼻・喉頭	顔面丘疹（Horder's spots）	オウム病
	脂漏性皮膚炎（重度）	ニューモシスチス肺炎（HIV）
	結膜炎	アデノウイルス，百日咳，肺炎クラミドフィラ
	結膜充血	インフルエンザウイルス（ヒト，トリ，ブタ），レプトスピラ症，百日咳
	耳炎，水疱性鼓膜炎	肺炎マイコプラズマ
	咽頭炎（非浸出性）	肺炎マイコプラズマ，肺炎クラミドフィラ，ウイルス感染症，アデノウイルス，A群溶血性レンサ球菌，インフルエンザウイルス（ヒト，トリ，ブタ）
	鼻の潰瘍	ヒストプラスマ症
	舌の潰瘍	ヒストプラスマ症
	口腔内潰瘍（重度）	ニューモシスチス肺炎（HIV），ヒストプラスマ症，肺炎球菌（SLE）
	毛状白板症	ニューモシスチス肺炎
	口腔周囲の潰瘍とStevens-Johnson症候群	肺炎マイコプラズマ
	脈絡膜結核腫	粟粒結核
	副鼻腔炎	肺炎球菌，インフルエンザ菌，モラクセラ・カタラーリス
	口唇ヘルペス	肺炎球菌
	歯周病	誤嚥性肺炎
	鵞口瘡	ニューモシスチス肺炎（HIV）
	喉頭炎	結核，肺炎クラミドフィラ，呼吸器ウイルス，百日咳
	猩紅熱様皮疹	A群溶血性レンサ球菌
心臓	比較的徐脈	レジオネラ，オウム病，Q熱
	培養陰性の心内膜炎	Q熱，レジオネラ，アスペルギルス
	心拡大（心筋炎）	インフルエンザウイルス，肺炎マイコプラズマ，オウム病，レジオネラ，ハンタウイルス肺症候群
胸部	多形性紅斑	肺炎マイコプラズマ
	胸壁の空洞	アクチノミセス症，結核，肺膿瘍，膿胸，がん
	脂漏性皮膚炎（重度）	ニューモシスチス肺炎
	猩紅熱様皮疹	A群溶血性レンサ球菌
腹部	脾機能低下，摘脾後	肺炎球菌，インフルエンザ菌，肺炎桿菌
	肝脾腫	粟粒結核，ヒストプラスマ症，Q熱，オウム病，肺炎球菌（アルコール多飲，SLE，慢性リンパ球性白血病，B細胞性リンパ腫）
	脾腫	粟粒結核，サイトメガロウイルス，Q熱，オウム病
四肢	多形性紅斑	肺炎マイコプラズマ，HSV-1
	結節性紅斑	コクシジオイデス症，ヒストプラスマ症，ブラストミセス症，結核，A群溶血性レンサ球菌
	皮膚潰瘍	ブラストミセス症，スポロトリコーシス，野兎病，ヒストプラスマ症
	水疱性病変	水痘帯状疱疹ウイルス
	閉塞性静脈炎	オウム病
	全身のリンパ節腫大	粟粒結核，HIV，A群溶血性レンサ球菌
	下肢の毛嚢炎	ニューモシスチス肺炎（HIV）
	じん麻疹	非定型麻疹
	潰瘍形成を伴うリンパ節炎	スポロトリコーシス
	痂皮	野兎病
生殖器系	睾丸・副睾丸炎	結核，ブラストミセス症，リンパ腫

〔Cunha BA：Pneumonia Essentials, 3th Ed, Jones&Bartlett, p.29-30, 2010 より引用〕

表10 市中肺炎における細菌性肺炎と非定型肺炎の鑑別項目

1. 年齢60歳未満
2. 基礎疾患がない、あるいは軽微
3. 頑固な咳がある
4. 胸部聴診上所見が乏しい
5. 痰がない、あるいは迅速診断法で原因菌が証明されない
6. 末梢血白血球数が10,000/μL未満である

・上記6項目中4項目以上合致すれば非定型肺炎が疑われる（感度78%、特異度93%）
・1〜5の5項目中3項目以上に合致すれば非定型肺炎が疑われる（感度84%、特異度87%）

※肺炎マイコプラズマおよびクラミドフィラ属による肺炎で検討されたもの。
〔日本呼吸器学会：成人肺炎診療ガイドライン2017, p.13 より許諾を得て一部改変し転載〕

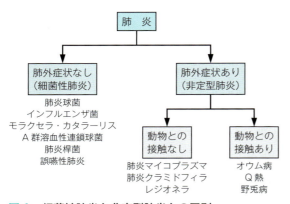

図1 細菌性肺炎と非定型肺炎との区別
〔Cunha BA：The atypical pneumonias：clinical diagnosis and importance. Clin Microbiol Infect 12 (Suppl 3)：12-24, 2006 より引用〕

表11 Winthrop-University Hospital Weighted Point Modified System

		付随する状態	点数
臨床症状	発熱＞39℃	比較的徐脈を伴う	+5
	頭痛	急性発症	+2
	意識混濁、無気力	薬剤誘発性のものではない	+4
	耳痛	急性発症	−3
	非浸出性喉頭炎	急性発症	−3
	嗄声	急性発症で慢性のものではない	−3
	喀痰（膿性）	慢性気管支炎の急性増悪を除く	−3
	血痰	軽〜中程度	−3
	胸痛（胸膜性）	急性発症	−3
	軟便、水様便	薬剤誘発性のものではない	+3
	腹痛	下痢の有無は問わない	+1
	腎不全	急性発症（慢性ではない）	+3
	ショック、低血圧	心／肺が原因のものを除く	−5
	脾腫	市中肺炎以外が原因のものを除く	−5
	β-ラクタム系薬への反応不良	72時間経過後（ウイルス性肺炎を除く）	+5
検査所見	胸部X線写真	急速に進行する非対称性の浸潤影	+3
	重度の低酸素血症 A-aDO$_2$較差＞35mmHg	急性発症	−5
	低ナトリウム血症	急性発症	+1
	低リン血症	急性発症	+5
	AST／ALT比＞基準値	急性発症	+2
	総ビリルビン＞基準値	急性発症	+1
	LDH＞400U/L	急性発症	−5
	CPK＞基準値	急性発症	+4
	CRP＞30mg/dL	急性発症	+5
	寒冷凝集素価≧1：64	急性発症	−5
	重度の相対的リンパ球減少（＜10%）	急性発症	+5
	フェリチン＞2×基準値上限	急性発症	+5
	顕微鏡的血尿	外傷、前立腺肥大症、尿道カテーテル、尿路系悪性腫瘍を除く	+2

レジオネラの可能性：
総得点　＞15　　Legionella very likely
　　　　5〜15　Legionella likely
　　　　＜5　　Legionella unlikely

は、結核は絶対に見逃せない疾患である。肺結核では胸部X線写真や胸部CTで異常陰影を認めるが、喉頭結核や気管・気管支結核では胸部画像異常を認めない症例がありうることは念頭においておく。症状を有する結核患者ではそうでない患者に対して喀痰塗抹陽性の頻度が高かったとの報告があり[15]、まずは喀痰検査を行うべきである。また、頻度は低いものの細菌感染による"化膿性"気管支炎が慢性咳嗽をきたし、その診断に気管支鏡検査が有用であったという報告もある[16]。

表12 薬剤耐性菌のリスク因子

セフトリアキソン，スルバクタム / アンピシリン，マクロライド系薬，レスピラトリーキノロン系薬に耐性の病原微生物

1. 過去90日以内の経静脈的抗菌薬の使用歴
2. 過去90日以内に2日以上の入院歴
3. 免疫抑制状態
4. 活動性の低下：PS≧3，バーセル指数*＜50，歩行不能，経管栄養または中心静脈栄養法

→ 2項目以上で薬剤耐性菌の高リスク群

*バーセル指数（Barthel Index）：1. 食事，2. 移動，3. 整容，4. トイレ動作，5. 入浴，6. 歩行，7. 階段昇降，8. 着替え，9. 排便，10. 排尿について各々0～15点で評価し，0～100点でスコアリングする[8]

〔日本呼吸器学会：成人肺炎診療ガイドライン2017, p.41 より許諾を得て一部改変し転載〕

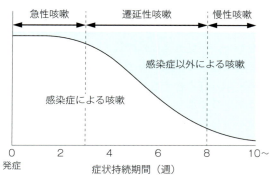

図2 症状持続期間と感染症による咳嗽比率
〔日本呼吸器学会：咳嗽に関するガイドライン，第2版，p.7, 2012 より許諾を得て一部改変し転載〕

2 喀痰

喀痰の性状は，原因微生物を推定する際の手がかりとなる（表15）が，急性咳嗽を伴う患者の喀痰の色は細菌感染とウイルス感染の鑑別には有用ではなかったとの報告がある[17]。同報告では，無色の喀痰を呈する急性咳嗽患者の6％に細菌感染が存在したことが示されており，喀痰が無色であることで細菌感染を否定はできない。

3 肺外症状

表7 参照．

表13 急性咳嗽の問診と身体所見

急性咳嗽で聴取すべき病歴と確認すべき随伴症状

咳のOPQRST*	発熱
既往歴・服薬	食欲不振
喫煙歴（受動喫煙も含む）	喀痰（量，性状，血痰の有無）
アレルギー歴	鼻汁
家族歴	喘鳴
	呼吸困難
	嗄声
	疼痛（胸痛，頭痛，耳痛など）

急性咳嗽の身体所見

バイタルサインの確認
口腔・咽頭の観察（咽頭後壁の後鼻漏所見，咽頭発赤，扁桃腫大など）
聴診（ラ音の有無）
触診（副鼻空の圧痛）
四肢末梢の浮腫の確認

*咳のOPQRST
- O　Onset：発症経過
- P　Palliative/Provocative：増悪・寛解因子
- Q　Quality/Quantity：病状の性質・生活への影響度
- R　Reflux：逆流症状（胸焼け）の有無
- S　Associated symptom：随伴症状
- T　Time course：時間経過

〔倉原 優：咳のみかた，考えかた，中外医学社，p.67, 2017 より引用〕

表14 慢性咳嗽に随伴するレッドフラッグ症状と所見

- 血痰
- 喫煙歴＞20年×20本 / 日
- 45歳以上の喫煙者で，新しい咳嗽・咳嗽の変化・声の変化を伴う咳嗽がみられる
- 著明な呼吸困難（特に安静時や夜間）
- 相当量の喀痰がある：大さじ1杯以上の喀痰 / 日
- 嗄声
- 全身症状：発熱や体重減少など
- 胃食道逆流症で以下の症状を伴うもの：体重減少，貧血，明らかな消化管出血（吐血や下血・黒色便），強い自覚症状，嚥下障害，嚥下痛，胃食道逆流のエンピリック治療抵抗例
- 再発する肺炎
- 呼吸器診察での異常所見
- 胸部X線写真での異常所見

〔Gibson PG, Vertigan AE：Management of chronic refractory cough. BMJ 351：h5590, 2015 より引用〕

C 診 察

1 バイタルサインの異常

バイタルサインはどのような状況でも確認が必須であるが，特に重症患者では治療開始時の状態の把握と治療開始後のモニタリングともに重要で

24 Ⅰ．総論 —— 確定診断に必要な知識

表 15　病原微生物推定の手がかりとなる喀痰の性状

	喀痰の性状	推定される原因微生物／疾患
外観・におい	悪臭のする喀痰	口腔内嫌気性菌（誤嚥）
	クリーム状で黄色，もしくは紅鮭色	黄色ブドウ球菌
	Currant-jelly色（＝イチゴジャムの色）	肺炎球菌，肺炎桿菌
	ラズベリーシロップ色（＝ピンク〜薄赤色）	肺ペスト
	赤色（偽血痰）	セラチア・マルセッセンス
	線状の血液混入（血痰）	肺炎桿菌，インフルエンザウイルス（ヒト，トリ，ブタ），結核，肺ペスト
Gram染色	多核白血球がみられない	オウム病，Q熱，レジオネラ，肺炎マイコプラズマ，肺炎クラミドフィラ
	好酸球の遊走がみられる	糞線虫（過剰感染），蟯虫（肺移行期）
	単核球の遊走がみられる	レジオネラ，肺炎マイコプラズマ，肺炎クラミドフィラ
	多種の細菌が混在している	誤嚥性肺炎，慢性気管支炎の急性増悪，質の悪い喀痰（口腔内常在菌の混在）

〔Cunha BA：Pneumonia Essentials, 3th Ed, Jones&Bartlett, 2010 より引用〕

表 16　qSOFA

状　態	点数
意識状態の変化（Glasgow Coma Scale＜15）	1
収縮期血圧≦100mmHg	1
呼吸数≧22 回／分	1

〔Singer M, Deutschman CS, Seymour CW et al：The Third International Consensus Definitions for Sepsis and Septic Shock (Sepsis-3). JAMA 315(8)：801-810, 2016 より引用〕

ある．感染症においては，まずは敗血症をきたしていないかを判断する指標として quick SOFA（qSOFA）スコアがあり（**表16**），スコアが2点以上であれば敗血症が疑われる[18]．注意すべき点としては，qSOFAはあくまで血液検査結果が不明な状態での簡便な臓器障害のスコアリングツールであり，最終的な敗血症の確定診断はSOFAスコアで行う必要がある．また，qSOFAが2点未満であっても，敗血症が否定できない場合はSOFAスコアを確認しなければならない．呼吸器感染症は高齢者の敗血症の原因疾患としてもっとも多く[19]，患者のバイタルサインには常に注意を払わなければならない．個別のバイタルサインについて以下に記す．

a. 意識状態

Sepsis-3では，GCS（Glasgow Coma Scale）＜15点がqSOFAの1項目としてあげられる．GCSのうちE（開眼反応）とM（運動反応）の評価は簡単だが，V（言語反応）の見当識障害の評価は

むずかしい．Sapiraの診断学の教科書には，失見当識を確認するには，時間，場所，人物（特に配偶者など身近な人物）に対する見当識が保たれているかどうかを確認するとある．失見当識は時間，場所，人物の順に障害され，治療に伴い人物，場所，時間の順で回復してくる．人物に対する失見当識がある場合はほぼ昏迷状態であり，このような場合は失見当識以外の他の症状から原因疾患の診断に迷うことは少ない．時間については，患者の生年月日を答えさせるだけでは見当識の確認には不十分であり，受診時の正確な年月日（曜日では不十分）が答えられれば失見当識はないと考え，基本的にはそれ以上の見当識を確認する問診は行わない．日付については健常者においても日常から気を払っていないため答えられない場合もあるが，正確な日付まで答えられない場合は（健常者と考えられる場合においても）見当識確認のために場所の確認や計算テスト（serial sevens；100から7を引いていく）などの他のスクリーニング検査を行う．診察についての詳細は他書に譲る[20]．

なお，敗血症に合併する意識障害はsepsis associated encephalopathy（SAE）という形でみられ，もっとも頻度が高く重篤な意識障害であり[21,22]，敗血症の死亡率の上昇とも関連している[23,24]．また，せん妄は高齢者市中肺炎患者の死亡率の予測因子であったとの報告がある[25]．臨床においてせん妄はしばしば認識されておらず，的確なマネジメントが行われていないことが多い．せん妄についてのより深い理解と知識は早期診断につながり，患者のマネジメント向上にもつながる[26]．

表 17　比較的徐脈における体温と脈拍の関係

体温（℃）	脈拍（bpm）
38.3	110
38.9	120
39.4	120
40.0	130
40.6	140
41.1	150

〔Cunha BA：The diagnostic significance of relative bradycardia in infectious disease. Clin Microbiol Infect **6**(12)：633-634, 2000 より引用〕

表 18　比較的徐脈を起こす鑑別疾患

感染症	非感染症
レジオネラ症	β遮断薬
オウム病	中枢神経病変
Q 熱	悪性リンパ腫
腸チフス	詐熱
リケッチア症	薬剤熱
バベシア症	
レプトスピラ症	
黄熱	
デング熱	
ウイルス性出血熱	

〔Cunha BA：The diagnostic significance of relative bradycardia in infectious disease. Clin Microbiol Infect **6**(12)：633-634, 2000 より引用〕

b. 呼吸数

呼吸数は見落とされやすい指標であるが，敗血症の際に SOFA スコアと正の相関にあるという報告[27]や，肺炎患者において入院時に 33 回/分以上の頻呼吸を呈した患者は入院中の死亡率が有意に高かった（OR 2.55）という報告[28]があり，呼吸数は日常臨床において必ず測定すべきである．呼吸数は通常 20/分（16～25/分）発熱と呼吸数との関連は，体温が 1℃ 上昇するごとに 1.4/分増加するとの学会報告がある[29]．また，外来において咳嗽を有する発熱患者が $SpO_2 < 95\%$ を示す場合は，肺炎である可能性が高まる（LR 3.1）との報告がある[30]．呼吸数を測定する際は，Cheyne-Stokes 呼吸や Biot 呼吸などの不規則呼吸を見逃さないように，60 秒間は測定するべきである[20,30]．

c. 血圧

Sepsis-3 において収縮期血圧≦100mmHg は qSOFA のクライテリアの 1 つであり，さらに平均動脈圧｛拡張期血圧＋(収縮期血圧−拡張期血圧)／3｝は SOFA スコアのスコアリングに用いられる．また Sepsis-3 では，敗血症性ショックを「十分な輸液負荷にもかかわらず平均動脈圧≧65mmHg を維持するために血管作動薬を必要とし，かつ血清乳酸値が 2mmol/L を超えるもの」と定義されている．敗血症において平均動脈圧≦60mmHg と 28 日死亡率の関連が強く，死亡率上昇に関連する収縮期血圧の閾値は見出せなかったとの報告[31]や，ICU 入院の患者において血圧と予後との関連を調べた研究では，平均動脈圧と収縮期血圧を非侵襲的な血圧測定（NIBP）と動脈ラインを用いた侵襲的血圧測定（IAP）で測定したところ，平均動脈圧は NIBP と IAP との間で値の乖離はみられなかったが，収縮期血圧は乖離を認めた[32]．動脈ラインを施行しないことが多い一般病棟においては，平均動脈圧による血圧のモニタリングが有用と考えられる．

d. 脈拍数

体温が 1℃ 上昇するごとに心拍数は 6～14/分程度増加すると報告されている[29]．高熱にもかかわらず脈がそれほど高くない状態を，比較的徐脈と表現する．1)13 歳以上，2)体温≧38.9℃，3)脈拍は体温上昇時に同時に測定されている，4)洞調律で不整脈・伝導障害・ペースメーカーリズムを伴っていない，5)β遮断薬を内服していない，の1)～5)を満たす患者のうち，各体温に対応する脈拍が**表 17** よりも低い場合を比較的徐脈の目安とし，**表 18** にあげられる鑑別疾患を想起する必要がある[33]．

また，脈拍数と収縮期血圧の比である Shock Index（SI）｛SI＝脈拍数（bpm）／収縮期血圧（mmHg）｝は，敗血症や市中肺炎患者における有用性が報告されている[34]．SI は通常 0.5～0.7 の範囲だが，救急外来において SI＞0.9 は入院や緊急の治療が必要な状態であることを示す指標になるとの報告[35]や，発熱による脈拍数増加を補正した Adjusted Shock Index（ASI）が＞1.0，もしくは SI が＞1.0 のどちらの場合も市中肺炎の院内死亡率増加のリスク因子であったとの報告[36]があり，SI の上昇（たとえば＞0.9）は重症であるこ

26　Ⅰ．総論——確定診断に必要な知識

表19　呼吸器疾患の病態別の胸部診察所見

所　見	浸潤影 ＋気管支開存	浸潤影（＋無気肺） ＋気管支閉塞	胸　水	胸膜肥厚	気　胸
気管の偏位	－	病側に偏位	健側に偏位	病側に偏位	健側に偏位
胸郭の呼吸運動	病側低下	病側低下	病側低下	病側低下	さまざま
声音振盪	病側増強	病側低下	病側低下	病側低下	病側低下
打診音	病側 dull	病側 dull	病側 dull	病側 dull	病側 resonant
呼吸音	病側気管支呼吸音	病側低下	病側低下〜 気管支呼吸音	病側低下	病側低下
ヤギ音	病側聴取	病側で聴取せず	±	－	－
その他	whispered pectoriloquy	－	－	－	Coin test 陽性

〔Orient JM：Sapira's Art & Science of Bedside Diagnosis, 4th Ed, Lippincott, p.308, 2010 より引用〕

とを想起させる注意すべきバイタルサインの1つと考えられる．

e. 体温

　発熱と同時に悪寒や戦慄の有無を確認する．悪寒・戦慄がない場合には感染症の可能性は低いかもしれない．しかし，肺炎でも31％に発熱がみられなかったとの報告[37]もあり，発熱がないことで肺炎は否定できないことに注意が必要である．一方で，低体温（<36.1℃，もしくは<37.0℃）は肺炎の院内死亡率上昇の予測因子である（LR 3.5）ことが報告されている[30]．

　Gennis らは，肺炎症例が約38％の頻度であった救急部受診患者群を対象にした前向き研究において，バイタルサインの異常（体温>37.8℃，脈拍>100/分，呼吸数>20/分）のいずれかを示した場合，感度97％，特異度18％，陽性的中率42％，陰性的中率90％で肺炎と診断（胸部X線写真で確認）されており，いずれかのバイタルサインの異常がある場合の胸部X線写真の有用性を報告している[37]．一方で，上記いずれのバイタルサインの異常も認めなかったことを理由に胸部X線写真を施行しなかった場合，肺炎症例の38％を見落としたとの報告もあり[38]，病歴，バイタルサイン，診察所見を総合して判断しなければならない．

❷ 胸部診察

　胸部診察では，視診，触診，打診，聴診を行う．呼吸器疾患の病態別の胸部診察所見を表19に示

表20　肺炎における呼吸器診察所見

所見	感度 （％）	特異度 （％）	尤度比	
			所見あり	所見なし
胸郭運動の 左右不同	5	100	44.1	NS
胸壁の圧痛	5	96	NS	NS
打診で dullness	4〜26	82〜99	3.0	NS
呼吸音減弱	7〜49	73〜98	2.2	0.8
気管支呼吸音	14	96	3.3	NS
ヤギ音	4〜16	96〜99	4.1	NS
Crackles	19〜67	36〜96	2.3	0.8
Wheezing	10〜36	50〜86	0.8	NS

NS：not significant

〔McGee S：Evidence-Based Physical Diagnosis, 4th Ed, Elsevier, p.281, 2018 より引用〕

す[20]が，胸郭運動，声音振盪，打診，呼吸音，ヤギ音など，五感を総動員して診察を行わなければならない．診察では，患者の姿勢，色調，体形，呼吸運動，呼吸補助筋を用いた努力呼吸の有無を確認することからはじまり，まずは患側が左右のどちらにあるのか（もしくは両側か）を確認することが重要である．聴診では，呼吸音や副雑音のタイミング，部位，音の強さ（amplitude），音高（pitch），音調（tone），再現性に注意して聴取する[20]．肺炎でみられる呼吸器診察所見を表20に示す[30]．呼吸器以外の診察では，たとえば誤嚥性肺炎を疑う患者では口腔内の診察が重要であり，そのほかにも，表7，8に示す肺外症状や肺外所見もあり，全身の診察が必要なことはいうまでも

ない.

　呼吸器疾患において胸部 X 線写真や胸部 CT などの画像検査は非常に有用なツールではあるが，これらの画像検査は問診や身体診察の代用にはなりえない．さまざまな検査が行える現代においても病歴聴取と身体診察は医療行為の基本であり，常にていねいな診察を心がけるべきである.

文　献

1) Diehr P, Wood RW, Bushyhead J et al：Prediction of pneumonia in outpatients with acute cough：a statistical approach. J Chronic Dis **37**(3)：215-225, 1984

2) Metlay JP, Kapoor WN, Fine MJ：Does this patient have community-acquired pneumonia? Diagnosing pneumonia by history and physical examination. JAMA **278**(17)：1440-1445, 1997

3) 日本呼吸器学会：成人肺炎診療ガイドライン 2017, 2017

4) Cunha BA：The atypical pneumonias：clinical diagnosis and importance. Clin Microbiol Infect **12** (Suppl 3)：12-24, 2006

5) Cunha BA：Pneumonia Essentials, 3th Ed, Jones& Bartlett, 2010

6) Cunha BA：Severe *Legionella pneumonia*：rapid presumptive clinical diagnosis with Winthrop-University Hospital's weighted point score system (modified). Heart Lung **37**(4)：311-320, 2008

7) Yamakuchi H, Hamada Y, Urakami T et al：Discrimination between Legionnaires' disease and pneumococcal pneumonia based on the clinical and laboratory features：a quantitative approach using the Modified Winthrop-University Hospital Weighted Point System. Intern Med **56**(5)：487-491, 2017

8) Mahoney FI, Barthel DW：Functional evaluation：the Barthel Index. Md State Med J **14**：61-65, 1965

9) Niimi A：Geography and cough aetiology. Pulm Pharmacol Ther **20**(4)：383-387, 2007

10) Yamada T, Yoshimura M, Nago N et al：What is common diseases and common health problems? — the use of ICPC in the community-based project (abstract in English). Jpn J Primary Care **23**：80-89, 2000

11) 日本呼吸器学会：咳嗽に関するガイドライン，第 2 版, 2012

12) Metlay JP, Stafford RS, Singer DE et al：National trends in the use of antibiotics by primary care physicians for adult patients with cough. Arch Intern Med **158**(16)：1813-1818, 1998

13) 倉原　優：咳のみかた，考えかた，中外医学社，2017

14) Gibson PG, Vertigan AE：Management of chronic refractory cough. BMJ **351**：h5590, 2015

15) Verver S, Bwire R, Borgdorff MW：Screening for pulmonary tuberculosis among immigrants：estimated effect on severity of disease and duration of infectiousness. Int J Tuberc Lung Dis **5**(5)：419-425, 2001

16) Schaefer OP, Irwin RS：Unsuspected bacterial suppurative disease of the airways presenting as chronic cough. Am J Med **114**(7)：602-606, 2003

17) Altiner A, Wilm S, Daubener W et al：Sputum colour for diagnosis of a bacterial infection in patients with acute cough. Scand J Prim Health Care **27**(2)：70-73, 2009

18) Singer M, Deutschman CS, Seymour CW et al：The Third International Consensus Definitions for Sepsis and Septic Shock (Sepsis-3). JAMA **315**(8)：801-810, 2016

19) Nasa P, Juneja D, Singh O：Severe sepsis and septic shock in the elderly：an overview. World J Crit Care Med **1**(1)：23-30, 2012

20) Orient JM：Sapira's Art & Science of Bedside Diagnosis, 4th Ed, Lippincott, 2010

21) Ely EW, Inouye SK, Bernard GR et al：Delirium in mechanically ventilated patients：validity and reliability of the confusion assessment method for the intensive care unit (CAM-ICU). JAMA **286**(21)：2703-2710, 2001

22) Ely EW, Shintani A, Truman B et al：Delirium as a predictor of mortality in mechanically ventilated patients in the intensive care unit. JAMA **291**(14)：1753-1762, 2004

23) Eidelman LA, Putterman D, Putterman C et al：The spectrum of septic encephalopathy. Definitions, etiologies, and mortalities. JAMA **275**(6)：470-473, 1996

24) Sprung CL, Peduzzi PN, Shatney CH et al：Impact of encephalopathy on mortality in the sepsis syndrome. The Veterans Administration Systemic Sepsis Cooperative Study Group. Crit Care Med **18**(8)：801-806, 1990

25) Pieralli F, Vannucchi V, Mancini A et al：Delirium is a predictor of in-hospital mortality in elderly patients with community acquired pneumonia. Intern Emerg Med **9**(2)：195-200, 2014

26) Saxena S, Lawley D：Delirium in the elderly：a clinical review. Postgrad Med J **85**(1006)：405-413, 2009

27) Kenzaka T, Okayama M, Kuroki S et al：Importance of vital signs to the early diagnosis and severity of sepsis：association between vital signs and sequential organ failure assessment score in patients with sepsis. Intern Med **51**(8)：871-876, 2012

28) Strauss R, Ewig S, Richter K et al：The prognostic significance of respiratory rate in patients with pneumonia：a retrospective analysis of data from 705,928 hospitalized patients in Germany from 2010-2012. Dtsch Arztebl Int **111**(29-30)：503-508, i-v, 2014

29) Maria M, Jensen MB：The relationship between body temperature, heart rate and respiratory rate in acute

patients at admission to a medical care unit. Scand J Trauma Resusc Emerg Med **23** (Suppl 1)：A12, 2015

30）McGee S：Evidence-Based Physical Diagnosis, 4th Ed, Elsevier, 2018

31）Dunser MW, Takala J, Ulmer H et al：Arterial blood pressure during early sepsis and outcome. Intensive Care Med **35**(7)：1225-1233, 2009

32）Lehman LW, Saeed M, Talmor D et al：Methods of blood pressure measurement in the ICU. Crit Care Med **41**(1)：34-40, 2013

33）Cunha BA：The diagnostic significance of relative bradycardia in infectious disease. Clin Microbiol Infect **6**(12)：633-634, 2000

34）Tseng J, Nugent K：Utility of the shock index in patients with sepsis. Am J Med Sci **349**(6)：531-535, 2015

35）Rady MY, Smithline HA, Blake H et al：A comparison of the shock index and conventional vital signs to identify acute, critical illness in the emergency department. Ann Emerg Med **24**(4)：685-690, 1994

36）Sankaran P, Kamath AV, Tariq SM et al：Are shock index and adjusted shock index useful in predicting mortality and length of stay in community-acquired pneumonia? Eur J Intern Med **22**(3)：282-285, 2011

37）Gennis P, Gallagher J, Falvo C：Clinical criteria for the detection of pneumonia in adults：guidelines for ordering chest roentgenograms in the emergency department. J Emerg Med **7**(3)：263-268, 1989

38）Emerman CL, Dawson N, Speroff T et al：Comparison of physician judgment and decision aids for ordering chest radiographs for pneumonia in outpatients. Ann Emerg Med **20**(11)：1215-1219, 1991

Ⅰ．総論 ― 確定診断に必要な知識

4. 呼吸器感染症の検査

本項目のポイント

- 呼吸器感染症の診断は問診，症状，身体所見，検査所見から総合的に行う．
- 検査をオーダーする際には，検査の特性を知り，目的に応じた検査を選択することが重要である．
- 検査結果を解釈する際には，検査の限界を知り，偽陽性・偽陰性の可能性も考慮する．
- 喀痰検査では，良質な検体を提出するよう心がける．

A 総 論

呼吸器感染症の診断は，他の感染症と同様に症状・臨床経過・身体所見と検査所見を合わせて総合的に行う．検査をオーダーする際には，その検査が何を目的とし，何を評価するのかを意識することが重要である．そのため，本項では検査の目的別に，1)呼吸器感染症の診断，2)重症度評価，3)微生物検査の3つに分けて述べ，微生物検査について詳述する．実際の呼吸器感染症診療における検査のおおまかな流れをフローチャート（図1）に示す．

1 呼吸器感染症の診断

まず，症状・経過・身体所見から病変部位を推定し，その後必要に応じて画像所見による確認を行い，総合的に判断する．

急性上気道感染症（咽頭炎，扁桃炎）では通常，経過と症状，身体所見で診断する．下気道感染症では，気管支炎と肺炎の鑑別が重要である．バイタルサインの異常（脈拍数≧100回/分，呼吸数≧24回/分，体温≧38℃）や，肺炎を示唆する胸部所見（水泡音やヤギ音，声音振盪の亢進），意識状態の変化などを認める場合に胸部X線写真の撮影を行う[1]．気道症状と発熱を有するすべての患者に対して胸部X線写真を撮影することは推奨されない[2]．わが国では，CTへのアクセスが容易であることが多いが，肺炎の診断において胸部CTは必須ではない．CT撮影を考慮する状況は「他疾患（悪性腫瘍，間質性肺疾患，肺血栓塞栓症，心不全，結核など）との鑑別が必要な場合」「臨床所見から肺炎を疑うも陰影が明らかでない場合」「侵襲的処置（穿刺，ドレナージ，気管支鏡検査など）のために，正確な病変部位の同定が必要な場合」に限られる．胸部X線写真で肺炎像を認め，臨床所見もそれと合致する場合，CT撮影は不要である．胸水を認める場合は，胸膜炎の合併が示唆されるが，画像所見のみでは判断が困難であり，胸水検査が必要である．

2 重症度評価

呼吸器感染症のうち，肺炎については各種ガイドラインで重症度評価が定められている．A-DROPシステム（年齢，脱水，呼吸状態，意識状態，血圧，☞第Ⅳ章2．表4，p.134参照）は2005年に日本呼吸器学会「成人市中肺炎診療ガイドライン」[3] で提唱され，現在日常診療で広く用いられている．脱水の評価でBUNの値を用いるほかは，年齢とバイタルサインで評価できるため，簡便かつ迅速に重症度を評価し，治療の場を選ぶことができる．アメリカ感染症学会・アメリカ胸部疾患学会（IDSA/ATS）が推奨するPSI（Pneumonia-Severity Index）は項目が多く煩雑であるが，低リスク患者の選別に優れ，厳密な重症度判定を行うことができる．PSIの項目はBUNやNa，ヘマトクリット，血糖に加えて動脈血pHとPaO$_2$を

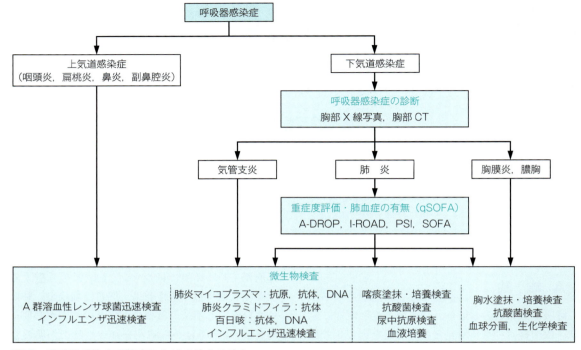

図1 呼吸器感染症の診療における検査の流れ

含むため，血液検査，血液生化学検査および動脈血液ガス検査が必要である．これらの重症度評価システムを参考に，治療の場と治療方針を決定する．

治療開始後は，呼吸状態やバイタルサイン，自覚症状，身体所見をもとに効果を判定する．後述する喀痰のGram染色も，微生物学的治療効果を経時的に観察することに役立つ．白血球数やバイオマーカー（CRPやプロカルシトニンなど）の推移も参考となるが，これらは臓器特異的なパラメーターではなく，他の要因による影響も受けることを考慮して解釈する必要がある（D. 血液検査，血液生化学検査，p.38参照）．画像所見の改善は肺炎の治療経過が良好であることを支持するが，一般的に臨床所見よりも遅れて改善する[4]．そのため，画像所見のみで経過を判断せず，総合的評価を行う．

③ 微生物検査

微生物検査は呼吸器感染症において，原因微生物を特定し治療を最適化する，もっとも重要な検査である．また，抗微生物薬の適正使用や感染制御の観点からも，大きな役割を果たす．微生物検査の種類としては，塗抹検査，培養検査（同定・薬剤感受性検査），抗原検査，遺伝子検査がある．微生物検査では，呼吸器感染症の感染部位別の原因微生物を把握して，適切な検査を行うことが重要である．

急性上気道感染症はそのほとんどがウイルスによるものであり，かつ自然軽快するため，原因微生物を特定する必要がない場合が多い．例外として，インフルエンザウイルスは合併症を起こす頻度が他のウイルスよりも高いことや治療薬が存在することから，合併症リスクの高い症例では積極的にインフルエンザウイルスの検査を行う[5]．細菌による急性上気道感染症では抗菌薬治療を要するため，微生物検査を行って原因微生物を特定することは重要である．細菌性急性上気道感染症としては，A群溶血性レンサ球菌 *Streptococcus pyogenes*（A群溶レン菌）による感染症を適切に拾い上げることが重要である．A群溶レン菌については迅速抗原検査が普及している．その検査を行うかに

ついては Centor criteria を参考にする[6]. 迅速抗原検査が陰性の場合は，それ以上の検査は必要なく，抗菌薬投与も不要である. ただし，コントロール不良の糖尿病や免疫抑制状態にある症例では，迅速抗原検査に加えて咽頭培養の提出も検討する. その際，保険診療上，迅速抗原検査しか算定されないことに留意する.

急性気管支炎は急性上気道感染症と同様に，ほとんどがウイルス性である. 細菌性気管支炎については，百日咳菌 *B. pertussis*，肺炎マイコプラズマ *M. pneumoniae*，肺炎クラミドフィラ *C. pneumoniae* が原因菌の多くを占める. これらの細菌は培養が困難または日数を要すため，培養検査は日常診療レベルでは有用でない. そのため，これらの細菌による急性気管支炎の診断には，抗原検査や抗体検査，遺伝子検査（LAMP 法）が用いられている（B. ① c.～e. p.33～36 参照）.

肺炎では可能な限り全例で喀痰塗抹・培養検査の提出を試みる. 結果の信頼性を担保するために，良質な喀痰を得ることが重要である（B. ② a. p.36 参照）. 一般細菌培養に加え，肺結核や非結核性抗酸菌症を疑う際には抗酸菌塗抹・培養検査，遺伝子検査の提出を行う. 細菌性肺炎として治療中に経過が不良である場合には，薬剤耐性菌による感染症や菌交代現象なども考慮して検査を再提出する. また，塗抹・培養検査以外にも，喀痰肺炎球菌抗原や尿中肺炎球菌抗原，尿中レジオネラ抗原も原因菌の特定のために有用である. 肺炎に伴い胸水が出現した場合，明らかな心不全による胸水や，貯留がごく少量である場合を除き，胸腔穿刺の適応を検討する. また，結核性胸膜炎が疑われる場合にはコープ針による胸膜生検や局所麻酔下胸腔鏡検査を行うこともある.

B 微生物検査

① 検査種別

原因微生物同定のための微生物関連検査について，1)塗抹検査，2)培養検査・同定・薬剤感受性検査，3)抗原検査，4)遺伝子検査，5)その他の順に述べる.

a. 塗抹検査

塗抹検査は検体に含まれる微生物を直接観察する検査である. Gram 染色がもっとも代表的であり，疑われる原因微生物に応じて抗酸菌染色，Gimenez（ヒメネス）染色，ファンギフローラ Y 染色，墨汁法などの特殊染色法も用いられる（表1）.

Gram 染色：Gram 染色は塗抹検査のなかでもっとも頻用されている染色法であり，迅速（30 分以内）かつ簡便に原因菌を推定でき，治療効果判定にも用いることができる. そのため，呼吸器感染症の診療において，もっとも基本的かつ重要な検査である. 検出には 10^5/mL 以上の菌量が必要とされるが，培養が困難な微生物や死菌であっても検出できる点においては，培養検査よりも感度が高い場合がある. また，好中球などの炎症細胞の存在を確認することによって，局所での感染の成立を評価することができる. 一方で，あくまでも形態学的な菌の推定にとどまり菌種の同定はできないことと，薬剤感受性を判断できないため，それらについては培養検査の結果を待つ必要がある.

抗酸菌染色：光学顕微鏡で観察する Ziehl-Neelsen 法，Kinyoun 法と，蛍光顕微鏡を用いる蛍光法がある. 蛍光法のほうがより低倍率で観察

表1　呼吸器検体で用いる染色法と検出できる微生物

染色法	検出できる微生物	注　意
Gram 染色	細胞壁をもつ一般細菌	結核菌（難染性），細胞壁をもたない細菌（マイコプラズマ属），細胞内寄生菌（レジオネラ属，リケッチア属，肺炎クラミドフィラ）は検出が困難
抗酸菌染色	抗酸菌，ノカルジア属，ロドコッカス属	安全キャビネット内で行う
Gimenez 染色	レジオネラ属	他の Gram 陰性桿菌も同様に染色される
Grocott 染色	真菌，放線菌	1 時間以上かかる
ファンギフローラ Y 染色	真菌（酵母，菌糸）	蛍光顕微鏡で観察する接合菌は染色されない
墨汁法	クリプトコックス属	

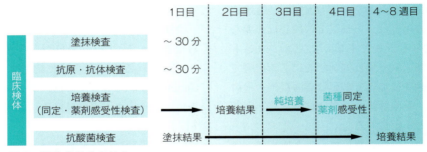

図2　微生物検査の流れ

表2　呼吸器検体で用いる培地と検出できる微生物

培地	微生物	ルーチン	オーダー
血液寒天培地	Gram 陽性球菌	○	—
チョコレート寒天培地	インフルエンザ菌	○	—
BTB 乳糖寒天培地	腸内細菌科細菌 ブドウ糖非発酵 Gram 陰性桿菌	○	—
血液加ブルセラ寒天培地	嫌気性菌	△	○
BCYE-α 培地	レジオネラ菌	—	○
PPLO 培地	肺炎マイコプラズマ	—	○
小川培地	抗酸菌	—	○
MGIT	抗酸菌	—	○

表3　微生物による培養日数

微生物	期間
好気性菌	1日
嫌気性菌	2～7日
酵母様真菌	2～3日
放線菌	7日
糸状菌	1～2週間
抗酸菌	小川培地：1～8週間 MGIT：1～6週間

し，感度が高いが，汚染物による偽陽性もみられることがある．そのため，日常検査には蛍光法が主に用いられ，陽性時に Ziehl-Neelsen 法で確認を行う．

Gimenez 染色：Gram 染色では難染性であるレジオネラ *Legionella* 属を染色することができる．ただし，レジオネラ属に対して特異的ではなく，他の Gram 陰性菌も同様に染色されるため，Gram 染色の結果と併せて解釈する必要がある．

Grocott 染色：真菌の検出に用いられる．カンジダ *Candida* 属，アスペルギルス *Aspergillus* 属，クリプトコックス *Cryptococcus* 属に加え，ニューモシスチス・イロベチイ *Pneumocystis jirovecii* も染色される．また，放線菌も染色することができる．ただし，酸化反応を要すため，検査に1時間以上要する．

ファンギフローラ Y 染色：真菌の細胞壁に存在する多糖類を特異的に蛍光染色する．観察には蛍光顕微鏡が必要である．菌糸の中隔も観察することができ，肺真菌症の診断に有用である．ただし，接合菌は染色されない．

墨汁法：スライドグラス上で墨汁と検体を混和し，背景を染色することで，クリプトコックス属の莢膜を観察する方法である．菌体を直接染色する方法ではないため，墨汁「法」と呼ぶ．

b. 培養検査（同定・薬剤感受性検査）

培養検査は，原因微生物の菌種を同定するために必要な検査である．また，抗菌薬に対する薬剤感受性検査も培養検査法を用いて行われている．これらの検査は経時的に結果が得られ，抗菌薬の選択や治療期間，合併症の検索に深くかかわってくる．多くの一般細菌においては，検体を提出した翌日以降に培養検査の結果が得られ，その後純培養が行われる．4日目以降に菌株が同定され，薬剤感受性検査の結果が得られる（図2）．

1）一般細菌

培養検査：呼吸器検体はルーチンでは血液寒天培地，チョコレート寒天培地，BTB 乳糖寒天培地で培養が行われる．嫌気性菌が疑われるとき（肺化膿症や膿胸など）では，嫌気培養を依頼す

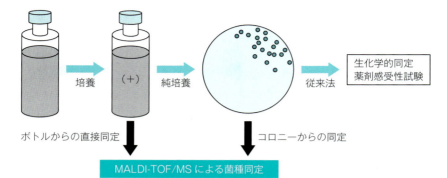

図3 MALDI-TOF/MS による菌種同定の迅速化
従来法と比較して，血液培養陽性ボトルから直接同定を行うことで約2日，コロニーから同定を行うことで約1日，臨床サイドへの菌種報告が早くなる．
〔太田賢治ほか：感染症の迅速診断の最新知見．最新医学 72(5)：755-761, 2017 より引用〕

る．微生物により用いる培地や培養条件，期間が異なる（好気性菌1日，嫌気性菌2〜7日，酵母様真菌2〜3日，糸状菌1〜2週間）ため，検体提出時には微生物検査室に必ず疑う原因菌を伝える（表2, 3）．

同定検査：培養陽性となった検体に対して，純培養を行った後に生化学的同定法を用いた自動分析装置による菌種の同定が行われる．従来の生化学的同定法では1日を要すが，近年は質量分析装置（matrix assisted laser desorption/ionization-time of flight mass spectrometry：MALDI-TOF/MS）が広く用いられるようになってきている．MALDI-TOF/MS は，その細菌に固有のタンパクの質量を分析することで菌種を同定することができる装置である．培養検査で得られたコロニーから迅速同定を行うため，同定検査に要する時間が大幅に短縮され，コロニー釣菌から菌種同定までの所要時間はわずか約10分である．従来法と比べてコロニーからの同定では約1日，血液培養陽性ボトルからの直接同定では約2日，臨床サイドへの報告が早くなる（図3）．同定精度も良好であり，一般細菌に対しては培養法と比較して種レベルで約85％，属レベルで約95％の精度を示すとされる[7,8]．

薬剤感受性検査：現在はほとんどの施設で微量液体希釈法を応用した自動分析装置が用いられている．また，ディスク法やEテスト法などで薬剤感受性検査を行っている施設もある．同定検査と同様に，培養陽性となった検体に対し，純培養を行った後に薬剤感受性検査を実施する．所要時間は細菌の増殖の程度に応じて異なるが，12〜24時間以内に判定可能である．

2）抗酸菌

抗酸菌培養検査：小川培地（固形培地）と MGIT（Mycobacteria growth indicator tube, 液体培地）の2種類の培地が用いられる．塗抹陽性検体における結核菌発育日数は小川培地で29.9日，MGIT で16.5日と，MGIT のほうがより短時間で培養することができる[9]．また，陰性確認までの期間は小川培地で8週間，MGIT では6週間である．ただし，MGIT はコンタミネーションによる偽陽性の可能性があるため，ATS/IDSA/CDC のガイドラインでは固形培地と液体培地の両方で培養検査を行うことを推奨している[10]．

抗酸菌同定・薬剤感受性検査：培養陽性となった時点で同定検査・薬剤感受性試験を依頼する．わが国においては初回結核患者での薬剤耐性率は低い．しかし，治療歴のある症例や薬剤耐性結核菌が多い地域への渡航・滞在歴のある症例では薬剤耐性の可能性を考慮しなければならない．

c. 抗原検査

抗原検査は微生物の構成成分の一部を検出する検査である．呼吸器感染症の原因微生物として頻度が高い肺炎球菌，レジオネラ属，肺炎マイコプラズマ，インフルエンザウイルス influenza virus に対する抗原検査は，POCT（point-of-care testing）

として広く用いられ，数分～30分以内に結果が判明する．また，培養が困難である真菌（（1→3)-β-D-グルカン，アスペルギルス属，クリプトコックス属）や，サイトメガロウイルスに対する抗原検査も行われる．抗原検査は除外診断には適していない．呼吸器感染症診療で日常的に用いられている抗原検査を表4[11～17]に示す．

尿中肺炎球菌抗原：尿中に排泄される肺炎球菌の細胞壁構成成分である莢膜多糖抗原を検出する．喀痰が採取できない症例においても尿検体は容易に採取でき，さらに，培養検査と異なり，抗菌薬開始後であっても陽性の結果は得られるという利点がある．菌血症の症例ではより陽性率が高い．ただし，感染後一定期間（1～3ヵ月）は陽性が持続し，治療効果判定に用いることはできない．また，肺炎球菌ワクチン接種直後に陽性となることもあるため，接種後5日間は検査の解釈に注意が必要である[13,14]．市中肺炎（CAP）全例に対して尿中抗原検査を実施することの有用性を認めるエビデンスは得られていないが，簡便さと特異度，診断的価値の高さから，「成人肺炎診療ガイドライン2017」[2]では，CAP診断において尿中抗原検査を全例に施行することを弱く推奨している．

喀痰中肺炎球菌抗原：喀痰中の肺炎球菌細胞壁

抗原を検出する．感度は尿中抗原検査よりも高いとされる[12]が，口腔内常在菌である*Micromonas micros*および*Streptococcus intermedius*との交差反応が指摘されている[18]．抗菌薬使用後にはすぐに陰性化する傾向があるので注意が必要である[19]．

尿中レジオネラ抗原：尿中に排泄されるリポ多糖を主成分とする可溶性の特異抗原を検出する．レジオネラ菌のうちserotype 1以外は検出することができないため，本検査で陰性であってもレジオネラ属による肺炎の可能性は否定できない．ただし，serotype 1に対しては感度，特異度ともに高く有用な検査である[15]．

マイコプラズマ抗原：肺炎マイコプラズマ細胞内のリボソームタンパク（L7/L12）を検出する．綿棒を用い，咽頭後壁から咽頭ぬぐい液を採取する．特異度が高く，肺炎マイコプラズマ感染症を疑う症例において陽性の結果が得られた際には有用である．また，肺炎では上気道炎と比べて感度が低い．

インフルエンザウイルス抗原：インフルエンザウイルスの核タンパクを抗原として検出する．綿棒を用い鼻腔ぬぐい液を採取する．その際，ペンを持つような持ち方で，顔面に垂直に挿入する．ウイルス型や臨床像によって検出感度は異なる（表5)[20]．特異度は高いものの感染早期での感度は低いため，流行期のインフルエンザウイルス感染症迅速診断に当たっては，抗原検査は必ずしも必要でなく，臨床医の判断が優先される．

表4　呼吸器感染症診療で用いられる代表的な抗原検査

検出対象	感度／特異度	注意点
尿中肺炎球菌抗原（BinaxNOW®肺炎球菌）	74.0%/97.2%[11]	ワクチン接種後に陽性化することがあるため，接種後5日間は検査を行わないよう推奨される[13,14]
喀痰中肺炎球菌抗原（ラピラン®肺炎球菌）	89.1%/95.3%[12]	
尿中レジオネラ抗原（BinaxNOW®レジオネラ）	77.0%/99.9%[15]	血清型1以外は検出できない
マイコプラズマ抗原（リボテスト®マイコプラズマなど）	70.4%/89.6%[16]	上気道炎では肺炎に比し感度が高い，病初期は偽陰性となりやすい
インフルエンザウイルス抗原（クイックナビ-Flu®など）	67～73%/97～100%[17]	型，年齢，検体，採取時期，体温により感度が異なる

表5　インフルエンザ迅速診断キットの感度に影響する条件

条件	感度	
	高い	低い
型	A型	B型
A型亜型	H3N2	H1N1pdm
年齢	小児	成人
採取部位	鼻咽頭・鼻腔	咽頭
鼻汁	多量・高粘稠性	少量・低粘稠性
採取時期	発病12時間以降	発症12時間以内
熱の高さ	高熱	微熱
ワクチン接種	なし	あり

〔伊藤嘉規：ウイルス性呼吸器感染症．臨床検査 **60**(10)：1097，2016 より引用〕

（1→3)-β-D-グルカン（β-D-グルカン）：β-D-グルカンは主要な病原真菌に共通する細胞壁構成多糖成分の1つである．呼吸器感染症においては，侵襲性肺アスペルギルス症や慢性肺アスペルギルス症，ニューモシスチス肺炎で上昇がみられる．

アスペルギルスガラクトマンナン抗原：アスペルギルス属の細胞壁の構成タンパクであるガラクトマンナンを検出する．血清のみでなく，気管支肺胞洗浄液（bronchoalveolar lavage fluid：BALF）での測定も侵襲性肺アスペルギルス症の診断において推奨されている[21]．

サイトメガロウイルス抗原（C7-HRP法，C10/11法）：末梢血中の白血球から，サイトメガロウイルス cytomegalovirus 抗原陽性細胞を検出する．臓器特異的ではないため，サイトメガロウイルス肺炎の診断はこの検査のみでは行うことができない．

d. 遺伝子検査

微生物の遺伝子を高い感度で検出することができる検査法である．DNAの増幅・同定にはPCR（polymerase chain reaction）法とLAMP（loop-mediated isothermal amplification）法の2種類が主に臨床応用されている（**表6**）[22~24]．PCR法は，抗酸菌の検出などで広く行われているが，サーマルサイクラーなどの高額な機器が必要となるため，実際に自施設内で施行可能な医療機関は限られている．一方で，LAMP法は増幅反応が65℃前後の定温で進行するため，特別な機器を必要と

しない．そのため，PCR法と比較して自施設で行う検査として導入しやすい．また，微量の遺伝子を特異的かつ効率的に増幅することができるため，PCR法よりも感度・特異度ともに優れる．

レジオネラ・ニューモフィラ（LAMP法）：喀痰中のレジオネラ・ニューモフィラ L. pneumophila DNAを検出する．尿中抗原検査と異なり，血清型1以外の L. pneumophila も検出することができるのが大きな利点である．

肺炎マイコプラズマ（LAMP法）：咽頭ぬぐい液または喀痰中の肺炎マイコプラズマDNAを検出する．感度，特異度ともに高く，病初期から診断が可能だが，検査には約2時間を要するため，迅速性は抗原検査に比べて劣る．

百日咳菌（LAMP法）：後鼻腔ぬぐい液中の百日咳菌DNAを検出する．2016年11月から保険適用となった．

結核菌（PCR法，LAMP法）：PCR法とLAMP法の両方が使用可能である．結核菌 Mycobacterium tuberculosis と非結核性抗酸菌を塗抹検査で区別することはできず，また，培養検査法では培養に時間がかかるため，塗抹検査で抗酸菌を認めた場合に遺伝子検査を行う．PCR法は体液，組織，気管支洗浄液，培養液のいずれでも使用できるが，LAMP法の適応は喀痰に限られる．両者とも，塗抹陰性・培養陽性の検体に対しても高い陽性率を示すため，迅速診断に有用である．PCR法は約3時間を要すが，LAMP法は約50分とより短時間で結果が得られる．低菌量の検体での感度に関しては培養検査法が優れているため，結核菌遺伝子検査を実施する場合にも同時に培養検査を並行して行うことが重要である．また，遺伝子検査では死菌であっても陽性となりうるので，治療中の経過観察には用いない．薬剤耐性結核のリスクがある場合には全自動核酸増幅検査システム（geneXpert®）を用いることも勧められている．geneXpert®は，核酸抽出から増幅，検出まで1台で行うことができる全自動核酸増幅検査システムであり，項目ごとに設計された専用のカートリッジが販売されている．RIF/MTBカートリッジは，喀痰から直接結核菌遺伝子とリファンピシン耐性遺伝子を閉鎖空間内で同時に2時間以内に

表6 細菌・抗酸菌検出のためのPCR法，LAMP法

検出対象	PCR	LAMP	感度/特異度[*1]
レジオネラ・ニューモフィラ	−	○	95.7%/99.1%[22]
肺炎マイコプラズマ	−	○	97.4%/96.3%[22]
百日咳菌	−	○	93.9%/100.0%[23]
結核菌	○	○	PCR法：87.8%/97.7%[24],[*2] LAMP法：83.5%/100.0%[22]

[*1] 記載のないものは培養法との比較．また，製品や報告によって感度・特異度は異なる
[*2] 塗抹陰性の検体では感度が低下する（79.5%）

検出することができ，WHO の推奨を得ている[25]．

MAC（_M. avium_ complex）（PCR 法）：体液，組織，気管支洗浄液，培養液に含まれる _M. avium_, _M. intracellulare_ を検出する．非結核性抗酸菌は環境中に常在するため，汚染に注意し，偽陽性の可能性を考慮して解釈する必要がある．

ニューモシスチス・イロベチイ _P. jirovecii_（PCR 法，保険適用外）：ニューモシスチス属は培養が不可能であるため，同定は遺伝子検査でのみ可能である．感度が高いが，保菌率が非常に高く，免疫抑制状態にある患者では 15.9〜55.8％，COPD 患者では 16.0〜54.9％が保菌しているとされるため[26]，臨床像や画像所見と合わせて総合的に判断する必要がある．

サイトメガロウイルス（PCR 法，保険適用外）：気管支肺胞洗浄液や血液中のサイトメガロウイルス DNA を検出する．感度は高いが，特異度は低いことに注意する．

e. その他

病理検査：経気管支肺生検や外科的肺生検，胸腔鏡検査で採取した病理検体を提出する．特殊な染色法が必要となるため，疑う感染症を病理検査室に伝えるようにする．特徴的な病理所見を呈する原因微生物による感染症の場合に有用であり，抗酸菌症による類上皮細胞肉芽腫が代表的である．肺放線菌症や肺真菌症，肺寄生虫症に対しては，菌体を直接観察することで確定診断に至ることができる．

② 検体別

微生物関連検査を検体ごとに分類し，検査の種類・適応，検体採取における注意点，検査の流れ，得られる情報を以下にまとめる．

a. 喀痰

喀痰検査は肺炎の診療において，もっとも基本となる検査である．ルーチン検査として塗抹検査，培養検査（同定・薬剤感受性検査）が行われる．肺炎の初期診療においては，Gram 染色の所見が抗菌薬の選択に大きくかかわるため，臨床医自らも Gram 染色を行うことができる環境を整え，実施することが望ましい．必要に応じて抗原検査，遺伝子検査を行う．抗菌薬投与により喀痰

表 7　Miller & Jones の分類

表　示	性　状
M1	唾液，完全な粘性痰
M2	粘性痰のなかに少量の膿性痰を含む
P1	膿性部分が 1/3 以下の痰
P2	膿性部分が 1/3〜2/3 以下の痰
P3	膿性部分が 2/3 以上の痰

M：mucoid，P：purulent
P2，P3 が検体として望ましい

中の微生物は速やかに死滅してしまい，培養が困難となるため，喀痰採取は必ず抗菌薬初回投与前に行う．喀痰の採取に当たっては，食後 1〜2 時間は避け，口腔内常在菌の混入を減らすためにうがいを行うよう指導する．喀痰の喀出が困難な場合は，ネブライザーを用いて 3％生理食塩水の吸入を行い，喀痰誘発を行う．検体は可及的速やか（2 時間以内）に塗抹・培養検査検査に提出することが望ましいが，やむをえずそれ以上経過する場合は 4℃の冷蔵庫に保存する．

喀痰は無菌検体ではなく，気道の常在菌を含むため，塗抹でみられた菌体や培養された微生物が原因菌とは限らない．そのため，検査を行う前に検体の質の評価を行う必要がある．肉眼的には Miller & Jones の分類（**表 7**）を用い，M1，M2，P1，P2，P3 の 5 段階に分ける．膿性部分が少ない，またはほとんど含まれない場合は検体の取り直しを行う．また，Gram 染色標本で好中球と扁平上皮細胞の割合をもとに Geckler の分類を行う（☞第Ⅱ章 1．表 2，図 1，p.72, 73 参照）．

肺結核疑いの症例に対しては，個室隔離およびマスク着用（患者はサージカルマスク，スタッフは N95 マスク）を行ったうえで，排菌確認のための検査を行う．まずは 3 日間連続で抗酸菌塗抹検査を行う．初日は喀痰抗酸菌塗抹・培養検査に加え PCR 検査を提出し，2 日目，3 日目は喀痰抗酸菌塗抹・培養検査のみを提出する．塗抹検査が連続する 3 日間で陰性であれば，排菌陰性と判断する．抗酸菌塗抹検査では結核菌と非結核性抗酸菌の鑑別は不可能である．抗酸菌塗抹陽性の際は，PCR 検査の結果を待って判断する．

b. 気管支肺胞洗浄液，気管内採痰

一般的な抗菌薬治療に反応しない肺炎や比較的

コラム　市中肺炎における喀痰検査提出について

　市中肺炎（CAP）における喀痰塗抹・培養検査は，呼吸器感染症の診断過程において広く一般的に行われる検査である．しかし，IDSA/ATS のガイドライン（2007年）[27] は，外来治療可能な CAP においてはルーチンで検査を行うことを推奨していない．その理由として，喀痰検査は良質な検体が採れない場合が多いこと，また，原因菌だけでなく常在菌も検出されるため，分離培養された微生物に対する解釈に迷うケースが多いこと，結果に応じて治療方針の変更を要することは少なく，コスト・パフォーマンスに優れないことなどをあげている．入院を要する CAP 患者においては，臨床的背景をもとに，治療方針に影響する微生物を念頭において，検査の適応が推奨されている（表8）．その際も，喀痰検査は良質な検体が採取され，検査環境が整っている場合にのみ検査を行うように述べられている．

　本項にて「肺炎では可能な限り全例で喀痰塗抹・培養検査の提出を試みる」としたのは，昨今社会的問題となっている薬剤耐性菌の拡がりと，その対策としての抗菌薬適正使用を考慮したためである．抗菌薬の適正使用は，原因菌の同定のうえに成り立つものであり，その重要性は，「抗菌薬適正使用支援プログラム実践のためのガイダンス」[28] においてもあらためて強調されている．抗菌薬適正使用の推進のためには，臨床感染症学の基本である，抗菌薬投与開始前の検体採取の原則を守ることが重要である．そのため，肺炎診療における基本的方針として，喀痰検査の提出を推奨することとした．

まれな原因菌（放線菌や抗酸菌，真菌など）による肺炎が疑われる場合，非感染性の肺炎が疑われる場合には，気管支鏡検査の施行を検討する．気管支鏡検査で得られる検体は口腔内常在菌や扁平上皮細胞の混入が少なく，喀痰よりも検体の質が優れ，また，空気との接触が少ない状態で回収できるため，嫌気性菌が検出される可能性も高い．なお，嫌気性菌感染症（肺膿瘍やアクチノミセス *Actinomyces* 属など）を疑うときには，嫌気ポータを用いて嫌気培養に出すことを考慮する．気管切開を受けている患者においても，気切孔から吸引チューブを用いることで，下気道から直接検体を採取することができる．

c. 胸水

　細菌性肺炎の約40％に胸水の合併がみられる．肺炎随伴性胸水，膿胸の診断と，ドレナージの適否の判断のためには胸水の評価が必須である．施行前にはエコーや CT で必ず胸腔内の評価を行う．明らかな出血傾向のある症例においては，検査により得られる情報の有益性と手技のリスクを評価し，必要性を吟味したうえで行う．得られた胸水は肉眼的に性状を評価する．明らかな膿性であれば膿胸と診断する．色調，混濁の有無，にお

いも確認する．嫌気性菌では独特のにおいが認められる．検体は速やかに嫌気ポータとスピッツに分注し，細菌検査に加え細胞数／分画検査，生化学検査（pH や ADA など）に提出する．やむをえずすぐに提出できない場合は冷蔵で保存する．

d. 血液培養

　入院を要する肺炎では，7〜16％で血液培養陽性となる．CAP 患者の抗菌薬治療開始前の血液培養は死亡率と抗菌薬使用量の低減に関連するため，「成人肺炎診療ガイドライン2017」では重症CAP 患者において血液培養を行うことを強く推奨している．また，「IDSA/ATS ガイドライン2007」においても特定の状況下での血液培養の施行を推奨している（表8）．一方で，血液培養の施行を推奨しない意見もある．その理由は，陽性率が低いためコストベネフィットに優れない，また，コンタミネーションによる偽陽性の際に，不要な抗菌薬投与と治療期間，入院期間の延長につながりうる，というものである．

　血液培養を採取する際には，必ず2セット以上採取する．速やかに検査室に提出できない場合は冷蔵せず，室温で保存する．

38　I．総論 —— 確定診断に必要な知識

表8　IDSA/ATS ガイドラインによる市中肺炎での検査適応

	血液培養	喀痰培養	尿中抗原検査 レジオネラ属	尿中抗原検査 肺炎球菌	その他
ICU 入室	○	○	○	○	○
外来抗菌薬治療の失敗		○	○	○	
空洞影	○	○			○
好中球減少	○	○			
アルコール多飲	○	○	○	○	
慢性重度肝疾患	○				
重度閉塞性肺疾患／肺構造破壊		○			
無脾症（解剖学的／機能的）	○			○	
2 週間以内の旅行歴			○		○
尿中レジオネラ抗原検査陽性		○	—		
尿中肺炎球菌抗原陽性	○	○		—	
胸水貯留	○	○	○	○	○

〔Mandell LA et al：Infectious Diseases Society of America/American Thoracic Society Consensus Guidelines on the Management of Community-Acquired Pneumonia in Adults. Clin Infect Dis **44**：S40, 2007 より引用〕

C　免疫学的検査

① 抗体検査

　抗体検査は宿主が産生する抗体を測定することで，感染の有無を判断する．培養が困難な微生物の診断に役立つが，既感染でも陽性を示す場合がある．そのため，IgG 抗体ではペア血清で感染初期と回復期の検体で 4 倍以上の抗体価上昇を有意として感染の有無を判断する．しかし，ペア血清では診断までに多くの時間を要するため，早期診断のために急性期の IgM 抗体を検査する方法もある．

　マイコプラズマ抗体：受身凝集反応（PA 法），補体結合反応（CF 法），イムノカード（IC 法）が広く用いられる．PA 法では主に IgM が測定され，CF 法では主に IgG が測定されるため，急性期の診断には PA 法が有用である．IC 法は IgM を検出し，10 分程度で結果が得られる．迅速性，簡便性からしばしば用いられるが，特に高齢者では偽陽性も多く，結果の解釈に注意が必要である[29]．

　クラミドフィラ抗体：IgM，IgA，IgG が測定される．初回感染では IgM が 3 週以降に上昇し，次いで IgG，IgA が遅れて上昇する．一方，再感染では IgG，IgA は上昇するが IgM は上昇しない．そのため，再感染が多いとされる成人では IgG および IgA の測定が行われる．

　百日咳抗体：百日咳菌毒素（PT）に対する抗体検査（抗 PT IgG 抗体）が行われる．DPT ワクチンに含まれる抗原であるため，結果の解釈にはワクチン接種歴を含めて判断する必要がある．2016 年から百日咳菌に対する IgM 抗体測定が可能となった．ワクチンの影響を受けず，単一血清での早期診断が期待される．

　MAC 抗体：MAC の細胞壁由来の GPL core 抗原に対する血清 IgA 抗体を測定する．特異度が高いため，抗酸菌検査で菌が証明できない場合や，結核との鑑別が困難な場合などに，早期診断の補助として有用である[30]．

② インターフェロンγ遊離試験

　インターフェロンγ遊離試験（interferon-gamma release assay：IGRA）は，結核菌特異抗原を用いて末梢血のリンパ球に対し刺激を加えることで，IFN-γ が産生されることを応用した検査である．クォンティフェロン®.TB ゴールド（QFT-3G）は産生された IFN-γ を測定するのに対し，T スポット®TB（T-SPOT）は IFN-γ を産生するリンパ球の数を測定する．QFT は 3 本の専用採血管に 1mL ずつ血液を採取するのに対し，T-SPOT は通常のヘパリン入り採血管に 6mL 以上採取する．T-SPOT の測定にはリンパ球の分離・調整を要し，また採血検体中のリンパ球数が不足する場合には検査を行うことができない可能性がある．どちらもツベルクリン反応検査と異なり，BCG 接種の影響を受けない．接触者健診や潜在性結核感染症（latent tuberculosis infection：LTBI）の診断，活動性結核の補助診断に用いられる（**表9**）．

D　血液検査，血液生化学検査

　感染症により生体に引き起こされる炎症を定量的に測定し，バイオマーカーとして重症度や治療

表9　抗酸菌関連検査

	塗抹検査	培養検査	遺伝子検査	IGRA (QFT-3G, T-SPOT)
検査対象	菌体		DNA	血液
所要時間	約30分	2週間以上	約2.5時間	2日以上
利点	簡便かつ迅速	薬剤感受性検査が可能	結核菌と非結核菌の鑑別が迅速に可能	BCG接種の影響を受けない
欠点	結核菌と非結核性抗酸菌の鑑別が不可能	死菌は検出できない	死菌でも陽性となる	活動性結核と潜在性結核の鑑別ができない

効果判定の参考に用いる．ただし，いずれのパラメーターも呼吸器感染症に特異的なものではないため，参考値の1つとして考える．また，異常値を示す他の疾患や病態を知っておく必要がある．

白血球数：感染により白血球数の増多がみられる．炎症マーカーのうちもっとも早期（数時間以内）に上昇する．分画では，分葉核球（seg）が消費性に減少し，分化度が未熟な桿状核球（stab）が相対的に増加する減少（核の左方移動）が生じる．重症感染症では白血球の消費が著しいため，白血球数は減少することもある．

CRP（C-reactive protein）：炎症の急性期に肝細胞で産生され，血中に増加するタンパク質であり，日常的に広く用いられている．上昇するまでに白血球より遅く6〜12時間を要し，48〜72時間後にピークを迎えるため，白血球数や他の臨床症状と乖離がみられることがある．細菌感染症に特異的ではなく，非感染性炎症性疾患でも上昇するため，CRPの上昇と感染を直接的に結びつけないよう注意する（☞第Ⅱ章1. F. p79も参照）．また，肝機能障害のある場合や免疫抑制状態，生物学的製剤（抗IL-6受容体抗体）投与中などでは上昇しにくいため，上昇が軽度または陰性であっても，感染症の存在を否定するものではない．「成人肺炎診療ガイドライン2017」[2]では，CAP，院内肺炎／医療・介護関連肺炎（HAP/NHCAP）患者のいずれにおいてもCRP測定を行うことを弱く推奨し，抗菌薬治療の判断や治療効果判定の参考とすることを勧めている．

プロカルシトニン（procalcitonin：PCT）：細菌感染に特異的とされるバイオマーカーであり，細菌による感染症で全身の細胞から産生される．感染の成立から4〜6時間以内に上昇し，12〜48時間でピークを迎える．細菌感染症に対する特異性の高さと上昇の速さにおいてCRPよりも優れており，敗血症の診断[31]や抗菌薬中止の判断に有用である[32]という報告がある（☞第Ⅱ章1. F. p79も参照）．

プレセプシン：プレセプシンは骨髄性糖タンパクであるCD14のサブタイプであり，敗血症の診断に対する有用性が報告されている．敗血症の重症度ともよく相関する[33]とされ，今後広く臨床の場で用いられることが期待される．

以上，呼吸器感染症の診療における検査の流れとその概要を示した．検査の能力とその限界を把握し，結果を正しく解釈することで，よりよいマネジメントとアウトカムにつなげることができる．

文　献

1) Gonzales R et al：Principles of appropriate antibiotic use for treatment of uncomplicated acute bronchitis：background. Ann Intern Med **134**(6)：521-529, 2001
2) 日本呼吸器学会：成人肺炎診療ガイドライン2017, 2017
3) 日本呼吸器学会：成人市中肺炎診療ガイドライン, 2005
4) Bruns AHW et al：Patterns of resolution of chest radiograph abnormalities in adults hospitalized with severe community-acquired pneumonia. Clin Infect Dis **45**：983-991, 2007
5) People at High Risk of Developing Flu-Related Complications. https://www.cdc.gov/flu/about/disease/high_risk.htm（2019年2月5日アクセス）
6) Mclsaac WJ et al：Empirical validation of guidelines for the management of pharyngitis in children and adults. JAMA **291**：1587-1595, 2004
7) Patel R：MALDI-TOF MS for the diagnosis of infectious diseases. Clin Chem **61**(1)：100-111, 2015
8) 太田賢治，賀来敬仁，桝原克己ほか：感染症の迅速診

断の最新知見．最新医学 **72**(5)：755-761, 2017

9）日本結核病学会：結核診療ガイドライン，第3版，2015

10）Lewinsohn DM et al：Official American Thoracic Society/Infectious Diseases Society of America/Centers for Disease Control and Prevention Clinical Practice Guidelines：Diagnosis of tuberculosis in adults and children. Clin Infect Dis **64**(2)：e1-e33, 2017

11）Sinclair A et al：Systematic review and meta-analysis of a urine-based pneumococcal antigen test for diagnosis of community-acquired pneumonia caused by *Streptococcus pneumoniae*. J Clin Microbiol **51**(7)：2303-2310, 2013

12）Izumikawa K et al：Evaluation of a rapid immunochromatographic ODK0501 assay for detecting *Streptococcus pneumoniae* antigen in sputum samples from patients with lower respiratory tract infection. Clin Vaccine Immunol **16**：672-678, 2009

13）Priner M et al：Might *Streptococcus pneumoniae* urinary antigen test be positive because of pneumococcal vaccine? J Am Geriatr Soc **56**(1)：170-171, 2008

14）栁原克紀：「肺炎球菌細胞壁抗原検査」に関して．モダンメディア **57**(7)：19-22, 2011

15）Avni T et al：Diagnostic accuracy of PCR alone and compared to urinary antigen for the diagnosis of *Legionella* spp. systematic review. J Clin Microbiol **54**(2)：401-411, 2016

16）Miyashita N et al：Rapid diagnostic method for the identification of *Mycoplasma pneumoniae* respiratory tract infection. J Infect Chemother **22**：327-330, 2016

17）Hurt AC et al：Performance of six influenza rapid tests in detecting human influenza in clinical specimens. J Clin Virol **39**：132-135, 2007

18）Ehara N et al：A novel method for rapid detection of *Streptococcus pneumoniae* antigen in sputum and its application in adult respiratory tract infections. J Med Microbiol **57**(7)：820-826, 2008

19）Mukae H, Yatera K et al：Evaluation of a rapid immunochromatographic ODK0501 assay for detecting *Streptococcus pneumoniae* antigens in the sputum of pneumonia patients with positive *S. pneumoniae* urinary antigens. J Infect Chemother **21**：176-181, 2015

20）伊藤嘉規：ウイルス性呼吸器感染症．臨床検査 **60**：1094-1099, 2016

21）Pauw BD et al：Revised definitions of invasive fungal disease from the European Organization for Research and Treatment of Cancer/Invasive Fungal Infections Cooperative Group and the National Institute of Allergy and Infectious Diseases Mycoses Study Group (EORTC/MSG) Consensus Group. Clin Infect Dis **46**(12)：1813-1821, 2008

22）高野　弘：新規に保険収載された検査法 LAMP 法による結核菌群核酸検出検査，マイコプラズマ核酸検出検査，レジオネラ核酸検出検査について．モダンメディア **58**(8)：246-252, 2012

23）Loopamp 百日咳菌検出試薬キット D 添付文書，栄研化学

24）小野原健一ほか：自動抗酸菌検出法「TRCReady MTB/MAC」を用いた結核菌群（結核菌）および *Mycobacterium avium* complex（MAC）検出の検討．医学検査 **64**(4)：483-488, 2015

25）World Health Organization (WHO)：Xpert MTB/RIF Implementation Manual, 2014

26）Morris A et al：Epidemiology and clinical significance of *Pneumocystis* colonization. J Infect Dis **197**：10-17, 2008

27）Mandell LA et al：Infectious Disease Society of America/American Thoracic Society consensus guidelines on the management of community-acquired pneumonia in adults. Clin Infect Dis **44**：S27-72, 2007

28）二木芳人：抗菌薬適正使用支援プログラム実践のためのガイダンス．日化療会誌 **65**(5)：650-687, 2017

29）沖本二郎ほか：イムノカードマイコプラズマ抗体を用いたマイコプラズマ肺炎の検討．日呼吸会誌 **45**(3)：233-236, 2007

30）Kitada S et al：Serodiagnosis of *Mycobacterium avium*-complex pulmonary disease using an enzyme immunoassay kit. Am J Respir Crit Care Med **177**(7)：793-797, 2007

31）Dellinger RP et al：Surviving Sepsis Campaign：International Guidelines for Management of Severe Sepsis and Septic Shock：2012. Crit Care Med **41**(2)：580-637, 2013

32）Heyland DK et al：Procalcitonin for reduced antibiotic exposure in the critical care setting：a systematic review and an economic evaluation. Crit Care Med **39**(7)：1792-1799, 2011

33）Shozushima T et al：Usefulness of presepsin (sCD14-ST) measurements as a marker for the diagnosis and severity of sepsis that satisfied diagnostic criteria of systemic inflammatory response syndrome. J Infect Chemother **17**(6)：764-769, 2011

コラム　肺炎の原因菌の遺伝子診断

　肺炎診療においては，原因菌の同定が診断・治療の第一ステップとなる．原因菌を同定する方法として培養法による評価が重要であることはいうまでもないが，培養法の短所として，1)培養に時間を要する，2)培養自体が困難な細菌が存在する，3)菌種ごとに必要な培地や培養条件が異なるため，ある程度の菌種の推定が必要であることなどがあげられる．実際，肺炎と診断された患者の約40％は原因菌が不明である．一方で，近年，分子生物学的手法を用いた検査法が進歩し，日常臨床においても，PCR法やLAMP法といった，比較的簡便にかつ短時間で目的とする菌種を検出する方法が施行可能となり，また，筆者らのグループ（産業医科大学）が現在行っている網羅的細菌叢解析や，multiplex PCR法，次世代シークエンサー法によるマイクロバイオーム解析などの網羅的な解析法も施行可能となった．本コラムでは，これらの各種遺伝子検査法について，適応，手法，長所，短所ならびに今後の課題について紹介する．

1．菌種特異的な検出法

a）Target PCR法

　Target PCR法は，目的とする菌種に特異的なDNAの塩基配列を検出する手法である．各菌種に特異的なプライマーを使用し，1)DNAの変性（高熱によりDNAの2本鎖を1本鎖にする），2)アニーリング（プライマーをDNAと結合させる），3)DNA鎖の増幅（DNAポリメラーゼを用いる）というステップを繰り返すことで行われる[1]．比較的簡便で，目的とする菌種を迅速に検出することが可能である．また，検出感度が比較的高いため，菌量が少ない場合や遅発育菌の場合，培養が困難もしくは不可能な場合などでも有用である．

　肺炎の実臨床においては，下気道検体を用いた肺炎マイコプラズマ *M. pneumoniae*，レジオネラ・ニューモフィラ *L. pneumophila*，ニューモシスチス・イロベチイ *P. jirovecii* の検出に利用されている．ただし，*P. jirovecii* のPCR法は高感度であるものの，*P. jirovecii* の肺内保菌率はHIV感染者で10.0〜68.8％，非HIV免疫不全者では15.9〜58.8％，慢性肺疾患がある場合は4.4〜33.8％と高いことが報告されているため[2]，臨床所見，血清 β-D-グルカン値，画像所見や病理所見などを総合的に判断し，活動性感染かどうかを鑑別する必要がある．

b）LAMP法

　LAMP法は，簡便，迅速，かつ正確に特定の遺伝子を増幅可能な手法である．6領域の標的遺伝子に対し4つのプライマーを用い，60〜65℃の一定の温度で遺伝子を増幅して検出する．サーマルサイクラーを使用せずに1ステップで可能である[3,4]ので，PCR法と比較してより迅速である．実臨床では，肺炎マイコプラズマ *M. pneumoniae*，*L. pneumophila*，*P. jirovecii*，結核菌 *M. tuberculosis*，百日咳菌 *B. pertussis* などの検出に使用されている．検体のDNA抽出から検査結果が得られるまで約2時間と迅速な診断が可能なためそのような手順は不要で，標的病原菌に対する適切な抗菌薬治療が可能となる．

2．網羅的検出法

　前述のPCR法ならびにLAMP法は，特定の菌種を検出するのに優れているが，検査前に菌種の推定が必要である．一方で，multiplex PCR法や次世代シークエンサー法，網羅的細菌叢解析法では，同一検体から複数の菌種を同時に検出することが可能である．なお，以下に記すマイクロバイオーム解析（次世代シークエンサー法）と網羅的細菌叢解析法は臨床検査ではなく，現時点では病態解明のための研究用の手法である．

a）Multiplex PCR法

　Multiplex PCR法は，複数の菌種特異的なプライマーを使用し，各々の特定の遺伝子領域を同時に増幅することで，複数の菌種を同定する方法である[5]．タカラバイオ㈱のCycleavePCR®呼吸器感染症原因菌検出キットや原因ウイルス検出キット，Seegene社のAllplex™シリーズ，Anyplex™シリーズ，Seeplex®シリーズが市販されている．これらの手法では，複数の菌種を同時に検出することが可能であるが，次に記載する次世代シークエンサー法や網羅的細菌叢解析法とは異なり，検体に含まれる菌種を網羅的に検出することはでき

ない．また，プライマーのアニーリング温度や反応液の組成の濃度調整が必要であり，菌種によっては target PCR 法より感度が低下する傾向がみられる．

b）マイクロバイオーム解析（次世代シークエンサー法）

次世代シークエンサー法の発達により，大量の塩基配列を安価で迅速に解析することが可能となり，ヒトの生体内の細菌叢が検索されるようになった[6～8]．

次世代シークエンサー法の長所として，数千万から数億の DNA 断片を大量かつ並列に処理することで，ヒト・動物の腸内や口腔内，土壌や大気などの環境中に存在する細菌叢の遺伝子解析を迅速に行うことが可能な点である．一方，短所としては，費用がかかること，処理するリード長は 100～400bp と短く，マイクロバイオームの解析では菌種までの同定は困難であることである．

c）網羅的細菌叢解析法

網羅的細菌叢解析法は，細菌・古細菌のみが保有する 16S ribosomal RNA（rRNA）遺伝子の保存領域にプライマーを設定し，細菌の遺伝子を PCR 法で増幅しクローン・ライブラリーを作成後，各クローンの塩基配列から菌種を推定して，単一検体内における細菌の種類と割合を検出する方法である．

具体的方法を図に示す．ガラスビーズ法を用いて菌体を破壊（溶菌）し，検体に含まれる DNA の抽出・精製を行う．ユニバーサルプライマーで増幅した各 DNA 断片を大腸菌にクローニングし，約 96 個のコロニーを無作為に抽出してクローン・ライブラリーを作成し，サンガー法により各クローンに挿入された約 600bp の塩基配列を決定する．細菌の基準株の BLAST（basic local alignment searching tools）アルゴリズムを用いてすべてのクローンについて相同性検索を行って菌種の推定を行う．本手法により，検体中に占める各菌種の割合が得られるため，半定量的な結果を得ることが可能である．

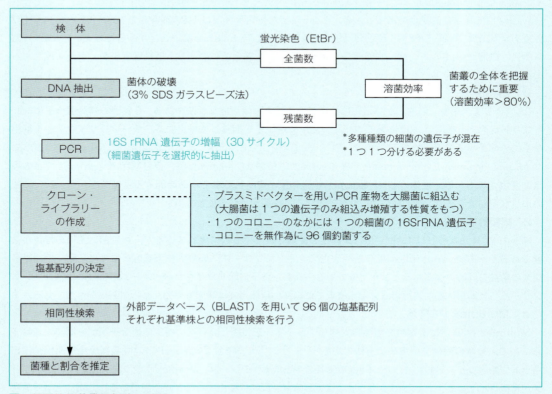

図 網羅的細菌叢解析法の手順

網羅的細菌叢解析法の長所としては，1）菌種を推定する必要がなく，培養困難もしくは不可能な菌種でも検出できる，2）菌種同定検査のなかではもっとも菌種の網羅性が高い，3）検体内に含まれる菌種の割合を半定量的に評価できる，4）未知の菌種でも検出できる，5）培養の工程がないため，培養法で問題となる培地の選択や培養条件，培養速度の違い，釣菌時のバイアスなどの培養法に関連するバイアスがない，などがあげられる．一方，短所としては，1）本手法では1％未満のminor populationは検出できないため，菌量が少なくても臨床上意義のある細菌（結核菌など）については見逃してしまう可能性がある，2）ウイルスは検出できない，3）抗菌薬の感受性検査が施行できない，4）3日間程度の検査時間がかかり，費用も高い，5）実施施設が産業医科大学のみである，などがあげられる．

また，筆者らのサンガー法による手法と次世代シークエンサー法とでは，前者では個別の細菌種の推定に十分な配列を正確に同定可能であるが，後者では比較的短い配列をつないである程度の長さに再構成する手法をとるため，配列決定のプロセスが異なる[9]．

3. 網羅的細菌叢解析でわかってきた新たな知見

最後に，筆者らがこれまで肺炎患者の気管支肺胞洗浄液（BALF）検体を用いた網羅的細菌叢解析にて明らかになった新たな知見について述べる．

a）各種細菌性肺炎における細菌叢の違い

筆者らは，市中肺炎（CAP）[10]，医療・介護関連肺炎（NHCAP）[11]，院内肺炎（HAP）[12]について，BALF検体を用いて網羅的細菌叢解析を行った．その結果，第一優占菌腫（各症例の細菌叢のうち，もっとも多く検出された菌種）は，これまでの培養を中心とした報告と同様に，CAPやNHCAPでは肺炎球菌 S. pneumoniae やインフルエンザ菌 H. influenzae の検出割合が高いこと，HAPではGram陰性桿菌が多く検出されることを明らかにした．また，興味深い点としては，通常，常在菌として評価されることが多い口腔内レンサ球菌は，CAPで9.4％，NHCAPで23.2％，HAPで16.2％で第一優占菌種として検出された．これらの結果から，培養されても原因菌と認識されることが少ない口腔内レンサ球菌をはじめとする口腔内常在菌が，肺炎の原因菌である可能性が示唆された．

また，非定型病原微生物の1つである肺炎クラミドフィラ C. pneumoniae に関しては，肺炎患者約200例の自験例の解析では1クローンも検出されなかった．そのため，解析可能であった147例を対象に2種類の肺炎クラミドフィラ特異的プライマーを用いて検討を行ったが，網羅的細菌叢解析の結果と同様に，肺炎クラミドフィラ遺伝子は1つも検出されなかった．この結果から筆者らは，肺炎クラミドフィラに関しては，少なくとも入院を必要とするような肺炎ではminor populationである可能性を報告している[13]．

b）肺炎における口腔内レンサ球菌・嫌気性菌群の意義

自験例の網羅的細菌叢解析で口腔内レンサ球菌が多く検出されたが，これらの菌種の肺炎の原因菌としての病原性については十分に理解されていない．その後の解析で，口腔内レンサ球菌は高齢者で比較的多く検出されることが明らかとなった．さらに，肺炎病巣で口腔内レンサ球菌が検出される因子として，"全身状態不良（European Cooperative Oncology Group；ECOG-performance status 3以上）"と"1年以内の肺炎の既往"が独立した検出因子であった[14]．

一方，自験例の解析で，嫌気性菌は比較的若年患者において多く検出される傾向があった．この理由については現在検討中であるが，口腔内の衛生状態と下気道の細菌叢に注目し，口腔衛生状態が不良な患者では下気道の細菌叢として嫌気性菌の割合が増加する可能性が示唆されている．

c）細菌性肺炎における薬剤耐性菌の評価

実地臨床において，緑膿菌 P. aeruginosa やMRSAが検出された場合に，検出された菌が真の原因菌か否かを判断することはむずかしい．筆者らは，気道検体からMRSAが培養された肺炎患者42例を対象に，BALFの網羅的細菌叢解析の結果を比較検討した．結果的に抗MRSA薬を必要とせずに治療可能であった28例中23例（82％）では黄色ブドウ球菌以外の菌種が最優占菌種であり，そのうちの16例（57％）では

44   Ⅰ. 総論 —— 確定診断に必要な知識

黄色ブドウ球菌はまったく検出されず，培養結果との大きな乖離があることを報告した[15]．この結果より，従来の培養法で検出された薬剤耐性菌は必ずしも原因菌ではない可能性が明らかとなった．

d）気腫の程度と細菌叢との関係

細菌性肺炎に対して気管支肺胞洗浄を行った177例を対象として，胸部CTでの気腫性変化の程度（Goddard分類）と感染病巣における細菌叢の相違の検討を行った[16]．具体的には，気腫の状態を4段階に分類し，各群における肺炎病巣の細菌叢を評価した．網羅的細菌叢解析法では，モラクセラ・カタラーリス M. catarrhalis が中等度以上の気腫で8.1％を占め，気腫なし・軽症群の1.8％と比較して，有意に高頻度であることが明らかとなった（$p=0.016$）．一方で，慢性閉塞性肺疾患（COPD）でしばしば検出されるインフルエンザ菌や緑膿菌に関しては，気腫性変化と下気道の細菌叢に有意な違いはみられなかった．

以上，網羅的細菌叢解析法を中心とした遺伝子検査について概要を説明した．さらに，次世代シークエンサー法の進展もあり，今後，肺炎の原因菌検索における分子生物学的手法を応用したデータの蓄積による新たな知見が期待される．しかし，従来のGram染色，培養検査，抗原検査，薬剤感受性検査等が細菌検査のスタンダードである重要な検査であることに変わりはない．超高齢社会の到来や免疫抑制状態の患者の増加に伴い，病原性の強くない菌種による感染ならびに混合感染例が増加しており，本コラムで述べた遺伝子検査法は従来の検査を強力に補う重要な検査となりうると考える．

文　献

1) Mullis KB, Faloona FA：Specific synthesis of DNA *in vitro* via a polymerase-catalyzed chain reaction. Methods Enzymol **155**：335-350, 1987

2) Morris A, Wei K, Afshar K et al：Epidemiology and clinical significance of *Pneumocystis* colonization. J Infect Dis **197**：10-17, 2008

3) Notomi T, Okayama H, Masubuchi H et al：Loop-mediated isothermal amplification of DNA. Nucleic Acids Res **28**：e63, 2000

4) Tomita N, Mori Y, Kanda H et al：Loop-mediated isothermal amplification (LAMP) of gene sequences and simple visual detection of products. Nat Protoc **3**：877-882, 2008

5) Markoulatos P, Sisfakas N, Moncany M：Multiplex polymerase chain reaction：a practical approach. J Clin Lab Anal **16**：47-51, 2002

6) Charlson ES, Bittinger K, Haas AR et al：Topographical continuity of bacterial populations in the healthy human respiratory tract. Am J Respir Crit Care Med **184**(8)：957-963, 2011

7) Sze MA, Dimitriu PA, Suzuki M et al：Host response to the lung microbiome in chronic obstructive pulmonary disease. Am J Respir Crit Care Med **192**：438-445, 2015

8) Han MK, Zhou Y, Murray S et al：Lung microbiome and disease progression in idiopathic pulmonary fibrosis：an analysis of the COMET study. Lancet Respir Med **7**：548-556, 2014

9) Fukuda K, Ogawa M, Taniguchi H et al：Molecular approaches to studying microbial communities：targeting the 16S ribosomal RNA gene. J UOEH **38**：223-232, 2016

10) Yamasaki K, Kawanami T, Yatera K et al：Significance of anaerobes and oral bacteria in community-acquired pneumonia. PloS One **8**：e63103, 2013

11) Noguchi S, Mukae H, Kawanami T et al：Bacteriological assessment of healthcare-associated pneumonia using a clone library analysis. PloS One **10**：e0124697, 2015

12) Yatera K, Noguchi S, Yamasaki K et al：Determining the possible etiology of hospital-acquired pneumonia using a clone library analysis in Japan. Tohoku J Exp Med **242**：9-17, 2017

13) Noguchi S, Yatera K, Kawanami T et al：Frequency of detection of *Chlamydophila pneumoniae* using bronchoalveolar lavage fluid inpatients with community-onset pneumonia. Respir Invest **55**：357-364, 2017

14) Akata K, Yatera K, Yamasaki K et al：The significance of oral streptococci in patients with pneumonia with risk factors for aspiration：the bacterial floral analysis of 16S ribosomal RNA gene using bronchoalveolar lavage fluid. BMC Pulm Med **16**：79, 2016

15) Kawanami T, Yatera K, Yamasaki K et al：Clinical impact of methicillin-resistant *Staphylococcus aureus* on bacterial pneumonia：cultivation and 16S ribosomal RNA gene analysis of bronchoalveolar lavage fluid. BMC Infect Dis **16**：155, 2016

16) Naito K, Yamasaki K, Yatera K et al：Bacteriological incidence in pneumonia patients with pulmonary emphysema：a bacterial floral analysis using the 16S ribosomal RNA gene in bronchoalveolar lavage fluid. Int J Chron Obstruct Pulmon Dis **12**：2111-2120, 2017

Ⅰ. 総論 ── 確定診断に必要な知識

5. 呼吸器感染症の原因微生物

本項目のポイント

- 原因微生物は，ウイルス，細菌，真菌，寄生虫など多岐にわたる.
- 上気道感染症の原因は主にウイルスである.
- 下気道感染症の原因は，上気道に近いほどウイルスが多く，肺炎ではほとんどが細菌である.

　呼吸器感染症の原因微生物は，ウイルス，細菌，真菌，寄生虫など多岐にわたるが，日常的に遭遇しやすいのはウイルスと細菌である. 呼吸器感染症は，上気道感染症と下気道感染症に大別され，上気道感染症の原因となるのは主にウイルスである. 下気道感染症の大部分は，ウイルス性と細菌性の双方が原因となりうるが，気管や気管支など上気道に近いほどウイルス性の割合が多く，末梢，特に肺の感染症の大部分は細菌性である. また，健常者と基礎疾患を有する患者では，原因と

なる病原微生物に違いがみられることから，微生物学的分類（ウイルス，細菌，真菌，寄生虫）に加えて，部位（上気道，下気道），基礎疾患の有無という観点で考えると整理しやすい（表1）.

　本項では，主に病原性と薬剤耐性という観点から，一般的に遭遇しやすいウイルスと細菌に焦点を絞って述べる. 結核や百日咳などの特殊な感染症や，真菌・寄生虫による感染症については，表2～4にまとめたので参照されたい.

表1　呼吸器感染症を起こしやすい病原微生物（真菌を除く）

		上気道炎・気管支炎	肺炎
健常者・市中型	細菌	A群溶血性レンサ球菌 肺炎球菌 インフルエンザ菌 モラクセラ・カタラーリス	肺炎球菌 インフルエンザ菌 肺炎マイコプラズマ レジオネラ属 肺炎クラミドフィラ オウム病クラミドフィラ
	ウイルス	アデノウイルス EBウイルス コクサッキーウイルス ライノウイルス コロナウイルス インフルエンザウイルス パラインフルエンザウイルス RSウイルス ヒトメタニューモウイルス	インフルエンザウイルス SARSコロナウイルス MERSコロナウイルス* ハンタウイルス
日和見・院内型	細菌	MRSA 緑膿菌	MRSA 肺炎桿菌 緑膿菌 放線菌
	ウイルス		サイトメガロウイルス

*MERSコロナウイルスはラクダなどを介して市中でも感染しうるが，集団発生は院内感染のみであり，健常者でのヒト-ヒト感染はほとんどないと考えられる

A ウイルス感染症

上気道感染症では，アデノウイルスやコクサッキーウイルスを含むエンテロウイルスが代表的である．下気道感染症では，インフルエンザウイルスを代表として，RS ウイルスやヒトメタニューモウイルスがある．まれな疾患ではあるが，「感染症の予防及び感染症の患者に対する医療に関する法律（感染症法）」で 2 類感染症として定められている重症急性呼吸器症候群（SARS：severe acute respiratory syndrome）および中東呼吸器症候群（MERS：Middle East respiratory syndrome）コロナウイルス，4 類感染症に定められているハンタウイルスなどがある．

❶ アデノウイルス

アデノウイルス科 *Adenoviridae* は 2 本鎖 DNA ウイルスで，エンベロープをもたない正 20 面体のウイルスである．かぜ症候群の主要病原ウイルスの 1 つであるとともに，咽頭結膜熱（プール熱），流行性角結膜炎，出血性膀胱炎など，多様な感染症の原因でもある．50 以上の血清型に分類され，1～51 型までは血清学的に分類されている．近年では，同定に分子生物学的手法を用いられており，52 型以降は遺伝子の塩基配列によって分類されている．また，DNA の相同性によって A～G の 7 種に分類されている．B 種はさらに B1 と B2 に分類されることがある．血清型と疾患との関係性も比較的よく知られており，呼吸器感染症を起こしやすいのは B 種の 3，7，C 種の 1，2，5，E 種の 4 型である．乳幼児では，肺炎などの致命的な感染症を起こすことがある．また，アデノウイルスは環境中でも長期間失活しないことが知られており，ヒトからヒトへの直接的な感染だけでなく，環境や物を介した間接的な感染にも注意が必要である[1]．診断には，イムノクロマトグラフィが利用可能である．

❷ エンテロウイルス

エンテロウイルス enterovirus は，ピコルナウイルス科 *Picornaviridae* に属する複数の RNA ウイルスの総称であり，ポリオウイルス poliovirus，コクサッキーウイルス coxsackie virus A 群，コクサッキーウイルス B 群，エコーウイルス echovirus，エンテロウイルス（68～71 型）などを含む．エンテロウイルスを含むピコルナウイルス科のウイルスは，アデノウイルスと同様にエンベロープをもたない．コクサッキーウイルス A 群は，ヘルパンギーナの原因ウイルスとしてよく知られている．近年話題となっているエンテロウイルス D68 は，多くはかぜ症候群の原因であるが，重症肺炎を起こすことが知られており，また，ポリオに類似した急性弛緩性麻痺との関連も報告されている[2]．アデノウイルスのように，イムノクロマトグラフィなどの迅速診断系は確立していない．

表 2　特殊な感染症

疾患名	病原微生物
百日咳	*Bordetella pertussis*
ジフテリア	*Corynebacterium diphtheriae*
結核	*Mycobacterium tuberculosis*
非結核性抗酸菌症	MAC など

表 4　肺寄生虫症

肺吸虫症	*Paragonimus miyazakii*, *P. westermani* など
イヌ糸状虫症	*Dirofilaria immitis*
糞線虫症	*Strongyloides stercoralis* など
エキノコックス症	*Echinococcus granulosus*, *E. multilocularis*
トキソカラ症	*Toxocara canis*, *T. cati* など

表 3　肺真菌症（ニューモシスチス肺炎を除く）と主な病原微生物

疾患名	主な原因真菌
アスペルギルス症（急性，慢性）	*Aspergillus fumigatus*, *A. flavus*, *A. niger* など
クリプトコックス症	*Cryptococcus neoformans*, *C. gattii*
ムーコル症	*Rhizopus* 属，*Mucor* 属，*Rhizomucor* 属，*Lichtheimia* 属，*Cunninghamella* 属など
スケドスポリウム症	*Scedosporium* 属
コクシジオイデス症	*Coccidioides immitis*, *C. posadasii*
ヒストプラズマ症	*Histoplasma capsulatum*
ニューモシスチス肺炎	*Pneumocystis jirovecii*

48   I. 総論——確定診断に必要な知識

❸ RS ウイルス，ヒトメタニューモウイルス

　RS ウイルス respiratory syncytial virus とヒトメタニューモウイルス human metapneumovirus は，パラミクソウイルス科 *Paramyxoviridae* ニューモウイルス亜科に属するエンベロープをもたない1本鎖 RNA ウイルスである．RS ウイルスは，多くは上気道炎の原因であるが，乳幼児では重篤な細気管支炎や肺炎を引き起こすこともあり，注意が必要である[3]．一方，ヒトメタニューモウイルスは 2001 年に発見された比較的新しいウイルスで，RS ウイルスとならび小児の細気管支炎の主要な原因ウイルスであるとともに，成人でも急性上気道炎の原因の1つと考えられている．抗ウイルス薬は開発されていないが，イムノクロマトグラフィによる迅速診断系が利用可能である[3~5]．

❹ インフルエンザウイルス

　インフルエンザウイルスはオルソミクソウイルス科 *Orthomyoviridae* に属するエンベロープをもたない1本鎖 RNA ウイルスである．インフルエンザの原因ウイルスであり，抗ウイルス薬が複数存在する．A 型と B 型が主要な原因ウイルスであり，A 型はヘマグルチニン（HA）とノイラミニダーゼ（NA）の血清型によってさらに分類される．HA は 16 種類，NA は 9 種類があり，すべての組み合せが存在するが，近年の流行は，主にH1N1 と H3N2 である．ノイラミニダーゼ阻害薬であるオセルタミビルに耐性のインフルエンザウイルスが報告されており，ノイラミニダーゼのアミノ酸の変異として，H1N1 では，H275Y が知られている．2016/2017 年の流行シーズンにおけるオセルタミビル耐性率は 1.3％であったと報告されている[6]．

　インフルエンザウイルスは，宿主のシアル酸を受容体として感染する．ヒト型とトリ型で用いているシアル酸の種類が異なり，ヒトのインフルエンザウイルスの HA は α2-6 結合のシアル酸に親和性が高く，鳥インフルエンザウイルスの HA は α2-3 結合のシアル酸に親和性が高い．ヒトの気道上皮にはほとんど α2-3 結合のシアル酸が存在しないため感染しにくい．しかし，肺胞領域の細胞には α2-3 結合のシアル酸が発現しており，このためにいったん肺胞領域まで感染すると重症化しやすいと考えられている．迅速診断法として，イムノクロマトグラフィが一般に用いられる．

❺ SARS，MERS コロナウイルス

　コロナウイルス科 *Coronaviridae* に属するエンベロープをもたない1本鎖 RNA ウイルスである．その他のコロナウイルスは，上気道炎などのかぜ症候群の原因ウイルスとしても知られているが，SARS および MERS コロナウイルスは，重症の肺炎を引き起こすことから，2類感染症に定められている．

　SARS コロナウイルスは，アンギオテンシン変換酵素2（ACE2）を受容体として利用している．一方，MERS コロナウイルスの受容体は，dipeptidyl peptidase-4（DPP-4）であることが知られている．両者とも，もともとヒト以外の動物が本来の宿主であり，ヒト-ヒト感染による拡大はしにくいと考えられている．特に，MERS コロナウイルスはラクダなどを介した市中感染は報告されているが，集団発生は院内感染のみであり，市中における健常者でのヒト-ヒト感染は知られていない．

B　細菌感染症

　細菌性では，A 群溶血性レンサ球菌のように上気道感染にとどまる病原微生物もあるが，肺炎球菌，インフルエンザ菌，モラクセラ・カタラーリス *M. catarrhalis* などの下気道にも感染する病原微生物が多く，重要である．また，非定型肺炎の原因として，肺炎マイコプラズマ，レジオネラ属，肺炎クラミドフィラ，オウム病クラミドフィラなどがある．市中肺炎（CAP）の原因菌は，国や地域によって頻度は異なるものの，いずれの報告でも肺炎球菌がもっとも多く，全体の約 1/4~1/5 程度を占める（図1）[7,8]．次いで，インフルエンザ菌，*M. catarrhalis*，肺炎マイコプラズマである．COPD の増悪の原因菌上位3菌種も肺炎と同様であるが，緑膿菌が原因となることもある[9]．

5. 呼吸器感染症の原因微生物　49

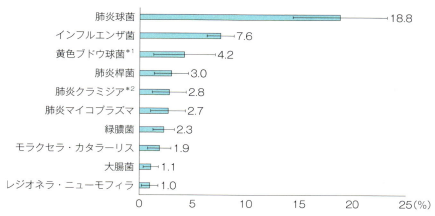

a. 市中肺炎の国内 9 研究（市中肺炎 3,077 症例），上位 10 病原微生物（メタアナリシスにより 95％信頼区間を追加）

*1：MSSA，MRSA を区別している 201 株のメタアナリシスでは MRSA は 28.4％（95％CI 13.2-43.6）であった．
*2：Micro-IF 法による診断率（2 論文）28/922＝3.0％，ELISA 法による診断率（5 論文）71/2,022＝3.5％

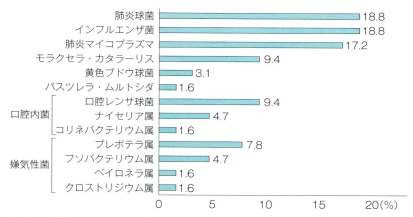

b. 網羅的細菌叢解析による市中肺炎 64 症例の第一優占菌種

図1 市中肺炎の病原微生物の頻度

〔日本呼吸器学会：成人肺炎診療ガイドライン 2017，p.10 より許諾を得て一部改変し転載〕

❶ 薬剤耐性

薬剤耐性（antimicrobial resistance：AMR）は，2015 年に WHO，2016 年に国内でアクションプランが作成されたことでもわかる通り，近年の感染症治療における大きな課題であるとともに関心事となっている．

細菌の薬剤耐性機構は，菌種に普遍的に知られているものが多いことから，まず総括的に述べる．主な薬剤耐性機構は，①薬剤の不活化，②標的の変化，③薬剤の排出，④ポーリン（透過孔）の変異・減少による取り込みの低下である（**図2**）[10]．①や②は，基質特異性があり，特定の系統の抗菌薬の耐性に関与しているが，③と④は，基質特異性が広く，複数の系統に及んで耐性化する傾向にある．

①の代表例としては，β-ラクタマーゼによるβ-ラクタム系薬の分解がある．**図3** に示すように，活性中心の構造によってセリン型とメタロ型に分類される．また，保存されたアミノ酸配列をもとにして分類した Ambler 分類がよく知られており，基質特異性ともある程度相関する．メタロ型は Ambler 分類の class B に相当し，カルバペネム系薬を含むほとんどすべてのβ-ラクタム系薬を分解するもっとも基質特異性の広いβ-ラクタマーゼである．ただし，class A や class D のなかにも，比較的効率よくカルバペネム系薬まで分解

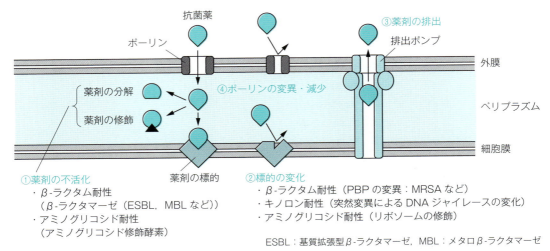

図2 細菌の薬剤耐性機構

することのできるカルバペネマーゼも存在する．

②の代表例としては，ペニシリン結合タンパク（penicillin-binding protein：PBP）の変異によるβ-ラクタム耐性やDNAジャイレースの変異によるキノロン耐性が知られている．

③にかかわる排出ポンプは，構造および共役するエネルギーの違いにより，ABC，MF，RND，MATE，SMRのファミリーに分類することができる．このうち，MexAB-OprMはRND型の代表例である．

④の代表例は，OprDというポーリン（透過孔）を形成するタンパクの変異もしくは欠損であり，抗菌薬が透過できなくなることで耐性化する．

2 肺炎球菌（図4）

肺炎球菌 S. pneumoniae はGram陽性双球菌で，CAPやCOPDの増悪などの下気道感染症のもっとも代表的な原因菌である．病原因子としては，ニューモリシンやオートリシンが知られている．Gram染色で透明帯として確認することができる菌体を覆う莢膜を有し，白血球による貪食の回避によって病原性にも関与している．莢膜は，尿中抗原検査やワクチンとしても応用されている．莢膜の種類として93種類以上の血清型が知られており，そのうち髄膜炎や肺炎で分離頻度の高い血清型がワクチンとして用いられており，結合型ワクチンは13価，莢膜多糖ワクチンは23価

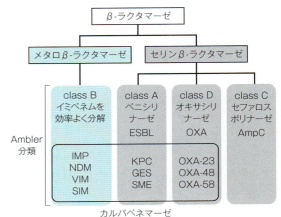

図3 β-ラクタマーゼの分類

のものが現在使用されている．ワクチン接種によって，肺炎球菌による侵襲性感染症は減少したが，ワクチン以外の血清型による肺炎球菌感染症が増加傾向にあり（serotype replacement），今後の課題となっている[11]．

薬剤耐性菌として，1960年代後半からペニシリン低感受性の肺炎球菌が報告されるようになった．髄膜炎では治療上問題となることがあるが，β-ラクタム系薬の移行性がよい肺炎では問題となることはまれである．ペニシリンに対する耐性度によりペニシリン低感受性菌（penicillin-intermediate S. pneumoniae：PISP）とペニシリン耐性菌（penicillin-resistant S. pneumoniae：PRSP）に

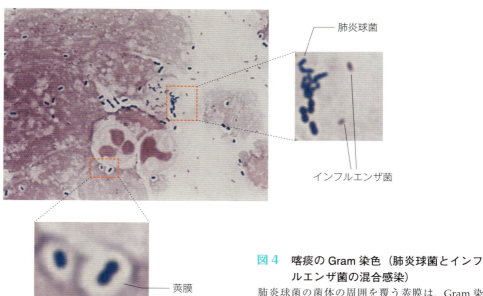

図4 喀痰のGram染色（肺炎球菌とインフルエンザ菌の混合感染）

肺炎球菌の菌体の周囲を覆う莢膜は，Gram染色で透明帯として観察される．

表5 肺炎球菌に対するペニシリンのブレイクポイント

	ペニシリンに対するMIC（μg/mL）		
	感受性 susceptible	中等度感受性 intermediate	耐性 resistant
髄膜炎	≦0.06	—	≧0.12
髄膜炎以外（静注）	≦2	4	≧8
髄膜炎以外（経口）	≦0.06	0.12～1	≧2

表6 インフルエンザ菌のβ-ラクタム耐性機構による分類

		β-ラクタマーゼ産生	
		なし	あり
PBP変異	なし	BLNAS	BLPAR
	あり	BLNAR	BLPACR

BLNAS：β-ラクタマーゼ非産生アンピシリン感受性

区別される．肺炎と髄膜炎で薬剤耐性の基準が異なることに注意が必要である．肺炎では，4μg/mLはPISP，8μg/mL以上がPRSPと定められている（表5）．薬剤耐性メカニズムは，β-ラクタム系薬の標的であるペニシリン結合タンパクの変異であり，耐性に関与している遺伝子として，*pbp1a*，*2x*，*2b* のアミノ酸置換を伴う変異が知られている[12]．

マクロライド耐性菌は，わが国では特に高頻度であり，80％以上を占める．耐性に関与している遺伝子には，*mefA*，*ermB* が知られており，それぞれ薬剤排出ポンプとリボソーム修飾酵素をコードしている．エリスロマイシン，クラリスロマイシン，アジスロマイシンいずれにも高度耐性を示すことが知られている[12]．

3 インフルエンザ菌（図4）

インフルエンザ菌はGram陰性短桿菌で，CAPの原因としては肺炎球菌に次いで多い．莢膜の血清型としてa～fの6種類が知られているが，呼吸器感染症の原因となるのは主に無莢膜型（non-typable）である．

インフルエンザ菌の場合，ペニシリン系に対する耐性としてβ-ラクタマーゼ産生アンピシリン耐性（BLPAR），PBP3の変異によるβ-ラクタマーゼ非産生アンピシリン耐性（BLNAR），両者の耐性メカニズムをもつβ-ラクタマーゼ産生アモキシシリン・クラブラン酸耐性（BLPACR）の3つが知られている（表6）[12～14]．産生するβ-ラクタマーゼは，Ambler分類class Aに属するTEM-1型またはROB-1型のペニシリナーゼが知られており，TEM-1型が多い．また，PBP3の変異としては，R517H，N526K，S385Tが知られている．

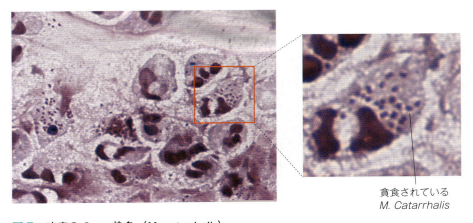

図5 喀痰のGram染色（*M. catarrhalis*）
*M. catarrhalis*は貪食されやすく，喀痰のGram染色でも貪食像が明瞭に観察できる．

近年の報告では，小児領域での分離株についてではあるが，低感受性（BLNAI）とBLNARを合わせると60％を超えており，2000年以降急激に増加していることが懸念されている．

❹ モラクセラ・カタラーリス（図5）

モラクセラ・カタラーリス*Moraxella catarrhalis*はGram陰性双球菌で，好中球に貪食されやすい（Gram染色で比較的貪食像が多い）．鞭毛や芽胞はないが，喀痰から分離される70％以上は線毛を有する．ブドウ糖非発酵で，好気性菌である．分類学的には，Gram染色上類似のナイセリア*Neisseria*属よりもブドウ糖非発酵Gram陰性桿菌のアシネトバクター*Acinetobacter*属に近い．

小児や高齢者の鼻咽頭に常在し，気道に定着しやすく，COPDの急性増悪や肺炎などの主要な原因菌の1つである．80～90％はβ-ラクタマーゼ（ペニシリナーゼ）を産生する．

❺ 肺炎マイコプラズマ

β-ラクタム系薬が無効な非定型肺炎の代表的な原因菌である．一般細菌と異なり，細胞壁をもたない．細胞内増殖菌であるが，PPLOという特殊な培地で培養が可能である．ただし，発育が遅く，培養に1ヵ月以上かかることもあり，また培養の陽性率も低い．

第一選択薬としてはマクロライド系薬が使用されるが，近年，マクロライド耐性菌が高頻度にみ

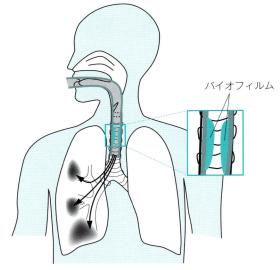

図6 気管内チューブに形成されたバイオフィルムの模式図
バイオフィルムは菌を持続的に排出する発生源となっている．

られ，特に，エリスロマイシン，クラリスロマイシン，アジスロマイシンに高度耐性化している．耐性には，その作用標的である23S rRNA遺伝子のdomainVにおける変異で，A2063G，A2064Gが報告されている[15]．耐性にもかかわらずマクロライド系薬が臨床的に有効な場合も多いが，遷延化例や重症化例もあり，注意が必要である．

❻ 腸内細菌科細菌

通性嫌気性Gram陰性桿菌の代表でもある大腸

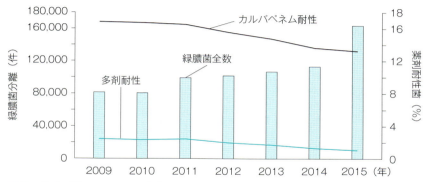

図7 院内感染における緑膿菌の分離状況と薬剤耐性菌の割合
〔JANIS 2009年1月〜2015年12月のデータを利用して筆者作成〕

菌や肺炎桿菌などの腸内細菌科細菌は，市中肺炎での原因菌としての頻度は低いが，近年，基質特異性拡張型β-ラクタマーゼ（extended spectrum β-lactamase：ESBL）産生菌やカルバペネム耐性腸内細菌科細菌（carbapenem-resistant Enterobacteriaceae：CRE）など薬剤耐性菌が増加傾向にあり，注目されている．ESBL産生菌は腎盂腎炎などの尿路感染症での頻度が高く，肺炎の症例で分離されることはわが国ではまれである．多くは院内での日和見感染症の原因菌として位置づけられている．

7 緑膿菌，アシネトバクター属

緑膿菌とアシネトバクター属は，いずれもブドウ糖非発酵Gram陰性桿菌である．緑膿菌は急性感染症も起こしうるが，健常者に感染症を起こすことはまれであり，多くは免疫抑制状態や局所免疫の低下などの基礎疾患のある患者に日和見感染症を起こす．病原性はそれほど強くはないものの，いったん感染を起こすと難治性であり，しばしば慢性の経過をとる．

ブドウ糖非発酵菌は一般に栄養要求性が低く，比較的過酷な環境にも耐えうることが特徴として知られ，またさまざまな消毒薬や抗菌薬などにももともと耐性を示すものが多い．アシネトバクター属は乾燥した環境中でも長期に生存可能で，環境中に広く存在することから，汚染された環境からの感染が起こりやすい．緑膿菌はバイオフィルム形成菌として広く認知されており，環境中での生息に関連するとともに，薬剤耐性にも影響している．臨床的には，気管内挿管チューブなどの局所免疫が及びにくい非生体材料にバイオフィルムが形成されやすく，慢性感染症の主要な原因ともなっている（図6）[16,17]．

抗緑膿菌作用をもつ主要な薬剤3系統の，カルバペネム系薬，アミノグリコシド系薬，フルオロキノロン系薬に耐性を示す多剤耐性緑膿菌（MDRP）や多剤耐性アシネトバクター（multidrug-resistant Acinetobacter：MDRA）による感染症は，感染症法の5類感染症に定められている．カルバペネム耐性や多剤耐性の緑膿菌は，それぞれ10％，1％程度であり，増加傾向はみられないものの，集団発生例もあり，注意が必要である（図7）．

8 嫌気性菌

肺炎の原因となる嫌気性菌の多くは口腔内常在菌である．従来は診断法が限られており，培養が困難な嫌気性菌の原因菌としての関与を明らかにすることはむずかしかったが，近年のメタゲノム手法を用いた網羅的細菌叢解析により，ペプトストレプトコックスPeptostreptococcus属，プレボテラPrevotella属，フソバクテリウムFusobacterium属などの関与が明らかになってきた（図1bも参照）．

ほとんどの菌がβ-ラクタマーゼを産生しているが，β-ラクタマーゼ阻害薬配合ペニシリンが有効であることが多い．プレボテラ属ではクリンダマイシン耐性の増加が報告されている[18,19]．

文献

1) 国立感染症研究所：咽頭結膜熱・流行性角結膜炎検査，診断マニュアル，第3版

2) エンテロウイルスD68型（EV-D68）に関する国内の疫学状況のまとめ（更新）．IASR **37**：33-35, 2016

3) 堤　裕幸：RSウイルス感染症．感染症誌 **79**(11)：857-863, 2005

4) 七種美和子ほか：イムノクロマトグラフィーを用いたrespiratory syncytial virus診断キットの検討．感染症誌 **77**(6)：443-450, 2003

5) 菊田英明：新しい検査法．迅速ヒトメタニューモウイルス診断キット―保険適用されたイムノクロマト法によるhMPV抗原定性―モダンメディア **60**(5)：169-173, 2014

6) 国立感染症研究所：抗インフルエンザ薬耐性株サーベイランス，2017年09月22日

7) 日本呼吸器学会：成人肺炎診療ガイドライン2017，p.9-33, 2007

8) 梅木健二，門田淳一：市中肺炎―概念の変遷と原因菌の動向．日内会誌 **105**(6)：984-990, 2016

9) Qureshi H et al：Chronic obstructive pulmonary disease exacerbations: latest evidence and clinical implications. Ther Adv Chronic Dis **5**(5)：212-227, 2014

10) 日本環境感染学会多剤耐性菌感染制御委員会：多剤耐性グラム陰性菌感染制御のためのポジションペーパー，第2版，2017

11) Weinberger DM et al：Serotype replacement in disease after pneumococcal vaccination. Lancet **378**(9807)：1962-1973, 2011

12) 生方公子：呼吸器感染症原因微生物の質的変化による薬剤耐性化．日化療法会誌 **54**(2)：69-94, 2006

13) Shiro H et al：Nationwide survey of the development of drug resistance in the pediatric field in 2000-2001, 2004, 2007, 2010, and 2012：evaluation of the changes in drug sensitivity of *Haemophilus influenzae* and patients' background factors. J Infect Chemother **21**(4)：247-256, 2015

14) Wajima T et al：Prevalence of macrolide-non-susceptible isolates among β-lactamase-negative ampicillin-resistant *Haemophilus influenzae* in a tertiary care hospital in Japan. J Glob Antimicrob Resist **6**：22-26, 2016

15) 河合泰宏：マクロライド耐性マイコプラズマの疫学と抗菌薬の有効性に関する検討．日化療会誌 **62**(1)：110-117, 2014

16) 金子幸弘：慢性緑膿菌感染症の発症病態と新しい治療戦略．呼吸器内科 **6**(1)：1-8, 2014

17) Adair CG, Gorman SP, Feron BM et al：Implications of endotracheal tube biofilm for ventilator-associated pneumonia. Intensive Care Med **25**(10)：1072-1076, 1999

18) Yamasaki K et al：Significance of anaerobes and oral bacteria in community-acquired pneumonia. PLoS One **8**(5)：e63103, 2013

19) 末松寛之ほか：外科領域における嫌気性菌感染症―嫌気性菌Prevotella属の薬剤感受性に関する検討．2012．日外感染症会誌 **9**(6)：665-672, 2012

コラム　話題の薬剤耐性菌 —— 呼吸器感染症を中心に　　**55**

コラム　話題の薬剤耐性菌 —— 呼吸器感染症を中心に

1.　病原微生物にみられる新しい進化の方向性

　薬剤耐性菌の出現と蔓延は世界的な問題である．MRSA は今日においても院内感染の重要な原因菌であり，また欧米で増加するカルバペネム耐性腸内細菌科細菌（CRE）をアメリカ疾病予防管理センター（CDC：Centers for Disease Control and Prevention）が "悪夢の細菌" として注意喚起したことは記憶に新しい（表）．近年増加している薬剤耐性菌の特徴の 1 つとして，いわゆる "市中感染型耐性菌" の増加が重要である．通常，病原微生物は耐性因子の獲得に伴い，その病原性は低下するものと理解されてきた．MRSA がその代表例であり，MRSA の病原性はメチシリン感性株（methicillin-susceptible *S. aureus*：MSSA）に比べ低く，免疫不全宿主における感染症の原因として考えておけばよい時代が続いていた．しかし最近になって，健康な成人，健康な子どもにも感染する MRSA が増加し問題となっている．市中感染型 MRSA（CA-MRSA）の出現と蔓延であり，欧米では重症例・死亡例も多数報告されている．この変化は，微生物が病原性を低下させずに抗菌薬耐性を獲得するという進化の方向性を示すものであり注意しなければならない．

　抗菌薬耐性と病原微生物の進化を議論するとき，しばしば "fitness cost" という言葉が用いられる．Fitness cost とは，進化の代償に求められる負荷の大きさの指標と考えることができる．一般に環境への適応性が高く，かつ fitness cost が少ない方向に生物の進化は進んでいくことになる．すなわち，近年出現している市中感染型耐性菌は，最小限の fitness cost のなかで病原性を低下させずに薬剤耐性を獲得している危険な病原微生物と認識することができる（図 a）．

2.　注意しなければいけない市中感染型耐性菌

a）肺炎球菌 —— 蓄積するペニシリン耐性遺伝子の変異

　肺炎球菌は，ブドウ球菌とならびヒトに対して病原性の強い Gram 陽性球菌であり，感染症の原因菌とし

表　**代表的な抗菌薬耐性菌とその耐性メカニズム**

細　菌	耐性抗菌薬	耐性機序	特　徴
肺炎球菌	ペニシリン系薬	作用点の変異	口腔内レンサ球菌 PBP 遺伝子との組み換え（モザイク変異）
	マクロライド系薬	エフラックス機構 作用点の変異	*mef* 遺伝子変異（中等度耐性） *erm* 遺伝子変異（高度耐性）23S rRNA のメチル化
	ニューキノロン系薬	作用点の変異	*parC*，*gyrA* 遺伝子の変異．
腸球菌	バンコマイシン	作用点の変異	ペプチドグリカン末端組成の変化（D-Alanyl-D-Alanine の変異） *VanA*，*VanB* 遺伝子が重要（トランスポゾンにより伝達）
黄色ブドウ球菌	β-ラクタム系薬	作用点の変異	結合親和性の低下した PBP2′ 産生（*SCCmec* 上に存在する *mecA*）
	バンコマイシン	作用点の変異	腸球菌のバンコマイシン耐性遺伝子の伝播
インフルエンザ菌	β-ラクタム系薬	分解酵素産生 作用点の変異	ペニシリン分解酵素（TEM 型 β-ラクタマーゼ）の産生 PBP 変異．β-ラクタマーゼ非産生株による耐性機構として注目（BLNAR）
腸内細菌科細菌・緑膿菌	β-ラクタム系薬	分解酵素	分解基質を拡張した β-ラクタマーゼ（ESBL）を産生する株が増加傾向
	カルバペネム系薬	分解酵素	メタロ β-ラクタマーゼ産生株の増加．耐性遺伝子がインテグロン上に存在している 大腸菌などの市中感染菌におけるカルバペネム耐性菌の問題
	多剤耐性	エフラックス機構	キノロン，β-ラクタム，アミノグリコシド，テトラサイクリンなどの薬剤排出

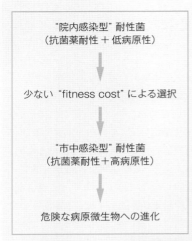

図a "Fitness cost"と病原性・耐性の関連からみた病原微生物の進化

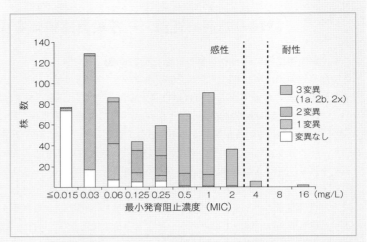

図b 肺炎球菌におけるPBP変異とPCG感受性の関連（598株）
〔レボフロキサシン感受性調査2002年株の成績報告会：第6回抗菌薬感受性年次別推移の検討，2003年11月29日より引用〕

てもっとも頻回に分離される細菌の1つである．肺炎球菌が原因となる感染症としては，肺炎・中耳炎・副鼻腔炎などの呼吸器・耳鼻科領域感染症，髄膜炎，敗血症などの全身感染症が重要である．特に市中肺炎（CAP）では，報告地域・国にかかわらず肺炎球菌が原因菌の第1位であり，症例全体の20～40％が本菌による肺炎であることが報告されている．

1980年代までは，肺炎球菌感染症に対する抗菌薬療法としてはペニシリン系薬（特にペニシリンG（PCG））が第一選択であったが，近年，ペニシリン系薬に低感受性を示す肺炎球菌が出現し問題となっている．いわゆるペニシリン耐性肺炎球菌（PRSP）の問題である．肺炎球菌におけるペニシリン耐性をCLSI（Clinical and Laboratory Standards Institute）の新しい感受性基準（2μg/mL以下が感性，4μg/mLが中等度耐性，8μg/mL以上を耐性）で考えると，わが国で分離される株のほとんどが感性と判断される．しかし，遺伝子レベルでは確実にペニシリン結合タンパク（PBP）遺伝子の変異が蓄積されていることに注意しなければならない（図b, c）[1]．また，髄膜炎患者から分離された肺炎球菌に対しては，従来の基準（0.06μg/mL以下が感性，0.12～1μg/mLが中等度耐性，2μg/mL以上を耐性）が適応されることも重要である．

肺炎球菌における抗菌薬耐性の問題は，ペニシリン耐性からさらにマクロライド耐性，ミノサイクリン耐性に拡大している．特にマクロライド系薬に関しては，わが国で分離される70～80％の株が低感受性を示すことが報告されている．そのほかに，肺炎球菌のニューキノロン耐性が欧米を中心に報告されているが，幸いにも現時点でのわが国におけるその頻度は高くない．しかし，キノロン系薬が多用される中高年者から薬剤耐性肺炎球菌が多く分離されているという事実もあり，水面下におけるキノロン系薬への耐性化には注意しておかなければならない．

b）BLNAR型インフルエンザ菌——わが国でみられる特異な薬剤耐性菌の増加

インフルエンザ菌 *H. influenzae* はヒトの上気道常在菌の1つであり，呼吸器感染症（肺炎，気管支炎など），中耳炎・副鼻腔炎，喉頭蓋炎，髄膜炎などの原因となる．本菌は莢膜多糖体の抗原性からa～fに分類されており，これが好中球・マクロファージによる貪食殺菌抵抗性に関与している．特に莢膜抗原b型（ポリリボシルリビトールリン酸 polyribose ribitol phosphate：PRP）を有する菌の病原性が強いことが知られており，乳幼児にみられる髄膜炎のほとんどがこの型によるものである．

インフルエンザ菌のなかには，アンピシリン（ABPC）などのペニシリン系薬を分解するβ-ラクタマーゼ

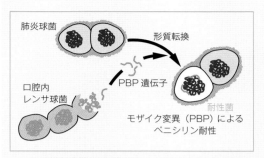

図c 肺炎球菌におけるペニシリン耐性の獲得機構

口腔内に存在するレンサ球菌のペニシリン結合タンパク（PBP）遺伝子の一部を肺炎球菌が取り込むことにより、モザイク型遺伝子を有する肺炎球菌が出現する．モザイク型変異のPBPはペニシリンとの結合親和性が低く、本薬剤に対して低感受性を示す．

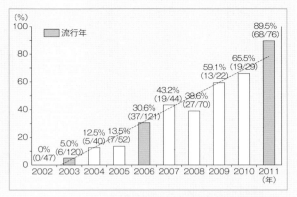

図d マクロライド耐性肺炎マイコプラズマの経年的推移（$n=621$）

〔小児におけるマクロライド高度耐性・肺炎マイコプラズマの大流行．IASR 32：337-339, 2011 より引用〕

産生株（BLPAR）が5〜10％の頻度で存在している．さらにわが国では、β-ラクタム系薬の作用標的であるペニシリン結合タンパク（PBP3）の変異株が増加し問題となっている．いわゆるβ-ラクタマーゼ非産生アンピシリン耐性株（BLNAR）と呼ばれるものであるが、今日、乳幼児の髄膜炎の原因として分離されるインフルエンザ菌のなかに高頻度でBLNAR株が存在することが報告されている．また詳細な理由は不明であるが、BLNAR株は欧米に比べてわが国においてその頻度が高いことが知られている．

現在のところ、本菌感染症に対しては第三世代セフェム系薬（セフォタキシム、セフトリアキソンなど）、あるいはフルオロキノロン系薬の効果が期待できるが、注意しなければならない薬剤耐性菌である．欧米においてはインフルエンザ菌の莢膜抗原型b型株に対するワクチン（Hibワクチン）が普及し、その発生率が著しく減少したことが報告されている．わが国でも2007年に本ワクチンが承認、2011年より公費助成が導入され、小児におけるb型インフルエンザ菌による髄膜炎・敗血症の著明な減少が認められている．今後、成人のインフルエンザ菌感染症、特にBLNAR株による感染症の動向がどのように推移していくのか注意して観察していく必要がある．

c）マクロライド耐性肺炎マイコプラズマ —— 流行性疾患としてみられる薬剤耐性菌感染症

マイコプラズマ感染症のなかでは、肺炎マイコプラズマが原因で発症する肺炎がもっとも重要であり、それ以外の呼吸器感染症としては咽頭炎・気管支炎などがある．血清抗体価を指標にした調査では、1歳の誕生日までに40％、5歳までに65％の子どもが肺炎マイコプラズマによる感染を受けていると考えられる．流行は若年者に多くみられ、学校、幼稚園などでの集団感染もみられる．マイコプラズマ肺炎は、若年者にみられるいわゆる非定型肺炎の代表であり、臨床的には発熱や頭痛、乾性咳嗽が特徴であり、中耳炎・鼓膜炎、筋肉痛、関節痛、発疹などが合併症として重要である．特に持続する咳嗽は高率にみられ、また臨床症状や胸部X線所見に比して全身状態がよいことも特徴である（"歩く肺炎 walking pneumonia"と形容される）．

マイコプラズマ肺炎の治療薬としては、成人であればキノロン系、テトラサイクリン系、マクロライド系薬が利用可能であるが、小児の場合には副作用などの問題からマクロライド系薬が使用されることが多い．しかし近年、マクロライド系薬に耐性を示す肺炎マイコプラズマが分離され問題となっており、国立感染症研究所に集積された分離株の成績では、2011年に分離された株の約90％がマクロライド耐性であったことが報告されている（図d）[2]．その耐性機構としては、マクロライド系薬の作用点である23S rRNA遺伝子の変異が関与している．マイコプラズマ肺炎症例では、咳嗽などの症状が遷延する症例を経験することがあるが、この

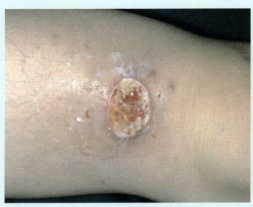 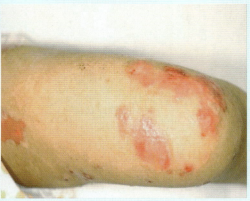

図 e　CA-MRSA 感染症にみられた皮膚所見
左：辺縁発赤を伴う下腿伸側 2.5cm 大の潰瘍性病変．右：水泡形成＋大小のびらん性病変
〔前田　正：市中感染型 MRSA．外来で遭遇する日和見感染症・耐性菌感染症．医薬ジャーナル社，p.11, 12, 2014 より許諾を得て転載〕

ような症例のなかにどのくらいの頻度でマクロライド耐性菌が関与しているのか，マクロライド耐性株における病原性の変化を含め，注意深く検討していく必要があるであろう．

d）市中感染型 MRSA ── 欧米で蔓延する代表的市中感染型耐性菌

　健常者や健康な子どもにも感染を起こす，いわゆる CA-MRSA の出現と増加が，最近欧米において大きな問題となっている．1990 年代の後半からその存在は確認されていたが，近年，わが国においても小児科領域・皮膚科領域においてその蔓延が問題となっている．CA-MRSA は，これまでの院内感染型の MRSA が多剤耐性を特徴としていたのとは異なり，β-ラクタム系薬にのみ耐性を示す株が多い（ただし，近年，多剤耐性化を獲得した CA-MRSA の出現も報告されている）．そして，院内感染型 MRSA が少数の高伝播性クローンの全世界的な広がりで説明されるのに対し，CA-MRSA は次々に新しいクローンがわれわれの身近なところで出現していることが特徴である．

　CA-MRSA は，皮膚の接触などによって感染が拡大すると考えられており，特に小児や若年者の感受性が高く，皮膚や軟部組織感染症，まれに壊死性肺炎や骨髄炎の原因ともなる（図 e）[3]．本菌の病原因子としては白血球破壊毒素（panton-valentine leucocidin），表皮ブドウ球菌に由来すると考えられる皮膚付着機構の獲得などが報告されており，最近では CA-MRSA の院内環境への逆伝播も報告されている．

文　献

1) レボフロキサシン感受性調査 2002 年株の成績報告会：第 6 回抗菌薬感受性年次別推移の検討，2003 年 11 月 29 日
2) 小児におけるマクロライド高度耐性・肺炎マイコプラズマの大流行．IASR 32：337-339, 2011
3) 前田　正：市中感染型 MRSA．外来で遭遇する日和見感染症・耐性菌感染症．医薬ジャーナル社，2014

Ⅰ. 総論——確定診断に必要な知識

6. 免疫による感染防御と病態

本項目のポイント

- 病原微生物が上下気道の機械的バリアを超えて侵入すると，免疫機構により炎症反応が起こり，肺炎が惹起される．
- 免疫機構には自然免疫と獲得免疫があり，両者が協調的，補完的に作用することで微生物感染に対抗する．
- 自然免疫では，免疫細胞による微生物関連分子パターンの認識機構や自然リンパ球の研究により新たな知見が集積しつつある．
- 肺炎球菌のような細胞外増殖菌と，結核菌のような細胞内増殖菌では，異なる免疫機構によって感染の制御が試みられる．

病原微生物が上下気道の防御機構を超えて肺胞まで到達し増殖をはじめると，肺胞腔内で液性成分や免疫細胞が滲出・集簇することで微生物の排除が試みられる．その結果，肺炎が起こり，肺胞でのガス交換が妨げられる．本項では，肺内における感染防御機構と，肺炎の免疫病態について解説する．

A 肺の感染防御機構

1 機械的バリア

気管支粘膜は絶えず粘液によって覆われており，上気道から侵入した異物を捕捉しやすい構造になっている．捕捉された異物は粘液線毛輸送系によって口側へ運搬され，咳嗽反射によって喀出される．

2 肺の免疫機構

肺には，機械的バリアを越えて侵入する病原微生物に対して免疫による感染防御機構があり，これは自然免疫と獲得免疫に分けられる．

a. 自然免疫

自然免疫は，液性因子と細胞性因子から構成され，病原微生物の侵入後速やかに起動する．

1）液性因子

気管支・肺胞粘膜は，リゾチーム，ラクトフェリン，ディフェンシン，カテリシジン，サーファクタントタンパク A，D などの液性防御因子を含む粘液によって覆われ，侵入した病原微生物の定着や増殖を抑制する[1]．

2）気管支・肺胞上皮細胞

気管支・肺胞上皮細胞は，微生物の分子パターン（pathogen-associated molecular patterns：PAMPs）を認識するためのレセプター（パターン認識受容体，pattern recognition receptors：PRRs）を発現し，自然免疫の活性化にも関与する．これらの PRRs によって微生物が認識されると，各種ケモカインや炎症性サイトカインを産生することで炎症細胞の集簇を誘導し，ディフェシンやカテリシジンなどの抗菌ペプチドを産生する[2]．表 1 に気管支上皮細胞に発現する主な PRRs と対応する PAMPs をまとめて示す．

3）免疫細胞

微生物が侵入すると，肺胞マクロファージから炎症性サイトカインやケモカインが産生されることで好中球を集簇させ，微生物を貪食・殺菌する．感染が遷延する場合には細胞性免疫を活性化し，肉芽腫を形成して微生物を封じ込める．

表1 気管支上皮細胞に発現するパターン認識受容体

パターン認識受容体		リガンド
TLRs	TLR1	トリアシルリポペプチド
	TLR2	リポタイコ酸, ペプチドグリカン, ザイモザン
		微生物由来リポタンパク・リポペプチド；HSP70（宿主）
	TLR3	2本鎖RNA
	TLR4	LPS；HSP60, HSP70, ヒアルロン酸断片（宿主）
	TLR5	フラジェリン
	TLR6	ジアシルリポペプチド
	TLR7	1本鎖RNA
	TLR8	1本鎖RNA
	TLR9	CpG DNA
NLRs	NOD1	iE-DAP（ペプチドグリカン）
	NOD2	MDP（ペプチドグリカン）
CLRs	Dectin-1	β-グルカン

TLR：Toll様受容体，HSP：熱ショックタンパク，CpG：細菌由来非メチル化CpGモチーフを有するDNA，LPS：リポポリサッカライド，NLRs：NOD様受容体，iE-DAP：D-グルタミル-メソ-ジアミノピメリン酸，MDP：ムラミルジペプチド，CLRs：C型レクチン受容体
〔川上和義：肺炎の免疫と病態. ジェネラリストのための肺炎画像診断のコツと診療の手引き, 藤田次郎（編）, 医薬ジャーナル社, p.60, 2016より許諾を得て一部改変し転載〕

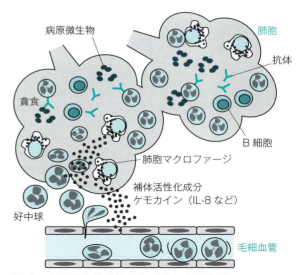

図1 病原微生物感染における好中球集簇
病原微生物が肺胞に侵入すると, 補体の活性化成分C5aや, 肺胞マクロファージから産生されるIL-8などのケモカインによって好中球が感染局所に集簇し, 菌を貪食・殺菌する.
〔川上和義：肺炎の免疫と病態. ジェネラリストのための肺炎画像診断のコツと診療の手引き, 藤田次郎（編）, 医薬ジャーナル社, p.69, 2016より許諾を得て一部改変し転載〕

① 肺胞マクロファージ

肺胞に常在し, 第一線の防御機能を担う. PRRsにより微生物のPAMPsを認識すると, 炎症性サイトカインやケモカインを産生し, 好中球や炎症性マクロファージの集簇を促すことで炎症反応を惹起する[3].

② 好中球

気道内には好中球は常在していない. 微生物によって補体が活性化され, 炎症性サイトカイン, IL-8などのケモカインが産生されると, 速やかに血管から肺胞に集簇する（図1）. 強力な貪食・殺菌により微生物を排除するとともに, サイトカイン産生により免疫調節作用を発揮する. 結核やレジオネラ感染モデルでは, 好中球を除去することで細胞性免疫が低下し感染が悪化することから, 好中球が細胞性免疫応答にかかわるとの報告がある[4,5].

③ 樹状細胞

気管支上皮細胞間や肺胞腔, 粘膜下組織に局在し, 感染時に増加する. 粘膜基底膜直下の樹状細胞は, 樹状突起を伸ばすことで気管支内の抗原を捕捉する[6]. 微生物を取り込んだ樹状細胞はPAMPsの刺激を受けながら成熟し, 所属リンパ節へ移動する. この移動には, 樹状細胞上のケモカイン受容体CCR7とリンパ節から産生されるケモカインCCL21が関与する[7]. この過程で, 樹状細胞はMHCクラスⅡやコスティミュラトリー分子CD80, CD86の発現を増強させ, ナイーブT細胞への抗原提示能を高める[8]. これらの過程を図2に示す.

④ 自然リンパ球

NK細胞, NKT細胞, γδT細胞, B1細胞などがあり, 自然免疫の時相で働く. 近年, 抗原受容体をもたないリンパ球として, NK細胞以外にも新たな細胞が見出され, 自然リンパ球（innate lymphoid cells：ILCs）と呼ばれる.

NK細胞：事前の感作を必要とせずに, パーフォリンやグランザイムBによりウイルス感染細胞や腫瘍細胞を傷害する. IFN-γなどのサイトカインを産生することで, 好中球やマクロファージの貪食・殺菌を増強する作用もある[9]. マクロファージや樹状細胞からのIL-12がNK細胞のIFN-γ産生を誘導する.

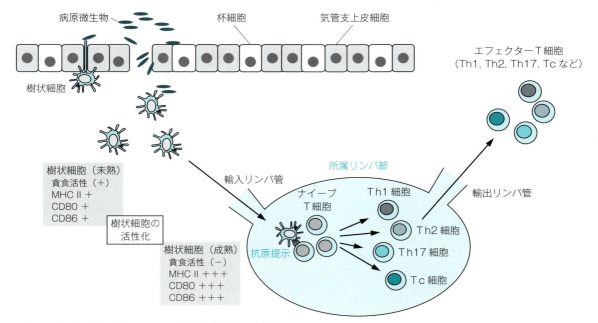

図2 病原微生物感染によるT細胞免疫応答の誘導
病原微生物を取り込んだ樹状細胞は所属リンパ節へ移動しナイーブT細胞に抗原提示しこれを活性化する．この過程にはリンパ節から産生されるケモカインCCL21と樹状細胞上のケモカイン受容体CCR7が関与する．未熟樹状細胞は，リンパ節へ移動しながらMHCクラスIIやコスティミュラトリー分子（CD80，CD86）の発現を増強することで成熟化し，抗原提示活性を亢進させる．活性化したT細胞はTh1細胞，Th2細胞，Th17細胞，Tc細胞などに分化し，感染局所へ移動する．
〔川上和義：肺炎の免疫と病態．ジェネラリストのための肺炎画像診断のコツと診療の手引き，藤田次郎（編），医薬ジャーナル社，p.62，2016より許諾を得て一部改変し転載〕

NKT細胞：NK細胞とT細胞の特徴を併せもつ．限定されたT細胞受容体を発現し，樹状細胞上のMHCクラスI様分子CD1dに結合した糖脂質抗原を認識する．肺炎球菌，レンサ球菌などの病原微生物から糖脂質抗原が発見されている．NKT細胞が活性化されると，速やかに大量のサイトカインを産生する．肺炎球菌，緑膿菌，肺炎クラミドフィラ，RSウイルス，クリプトコックス属などの肺感染で重要な役割を担う[10]．

γδT細胞：γδ型の抗原受容体をもつT細胞で，肺炎球菌や結核菌などの感染後に肺内で増加する．肺炎球菌感染では，γδT細胞欠損により好中球反応が減弱し悪化する[11]．抗酸菌感染では，IL-17を産生することで肉芽腫形成に関与する[12]．

ILCs：新たに発見された細胞群で，IFN-γを産生するILC1，IL-5，IL-13を産生するILC2，IL-17，IL-22を産生するILC3に分類される．免疫初期応答やヘルパーT細胞の機能分化にかかわる可能性が報告されている[13]．

B1細胞：腹腔や胸腔内に多く存在し，B1a細胞（Mac1＋CD5＋）とB1b細胞（Mac1＋CD5－）に分類される．B1a細胞は肺炎球菌などがもつホスホリルコリンなど普遍的な抗原に対するIgM自然抗体を産生することで，速やかな感染防御に寄与する．一方B1b細胞は，肺炎球菌の莢膜多糖に対する抗体を産生するとともに，免疫記憶応答にも関与することが知られている[14]．

b. 獲得免疫

肺では，リンパ節に加えて，気管支関連リンパ組織（bronchus-associated lymphoid tissue：BALT）が二次リンパ組織となり，T細胞やB細胞の一次免疫応答の開始部位となる．

1）BALT

気管支粘膜上皮細胞下に濾胞様のリンパ球の集簇として認められる．腸管関連リンパ組織（gut-associated lymphoid tissue：GALT）と同様に，濾胞を覆う領域に抗原の取り込みを行うM細胞が存在する．

リンパ濾胞はB細胞の集簇として存在し，多くは表面にIgAやIgMを発現している．濾胞の周囲にはT細胞やマクロファージ，樹状細胞が分布している．図3にBALTの構造を示す．BALTは小児期から思春期にかけてわずかにみられる程度で，健常成人ではほとんど認められない．喫煙，感染，アレルギーなどの炎症刺激によって発達し，びまん性汎細気管支炎などでは明瞭に認められる[15]．

2）液性免疫

抗体は肺の感染防御で重要な役割を担っており，抗体産生に異常があれば感染症を繰り返す．肺胞にはIgGが多く，補体の活性化やオプソニンによって肺胞マクロファージの貪食を促進する．一方，気管支ではIgAが主体であり，IgMやIgGは少ない．血清中では主にIgA1であるのに対して，肺内では分泌型のIgA2が産生され，微生物を凝集させる[16]．

抗原を取り込んだ樹状細胞は，所属リンパ節に移動しT細胞やB細胞を活性化させる．脾臓やリンパ節を欠損したマウスでも，インフルエンザウイルスが肺内に感染するとT細胞やB細胞の活性化がみられる．これは，誘導型のBALT（induced BALT：iBALT）の形成と関連し，インフルエンザウイルスに対する防御反応を賦与できることが報告された[17]．

3）細胞性免疫

肺炎球菌など細胞外増殖菌感染では，好中球が殺菌エフェクター細胞として中心的な役割を担う．一方，細胞内増殖菌の結核菌やレジオネラ菌，クリプトコックス属などは，好中球だけでは対処しきれず，T細胞を主体とした細胞性免疫が必須である．

抗原を取り込んだ樹状細胞は，成熟しながら所属リンパ節へ移行し，抗原特異的ナイーブT（Tn）細胞と出会う．抗原提示を受けたTn細胞は活性化され，Th1，Th2，Th17，Tfh細胞など各種ヘルパーT（Th）細胞やサイトトキシックT（Tc）細胞，制御性T（Treg）細胞に分化する．

Th1細胞：樹状細胞から産生されるIL-12によってTh1細胞の分化が誘導される．この過程で転写制御因子T-betが発現し，IFN-γ遺伝子の

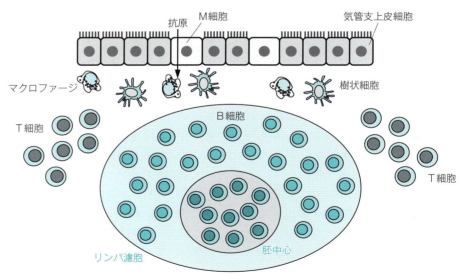

図3 BALTの構造
気管支粘膜上皮細胞下に濾胞様のリンパ球の集簇として認められ，B細胞から構成される．濾胞内には胚中心が形成され活性化B細胞が存在する．濾胞を覆う領域にはM細胞と呼ばれる線毛を欠く細胞があり抗原の取り込みを行う．M細胞下には樹状細胞やマクロファージが存在し，M細胞からの抗原を取り込み，傍濾胞領域に分布するT細胞に抗原提示する．
〔川上和義：肺炎の免疫と病態．ジェネラリストのための肺炎画像診断のコツと診療の手引き，藤田次郎（編），医薬ジャーナル社，p.63, 2016 より許諾を得て一部改変し転載〕

発現が促進される．Th1 細胞から産生される IFN-γ は，マクロファージの殺菌活性を高めることで細胞内増殖菌の排除に重要な役割を担う[18]．

Th2 細胞：IL-4 により転写制御因子 GATA3 が発現し，Th2 細胞の分化が誘導される．Th2 細胞は，IL-4，IL-5，IL-13 を産生する．Th2 サイトカインは，IgE 産生を高め，好酸球や肥満細胞を活性化することで寄生虫の感染防御やアレルギー疾患にかかわる[18]．

Th17 細胞：Tn 細胞が TGF-β と IL-6 の存在下で抗原刺激を受けると，転写制御因子 ROR-γt の発現が誘導され，Th17 細胞へと分化する．IL-17 を産生することで好中球の遊走，活性化を促進し，細胞外増殖菌の排除において重要な役割を担う．Th17 細胞から IL-22 が産生され，抗菌ペプチドによる菌の排除にも関与する[18]．

濾胞ヘルパー T 細胞（Tfh 細胞）：IL-6 または IL-21 によって誘導される BCL6 が Tfh 細胞への分化を制御する転写因子として働く．リンパ節の胚中心の形成・維持に重要な役割を担い，メモリー B 細胞や長寿命形質細胞の形成を促進する．Tfh 細胞から産生される IL-4 や IL-21 が B 細胞の増殖・分化を誘導し，CD40L により抗体のクラススイッチを促す[19]．

Treg 細胞：TGF-β により転写制御因子 Foxp3 が発現し，Treg 細胞の分化が誘導される．Treg 細胞は TGF-β や IL-10 を産生し，炎症反応の制御に中心的な役割を担う[20]．動物モデルでは Treg 細胞の減少により急性肺障害が悪化することが報告されており，肺炎に伴う急性呼吸促迫症候群（ARDS）の発症に深くかかわることが予想される[21]．

Tc 細胞：CD8＋Tn 細胞の抗原受容体が MHC クラス I に結合した抗原を認識すると，Tc 細胞分化へ向けた活性化が開始される．この過程で，コスティミュラトリー刺激として CD28/B7，4-1BB/4-1BBL 相互作用，サイトカインとして IL-12 や 1 型インターフェロンが必要となる[22]．Tc 細胞は，パーフォリンやグランザイム B を分泌することで感染細胞ごと微生物を殺菌する[23]．

B 肺炎の免疫病態

病原微生物と免疫応答との関係によって，感染後の肺内での病態，臨床経過が異なる．

肺炎球菌のような細胞外増殖菌では，好中球が殺菌エフェクターとして中心的な役割を担うのに対し，結核菌のような細胞内増殖菌は，好中球やマクロファージの殺菌に抵抗性を示すため，細胞性免疫に依存した殺菌機構が必要となる．ここでは，肺炎球菌と結核菌をそれぞれの代表例として，感染後の免疫病態について解説する．

1 肺炎球菌性肺炎

肺炎球菌は Gram 陽性双球菌で，90 種類以上の血清型からなる厚い莢膜をもち，これが好中球による貪食に抵抗性を示すなど，重要な病原因子として働く．

a. PRRs を介した宿主細胞による認識

肺炎球菌が感染すると，PRRs を介して気道上皮細胞や肺胞マクロファージに認識され，炎症反応の引き金が引かれる．本菌の細胞壁を構成するリポタイコ酸やリポタンパクは TLR（Toll-like receptor）2，CpG-DNA は TLR9，外毒素のニューモリジンは TLR4 によって認識される．一方，莢膜多糖の認識には DC-SIGN やマンノース受容体，Dectin-2 などの C 型レクチン受容体（C-type lectin receptors：CLRs）が関与するとの報告がある[24]．

b. 鼻咽腔定着と深部組織への侵入

肺炎球菌は飛沫感染によって鼻咽腔に侵入し，一過性に定着する．マイクロアスピレーションによって下気道に侵入すると，機械的バリアを突破し肺炎に至る．定着した肺炎球菌が TLRs を介して気道上皮細胞を活性化し，転写抑制因子 Snail の発現を高め，タイトジャンクション関連分子の上皮細胞間の接着を抑制することで深部組織への侵入が促進されるとの報告がある[25]．

c. 好中球による感染防御

肺炎球菌が肺胞に侵入すると，肺胞マクロファージが貪食殺菌する．これが十分に機能しない場合は，肺胞マクロファージや上皮細胞から産生される炎症性サイトカインやケモカインによっ

て肺胞に好中球が集簇し炎症反応が惹起される．この状態が，臨床的な肺炎に一致する．

好中球による菌の貪食には，補体や抗体によるオプソニン化が必要である．自然免疫では別経路やレクチン経路により補体の活性化が起こるが，肺炎球菌はこれを抑制するとともに莢膜への補体成分の沈着を阻害する．そのため，莢膜に対する抗体がオプソニンとして重要となる．抗体のなかでは，IFN-γ存在下でクラススイッチするIgG2の活性が強い．動物モデルを用いた研究では，IFN-γやIL-12あるいはNKT細胞，γδT細胞のような自然免疫リンパ球が肺炎球菌感染防御に重要と報告されている[11,26]．

d. 抗体産生とワクチン

莢膜多糖は胸腺非依存性（thymus-independent：TID）抗原と呼ばれ，通常のタンパク抗原のような胸腺依存性（thymus-dependent：TD）抗原とは異なり，B細胞からの抗体産生にヘルパーT細胞を必要としない．莢膜多糖抗原は脾臓の辺縁帯（marginal zone：MZ）に局在するMZ-B細胞の抗原受容体を刺激し，IgM産生を誘導する．さらに，IFN-γの作用によりIgMからIgG2へのクラススイッチが誘導されるが，IFN-γの産生細胞は明らかでない．TID抗原による抗体産生では，TD抗原と異なりIgG遺伝子の体細胞突然変異による親和性成熟（affinity maturation）やメモリーB細胞の成立は期待できない[27]．

肺炎球菌性肺炎の予防に用いられるニューモバックス®NPは，TID抗原として23血清型の莢膜多糖を含有しており，前述のような機序で抗体が産生される．一方，プレベナー13®は，TID抗原の欠点を補うために13血清型の莢膜多糖に無毒性変異ジフテリア毒素CRM197を結合したコンジュゲートワクチンであり，ヘルパーT細胞を活性化することで抗体の親和性成熟やメモリーB細胞の成立が期待できる．

一方，肺炎球菌では，TD抗原としてPspA（pneumococcal surface protein A）やニューモリジンなどを保有し，これらに対する抗体が産生され感染防御の一翼を担う．莢膜多糖と異なり，脾臓のリンパ濾胞に存在するB細胞が濾胞ヘルパーT（follicular helper T：Tfh）細胞の助けを受けIgGを産生する．こうして得られた抗体では，親和性成熟やメモリーB細胞の成立が期待でき，より効率的な防御が可能となる[27]．PspAやニューモリジンは本菌の重要な病原因子であり，それぞれの活性を阻害することで感染拡大の防止に役立つと考えられる．また，莢膜血清型に左右されないことから，異なる血清型の菌による再感染でも有効に機能し，次世代のワクチン候補として期待されている[28]．

このように，肺炎球菌感染では2つの異なる抗体産生機序が存在し，これらが協調的に作用する．

② 結 核

結核菌は細胞壁に多量な脂質を含むことで，抗酸性に染色される偏性好気性桿菌である．マクロファージの殺菌活性に抵抗し細胞内で増殖する．感染者の多くは不顕性感染し，休眠状態で細胞内に潜伏することで潜在性結核感染症（latent tuberculosis infection：LTBI）となる．糖尿病，人工透析，TNF-α阻害薬などの生物学的製剤投与やHIV感染などで細胞性免疫が低下状態になると，内因性再燃により結核を発症する．

a. PRRsを介した宿主細胞による認識

マクロファージや樹状細胞，気道上皮細胞による結核菌の認識には多くのPRRsが関与し，その刺激で炎症性サイトカインやケモカイン，抗菌ペプチドなどが産生される．表2に結核菌のPAMPsとPRRsとの関係をまとめて示す．

b. マクロファージの貪食殺菌活性

結核菌はマクロファージに貪食されるが，殺菌に抵抗するため感染初期にはマクロファージ内での増殖を許してしまう．この殺菌抵抗機序としては，強いカタラーゼ活性により活性酸素種（reactive oxygen species：ROS）などによる殺菌に抵抗性を示すこと，リソソーム酵素による殺菌に重要なファゴリソソーム融合やファゴソームの酸性化を抑制することなどが知られている[29]．

マクロファージの殺菌活性はIFN-γによって強力に誘導される．IFN-γは，マウスのマクロファージに誘導型一酸化窒素合成酵素（inducible nitric oxide synthase：iNOS）を誘導し，その作用によってL-arginineからNOを産生させ，結核菌

表2　結核菌とパターン認識受容体

パターン認識受容体		リガンド
TLRs	TLR2	19k-Da リポタンパク ホスホ-ミオ-イノシトールキャップリポアラビノマンナン（PILAM） 非キャップリポアラビノマンナン（AraLAM） ホスファチジル-ミオ-イノシトールマンノシド（PIMs） ESAT-6
	TLR4	熱ショックタンパク（Hsp65）
	TLR9	CpG DNA
NLRs	NOD2	ムラミルジペプチド（MDP）
CLRs	Dectin-2	マンノースキャップリポアラビノマンナン（ManLAM）
	Mincle	トレハロースジミコール酸

略号は表1参照.

を殺菌する. 一方で, ヒトのマクロファージでは, IFN-γ 刺激による iNOS の発現が弱く NO はほとんど産生されない. 何らかの NO に依存しない殺菌機構が関与するものと考えられる[30].

ヒトの末梢血単球を用いた研究では, IFN-γ に活性型ビタミン D_3 を添加することで結核菌に対する殺菌活性を誘導できるとの報告がある[31]. オーストラリアのアフリカ系移民においてビタミン D_3 の不足と結核罹患との関連性が示唆されている[32]. 近年, 結核菌感染により TLR2 刺激を介してビタミン D_3 活性化酵素と受容体が誘導され, その相互作用によって抗菌ペプチドのカテリシジンが産生されることが明らかになった[33]. この知見から, 結核治療を目的とした活性型ビタミン D_3 の臨床試験が行われたが, 有効性は確認されていない[34].

c. 自然免疫による IFN-γ 産生

マクロファージの殺菌活性に重要な IFN-γ は, 結核菌感染早期では, マクロファージや樹状細胞からの IL-12 によって刺激された NK 細胞などの自然免疫リンパ球が産生する. そのなかで, CD1拘束性 T 細胞では, 結核菌に豊富に存在する脂質が樹状細胞上の MHC クラス I 様分子 CD1a, CD1b, CD1c に結合して抗原提示される[35]. 同様に, CD1d 拘束性に糖脂質抗原を認識し活性化される NKT 細胞も自然免疫での IFN-γ 産生にかかわることが知られているが, 結核菌感染におけ

る役割は十分には解明されていない.

d. 細胞性免疫による感染制御

結核菌の感染により肺内では獲得免疫が成立し, Th1 細胞, Th2 細胞, Th17 細胞, Treg 細胞, Tc 細胞など多彩なエフェクター T 細胞の分化が誘導される.

結核菌感染の制御には, Th1 細胞や Tc 細胞を中心とする細胞性免疫が必須である. 感染初期にマクロファージ内で増殖した結核菌は, Th1 細胞から分泌される IFN-γ の刺激で高まった殺菌活性により排除される. また, Tc 細胞から分泌されるパーフォリンやグランザイム B により感染マクロファージとともに菌が傷害される. さらに, Tc 細胞はグラニュライシンを分泌することで直接結核菌を殺菌する[36].

結核菌感染における IL-17 の役割が遺伝子欠損マウスを用いた研究で検討され, 結核菌の排除とともに肉芽腫形成に重要な役割を担うことが報告された[12]. しかし, このモデルでの IL-17 産生細胞は γδT 細胞であり, Th17 細胞の役割には不明な点が多い. 一方, Th2 細胞は Th1 免疫応答を抑制することで感染の再燃・増悪に関連することが知られており, 結核のリスク要因である糖尿病や血液透析, グルココルチコイド投与などでは Th2 応答の増強がみられる[37]. 同様に, Treg 細胞は TGF-β や IL-10 を産生することで結核防御免疫応答を抑制し, 感染の悪化と関連する[38].

e. 潜在性感染

肺内に感染した結核菌は, 自然免疫と Th1 細胞を主体とした獲得免疫によって増殖が制御されるが, 完全に排除されることはなく, 感染が周囲に拡散しないように肉芽腫によって封じ込められる. 肉芽腫形成には TNF-α が必須の因子であり, 炎症性サイトカインやケモカイン, 接着分子の発現を誘導することで, 感染局所へのマクロファージやエフェクター T 細胞の集簇および, これらの細胞のコンパクトな集簇に関与する. 肉芽腫に封じ込められた結核菌は酸素と栄養に乏しい過酷な環境に置かれ, 代謝を休止することで休眠状態となり潜在性感染に移行する.

結核菌特異的なエフェクター T 細胞は, 感染が制御された後は約90％が死滅するものの, 一部

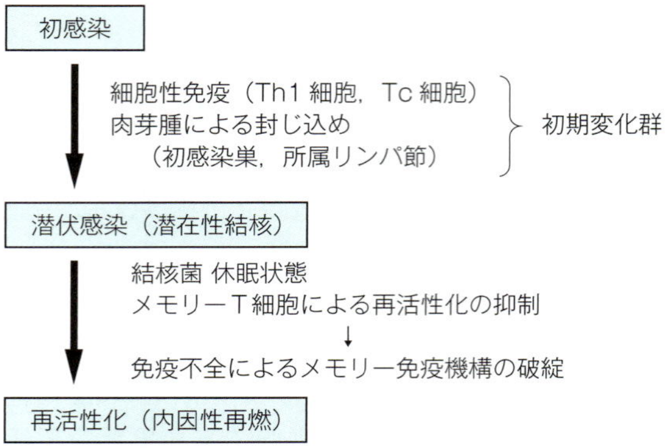

66   Ⅰ. 総論 —— 確定診断に必要な知識

```
┌──────────┐
│  初感染   │
└──────────┘
      │    細胞性免疫（Th1 細胞，Tc 細胞）  ┐
      │    肉芽腫による封じ込め              │ 初期変化群
      ▼       （初感染巣，所属リンパ節）     ┘
┌────────────────────┐
│ 潜伏感染（潜在性結核）│
└────────────────────┘
      │    結核菌 休眠状態
      │    メモリーT細胞による再活性化の抑制
      ▼             │
      │    免疫不全によるメモリー免疫機構の破綻
      ▼
┌──────────────────┐
│ 再活性化（内因性再燃）│
└──────────────────┘
```

図4　潜在性結核感染と内因性再燃
〔川上和義：肺炎の免疫と病態．ジェネラリストのための肺炎画像診断のコツと診療の手引き，藤田次郎（編），医薬ジャーナル社，p.72, 2016 より許諾を得て一部改変し転載〕

はメモリーT（Tm）細胞として肉芽腫に残り，結核菌が休眠状態から再活性化するのを抑える．Tm 細胞には，感染局所に存在するエフェクターTm（Tem）細胞と，所属リンパ節に存在するセントラル Tm（Tcm）細胞がある．Tem 細胞は再感染あるいは再活性化時にエフェクター細胞として速やかに応答し，一方，Tcm 細胞はエフェクターT 細胞に分化し，局所に移動することで機能する[39]．

f. 内因性再燃の免疫機序

　結核には，感染後そのまま発症する一次結核と，潜在性感染後に内因性再燃する二次結核がある．一次結核では，細胞性免疫不全のため初感染に引き続き発症するもので，初期変化群が自然治癒せずに拡大進展する．免疫が未熟な小児や細胞性免疫が破綻する HIV 感染者などでは，初感染巣および菌を取り込んだ樹状細胞が移行した所属リンパ節で菌の増殖を制御できずにそのまま発症する．

　一方，二次結核では，糖尿病や人工透析，HIV 感染，TNF-α 阻害薬のような生物学的製剤の投与により免疫記憶機構が破綻することで菌の再活性化を抑えきれずに再燃する．その免疫機序として，T 細胞に抑制性シグナルを伝達する programmed death 1（PD-1）や CTLA-4 と，それぞれのリガンド PD-L1，B7-1 または B7-2 との相互作用の関与が考えられている．また，Th2 細胞からの IL-4 や，

Treg 細胞からの TGF-β，IL-10 も関与する[39]．生物学的製剤の抗 TNF-α 抗体は，結核菌の再活性化阻止に重要な CD8 陽性 Tem 細胞が発現する膜結合型 TNF-α に結合することで，この細胞を傷害することが報告されている[40]．図4 に，結核菌感染に対する免疫防御機構と内因性再燃に至る過程についてまとめて示す．

　免疫学の進歩によって肺の感染防御機構の新たな知見が蓄積されており，肺炎の免疫病態も分子のレベルでより深く理解されるようになってきた．これまでは病原微生物を標的とした治療が主体であったが，今後はこれらの免疫関連分子を標的とした新たな肺炎の予防・治療法が開発されることを期待したい．

文　献

1) 川上和義：肺炎の免疫と病態．ジェネラリストのための肺炎画像診断のコツと診療の手引き，藤田次郎（編），医薬ジャーナル社，p.56-76, 2016
2) Bals R et al：Innate immunity in the lung：how epithelial cells fight against respiratory pathogens. Eur Respir J **23**：327-333, 2004
3) Joshi N et al：Alveolar macrophages. Cell Immunol Jan 20. pii：S0008-8749(18)30005-4. doi：10.1016/j.cellimm.2018.01.005, 2018
4) Pedrosa J et al：Neutrophils play a protective non-phagocytic role in systemic *Mycobacterium tuberculosis* infection of mice. Infect Immun **68**：577-583, 2000
5) Tateda K et al：Early recruitment of neutrophils determines subsequent T1/T2 host responses in a murine model of *Legionella pneumophila* pneumonia. J Immunol **166**：3355-3361, 2001
6) Iwasaki A：Mucosal dendritic cells. Annu Rev Immunol **25**：381-418, 2007
7) Worbs T et al：Dendritic cell migration in health and disease. Nat Rev Immunol **17**：30-48, 2017
8) Hochweller K et al：Kinetics of costimulatory molecule expression by T cells and dendritic cells during the induction of tolerance versus immunity *in vivo*. Eur J Immunol **35**：1086-1096, 2005
9) Culley FJ：Natural killer cells in infection and inflammation of the lung. Immunology **128**：151-163, 2009
10) Tupin E et al：The unique role of natural killer T cells in the response to microorganisms. Nat Rev Microbiol **5**：405-417, 2007
11) Nakasone C et al：Accumulation of gamma/delta T cells in the lungs and their roles in neutrophil-mediated host defense against pneumococcal infection. Microbes Infect **9**：251-258, 2007

12) Okamoto Yoshida Y et al：Essential role of IL-17A in the formation of a mycobacterial infection-induced granuloma in the lung. J Immunol **184**：4414-4422, 2010

13) Lim AI et al：Developmental options and functional plasticity of innate lymphoid cells. Curr Opin Immunol **44**：61-68, 2017

14) Cunningham AF et al：B1b cells recognize protective antigens after natural infection and vaccination. Front Immunol **5**：535. doi：10.3389/fimmu.2014.00535, 2014

15) Tschernig T et al：Bronchus-associated lymphoid tissue (BALT) is not present in the normal adult lung but in different diseases. Pathobiology **68**：1-8, 2000

16) Curtis JL et al：Characterization of bronchoalveolar lymphocytes during a specific antibody-forming cell response in the lungs of mice. Am Rev Respir Dis **139**：393-400, 1989

17) Moyron-Quiroz JE et al：Role of inducible bronchus associated lymphoid tissue (iBALT) in respiratory immunity. Nat Med **10**：927-934, 2004

18) Zhu J et al：Differentiation of effector CD4 T cell populations. Annu Rev Immunol **28**：445-489, 2010

19) Crotty S：Follicular helper CD4 T cells (TFH). Annu Rev Immunol **29**：621-663, 2011

20) Josefowicz SZ et al：Regulatory T cells：mechanisms of differentiation and function. Annu Rev Immunol **30**：531-564, 2012

21) D'Alessio FR et al：CD4+CD25+Foxp3+ Tregs resolve experimental lung injury in mice and are present in humans with acute lung injury. J Clin Invest **119**：2898-2913, 2009

22) Williams MA et al：Effector and memory CTL differentiation. Annu Rev Immunol **25**：171-192, 2007

23) Serbina NV et al：CD8+ CTL from lungs of *Mycobacterium tuberculosis*-infected mice express perforin *in vivo* and lyse infected macrophages. J Immunol **165**：353-363, 2000

24) 宮坂智充，川上和義：肺炎球菌感染防御と Dectin-2. 臨床免疫・アレルギー科 **59**：740-745, 2013

25) Beisswenger C et al：Early bacterial colonization induces toll-like receptor-dependent transforming growth factor beta signaling in the epithelium. Infect Immun **77**：2212-2220, 2009

26) Nakamatsu M et al：Role of interferon-gamma in Valpha14+ natural killer T cell-mediated host defense against *Streptococcus pneumoniae* infection in murine lungs. Microbes Infect **9**：364-374, 2007

27) Vinuesa CG, Chang PP：Innate B cell helpers reveal novel types of antibody responses. Nat Immunol **14**：119-126, 2013

28) Moffitt KL, Malley R：Nexy generation pneumococcal vaccines. Curr Opin Immunol **23**：407-413, 2011

29) Pieters J：*Mycobacterium tuberculosis* and the macrophage：maintaining a balance. Cell Host Microbe **3**：399-407, 2008

30) 赤川清子：結核の免疫. 結核 **87**：61-70, 2012

31) Rook GA et al：Vitamin D3, gamma interferon, and control of proliferation of *Mycobacterium tuberculosis* by human monocytes. Immunology **57**：159-163, 1986

32) Gibney KB et al：Vitamin D deficiency is associated with tuberculosis and latent tuberculosis infection in immigrants from sub-Saharan Africa. Clin Infect Dis **46**：443-446, 2008

33) Zasloff M：Fighting infections with vitamin D. Nat Med **12**：388-390, 2006

34) Wejse C et al：Vitamin D as supplementary treatment for tuberculosis：a double-blind, randomized, placebo-controlled trial. Am J Respir Crit Care Med **179**：843-850, 2009

35) Matsunaga I et al：Mycoketide：a CD1c-presented antigen with important implications in mycobacterial infection. Clin Dev Immunol 2012：2012：981821, doi：10.1155/2012/981821.

36) North RJ et al：Immunity to tuberculosis. Annu Rev Immunol **22**：599-623, 2004

37) Rook GA et al：IL-4 in tuberculosis：implications for vaccine design. Trends Immunol **25**：483-488, 2004

38) Parkash O et al：T regulatory cells：Achilles' heel of *Mycobacterium tuberculosis* infection? Immunol Res **62**：386-398, 2015

39) Kaufmann SH：Future vaccination strategies against tuberculosis：thinking outside the box. Immunity **33**：567-577, 2010

40) Bruns H et al：Anti-TNF immunotherapy reduces CD8+ T cell-mediated antimicrobial activity against *Mycobacterium tuberculosis* in human. J Clin Invest **119**：1167-1177, 2009

II. 呼吸器感染症アトラス

Ⅱ．呼吸器感染症アトラス

1. 検査所見からみる呼吸器感染症

本項目のポイント

- 正確な解釈を行うために検体の質を保つことが重要である.
- Gram 染色では微生物と細胞成分に目を向ける.
- 抗原検査の汎用性と限界を理解する.

呼吸器感染症を起こす微生物は多様であるため，治療薬剤もさまざまである．しかし逆に考えれば，原因微生物が特定できれば，適切な治療薬を選択してよりよい治療成果につなげることができるということである．各診断ツールを場面に応じて使い分けるために，それぞれの特徴を適切に理解することが大切である．

A 血液検査

かぜ症候群や軽症の下気道感染症を外来で診療する場合を除き，血液検査は患者それぞれに適切な感染症診療を提供するために必要な，基本的な情報を得るために不可欠である．中等症〜重症の感染症を疑った場合，最初の血液検査では"感染症"であることの裏づけを確認する意味として利用するほか，肝機能や腎機能などや臓器合併症の程度の把握，フォローアップでは副作用の確認や治療効果の指標として意義がある．わが国は，諸外国と比較して安価でかつ多くの施設で血液検査を行える医療体制が整っている．

① 急性期

感染症を疑って血液検査をする場合，夜間や休日など施設の都合でやむをえない場合を除き，血算は白血球分画まで評価する．細菌性の感染症であれば好中球の増加が観察されるのが一般的であり，白血球数増加として反映されることが多い．一方，ウイルス性の場合では，白血球数の増加や分画の変動が軽微であることが多いが，白血球分

画を行うことで，異型リンパ球の存在に気づくこともある．異型リンパ球の存在は，特に伝染性単核球症が臨床的に重要であるが，その他のウイルス感染症でも出現することがあるので注意が必要である．

急性期には生化学的検査もともに測定することで，栄養状態の評価，脱水の有無，肝機能や腎機能の評価を行う．感染症患者の急性期は，発熱や食思不振，水分摂取不良などを反映し，おおむね脱水傾向にある．そのため，総タンパクやアルブミン値が基準内であっても，治療開始後に補液を受けることで補正されるため，2回目以降の血液検査ではじめてタンパクが低値であることに気づく場合がある．急性期の時点で尿素窒素（BUN）とクレアチニン（Cre）の値に乖離がないか（通常は BUN/Cre 比は 10 前後）に注意し，尿比重にも目を向けることで，潜在的な脱水に気づくことが可能である．

CRPは，わが国の医療現場で長く利用されている検査項目である．救急現場から入院・外来診療まで広く利用されており，僻地・離島医療でも緊急検査に対応できるシステムがあるなど，身近な存在となっている．血算・生化学的検査と同様に，一次的な検査として全身状態を把握するうえで参考となる．CRP の検査値としての認知度は非常に高いが，医療従事者の多くは CRP が本来もっているタンパク質としての機能について理解せずに利用していることが多い．CRP は，損傷細胞や細菌の表面に付着して補体反応・オプソニン化を効率的に行えるような土台を作り，結果としてこれ

らの除去を促すことに貢献している．したがって，細菌感染症だけでなく外傷や組織破壊を伴う臓器障害などでも肝臓でCRPが産生され，血液中の濃度が上昇することになる．

CRPは炎症に応答して肝臓で作られるので，血中濃度が上昇しはじめるまでに6時間程度，十分に上昇するまでには24時間以上の時間が必要である．そのため，感染症診療中のピーク値は発症時点よりも1～2日程度遅れ，治療後の改善経過も同じように数日遅れる．白血球（好中球）数のほうが比較的鋭敏に反応するため，この2項目の経過を追うことでより確実な病状経過の把握が可能である．

② フォローアップ

初期治療の効果を見極めるには，3日目前後に血液検査を行うことが望ましい．重症であれば2日目に評価し，全身状態の変化を早く把握することを心がける．前述のように，CRPが急性期には上昇しておらず，3日目時点のほうが高値を示すことがあるが，臨床経過が改善傾向にあれば時間差で上昇しているものと理解する．フォローアップで重要となる視点は，治療効果だけではなく，副作用にも注意して肝機能や腎機能を評価する．副作用を疑う場合には，薬剤の変更や投与計画の見直しを行う．

B 塗抹検査

① Gram染色の検査特性

Gram染色は主に細菌を対象として，Gram陽性菌を青，Gram陰性菌を赤の2色で染め分けるもっとも普及した染色法である．簡便であるだけでなく，治療方針へ強いインパクトを与える情報をもつため，感染症診療の基本として長い間利用されている．同時に炎症細胞などの宿主応答も観察できるため，検体の質の評価や貪食像による原因微生物の判断が可能である．

Gram染色を活用するためには，感度は低いが特異度が高いという基本的な診断特性を理解しておく必要がある[1]．つまり，良好な質の検体で微生物が観察できる，貪食像を認めるなど，陽性所

見が得られた場合には感染症の原因である可能性が高く，初期治療薬選択の有力な判断材料となる．一方で，質の低い検体で，何も微生物が観察されないなどの陰性所見の場合でも，微生物の関与を否定する根拠とはならないことに注意しなくてはならない．

良質な検体を評価すること以外にも，"染色の質"にも気を配らなければならない．Gram染色の手順中には，赤色の染色，脱色，青色の染色があるが，それぞれの時間の長さが影響するだけでなく，検体塗布の厚みや細胞の集簇状況により染色・脱色効率が変わることもある．その結果，赤色であるはずのGram陰性菌が青色に見えたり，逆にGram陽性菌が赤色に見えたりすることもある．これは特に，染色技法に慣れない場合に頻発する現象である．ひとつの目安として，多核球の核の染色性に注目することで，通常赤色に染まる部分が青色の場合には，青色染色が強い標本を見ているとの理解のうえで，微生物の染色性を評価する．

Gram染色は簡便なため，自身で染色を行い判定している臨床医も多いが，メリットとデメリットを理解したうえで積極的に利用することが望ましい（表1）．臨床医自身で染色を行うことの最大のメリットは，感染症診療で求められる迅速性というフットワークが向上し，かつ病態をイメージしながら診療に当たることができるという点である．臨床検査室が提供する検査結果は，どうしても運搬や処理時間などの運営上の都合により，結果が出るまでに時間がかかることが一般的であり，外部委託している場合には翌日以降に結果を知ることもあるだろう．しかし，臨床検査室が提供する情報は品質が確保されたものであり，かつ客観性を保った情報であるということも忘れては

表1 臨床医自身でGram染色を行うメリットとデメリット

メリット	デメリット
・迅速に結果が得られる ・時間外診療でも行うことができる ・病態をイメージして診療に当たることができる	・品質管理面で検査室に劣る ・先入観を排除することがむずかしい

ならない．一方，臨床医自身で判定する場合，先入観を除くことはなかなかむずかしいが，誤判定や拡大解釈を避けて感染症診療に活かしていくことが望まれる．

❷ Gram 染色の質の評価

臨床医自身で行った Gram 染色を観察するときに気をつけるべきこととして，以下の3つの視点を常に配慮すべきである．

・適切な検体を Gram 染色に用いているか？
・どのような微生物が観察されるか？
・どのような細胞が観察されるか？

これらは Gram 染色を正確に，かつ最大限に活かすために必須となる視点であり，特に適切な検体かどうかは，観察されていることを解釈に利用してよいか，という検査の質にかかわることである．

Gram 染色の経験が浅い間は，品質への配慮がおろそかとなりがちになる．喀痰には少なからず唾液が混入し，口腔内の常在菌が観察されるため，観察された細菌が必ずしも原因菌とは限らない．口腔内には，1mL 当たりに換算して 10^{10}～10^{12} 個の微生物が存在している．肺炎の喀痰中に存在する原因菌は 1mL 当たり 10^7～10^8 個程度であるため，圧倒的に口腔内の菌数のほうが多い．塗抹検査では，まず 100 倍の弱拡大で全体像を確認することからはじめる．最初に確認すべきことは，塗抹標本の検体の質と標本作成の質（標本のむら，染色の質）である．慣れや焦りはこの手順を忘れさせ，顕微鏡のピントが合いしだいすぐに倍率を上げてしまい，所見の誤解釈につながることがある．

品質評価方法として，Geckler の分類（**表2，図1**）が広く用いられている．Geckler の分類では，弱拡大で扁平上皮（大きな細胞で核が小さい）と多核球（小さな細胞で核が点のように見える）の割合をみて検体の質を評価する．扁平上皮細胞は口腔あるいは咽頭に由来し，下気道には存在しない．一方，肺炎などの局所では，通常，好中球を主体とする炎症細胞が集簇している．Geckler 1 群は，ほとんどが扁平上皮細胞で，多核球をほぼ認めないため，口腔を含む上気道の検体であると

表2　Geckler の分類

グループ	細胞数／1 視野（100 倍）		解釈
	多核球	扁平上皮細胞	
1	<10	>25	上気道のコンタミネーション（原因菌の推定が困難）
2	10～25	>25	
3	>25	>25	
4	>25	10～25	良質な検体（原因菌の推定が可能）
5	>25	<10	
6	<25	<25	気管支肺胞洗浄液では判定に利用可能

解釈する．つまり，炎症局所の検体が採取されておらず，原因菌の評価をすることができない．Geckler 1 群と 2 群の標本では，前述のように非常に多くの口腔内に常在する微生物が混入しているため，無理に原因菌を探そうとして，レンサ球菌を肺炎球菌と誤って判断することがある．

もっとも観察に適しているのは，ほとんど扁平上皮の混入がなく多核球が豊富に観察される Geckler 5 群の検体である．この検体で観察される微生物は原因菌である可能性が高く，貪食像が観察できることも多い．Geckler 3 群，4 群の扁平上皮細胞の混入率が上がるが多核球も観察できる検体では，貪食像を念入りに探すことで原因菌の推察が可能である．たとえば，呼吸器感染症の原因菌となることがあるモラクセラ・カタラーリス *M. catarrhalis* は，上気道に定着している微生物でもあるため，貪食像を確認することにより原因菌の判断が可能である．Geckler 6 群は気管支肺胞洗浄液などを想定したもので，好中球数が少なくても局所から採取した検体である補償があるため，観察できる微生物は原因菌である可能性が高い．弱拡大での観察を終えてから，できるだけ染色むらがなく細胞が厚く重なっていない場所を探して，1,000 倍の強拡大での観察をする．

❸ 代表的微生物の Gram 染色所見

肺炎球菌 *S. pneumoniae*：市中肺炎（CAP）でもっとも多く，Gram 陽性球菌が2つつながった双球菌として観察されることが多い（**図2**）．菌体を囲むように透けたように見える莢膜をもつ

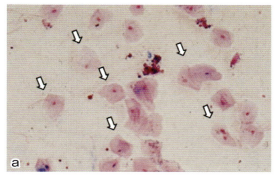
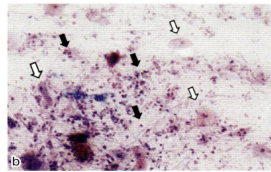
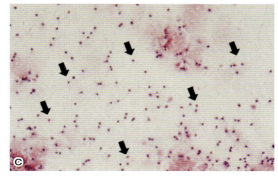

図1 Gram 染色弱拡大像と品質評価（Geckler の分類）
a：Geckler 1 群，b：Geckler 3 群，c：Geckler 5 群
弱拡大像（100 倍）で含まれている細胞の評価を行う．広い細胞質の細胞は扁平上皮（白矢印），白血球はこの倍率（100 倍）では核の部分が点状に見える（黒矢印）．

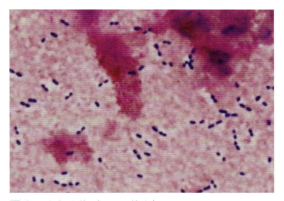

図2 肺炎球菌（Gram 染色）
Gram 陽性の双球菌が多数見える．周囲に染色が抜けたように見える莢膜が特徴的である．

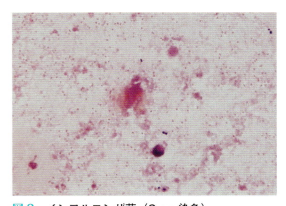

図3 インフルエンザ菌（Gram 染色）
Gram 陰性の短桿菌で，全体にわたり多数観察される．注意深く観察しないと見落とすことがある．

ことも特徴である．良質な検体で，多核球とともに多くの肺炎球菌が観察された場合には，原因菌である可能性が高い．口腔内容物の混在が疑われる検体では，ストレプトコックス *Streptococcus* 属（レンサ球菌）などの口腔内常在菌との鑑別が困難なことがあり，貪食像を念入りに探す必要がある．

インフルエンザ菌 *H. influenzae*：Gram 陰性の小桿菌．頻度は CAP では2番目であるが，小さめでややコントラストが弱いことから見逃しやすい（図3）．また，経験が浅いと陰性球菌と見誤る場合もあるが，よく観察すれば球菌様に見えても短い桿菌が混在していることに気づくことができる．

モラクセラ・カタラーリス *M. catarrhalis*：Gram 陰性球菌で，インフルエンザ菌よりも大き

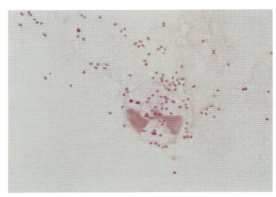

図4 M. catarrhalis（Gram染色）
Gram陽性球菌．定着していることが少なくないため，好中球（写真中央）の貪食像と合わせて原因菌と判断することが望ましい．

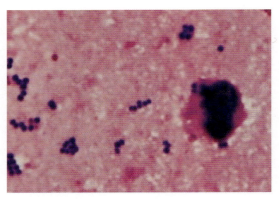

図5 黄色ブドウ球菌（Gram染色）
集簇するGram陽性球菌として観察される．MRSAとMSSAは判別することはできない．

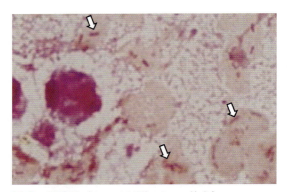

図6 緑膿菌（ムコイド型，Gram染色）
Gram陰性菌（矢印）の周りを，やや黄色調のムコイドが取り囲んでいる．写真左に好中球が写っている．

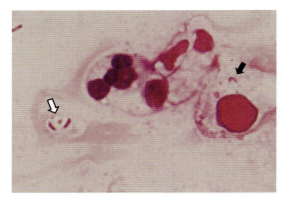

図7 肺炎桿菌（Gram染色）
好中球とともに，莢膜に包まれたGram陰性桿菌が観察される（白矢印）．好中球の作用を受けたためか，莢膜を失い染色性も薄い菌体も一部見られる（黒矢印）．

い（図4）．莢膜は観察されない．貪食像が確認できると原因菌と判断することが可能であるが，確認できない場合には定着菌との鑑別がむずかしくなる．

黄色ブドウ球菌 S. aureus：Gram陽性球菌．いくつかの菌体が集塊を作る傾向があるため，ブドウの房状に見える（図5）．菌体はレンサ球菌よりも大きい．定着との鑑別のためにも，貪食像を探す必要がある．メチシリン感受性（MSSA）かメチシリン耐性（MRSA）かどうかはGram染色で判定することはできない．

緑膿菌 P. aeruginosa：Gram陰性桿菌で，基礎疾患を有する院内肺炎（HAP）で多くみられる病原微生物である（図6）．緑膿菌のなかにはム

コイドを形成するものがあり，Gram染色では複数の菌体を取り囲むようにピンク様の物質として観察される．定着か原因菌かの判断は，全身的な総合評価に頼る部分が出てくるが，貪食像がある場合には原因菌と判断できる．

肺炎桿菌 K. pneumoniae：Gram陰性桿菌である．太い菌体で厚い莢膜を有する典型的な像を認めることができれば本菌を疑う（図7）．ただし，菌体がやや短い場合や莢膜が薄い場合などもあり，臨床検体では多様な像を示すこともあることも念頭におくべきである．

放線菌：まれにみられる放線菌としては，ノカルジア *Nocardia* 属とアクチノミセス *Actynomyces* 属が重要となる（図8）．いずれもGram陽性で，

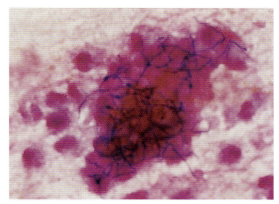

図8　ノカルジア（放線菌）（Gram染色）
中央の放線菌に多数の好中球が集まっている．放線菌は菌体の集まりが大きく，一見して気づくことが多い．

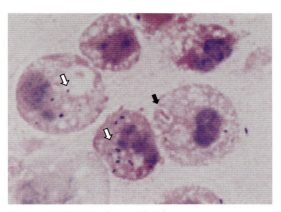

図9　誤嚥性肺炎（Gram染色）
好中球に貪食されたGram陽性球菌（白矢印），Gram陰性菌（黒矢印）が観察される．多様の微生物が貪食されており，誤嚥が関与している可能性が高い．

分岐状の細長い菌体が放射状に広がって観察されるのが特徴である．放線菌は菌体が視野に占める面積も広いため，一見して気づくことが多い．

その他：誤嚥性肺炎の診断にGram染色を利用する場面は，非常に限られる．まず，誤嚥性肺炎を発症しやすい高齢者や脳血管疾患後遺症などの患者では，検体採取の協力が得られにくいため下気道の検体の採取がむずかしい．誤嚥性肺炎における下気道検体のGram染色（図9）は，上気道の常在細菌叢を反映するために同一スライド内で観察される微生物像は多様であり，Gram陰性と陽性のそれぞれで桿菌と球菌を認める．加えて，流入した扁平上皮細胞が観察されることもある．これらの情報だけでは上気道の検体との識別が困難であるが，肺局所炎症のサインである多核球に加え，多様な微生物の貪食像が観察されれば明確な根拠となる．

良質の検体であっても微生物が確認できない場合には，抗菌薬が投与された後に採取された可能性のほか，抗酸菌やレジオネラLegionella属などのGram染色効率がよくない微生物の関与の可能性がある．感染症以外の疾患として，Gram染色では好酸球も多核球として観察されるので，気管支喘息などのアレルギー性疾患の場合がある．

一般的に，抗酸菌はGram染色では観察できないと理解してよいが，正確には難染性であり，わずかにGram陽性に染まることがある．非常に熟練した臨床検査技師がGram染色で抗酸菌の存在

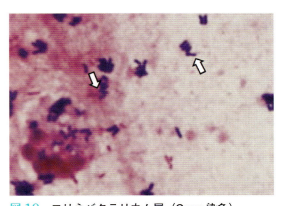

図10　コリネバクテリウム属（Gram染色）
多数のGram陽性桿菌と好中球が観察される．Vの字状（矢印）に見える部分もある．一部Gram陰性に見える菌体があるが，形状は主要を占める陽性菌に似ており，染色性のむらと推測される．

に気づく場合があるが，臨床医がGram染色で抗酸菌を探すべきではない．もっとも注意すべき点は，染色過程で青色が強く染色された場合に，抗酸菌をGram陽性桿菌としてとらえてしまうことである．呼吸器検体ではコリネバクテリウムCorynebacterium属がGram陽性桿菌として観察されることが多いが，抗酸菌も染色しだいで陽性となることを知っておくことで，結核菌を念頭においた追加検査，感染対策が可能となる．なお，コリネバクテリウム属はYの字あるいはVの字状に並んだ菌体が特徴的で，比較的判断しやすい（図10）．

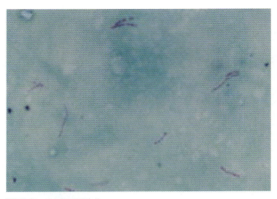

図11 抗酸菌染色
青色を背景に，赤色に染まる菌体が多数見られる．抗酸菌の所見のみで結核菌か非結核性抗酸菌の判断はすることはできない．

表3 Gaffky 号数

号数 (拡大 500 倍)	検出菌数	簡便な記載法
0	全視野に 0	陰性（－）
1	全視野に 1～4	少数（＋）
2	数視野に 1	
3	1 視野平均 1	
4	1 視野平均 2～3	中等数（＋＋）
5	1 視野平均 4～6	
6	1 視野平均 7～12	
7	1 視野平均 13～25	
8	1 視野平均 26～50	多数（＋＋＋）
9	1 視野平均 51～100	
10	1 視野平均 101 以上	

4 抗酸菌染色

Zeihl-Neelsen 法が代表的で，やや薄い青色を背景として，抗酸菌は赤～ピンク色に染色される（図11）．Gram 染色同様に，比較的簡便なため臨床医自身で行うことも可能である．しかし，特に結核菌の関与を疑う際には，時間をかけて，全視野で1個あるかどうかのレベルまで念入りに観察する必要があるため，結核患者の伝染性の指標として用いられている Gaffky 号数（表3）の判定は臨床検査室にゆだねるのが妥当である．臨床検査室で蛍光染色を行うことにより，より鋭敏に抗酸菌を検出することができる．なお，抗酸菌染色で結核菌か非結核性抗酸菌かを推測することは不可能であり，確実な遺伝子検査で確認しなくてはならない．

5 その他の染色

レジオネラ属は細胞内で増殖するため，原則，Gram 染色で染色されることはない．Gimenez（ヒメネス）染色が代替の染色法として知られているが，実施可能な施設は非常に限られる．ニューモシスチス・イロベチイ P. jirovecii の検出は，Diff-Quik 染色，Giemsa 染色，Grocott 染色で行う．Diff-Quik 染色や Giemsa 染色では栄養体が染まり，Grocott 染色ではシストが染まる．

C 培養検査

大学病院や地域医療を担う比較的病床数が多い病院では，自施設内の微生物検査室と連携しやすく検査結果の理解も深まりやすい．一方，中小病院の多くでは外部委託が一般的である．いずれにせよ，以下に示すように基本通りに"読む"習慣があれば困ることはなく，まず鏡検の所見に目を向け，提出した検体の質を推測し，次に同定結果でどのような微生物が検出され，その量はどれくらいなのかを読み取り，最後に薬剤感受性の結果を解釈していく．

1 鏡検所見

鏡検所見欄には Gram 陽性球菌（Gram-positive cocci：GPC），Gram 陽性桿菌（Gram-positive rods：GPR），Gram 陰性球菌（Gram-negative cocci：GNC），Gram 陽性桿菌（Gram-negative rods：GNR）と酵母様真菌，糸状菌の存在の有無が書かれているとともに，白血球の存在の記述がある．GPC（1＋）GPR（1＋）GNC（1＋）GNR（1＋）で白血球（－）の場合には，炎症部位の検体が含まれておらず雑多な菌が存在していることから，口腔内容物を多く含んでいたのではないかと推察できる．GPC（1＋）GPR（－）GNC（1＋）GNR（－）で白血球（2＋）の場合には，炎症部位の検体が含まれており検査に適切な検体であったことがうかがえる．この場合にはコメントとして「Gram 陽性球菌の貪食像を認めます」のような

記述があれば，同定検査で検出されている Gram 陽性菌が原因菌として有力となる．

② 同定結果

同定結果の欄には，臨床的に重要で菌数が多い微生物から順に記載される．原因菌であれば数的に優位となり，複数の微生物が検出されることもある．菌量が 10^7cfu/mL 以上あれば原因菌であると考えてよく，10^6cfu/mL レベルでは病状と照らし合わせて妥当性があるかを判断する．半定量の場合には，（1＋）は 10^6cfu/mL，（2＋）は 10^7cfu/mL，（3＋）は 10^8cfu/mL 程度と考えてよい．菌名として，α-Streptococcus やナイセリア Neisseria 属，あるいは "口腔内常在菌" の表記は，提出検体に口腔内容物が混入していたことを示唆している．

外気と交通していることが前提となる呼吸器由来の検体では，嫌気性菌の検出は行われない．ただし，膿瘍などの閉鎖空間の検体について嫌気性菌を含めて検出したい場合には，適切な輸送容器を用いて材料名と嫌気培養の依頼を伝える．閉鎖腔の検体の場合には，一般呼吸器検体では常在菌として扱われる微生物についても，同定，薬剤感受性検査の対象となる．

呼吸器感染症を起こす真菌としては，アスペルギルス Aspergillus 属とクリプトコックス Cryptococcus 属が重要となる．カンジダ Candida 属はしばしば呼吸器検体から培養されるが，そのほとんどが定着である．

③ 薬剤感受性試験

薬剤感受性試験は，疑われる微生物についてのみ行われ，常在菌に関しては行われない．薬剤感受性欄をみるときは β-ラクタム系薬，キノロン系薬，マクロライド系薬，アミノグリコシド系薬とその他に大別し，β-ラクタム系薬はペニシリン系薬，セフェム系薬，カルバペネム系薬と細分すると，その株の特徴がつかみやすい．薬剤感受性の結果が判明する 3 日目前後は初期治療薬の効果判定をする時期であり，妥当な治療薬であるのか，標的を絞った治療薬への変更ができないかなどの判断に活用する．ガイドラインで推奨されている初期治療薬を漫然と使用しないためにも，薬剤感受性の "読み" は重要となる．

Gram 陽性菌と陰性菌では，使う治療薬の傾向が異なるように，薬剤感受性試験の対象となる薬剤の組み合わせも異なっている．また，治療薬として使われることは少ないが，重要な薬剤耐性を判定するための基準となっている薬剤についても検査項目に含まれている（ペニシリン耐性肺球炎菌の判定基準としてのペニシリン G（PCG），MRSA の判定基準としてのオキサシリン（MPIPC）など）．また，外来診療で採取した検体と，入院診療で採取した検体では，前者は内服薬を重視した薬剤，後者は注射薬を重視した薬剤となっていることがある．これは，保険診療と検査プロセスの両面で一度に評価できる薬剤数に制約があるなかで，できるだけ治療現場に沿った情報を提供するためである．

薬剤感受性試験成績の報告には，最小発育阻止濃度（minimal inhibitory concentration：MIC）として，1.0μg/mL，2.0μg/mL，4.0μg/mL のように 2 倍ずつの薬剤濃度の情報に S・I・R を併記した定量的な報告形態あるいは S・I・R のみを表記した定性的な報告形態がある．S は susceptible（感性），I は intermediate（中間耐性），R は resistant（耐性）をそれぞれ表し，定められた手法に則って評価した結果である．耐性の基準はあくまでも試験管内での基準であり，期待される治療成果の基準ではないことに注意が必要である．投与された薬剤が感染局所で効力を示すには，消化管での吸収のされやすさ（内服薬の場合），組織への移行性，代謝・排泄の効率，薬剤ごとの抗微生物効果に影響する要素（時間依存性・濃度依存性）などが影響する．たとえば，セフェム系薬の内服薬は消化管での吸収効率が悪く高い組織内濃度が期待できないが，マクロライド系薬は組織移行性がよい．β-ラクタム系薬は局所の薬剤濃度が MIC 値を超える時間が長いほど効果が発揮されるのに対し，キノロン系薬では最高血中濃度を高くするような投与法が有効である．このように，特性と薬剤感受性の情報を組み合わせて薬剤を選択し，投与計画を立てることになる．

なお，レジオネラ・ニューモフィラ L. pneumophila やクラミドフィラ Chlamydophila 属

78   Ⅱ. 呼吸器感染症アトラス

などの特殊な微生物については，統一された薬剤感受性の評価方法が存在しない．

D アンチバイオグラム

　検出される微生物の頻度や薬剤感受性のパターンが，施設ごとで傾向が異なることがしばしばあるため，施設によっては過去の情報をもとに薬剤感受性のパターンや薬剤耐性菌の頻度などをまとめた資料が準備されていることがある．これをアンチバイオグラムといい，治療開始時にどのような種類の微生物で，どのような耐性パターンに注意すべきかなど，微生物検査が判明するまでのエンピリック治療の資料として参考となる．

E 抗原検査

　微生物抗原を検出する迅速診断キットは感染症診断に非常に有用であり，広く利用されている．迅速性，簡便性，随時性に加えて反復性（安定的に結果が得られること）を兼ね備えることで，ベッドサイドや外来診療で検査を行える POCT（point-of-care testing）としてすでに幅広く活用されている．POCT は臨床医にはまだ馴染みが薄いかと思われるが，臨床検査室を離れてもよい質を保った結果を提供できる検査ということで，外来診療や在宅医療，救急現場などで信頼して利用されている．

　POCT を利用する際の落とし穴としては，保管温度，保存期間の管理は当然であるが，安易に試薬の滴下数を増減したり，反応時間を長くしたりして判定するような行為は科学的な根拠に基づかない判断を下すことになるため慎まなくてはならない．これは先入観による誤判定そのものである．臨床検査室が利用できるのであれば，客観的な結果を得るために有利である．

❶ インフルエンザウイルス

　インフルエンザウイルス influenza virus の抗原検査は，もっとも普及している抗原検査の 1 つで，イムノクロマトグラフィの原理を利用することにより，簡便かつ迅速に検査結果を得ることが

できる．キット化された製品には，A 型と B 型をまとめて検出するもの，あるいはそれぞれを別に検出するものがある．本検査の診断性能上の特徴である，特異度が高く，感度は比較的低いという特性を理解のうえで，診療に活用することが望ましい．

　インフルエンザウイルスに罹患すると，臨床症状の悪化とウイルスの爆発的な増殖が短時間で起こる．そのため多くの場合，患者が体調不良を訴えて受診した時点で，すでに本検査の検出閾値以上のウイルス量に至っている（偽陰性については下記）．つまり，急な高熱や多量の鼻汁，関節痛といったインフルエンザの臨床的な特徴が抗原検査結果で裏づけられるため，医療関係者にとって納得できる結論が得られることが多い．

　しかしながら，一部の症例では臨床的な診断と検査結果が不一致となることがある．典型的な症状があるにもかかわらず結果が陰性となるときには，ウイルス抗原量が少ないことが考えられる．このような場合，検体採取のタイミングや不適切な検体採取が影響している可能性がある．本検査の特異度が高い背景には高く設定された検出閾値があり，抗原量がこれより少ないと検出されず，発症していても結果が陰性と出ることがある．実際に，インフルエンザを疑ったにもかかわらず抗原検査が陰性になった検体でウイルス遺伝子が検出されることがあり，このような検体のウイルス量は抗原陽性検体でのウイルス量より 1/100〜1/1000 程度と低い[2]．

　つまり，陰性の結果をもってインフルエンザではないと診断するには慎重になるべきであり，患者周囲での流行状況や臨床症状などで典型的なインフルエンザと疑われる場合には，偽陰性である可能性を念頭に診療に当たるべきである．偽陰性への配慮を欠いた結果，症状の長期化や新たな感染者の発生，不必要な抗菌薬投与などの好ましくない状況につながりかねない．

　本検査は，非医療従事者にも認知度が高い検査である．陽性・陰性と判定結果が出ることもあって，結果を受け止めやすい．そのため学校や職場によっては病欠するための資料として，あるいは家族心理としても，検査結果を求めるという社会

的風潮が少なからず存在する．検査の必要性や結果を説明するうえでも，上記の検査特性を踏まえた対応が必要となることがある．

② 肺炎球菌

喀痰と尿を材料とした抗原検査が利用可能である．喀痰抗原のほうが尿中抗原よりも検出率が高いが，意識障害や高齢者など喀痰採取が困難な症例では尿中抗原のほうが利用しやすい．抗原検査が陽性であるにもかかわらず，培養検査が陰性のことがあるが，これは肺炎球菌が自己溶解傾向があるためであり，検体の保管状況や，検体輸送に時間がかかるなどの状況が影響している可能性がある．

③ レジオネラ・ニューモフィラ

血清型により抗原反応性が異なり，尿中抗原の検出対象は血清型1のみであることに注意が必要である．過去の調査によると，血清型1は全症例の約半数にすぎず，本抗原検査のみに依存していては多くを見逃す可能性がある．レジオネラ・ニューモフィラ *L. pneumophila* 感染症は急速に重症化することがあるため，疑った場合には培養検査と遺伝子検査を並行して行うことが望ましい．

④ 肺炎マイコプラズマ

肺炎マイコプラズマ *M. pneumoiae* は呼吸器感染症を起こす頻度が高い微生物と認識されており，抗原検査が利用可能となり，効率よく検出が可能となった．それまで主流であった抗体検出では，偽陽性の問題や，結果判明までの時間的な課題などがあり，より有用な検査が待たれていた．本抗原検査では，咽頭ぬぐいの検体を利用することで，院内で実施可能であれば15分で結果が判明する．検査性能を引き出すためにも，確実な咽頭ぬぐい液の採取が求められる．

⑤ その他

A群溶血性レンサ球菌 *S. pyogenes*，RSウイルス respiratory syncytial virus，ヒトメタニューモウイルス human metapneumovirus，アデノウイルス adenovirus それぞれに対応した抗原検査が利用可能である．

F 敗血症の指標

呼吸器感染症にしばしば合併する敗血症のマーカーとして，プロカルシトニンとプレセプシンが利用可能である．この2つはCRPとは対照的に，局所の炎症ではわずかな上昇にとどまるが，血流感染症に進展すると急激に上昇するという特徴がある．

プロカルシトニンの基準値は0.05ng/mL未満であり，0.5ng/mL以上では敗血症を強く疑う．2.0ng/mLを超えるような場合にはしばしば臓器障害やショックを伴い，予後が悪いことが多い．プロカルシトニンの半減期は24時間程度と短いため，治療反応に応じて短期間の間で値が変動し，治療開始翌日のプロカルシトニン値が上昇する症例では診断・治療の再評価を検討する．プレセプシンの敗血症での目安は500pg/mLであり，1,000pg/mLではより重症で合併症やショックを伴う症例のことが多い．臓器障害の程度を反映しているものと推察され，高値であるほど予後が悪い．

プロカルシトニンとプレセプシンの有用性はほぼ同等と考えられる．しかしながら，それぞれに上昇しやすい血流感染症以外の病態が異なり，プロカルシトニンでは組織損傷による偽陽性があり，術後や外傷での感染症の管理の際には注意する必要である[3]．一方で，プレセプシンは組織損傷による影響を受けにくいが，白血球の免疫機能に関係する分子を測定対象としているため，好中球減少症の患者や免疫が低下した患者での解釈がむずかしい．いずれも腎排泄遅延の影響により値が上昇するため，腎機能障害を伴うような重症例での解釈には注意が必要である．

G その他の検査

① 抗体検査

肺炎クラミドフィラやウイルスで，測定が可能である．急性期の抗体価と，測定間隔を2〜3週間程度あけた時期の抗体価を比較する．一般的

に，4倍以上の抗体価の上昇があった場合には当該微生物の関与があるとされる．しかし，微生物を直接検出する検査でないため，抗体価上昇の意義の解釈がむずかしいことや，肺炎クラミドフィラでは偽陽性が多いこともあり，診断的意義は高くない．

Epstein-Barrウイルス（EBV）感染症では，抗体価を利用した診断が確立している．まず，EBNA抗体の上昇は既感染を意味する．伝染性単核球症は，学童から青年期のEBV初感染で発症するため，急性期にはEBNA抗体は陰性であり，VCA IgM抗体陽性，EA IgM抗体陽性が典型的なパターンである．VCA IgGは急性と回復期のペア血清で比較することで，4倍以上に抗体価が上昇する．また，陰性であったEBNAが回復期以降に陽転化する症例もみられる．

❷ 遺伝子検査

抗酸菌である結核菌と非結核性抗酸菌の識別を中心として長く利用されてきたが，近年検出可能な微生物が増えつつある．主に遺伝子検査が対象としているのは，培養がむずかしい微生物あるいは発育に時間がかかる微生物である．具体的には，レジオネラ属，肺炎マイコプラズマ，百日咳菌，結核菌の検出が可能である．遺伝子検査では常在する微生物は原則対象としていないので，検出できた場合には，その微生物による感染症であると判断することができる．

現在の遺伝子検査は，基本的に1つの微生物を標的としているが，臨床応用が検討中の手法のなかには，呼吸器感染症で頻度が高い細菌やウイルスの多項目を同時に検出するものもあり，重症例などでの診断手法などで期待できるかもしれない．

文　献

1) Fukuyama H, Yamashiro S, Kinjo K et al：Validation of sputum Gram stain for treatment of community-acquired pneumonia and healthcare-associated pneumonia：a prospective observational study. BMC Infect Dis **14**：534, 2014

2) Tsushima Y, Uno N, Sasaki D et al：Quantitative RT-PCR evaluation of a rapid influenza antigen test for efficient diagnosis of influenza virus infection. J Virol Methods **212**：76-79, 2015

3) 森永芳智，柳原克紀：感染症マーカー．今日の新しい臨床検査—選び方・使い方(6)，前川真人（編），日本医事新報社，2015

Ⅱ. 呼吸器感染症アトラス

2. 画像所見からみる呼吸器感染症

本項目のポイント

- 呼吸器疾患の診断において，大葉性肺炎や気管支肺炎といった画像所見は，病原微生物の診断率を上げるという十分なエビデンスはない．
- 膿瘍形成があれば黄色ブドウ球菌や嫌気性菌の感染を疑う．
- 免疫抑制状態ですりガラス陰影があれば，ニューモシスチス・イロベチイやサイトメガロウイルスを疑う．
- 肺結核症では非典型的な所見もあるため，高齢者など免疫が低下した状態における肺炎では常に鑑別として念頭におく．

呼吸器感染症を診断するうえでは病原微生物の検出がゴールドスタンダードであるが，必ずしも迅速に確定できるとは限らない．そのため，病歴，臨床症状，血液検査所見，画像所見などから病原微生物を推測して治療が開始されることがある．臨床検査や画像診断を行う場合，それらの結果がどのように診断に影響するか事前に検討すべきである．やみくもに検査を行うのではなく，臨床症状から考えられる疾患に対して，その時点での検査前確率を明確にし，その検査がもつ陽性尤度比もしくは陰性尤度比（いずれも感度および特異度から算出される）から，得られる検査結果からどれほど診断に寄与するか（検査後確率）を予測しなければならない．すなわち，臨床症状から明らかにある特定の疾患を疑うのであれば，陽性尤度比の高くない検査は必要ない可能性が高く，臨床症状からほとんど疑わない場合，検査を行ってもその結果がもつ意義は低いと考える．

肺炎における病原微生物の検索においては，尿中抗原，喀痰や咽頭ぬぐい液を用いた免疫学的検査のほか，臨床症状や血液検査所見などから細菌性肺炎と非定型肺炎の鑑別を行うことについてはある程度エビデンスは示されている．しかしながら，画像診断の精度については明確なコンセンサスが得られていない．HRCT（high resolution computed tomography）の普及に伴い，肺の細葉，

小葉単位の構造が描出できるようになり，呼吸器感染症における画像所見に関する研究が近年盛んに行われてきた．肺の小葉構造から分類された所見として，気管支血管束の周囲に病変をきたす小葉中心性陰影，小葉全体に広がる汎小葉性陰影，リンパ路や肺胞壁などを含む間質性陰影に大きく分類される．肺炎の病原微生物が経気道的に散布されると小葉中心性陰影か汎小葉性陰影を呈することになるが，その画像所見の原因は病原微生物のみとは限らない．すなわち，過敏性肺炎や肺胞出血の吸い込み像なども小葉中心性陰影または汎小葉性陰影を呈することになる．

Tomiyama らは，HRCT での過敏性肺炎や急性間質性肺炎の診断率は高いが（それぞれ 72％，90％），細菌性肺炎やマイコプラズマ肺炎に対しての正診率は低いことを示した（それぞれ 50％，62％）[1]．また CT 所見は，全体の 90 例中 81 例（90％）で感染性か非感染性かの鑑別には有用であったものの，細菌性肺炎とそれ以外の肺炎との鑑別は困難であったことを報告した[1]．Tanaka らも細菌性肺炎と非定型肺炎の HRCT 所見を比較しているが，鑑別に有用な有意な所見は得られなかったとしている[2]．つまり，読影に関する臨床試験の結果から，依然として HRCT が病原微生物を推定するために有用な手段であるという明確なエビデンスは集積されていない．現時点では，

II. 呼吸器感染症アトラス

表1 肺炎における画像診断の特徴

利　点	欠　点
・迅速に結果が入手可能 ・所見によって病原微生物の鑑別できる可能性 　：大葉性肺炎パターンと気管支肺炎パターンによって頻度の高い病原微生物を推測する 　：空洞やすりガラス陰影など一部病原微生物に特異的と考えられる所見がある	・病原微生物を推定するための各種所見の感度および特異度が不明 ・読影者によってばらつきがある

表2 主に大葉性肺炎パターンを呈する病原微生物

	臨床的特徴	画像所見
肺炎球菌	市中肺炎の病原微生物として最多	65～67%では大葉性肺炎パターンであるが，20～35%では気管支肺炎パターンである．10%に胸水を認める[3,11]．
肺炎桿菌	大酒家の肺炎および院内肺炎の病原微生物として重要	市中肺炎では大葉性肺炎パターン，院内肺炎であれば気管支肺炎パターンを呈する．葉間裂の突出が30%にみられる（肺炎球菌では10%）．60～70%に胸水を伴う[4]．
L. pneumophila	市中肺炎の5～25%	約半数が大葉性肺炎パターン，気管支肺炎パターンであるが，残りの半数は広範なすりガラス陰影が主体[7]．胸水が35～63%にみられる[8]．

表3 気管支肺炎の病原微生物

	臨床的特徴	画像所見
肺炎マイコプラズマ	市中肺炎の病原微生物として重要	気管支肺炎パターン（75%）にすりガラス陰影（85%）や小葉間隔壁の肥厚を伴う（21%）[4]．
インフルエンザ菌	市中肺炎の病原微生物として重要	50～60%に気管支肺炎パターンであるが，30～50%には大葉性肺炎パターンとなる[4]．10～50%に胸水を伴う．
黄色ブドウ球菌	院内肺炎，誤嚥性肺炎として重要	60%が多肺葉に，39%が両側性の気管支肺炎パターンで，15～30%に膿瘍を伴う[15]．
M. catarrhalis	COPD増悪の病原微生物として重要	気管支肺炎パターン（約75%），すりガラス陰影（91%）を呈する[16]．
緑膿菌	院内肺炎および人工呼吸器関連肺炎の病原微生物として重要	陰影は下葉優位の分布し，14～23%に膿瘍形成，23～84%に胸水を伴う[4,17]．
大腸菌	院内肺炎や医療介護関連肺炎の病原微生物として重要	下葉や背側など重力方向に優位な分布がみられる[19]．
嫌気性菌	誤嚥性肺炎の病原微生物として重要	重力方向の気管支肺炎パターンを呈する．20～60%に膿瘍および空洞形成し，50%に胸水または膿胸を伴う[4]．

表1に示すような点が肺炎における画像診断の特徴である．近年，各病原微生物による肺炎画像の各所見の頻度に関する情報は蓄積されてきており，市中肺炎（CAP）における肺炎のパターンとしては，表2～4のようにまとめることができる．しかしながら，1つの病原微生物がさまざまな陰影を呈し，各所見が病原微生物間で大きく重複することに注意する必要がある．

本項では，呼吸器感染症における各代表的病原微生物の画像所見のパターンについてこれまでの報告をもとにまとめるとともに，可能な限り臨床の現場において役立つよう，確定診断に寄与しうる特異的所見の有無について言及する．

A 大葉性肺炎

1 肺炎球菌

CAPでもっとも検出される頻度の高い原因微生物である．大葉性肺炎をきたしやすいことが知られており，感染後急速に滲出液が肺胞内に充満することが原因と考えられている．均一な一肺葉内に限局した大葉性肺炎パターンが典型的ではあるものの，気管支肺炎パターンを呈することも少なくない．特に感染初期の画像では気管支周囲の斑状陰影をとらえることがあり，滲出液が充満する過程で網状影がみられることもある[3]．したがって，原因不明の肺炎の場合に，大葉性肺炎パターンであれば後述する肺炎桿菌性肺炎やレジオネラ肺炎とともにある程度の菌種を予測することは可能であるが，大葉性肺炎パターンでない場合でも

表4 特徴的所見を有する病原微生物

	臨床的特徴	画像所見
結核菌	健常者から高齢者，免疫不全者まで感染・発症しうる	初期結核 　縦隔リンパ節腫脹（10～30％） 　浸潤影（90％） 　胸水（30～40％） 二次結核 　肺尖部やS6優位 　空洞形成（60～70％） 　Tree-in-bud appearance（70～80％） 　小葉中心性粒状影（90～95％） 　結節（60～70％） 　縦隔リンパ節腫脹（5～10％） 　胸水（20～30％）[4]
非結核性抗酸菌	中年女性や肺気腫患者に好発する	空洞形成型 　上葉の薄壁空洞，胸膜肥厚 小結節・気管支拡張型 　中葉や舌区における気管支拡張，tree-in-bud appearance[23]
P. jirovecii	免疫抑制状態に好発する	両側対称性のすりガラス陰影（95％）を呈し，mosaic（crazy-paving）patternもみられる[12]．30％に囊胞性変化（pneumatocele），浸潤影（9％）や小葉中心性陰影（0％）はきわめてまれである[4,12]．
サイトメガロウイルス属	免疫抑制状態に好発する	すりガラス陰影を主体とするが，2/3に浸潤影や結節と混在する．肺底部にやや多い[30]．
アスペルギルス属	免疫抑制状態，肺結核や肺気腫などの基礎疾患を有する患者に好発する	免疫能が保たれている場合，アスペルギローマとして空洞内の菌塊陰影を呈し（meniscus sign），免疫能が低下すると侵襲しCT-halo signや区域性の浸潤影となる[4]．
クリプトコックス属	免疫抑制状態のみでなく健常者にも発症する	直径1～5cmの単発または多発性結節で10～15％に空洞を伴う[4]．

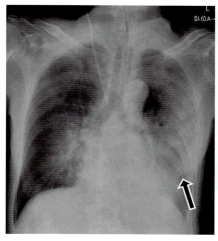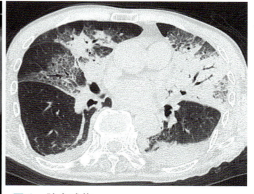

図1　肺炎球菌
肺葉内にair-bronchogram（矢印）を伴う浸潤影を認める．

肺炎球菌性肺炎を除外できない．また，肺炎球菌の単独感染では空洞形成はきたしにくいため，空洞を認めた際は嫌気性菌などとの複数菌感染を疑う契機になる[4]（図1）．

喀痰Gram染色の結果や尿中肺炎球菌抗原陽性であれば，その時点で陽性的中率は十分に高い．そのような状況では，さまざまな陰影を呈しうる本菌のHRCT所見は確定診断にあまり寄与しない．

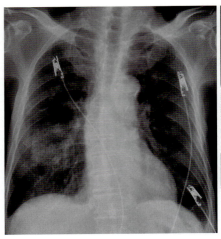
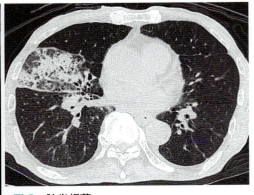

図2 肺炎桿菌
市中肺炎として来院し，肺炎桿菌を検出した．右S⁴領域に胸膜直下まで達する浸潤影を認める．

② 肺炎桿菌

　肺炎球菌とならび大葉性肺炎を呈しやすい代表的な原因微生物である．滲出液が肺胞内に急速に充満すると考えられており，葉間裂の突出が肺炎球菌の場合より多くみられるとする報告がある（30% vs 10%）[4]．しかし，CAPでは肺炎球菌が原因となる頻度が肺炎桿菌より高率であることも考慮すると，この所見で両者を鑑別する臨床的意義は低い．一方，本菌によるCAPでは大葉性肺炎パターンであるのに対し，院内肺炎（HAP）では気管支肺炎パターンが多い[4]．この要因としては，HAPでは人工呼吸器関連肺炎を含んでいることから，誤嚥による肺炎発生機序が背景にあるためと考えられる．誤嚥性肺炎と診断される画像所見のほとんどは気管支肺炎パターンと報告されている[5]．したがって，HAPで気管支肺炎パターンの場合でも肺炎桿菌を原因微生物として考慮する必要がある．すなわち，大葉性肺炎パターンのCAP，気管支肺炎パターンのHAPでは本菌を考慮することができるが，本菌を示す特異的な画像所見はない（図2）．また，肺炎桿菌は膿瘍形成をきたしやすいと報告されていたが，そのほとんどはMRSAや緑膿菌などとの混合感染であることが示されている[6]．

③ レジオネラ・ニューモフィラ

　β-ラクタム系薬が無効でかつ重症化しやすいという点から，レジオネラ・ニューモフィラ L. pneumophila によるレジオネラ肺炎を鑑別する意義は大きい．通常，病歴や尿中抗原などで診断されることが多いが，病歴から疑われても尿中抗原は1型の血清型以外のレジオネラ肺炎では陰性になる．そのような場合，画像所見が検査後確率に大きく寄与する可能性がある．Sakaiらは，その半数は大葉性肺炎パターンまたは気管支肺炎パターンであったが，残りの半数は広範なすりガラス陰影の内部に斑状陰影を呈していたと報告している[7]．前者であれば他の肺炎パターンと同様に特異性の高い所見は得られないが，後者のすりガラス陰影が主体である所見であれば，その特異度は比較的高く，臨床的に疑う場合に診断率を高める可能性がある（図3）．胸水は約半数に認められるが，診断的有用性は低い[8]．

B 気管支肺炎

① 肺炎マイコプラズマ

　CAPの原因微生物として上位を占める．レジオネラ肺炎と同様，β-ラクタム系薬が無効な肺炎として本菌を鑑別する意義は高い．かつてはすりガラス陰影を呈する疾患として記述されることが多かったが，HRCTが普及した現在，感染機序を背景に以下のような所見がみられる．肺炎マイコプラズマは気道の線毛に感染するため，感染初期には気管支壁の肥厚や小葉中心性の小粒状影が形成され[4,9]，それらが徐々に融合することで浸潤

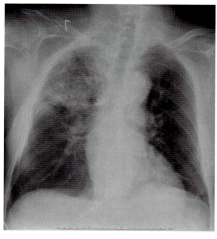
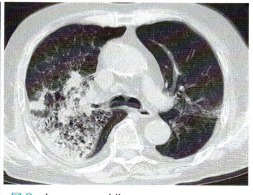

図3 L. pneumophila
肺葉内のすりガラス陰影に，斑状影や胸膜直下の浸潤影を認める．

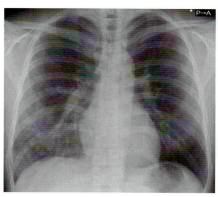
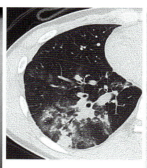
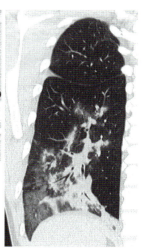

図4 肺炎マイコプラズマ
気管支壁の肥厚や小葉中心性の小粒状影が形成され，融合して浸潤影を呈している．周囲にはすりガラス陰影も伴う．

影を呈する．すりガラス陰影は宿主の免疫反応とも考えられており，Th2優位の反応を示す宿主では広範なすりガラス陰影を呈しやすいことが報告されている[10]．若年者で頑固な咳嗽があり，聴診所見が乏しいといった臨床所見から非定型肺炎を疑った場合，気管支周囲の病変を中心とした上記所見の混在が診断確率を上げる可能性がある（図4）．

2 インフルエンザ菌

　CAPの原因細菌として肺炎球菌に次いで重要である．画像所見としては大葉性肺炎パターンと気管支肺炎パターンの割合はほぼ同程度であり，特異的な所見は報告されておらず[11]，画像から本菌を推察することは不可能である（図5，6）．

3 黄色ブドウ球菌

　MRSAを含め院内肺炎で問題となる原因微生物である．40％が両側性の小葉中心性粒状影やtree-in-bud appearanceを認め，陰影は下葉や背側に分布しやすい[4,12,13]．これらの所見は誤嚥性肺炎の画像所見に矛盾しないため，重力方向の気管支肺炎パターンを呈した場合，誤嚥性肺炎の原因菌として本菌の関与も考慮する必要がある[14]（図7）．また，15〜30％に膿瘍を形成することから[13,15]，膿瘍を併発している場合は本菌を考慮するが，嫌気性菌も原因菌としてあげられる．嫌気性菌については後述するが，画像所見から本菌と

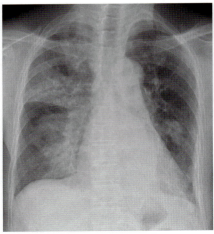
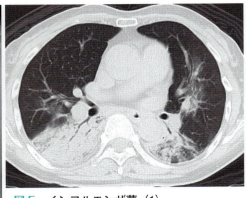

図5 インフルエンザ菌（1）
右 S^6 を中心に air-bronchogram を伴う浸潤影を認める.

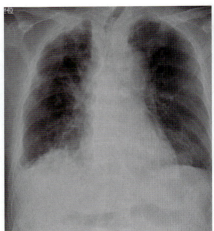
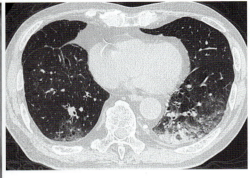

図6 インフルエンザ菌（2）
気管支壁の肥厚や小葉中心性の小粒状影が形成され，周囲には一部すりガラス陰影も伴う.

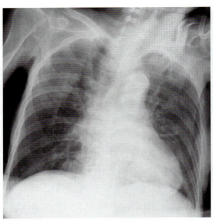
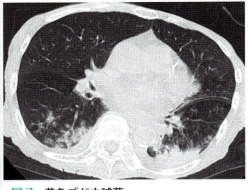

図7 黄色ブドウ球菌
両側下葉背側に，気管支壁の肥厚や気管支周囲のすりガラス陰影や浸潤影を認める.

嫌気性菌を鑑別することは困難である．また，両菌とも膿胸の原因菌として知られている．本菌は口腔内常在菌であることから，喀痰採取時のコンタミネーションの可能性についても注意が必要である．

④ モラクセラ・カタラーリス

モラクセラ・カタラーリス *M. catarrhalis* は気管支肺炎パターンを呈し，COPD 増悪に影響を及ぼす菌種として注目されている．Okada らの報告によると，気管支壁肥厚（78％），小葉中心性粒状影（73％）のほか，すりガラス陰影（91％）および浸潤影（49％）がみられた[16]．本菌に特異的な所見はなく，画像から鑑別することは困難である．

⑤ 緑膿菌

HAP の原因微生物として多剤耐性緑膿菌を含め問題となる．気管支肺炎パターンを呈しやすく，誤嚥性肺炎の原因菌にもなりうる[14]．気管支拡張症や COPD，嚢胞性線維症の患者の気道に常在することも少なくない．小葉中心性結節や tree-in-bud appearance を呈しやすい[17]．約 20％に膿瘍形成がみられるが，緑膿菌に特異的な所見は存在しない[18]．基礎となる気管支拡張症の所見や重力方向に分布する気管支肺炎パターンから疑うが，画像から本菌を鑑別することは不可能である（図8）．

⑥ 大腸菌

大腸菌 *Escherichia coli* は衰弱した患者や認知症患者の誤嚥性肺炎の原因微生物として知られる．誤嚥性肺炎を疑う病歴および重力方向の気管支肺炎パターンがある場合，大腸菌が原因菌となることを考慮するが，本菌に特異的な所見はない[19]（図9）．

⑦ 嫌気性菌

バクテロイデス *Bacteroides* 属，フソバクテリウム *Fusobacterium* 属，プレボテラ属（*Prevotella intermedia*），ペプトストレプトコックス *Peptostreptococcus* 属などの嫌気性菌は HAP の約 30％に影響していると考えられている．口腔内常在菌や腸管から逆流した細菌を誤嚥することで肺炎をきたす．20～60％に膿瘍形成がみられ，さらに約半数に胸水や膿胸を伴う[4]．誤嚥を主な機序とするため気管支肺炎パターンとなるが，他の誤嚥性肺炎の原因菌と同様，画像による診断的価値は低い[14]．しかしながら，膿瘍形成や膿胸を疑う画像所見は嫌気性菌や黄色ブドウ球菌に対して診断に

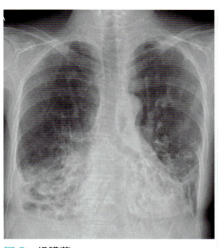
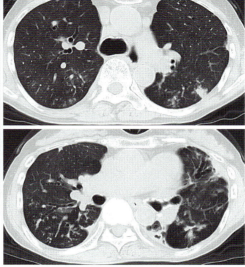

図8　緑膿菌
気管支が拡張しており，その周囲に小葉中心性結節や tree-in-bud appearance，一部浸潤影を認める．

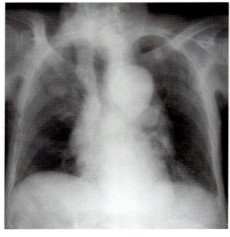
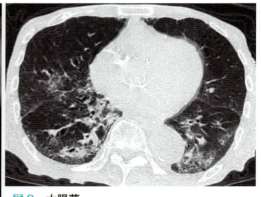

図9 大腸菌
両側下葉背側を中心に，気管支壁の肥厚や気管支周囲のすりガラス陰影または浸潤影を認める．

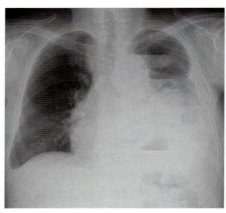
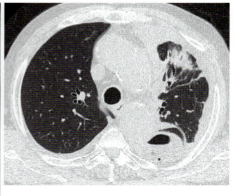

図10 嫌気性菌（*P. intermedia*）
中葉に気管支血管束の肥厚および浸潤影があり，左下葉背側には meniscus sign のある膿瘍を認める．気管支洗浄液から *P. intermedia* が検出された．

寄与する可能性がある（図10）．

C 特徴的所見を有する肺炎

1 結核菌

わが国はいまだ結核中蔓延国に分類されており，高齢者を中心に新規登録患者数は下がり止まっている．高齢者の多い地域においても医療機関へのアクセスが改善されつつある今日，患者の受診の遅れよりも受診後の発見の遅れが問題となっている[20]．肺結核の典型的画像所見は，一次結核では分布の優位性はなく，縦隔リンパ節腫脹（10～30％），浸潤影（90％），胸水（30～40％）が主な所見である[4]．臨床的に遭遇する機会が多いのは二次結核であり，高齢者や免疫不全患者などの細胞性免疫が低下した成人においてみられる．肺尖部や S^6 など換気血流比の高い部位に優位にみられ，空洞形成（60～70％），tree-in-bud appearance（70～80％），小葉中心性粒状影（90～95％），結節（60～70％），縦隔リンパ節腫脹（5～10％），胸水（20～30％）が典型的な所見である（図11）．

これらの所見は，肺結核の病理学的特徴である乾酪性肉芽種（粒状影），乾酪壊死物質の充満（tree-in-bud appearance），菌や壊死物質の排出（空洞）で説明される．また，非典型的な画像所見を呈することも少なくない．特に高齢者は誤嚥性肺炎を繰り返すことがあるため，難治性の肺炎と判断し

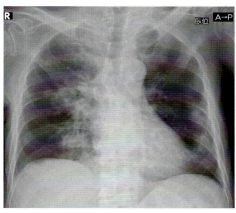
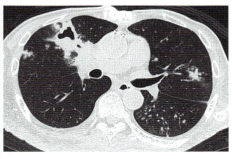

図11 結核菌
空洞影，周囲に小粒状陰影を伴う結節陰影，tree-in-bud appearance の混在を認める．

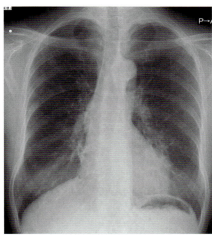
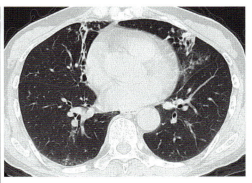

図12 非結核性抗酸菌
中葉および舌区に気管支拡張および周囲の粒状陰影，すりガラス陰影を認める．

ているなかに肺結核が見逃されている，ないしは診断が遅れる例が散見される[21]．日本呼吸器学会の「成人肺炎診療ガイドライン2017」では，経口のレスピラトリーキノロンを用いる場合，結核をカバーしていないトスフロキサシンの使用を勧めている[22]．しかしながら，一般的な誤嚥性肺炎の原因菌と結核菌が混合感染している場合もあり，高齢者の肺炎をみた場合には結核の関与も疑い喀痰の抗酸菌検査を検討する必要がある[23]．臨床では典型的な所見を見逃さないことは必定であるが，非典型的な所見を呈することも常に念頭におく必要がある．

② 非結核性抗酸菌

非結核性抗酸菌（NTM）症の多くを占めるMAC（*M. avium* complex）は，肺気腫を基礎とした病態に感染する型と中年女性の中葉舌区に感染する型がある．近年は後者が増加しており，tree-in-bud appearance，気管支拡張，気管支周囲の粒状結節陰影が主な画像所見であり，ときに空洞も併存する[24,25]．気管支拡張症と診断し，クラリスロマイシンの単剤での少量長期療法が行われる例が散見されるが，MACに対しクラリスロマイシンの単剤投与が行われると，数ヵ月でクラリスロマイシンへの耐性化が生じ，著しく予後が不良となる[26,27]．そのため，安易に治療を開始する前に本症を積極的に疑う必要がある．空洞病変や散布陰影のみでは肺結核と鑑別が困難であるが，気管支拡張所見は比較的肺結核よりも本症を疑う根拠となりうる[28,29]（図12）．ただし，気管支拡張症が存在する場合，先述のように緑膿菌の混合感染もしばしばみられるので混合感染も含め

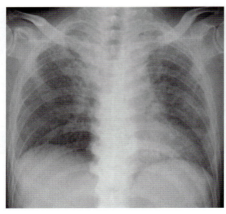
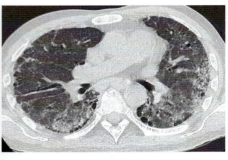

図13 *P. jirovecii*
びまん性のすりガラス陰影を認める.

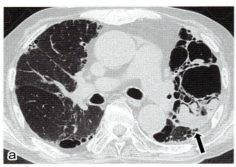
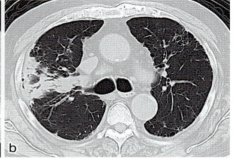

図14 アスペルギルス属によるアスペルギローマ
a：左気腫性変化の内部に菌塊を認め，気腔と菌塊との間に meniscus sign（矢印）がみられる.
b：右上葉に空洞および気管支壁肥厚を伴う浸潤影を認める.

て検索が必要である．

③ ニューモシスチス・イロベチイ

　ニューモシスチス・イロベチイ *P. jirovecii* は，免疫抑制状態におけるすりガラス陰影が特徴であり，比較的特異度が高い．すりガラス陰影は，菌体によって引き起こされるサーファクタントやフィブリンの増加が肺胞腔に充満するためと考えられている[4]．10～30％にチェックバルブ機序による薄壁空洞を伴う[30]．HIV 感染症やステロイドや，免疫抑制薬長期治療中の患者において，びまん性のすりガラス陰影があれば本疾患の確率が高まる（図13）．

④ サイトメガロウイルス

　P. jirovecii とともに免疫抑制状態において広範なすりガラス陰影を呈する病原微生物である．*P. jirovecii* と鑑別する所見は，サイトメガロウイルスではすりガラス陰影の中に散在する気管支周囲の小粒状陰影を認める点である[31]．また，*P. jirovecii* では浸潤影は認めにくいが，サイトメガロウイルスでは浸潤影もすりガラス陰影とともに認めやすい．臨床的には *P. jirovecii* で上昇するような β-D-グルカンが上昇しない，また血中 C7-HRP の上昇といった他の検査所見も総合して診断する．

⑤ アスペルギルス属

　肺アスペルギルス症は大きく３つに分類される．1) アスペルギローマは，気腫性病変や結核罹患後の空洞性病変に感染し，壁の肥厚とともに徐々に内部の菌塊が増大する疾患である．気腔あるいは空洞と菌塊で形成する meniscus sign は本症に特異性が高い（図14）．2) アレルギー性気

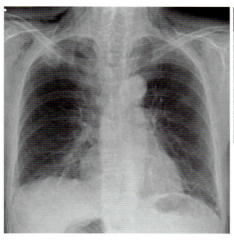
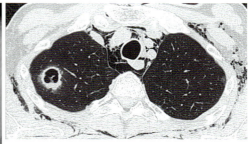

図 15 アスペルギルス属による侵襲性アスペルギルス症
皮膚筋炎にてステロイド長期内服患者．右肺尖部に空洞を伴う結節陰影を認める．周囲にはすりガラス陰影が指摘できる（halo sign）．本例では縦隔気腫および皮下気腫を伴っている．

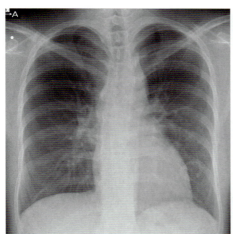
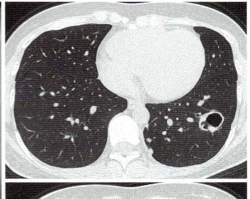
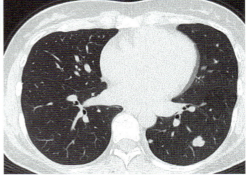

図 16 クリプトコックス属
左下葉の空洞陰影および結節陰影を散見する．

管支肺アスペルギルス症は，難治性の喘息があり画像上気管支拡張およびY字状分岐状陰影（粘液栓），gloved-finger sign を認める場合に疑う．3) 侵襲性肺アスペルギルス症は，通常免疫抑制状態に生じ，アスペルギローマから拡大する場合と新たな結節陰影や浸潤影を初期病変とする場合がある．前者はアスペルギローマを確認できれば比較的判断しやすいが，後者の場合通常の細菌性肺炎による病変と鑑別がときとして困難である．Tree-in-bud appearance や周囲の肺組織での出血を反映した浸潤影周囲のすりガラス陰影（CT-halo sign）が鑑別点としてあげられる[4]（図 15）．

6 クリプトコックス属

本菌による肺炎は，免疫不全者のみならず健常者においても，ハトなどの鳥類の糞や土壌から飛

散した菌を吸入することで生じうる．1/3の症例では無症状である．典型的には1〜5cmの単発もしくは多発の結節陰影であり，10〜15％に空洞を伴う[32,33]（図16）．

以上，呼吸器感染症の主な原因微生物の画像の特徴について，集積された報告をもとに記述した．冒頭にも述べたように，画像所見は，呼吸器感染症の診断において病原微生物の診断率を上げるエビデンスは存在しない．HRCTもあくまで感染性と非感染性の鑑別に有用であって，個々の病原微生物の診断までは不可能であると報告された．しかしながら，近年の各病原微生物における所見の蓄積結果を俯瞰すると，以下の考え方は実臨床において比較的有用性があると考える．

1）病歴，臨床所見からレジオネラ肺炎を疑う場合，比較的広範なすりガラス陰影を主体とした斑状影があれば診断確率が上がる．

2）気管支肺炎パターンが主体で，周囲にすりガラス陰影や浸潤影を伴う場合，マイコプラズマ肺炎に矛盾しない．

3）重力方向の気管支肺炎パターンは誤嚥性肺炎の可能性を考慮し，黄色ブドウ球菌，大腸菌，嫌気性菌，肺炎桿菌などを想定する．

4）膿瘍形成を疑う所見があれば，黄色ブドウ球菌や嫌気性菌を疑う．

5）免疫抑制状態ですりガラス陰影があれば，*P. jirovecii*やサイトメガロウイルスを疑う．小粒状陰影や浸潤影を伴っていれば，サイトメガロウイルスの可能性が高い．

6）肺結核では非典型的な所見もあるため，高齢者などリスクの高い患者の肺炎では常に念頭におく．

宿主の免疫能によっても陰影は変化しうる．特にAIDS患者や化学療法中であるなど，著明に免疫が抑制されている状態においては，上記のような典型的所見は得られにくい．Tomiyamaらが行った読影試験の報告[1]から18年が経過し，その間，各病原微生物の画像所見が集積されてきた．ここで記載したような最新の病原微生物ごとの画像所見をもとにして，読影のトレーニングを行った臨床医または放射線科医が，どれほど病原

微生物を正確に推察できるか大規模な読影試験が望まれる．しかしながら，菌種ごとに所見が重複することや宿主の免疫能によって変化しうることを考慮すると，あくまで画像所見は診断の補助的役割を超えることはないと考える．

謝辞：胸部画像収集にあたり，当講座の宇佐川佑子先生，松本紘幸先生，本城心先生，渡邉絵里奈先生，皆尺寺いずみ先生にご協力頂いた．

文 献

1) Tomiyama N, Muller NL, Johkoh T et al：Acute parenchymal lung disease in immunocompetent patients：diagnostic accuracy of high-resolution CT. Am J Roentgenol **174**：1745-1750, 2000

2) Tanaka N, Emoto T, Suda H et al：Community-acquired pneumonia：a correlative study between chest radiographic and HRCT findings. Jpn J Radiol **33**：317-328, 2015

3) Levy M, Dromer F, Brion N et al：Community-acquired pneumonia—importance of initial noninvasive bacteriologic and radiographic investigations. Chest **93**：43-48, 1988

4) Muller NL, Franquest T, Lee KS：Imaging of Pulmonary Infections, Wolters Kluwer, 2006

5) Komiya K, Ishii H, Umeki K et al：Computed tomography findings of aspiration pneumonia in 53 patients. Geriatr Gerontol Int **13**：580-585, 2013

6) 岡田文人，安東ゆみ子，森　宣：市中肺炎 肺炎と非感染性疾患．画像診断 **34**：s98-s101, 2014

7) Sakai F, Tokuda H, Goto H et al：Computed tomographic features of *Legionella pneumophila* pneumonia in 38 cases. J Comput Assist Tomogr **31**：125-131, 2007

8) Kirby BD, Snyder KM, Meyer RD et al：Legionnaires' disease：report of sixty-five nosocomially acquired cases of review of the literature. Medicine **59**：188-205, 1980

9) He J, Liu M, Ye Z et al：Insights into the pathogenesis of *Mycoplasma pneumoniae* (Review). Mol Med Rep **14**：4030-4036, 2016

10) Tanaka H, Koba H, Honma S et al：Relationships between radiological pattern and cell-mediated immune response in *Mycoplasma pneumoniae* pneumonia. Eur Respir J **9**：669-672, 1996

11) Moine P, Vercken JB, Chevret S et al：Severe community-acquired pneumonia. Etiology, epidemiology, and prognosis factors. French Study Group for Community-Acquired Pneumonia in the Intensive Care Unit. Chest **105**：1487-1495, 1994

12) Reittner P, Ward S, Heyneman L et al：Pneumonia：high-resolution CT findings in 114 patients. Eur

Radiol **13**：515-521, 2003

13）Macfarlane J, Rose D：Radiographic features of staphylococcal pneumonia in adults and children. Thorax **51**：539-540, 1996

14）Komiya K, Ishii H, Umeki K et al：Impact of aspiration pneumonia in patients with community-acquired pneumonia and healthcare-associated pneumonia：a multicenter retrospective cohort study. Respirology **18**：514-521, 2013

15）Kaye MG, Fox MJ, Bartlett JG et al：The clinical spectrum of *Staphylococcus aureus* pulmonary infection. Chest **97**：788-792, 1990

16）Okada F, Ando Y, Nakayama T et al：Pulmonary thin-section CT findings in acute *Moraxella catarrhalis* pulmonary infection. Br J Radiol **84**：1109-1114, 2011

17）Okada F, Ono A, Ando Y et al：Thin-section CT findings in *Pseudomonas aeruginosa* pulmonary infection. Br J Radiol **85**：1533-1538, 2012

18）Winer-Muram HT, Jennings SG, Wunderink RG et al：Ventilator-associated *Pseudomonas aeruginosa* pneumonia：radiographic findings. Radiology **195**：247-252, 1995

19）Jaffey PB, English PW 2nd, Campbell GA et al：*Escherichia coli* lobar pneumonia：fatal infection in a patient with mental retardation. South Med J **89**：628-630, 1996

20）Tamura A, Higaki N, Kusaka K et al：Doctor's delay in endobronchial tuberculosis. Kekkaku [Tuberculosis] **88**：9-13, 2013

21）Nakao M, Sone K, Kagawa Y et al：Diagnostic delay of pulmonary tuberculosis in patients with acute respiratory distress syndrome associated with aspiration pneumonia：two case reports and a mini-review from Japan. Exp Ther Med **12**：835-839, 2016

22）日本呼吸器学会：成人肺炎診療ガイドライン 2017, 2017

23）Fujishima N, Komiya K, Mutsunaga N et al：A pitfall of treatment with tosufloxacin for pneumonia that might be lung tuberculosis. Intern Med (in press)

24）Kadota JI, Kurashima A, Suzuki K：The clinical efficacy of a clarithromycin-based regimen for *Mycobacterium avium* complex disease：a nationwide post-marketing study. J Infect Chemother **23**：293-300, 2017

25）Hocqueloux L, Lesprit P, Herrmann JL et al：Pulmonary *Mycobacterium avium* complex disease without dissemination in HIV-infected patients. Chest **113**：542-548, 1998

26）Kadota T, Matsui H, Hirose T et al：Analysis of drug treatment outcome in clarithromycin-resistant *Mycobacterium avium* complex lung disease. BMC Infect Dis **16**：31, 2016

27）Komiya K, Kurashima A, Ihi T et al：Long-term, low-dose erythromycin monotherapy for *Mycobacterium avium* complex lung disease：a propensity score analysis. Int J Antimicrob Agents **44**：131-135, 2014

28）Maekawa K, Ito Y, Oga T et al：High-resolution computed tomography and health-related quality of life in *Mycobacterium avium* complex disease. Int J Tuberc Lung Dis **17**：829-835, 2013

29）Maiz L, Giron R, Olveira C et al：Prevalence and factors associated with nontuberculous mycobacteria in non-cystic fibrosis bronchiectasis：a multicenter observational study. BMC Infect Dis **16**：437, 2016

30）Boiselle PM, Crans CA, Jr., Kaplan MA et al：The changing face of *Pneumocystis carinii* pneumonia in AIDS patients. Am J Roentgenol **172**：1301-1309, 1999

31）Franquet T, Lee KS, Muller NL：Thin-section CT findings in 32 immunocompromised patients with cytomegalovirus pneumonia who do not have AIDS. Am J Roentgenol **181**：1059-1063, 2003

32）Fox DL, Muller NL et al：Pulmonary cryptococcosis in immunocompetent patients：CT findings in 12 patients. Am J Roentgenol **185**：622-626, 2005

33）Murayama S, Sakai S, Soeda H et al：Pulmonary cryptococcosis in immunocompetent patients：HRCT characteristics. Clinical Imaging **28**：191-195, 2004

III. 呼吸器感染症治療の概要

Ⅲ. 呼吸器感染症治療の概要

1. 呼吸器感染症治療の概要
——抗菌薬を中心に

本項目のポイント

- 上気道感染症のほとんどと，肺炎を除く急性下気道感染症は自然治癒するため，抗菌薬の適応は少ない．
- 肺炎マイコプラズマと百日咳菌による気管支炎では，治療と同時に他の人への感染を予防する目的でも抗菌薬の適応となる．
- 初期抗菌薬は，抗菌薬の特性と抗菌スペクトラムを熟知し，患者の病態を考慮してエンピリックに選択する．
- 抗菌薬の投与前に検体を採取し，細菌学的検査を行う．
- 細菌検査の結果が判明したら，エンピリック治療から標的治療に切り替える．

A 呼吸器感染症と抗菌薬の適応

1 呼吸器感染症の種類と抗菌薬の適応

呼吸器感染症は，解剖学的に中耳炎，副鼻腔炎，咽頭炎，扁桃腺炎，喉頭蓋炎，喉頭炎，気管支炎，肺炎，胸膜炎などに分けられる（図1）．このうち，喉頭より上部に起こる感染症を上気道感染症と定義し，気管，気管支より末梢に起こる感染症を下気道感染症と定義すると，一般的に上気道感染症はウイルス性が主であり，また細菌性であっても自然治癒することが多いため，抗菌薬の適応は少なく対症的治療が行われる．

下気道感染症のうち，気管・気管支炎は自然治癒傾向が強く，抗菌薬の絶対的適応にはならない．気管支炎のうち，COPDなどに伴う慢性気道感染症の急性増悪では細菌感染が原因となることも多いため，抗菌薬の適応となる．肺炎，胸膜炎は，全身性の炎症症候群である敗血症に進展す

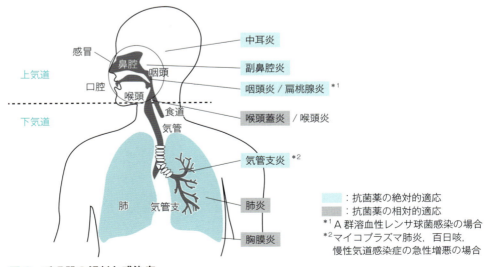

図1 呼吸器の解剖と感染症

る可能性もあるため，抗菌薬の絶対的な適応となる．肺結核も，治療しなければ予後不良であることと，他者への感染伝播防止のために抗結核薬の絶対的適応となる．ただし，肺炎以外でも以下のような場合は抗菌薬の適応となる．A群溶血性レンサ球菌 *S. pyogenes* による小児の咽頭炎は，現在のわが国では頻度が減っているものの続発するリウマチ熱や急性糸球体腎炎などの併発疾患（病巣感染：身体の一部に炎症があり，それ自体の症状は軽いが，これが原因となって他の臓器に反応性の病変を作ること）の予防として，また気管支炎でも肺炎マイコプラズマ *M. pneumoniae* と百日咳菌 *B. pertussis* に対しては，他者への感染伝播を防止する感染対策の観点から抗菌薬の適応となる．喉頭蓋炎は致死的な経過をたどるために，入院のうえ，気道の確保が優先され，抗菌薬の治療も絶対的な適応となる．これらの感染症の外来治療と抗菌薬の適応について，図1および表1に示す．

また，近年，医療の高度化による易感染宿主の増加や，高齢者，特に老衰やがんなどの疾患末期の人生の最終段階の宿主に起こった肺炎に対しては，一般の肺炎とは異なる対応が必要である．易感染宿主に起こる肺炎では，特殊な微生物が原因となることも多くかつ予後も不良であるため，原因微生物を推定し，迅速な診断と治療が必要である．一方，人生の最終段階の患者に起こった肺炎では，QOLと個人の意思を尊重した抗菌薬の選択を行うことが推奨されている[1]．

② 呼吸器感染症の原因微生物

ここでは，主に抗菌薬治療の適応となる細菌性感染症について述べる．肺炎球菌 *S. pneumoniae*，インフルエンザ菌 *H. influenzae* が呼吸器感染症ではもっとも主要な原因菌となる．上気道感染症ではこれらにモラクセラ・カタラーリス *M. catarrhalis* が続き，下気道感染症では，さらに黄色ブドウ球菌 *S. aureus*，肺炎桿菌 *K. pneumoniae* などが加わる．喉頭蓋炎は特殊で，原因微生物としては，インフルエンザ菌b型（Hib）がもっとも多い．これらの細菌は Gram 染色による観察だけでも鑑別が可能である（表2）（☞第Ⅱ章も参照）．高齢者や人工呼吸器関連肺炎（VAP）では，口腔内細菌や嫌気性菌も原因菌となる．細菌性ではあるが，β-ラクタム系薬が臨床的に無効な，肺炎マイコプラズマ，オウム病クラミドフィラ *Chlamydophila psittaci*，肺炎クラミドフィラ *C. pneumoniae*，レジオネラ *Legionella* 属などの異型病原微生物（atypical pathogen）も原因となる．

外界と通じる呼吸器は常に微生物に汚染されているため，感染症の病原微生物を確定診断することは困難である．

③ 抗菌薬治療の基本的な考え方

a. 抗菌薬の選択と検査のプロセス

呼吸器感染症の治療では，抗菌薬の投与は限られた病態に対してのみ適応であり，特殊な感染症やCOPD増悪を除き，上気道感染症や気管支感染症では抗菌薬投与の適応とならない．そこで，ここでは肺炎の治療を中心に抗菌薬治療の概要を述べることとする．

感染症の治療は，原因微生物の分離，同定を確認した後に行うのではなく，初期治療として，宿主の状態や病態から原因菌を推定し，経験的（エンピリック）に抗菌薬を選択し治療を開始する．エンピリック治療に際しては，抗菌薬投与前に臨

表1 抗菌薬の適応（外来）

		菌	抗菌薬
上気道感染症	中耳炎	肺炎球菌，インフルエンザ菌，モラクセラ・カタラーリス	ペニシリン系薬
	急性副鼻腔炎	肺炎球菌，インフルエンザ菌，モラクセラ・カタラーリス	β-ラクタマーゼ阻害薬/ペニシリン系薬配合薬
	A群溶血性レンサ球菌咽頭炎	A群溶血性レンサ球菌	ペニシリン系薬
下気道感染症	感冒合併気管支炎	ウイルス	抗菌薬の適応はない
	急性気管支炎	肺炎マイコプラズマ，百日咳菌	マクロライド系薬
	慢性気道感染症の急性増悪	肺炎球菌，インフルエンザ菌，モラクセラ・カタラーリス	β-ラクタマーゼ阻害薬/ペニシリン系薬配合薬，高齢者や中等症ではニューキノロン系薬

表2 呼吸器感染症の原因菌のGram染色所見

菌名	Gram染色の形態	特徴
肺炎球菌		透明な莢膜を伴うGram陽性二連球菌（双球菌）．正円ではなく楕円形（ランセット型）の球菌である．
インフルエンザ菌		小型のGram陰性球桿菌．球菌のように見えるが必ず桿菌が存在する．数も多く，砂粒のようにびまん性にみられる．
黄色ブドウ球菌		大きめの正円のGram陽性球菌．レンサ球菌とは明らかに大きさが異なるため，鑑別しやすい．
肺炎桿菌		大型のGram陰性桿菌．周囲に透明の広い莢膜を伴う．
緑膿菌		小型のGram陰性桿菌．肺炎桿菌や大腸菌に比べてスリムな菌体が特徴である．ときに着色した莢膜を伴う．

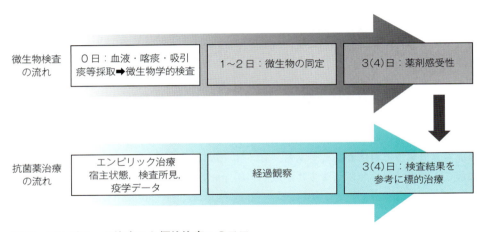

図2 エンピリック治療から標的治療へのフロー

床検体を採取し，細菌学的検査に提出した後，治療を開始する．近年は肺炎球菌やレジオネラ属の尿中抗原，肺炎マイコプラズマの抗体検査，PCR法やLAMP法などの遺伝子検査など，諸種の迅速診断法が開発されている．疑っている原因微生物が迅速診断の対象であれば，迅速診断を行う．通常は，細菌学的な培養結果を並行して行い，3〜4日後に，臨床症状の推移と合わせて開始した抗菌薬の変更や続行を決定する．図2にこれらのフローを示す．

b. 標的治療とエンピリック治療

抗菌薬の選択は，原因微生物の推定・同定，薬剤感受性結果の判明に合わせ，段階的に行う．原因微生物に関する細菌学的検査の結果が不明の場合，患者の年齢や基礎病態などの疫学的なデータ，および症状や検査所見から原因となっている微生物を推定し，抗菌薬のスペクトラム（図3）と地域のアンチバイオグラムを考慮して抗菌薬を選択するエンピリック治療を行う．この段階でGram染色や尿中抗原などの迅速診断を導入すると，適切な抗菌薬の選択が可能となる．原因菌が判明し，薬剤感受性検査の結果がわかった場合には，その結果に合わせて抗菌薬を選択する標的治療を行う．

エンピリック治療では，軽症から中等症の患者に対しては疫学的情報と臨床症状や身体所見か

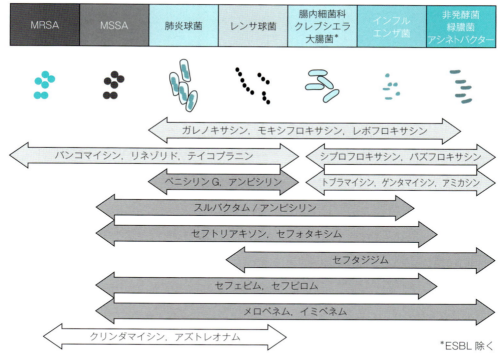

図3 抗菌薬の抗菌スペクトラム

ら，頻度の高い病原微生物を対象として抗菌薬を選択する．重症例で薬剤耐性菌が想定されるときには，想定される微生物をできるだけ広くカバーするような抗菌薬を選択する．このときに，Gram染色や尿中抗原などの迅速診断法で原因微生物が推測できれば，より絞り込んだ適正抗菌薬の選択が可能となる．推定された菌種別の抗菌スペクトラムとアンチバイオグラムを参考に選択を行う．細菌培養の結果から薬剤感受性検査の結果が判明した場合には，その結果に合わせてより適切な抗菌薬を選択する標的治療を行う．このような抗菌薬の切り替えをde-escalationと呼ぶ．この場合，薬剤感受性と体内動態，副作用などを考慮して，原則として狭域な抗菌薬を十分量選択する．

迅速診断法にて原因微生物を推定可能であるが，同定や薬剤感受性検査が不明の段階では，地域や施設のアンチバイオグラムを参考に抗菌薬を選択する．その後，細菌学的検査によって，菌種名が同定され，薬剤感受性検査結果が判明した場合には，その結果を参考として，抗菌薬の続行，変更を行う（図4）．

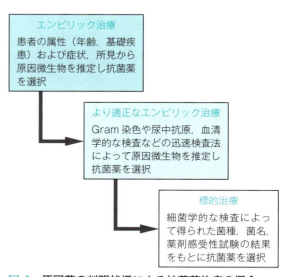

図4 原因菌の判明状況による抗菌薬治療の概念
〔日本呼吸器学会：成人肺炎診療ガイドライン2017, p.6より許諾を得て一部改変し転載〕

c. Escalation治療とde-escalation治療の考え方（図5）

De-escalation治療とは，アメリカ胸部疾患学会とアメリカ感染症学会（ATS/IDSA）による医療ケ

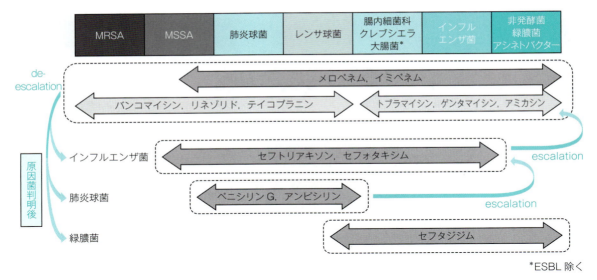

図5 Escalation 治療と de-escalation 治療の例

ア関連肺炎ガイドライン[2]のなかで示された抗菌薬の投与戦略である．ガイドラインでは，多剤耐性菌のリスク因子がある場合あるいは5日間以上入院した患者の晩期発症院内肺炎に対しては，初期治療として広域の抗菌薬を投与し，その後早期に臨床症状と細菌学的培養結果をもとに，不要と判断される抗菌薬を中止することを推奨している．これに対してescalation治療とは，狭域の抗菌薬からはじめて，病態の改善がみられない場合に，抗菌薬のスペクトラムを広げていく方法である．

一般的には，病態が重篤な場合や薬剤耐性菌が疑われる場合にはde-escalation治療を，病態が軽症で，基礎疾患もない場合で，かつ薬剤耐性菌が疑われない場合にはescalation治療を選択する．これは，軽症の場合には，抗菌薬選択が不適切であっても，予後への影響は少ないためであり，広域の抗菌薬を選択することによる薬剤耐性菌の増加を抑制するためでもある．

d. De-escalation 治療実施のための検査

院内肺炎（HAP）は基礎疾患，年齢，抗菌薬使用の既往の有無，院内感染防止対策の水準など多様な背景因子によってさまざまな微生物が原因となる．市中肺炎（CAP）は，年齢や基礎疾患などの患者背景に応じて原因となる微生物に一定の傾向が認められるため，エンピリック治療の類型化が容易である．これに対して，多様な因子によっ

表3 下気道由来検体の侵襲的採取法と定量培養による別有意菌数

検査方法	診断クライテリア	感度／特異度
気管内吸引	10^6 cfu/mL<	76±9% 75±28%
BALF （気管支肺胞洗浄液）	10^4 or 10^5 cfu/mL<	73±18% 82±19%
PSB (protected specimen brush)*	10^3 cfu/mL<	66±19% 90±15%

*被覆された検体採集用ブラシ
〔American Thoracic Society and Infectious Diseases Society of America : Guidelines for the management of adults with hospital-acquired, ventilator-associated, and healthcare-associated pneumonia. Am J Respir Crit Care Med **171** : 399-400, 2005 より引用〕

て修飾されることの多いHAPは類型化がむずかしく，原因微生物の推測や，たとえ細菌が分離されたとしても定着菌かどうかの鑑別も困難である．

2005年に出されたATS/IDSAの医療ケア関連肺炎ガイドライン[2]では，原因菌を同定するために，気管支鏡を用いるなどした侵襲的な方法による定量培養検査を行うことを推奨していた（表3）．このような推奨は，わが国の現状と大きく乖離している．その理由は，ATS/IDSAのガイドラインの解析対象はVAPで行われているため，侵襲的検査が容易であるのに対して，わが国では，侵襲的検査を行うことは少なく，また，定量

1. 呼吸器感染症治療の概要 — 抗菌薬を中心に　101

表4　ATS/IDSA 院内肺炎ガイドライン（2016）における原因菌決定のための検査法に関するクリニカルクエスチョンと推奨

クリニカルクエスチョン	推奨
Ⅰ．VAP を疑う患者の治療は定量培養を用いた侵襲的検体採取，定量培養を用いた非侵襲的検査，半定量培養を用いた非侵襲的検体採取のいずれに基づいて行うべきか	☞半定量培養を用いた非侵襲的な検体採取法を，定量培養を用いた侵襲的検体採取法や非侵襲的検体採取法よりも推奨する
Ⅱ．定量培養を用いた侵襲的検査の細菌学的検査が行われた場合，閾値以下（PSB 検体<10^3，BAL<10^4cfu/mL）の場合，抗菌薬を継続するより，むしろ中止すべきか	☞侵襲的検体検査を実施し，定量培養を行った場合，閾値以下ならば，抗菌薬を中止することを推奨する
Ⅲ．HAP（non-VAP）を疑う患者の治療は気道検体を用いた細菌学的検査に基づいて行うべきか，エンピリックに行うべきか	☞エンピリック治療よりも，非侵襲的な検体採取法用いた細菌学的検査に基づいて行うことを推奨する

培養そのものを行える施設が少ないということなどのためである．一方，2016 年に改定された ATS/IDSA の院内肺炎ガイドライン[3] では，非侵襲的検査法による検体の採取と半定量培養を推奨している．したがって，吸引痰や，品質の高い喀痰などの非侵襲的検査法で検体を採取・培養し，培養されなかった細菌については抗菌薬を de-escalation することも検討するという方法が現実的である（表4）．

B　抗菌薬

① 抗菌薬の種類

a. 抗菌薬の作用点（標的部位）別特性

1）選択毒性

細菌にはヒトの細胞と異なる構造が存在する．このような特徴的な構造や代謝を阻害することで，ヒトの細胞に障害を与えることなく細菌の増殖を抑制したり，死滅させたりすることができる．このような作用を選択毒性と呼び，細菌に特有の構造や代謝を標的として抗菌薬が開発されてきた．ヒトの細胞と細菌の細胞構造を比較すると，細菌は核膜のない原核生物であり，染色体も複製によって合成され，タンパクを合成する器官であるリボソームの構造も異なる．細菌には動物細胞にはない細胞壁が存在する．細胞壁は，菌に一定の形（球菌や桿菌）を与えている強固な構造である（図6）．細胞壁の化学組成と構造の違いにより，Gram 陽性菌と陰性菌に分けられるが，両者に共通している組成はペプチドグリカン（peptidoglycan）である．ペプチドグリカンの量は Gram 陽性菌では細胞壁全体の 70％ほどを占め，Gram 陰性菌では数％にすぎない．Gram 染色ではこのペプチドグリカンの厚さの違いを利用して，陽性菌と陰性菌を染色性で仕分けている．ただし，肺炎マイコプラズマは細菌ではあるが，細胞壁（ペプチドグリカン）がないため，形態が一定せず多形性となり，Gram 染色では染まらない．

一方，ウイルスは宿主細胞内で分裂増殖するため，標的部位が宿主細胞内となり，選択毒性を発現することがむずかしかった．また真菌類はヒトと同じ真核生物であり，抗真菌薬の標的部位は細菌よりも選択毒性が低く，副作用が発現しやすい傾向にあった．現在は開発が進んでいるが，その開発の困難さから，抗菌薬に比べると抗ウイルス薬や抗真菌薬の開発は圧倒的に少ない．

2）抗菌薬の作用機序

抗菌薬の標的となる細菌の代表的な 3 つの細菌増殖のためのプロセスとしては，1）細胞壁合成，2）タンパク合成，3）DNA 複製，がある．抗菌薬は，これらのプロセスを選択的に阻害することで効果を発揮する．そのほかにも，葉酸合成阻害，RNA 合成阻害，細胞膜障害などの抗菌作用を有する抗菌薬がある（図7）．表5 に抗菌薬の種類と作用点，作用機序をまとめた．

抗菌薬の選択に当たっては，標的とする細菌の種類を推定・同定して，適切な抗菌薬を選択する．抗菌薬には細菌の種類によって有効なものと有効でないものとがある．この有効性の確率的傾向を「スペクトラム（スペクトル）」と呼び，抗菌薬の選択の基準とする（図3 参照）．

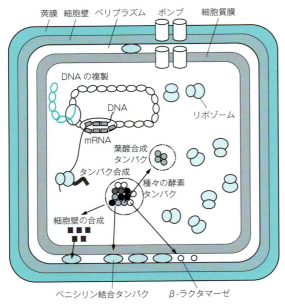

図6 細菌の構造と代謝

表5	各種抗菌薬の作用機序
作用機序	抗菌薬の系統
細胞壁合成阻害	β-ラクタム系薬(ペニシリン系薬,セフェム系薬,カルバペネム系薬,モノバクタム系薬),グリコペプチド系薬(バンコマイシン),ホスホマイシン
細胞質膜阻害	アムホテリシンB,ポリミキシンB,ダプトマイシン
タンパク合成阻害 30Sリボゾーム	テトラサイクリン系薬,アミノグリコシド系薬
タンパク合成阻害 50Sリボゾーム	マクロライド系薬,オキサゾリジノン系薬(リネゾリド)
DNA複製阻害	フルオロキノロン系薬
RNA合成阻害	リファンピシン,リファブチン
葉酸合成阻害	サルファ薬,トリメトプリム

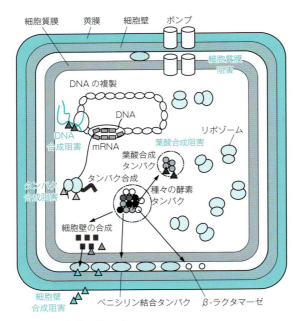

図7 抗菌薬の作用点

2 細胞壁合成阻害

細菌の細胞壁の構造は, N-アセチル-ムラミン酸(NAM)とN-アセチル-グルコサミン(NAG)の2つの糖が1つの単位として多数結合して長いペプチドグリカン鎖となり, それが平行に走っている. この鎖同士の結合を架橋と呼ぶ. それぞれのペプチドグリカンの層は, 4つのアミノ酸の鎖であるテトラペプチドによって架橋されている. 架橋構造には, 黄色ブドウ球菌では5個のグリシン(glycin)が介在し, 大腸菌 E. coli ではL-リシン(L-Lys)とD-アラニン(D-Ara)が直接結合する. Gram陽性菌では, このようなペプチドグリカンの層が40層も重なっている(図8). この架橋を行う酵素がトランスペプチダーゼ(transpeptidase)である.

a. β-ラクタム系薬の分類(表6)

β-ラクタム系薬は, β-ラクタム環を共通に有する薬剤群である(図9). β-ラクタム系薬の抗菌作用は, 細胞壁の構成成分であるペプチドグリカン合成の最終段階で, ペプチド鎖同士が結合する(架橋反応)際に働く酵素トランスペプチダーゼの阻害である. この阻害は, β-ラクタム系薬が架橋反応の基質であるペンタペプチドのC末端部分のアナログであることに起因すると考えられている. すなわち, ペニシリンはペプチドグリカン合成酵素の活性中心部分に近づくとβ-ラクタム環が開環してペプチドグリカン合成酵素の活性中心にあるセリン残基の水酸基と共有結合をして離れなくなることで, ペプチドグリカンを構成するペンタペプチドの結合を競合阻害し作用を発揮する.

ペプチドグリカン合成酵素はペニシリンと結合することから, ペニシリン結合タンパク(penicillin-

表6 各世代別セフェム系薬の名称と特徴

分類	薬物	特徴
第一世代	セファゾリン（CEZ） セファレキシン（CEX）	ペニシリナーゼに安定，セファロスポリナーゼに不安定 Gram 陽性菌，Gram 陰性菌にも効く．Gram 陽性レンサ球菌にはもっとも殺菌的に作用する．
第二世代	セフォチアム（CTM）	セファロスポリナーゼに安定，Gram 陰性菌に対する抗菌力増強，陰性桿菌にも有効
第三世代	セフォタキシム（CTX） セフォペラゾン（CPZ） セフタジジム（CAZ）	高い安定性，抗菌力増強，緑膿菌やセラチアにも有効．逆に Gram 陽性菌への抗菌力が弱くなる．髄液にも移行する．
第四世代	セフェピム（CFPM） セフォゾプラン（CZOP）	黄色ブドウ球菌や緑膿菌にも有効
カルバペネム系薬	イミペネム・シラスタチン（IPM/CS） メロペネム（MEPM） ドリペネム（DRPM）	ほとんどのβ-ラクタマーゼによる分解に抵抗性を示す．好気性，通性嫌気性 Gram 陰性菌，緑膿菌，Gram 陽性球菌，嫌気性菌までもっとも幅広い抗菌活性がみられる．

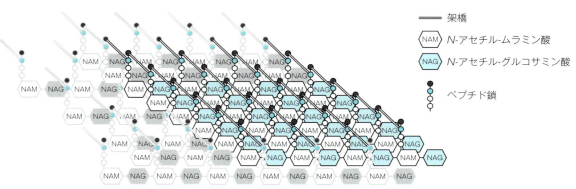

図8 細胞壁構造（Gram 陽性菌）

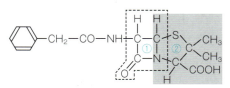

① β-ラクタム環　② チアゾリジン環

図9 ペニシリン G の構造式（点線枠内が β-ラクタム環）

binding protein：PBP）とも呼ばれる．PBP は複数種類存在し，ペプチドグリカン合成酵素（＝PBP）が阻害されると，健全な細胞壁が形成されず，細菌の分裂に伴ってその細胞壁は薄くなり，増殖が抑制される（静菌作用）．また，細菌細胞質の浸透圧は動物の体液よりも一般に高いため，細胞壁が薄くなると溶菌（破裂）を起こして死滅する（殺菌作用）．β-ラクタム系薬は，細胞壁をもたない肺炎マイコプラズマや細胞内増殖細菌であるクラミドフィラ Chlamidophila 属，リケッチア Rickettsia 属には無効である．

1）ペニシリン系薬

ペニシリン G（PCG）（図9）は，A. Freming 博士が 1929 年に青カビの一種のペニシリウム Penisillinium 属から抽出精製した．古典的ペニシリンと呼ばれ，肺炎球菌や A 群溶血性レンサ球菌などのレンサ球菌に対する殺菌性がもっとも優れているが，β-ラクタマーゼによってβ-ラクタム環が開裂し，容易に分解される（図10）．近年は PBP の変異による薬剤耐性菌が出現している（例：ペニシリン耐性肺炎球菌（PRSP））．わが国では発売されていないが，オキサシリン（MPIPC）はペニシリナーゼ産生性の黄色ブドウ球菌に対して開発された．また，同じくペニシリン系薬のメチシリンは，腎毒性のため使用されなくなった．メチシリンに耐性となった黄色ブドウ

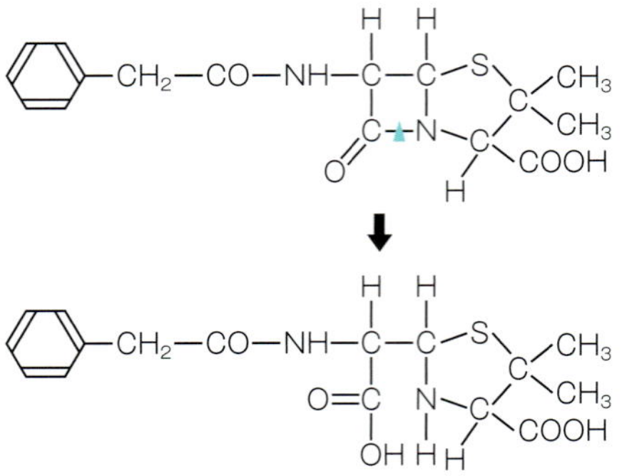

図10 β-ラクタマーゼによるペニシリンの不活化

β-ラクタマーゼによってβ-ラクタム環の▲の部分が開裂され，不活化する．

球菌がメチシリン耐性黄色ブドウ球菌（MRSA）である．

その後，アミノベンジルペニシリン（アンピシリン（ABPC））などのβ-ラクタマーゼ非産性のインフルエンザ菌，大腸菌，サルモネラ *Salmonella* 属，赤痢菌 *Shigella* 属など Gram 陰性菌にも有効なペニシリン系薬が開発された．ABPC は Gram 陽性桿菌であるリステリア *Listeria* 属にも有効である．さらに緑膿菌 *S. aeruginosa* に対しても有効なピペラシリン（PIPC）が開発された．これらのペニシリン系薬とβ-ラクタマーゼ阻害薬との配合薬であるスルバクタム・アンピシリン（SBT/ABPC）やタゾバクタム・ピペラシリン（TAZ/PIPC）が開発され，嫌気性菌にも有効な抗菌薬として，現在でも呼吸器感染症をはじめとして，広範に使用されている．

2）セフェム系薬

ペニシリン系薬の普及によって，大腸菌や肺炎桿菌などのβ-ラクタマーゼを産生する Gram 陰性菌感染症が問題となり，これらに対応すべく，β-ラクタマーゼに強い抗菌薬が開発されるようになった．セフェム系薬は，基本的にペニシリン系薬と同様にβ-ラクタム環を有するため，β-ラクタム系薬である．ペプチドグリカンの架橋形成を阻害して抗菌活性を発揮する（**表6**）．

第一世代セフェム系薬：ブドウ球菌やレンサ球菌などの Gram 陽性球菌に対する抗菌活性が強いが，ほとんどの Gram 陰性菌のβ-ラクタマーゼ

によって分解される．嫌気性菌には抗菌活性がないか，あっても弱い．

第二世代セフェム系薬：セファロスポリン系薬と，β-ラクタム環の水素の代わりにメトキシ基をもつセファマイシン系薬に分けられる．セファロスポリン系薬は第一世代と同様にブドウ球菌やレンサ球菌などの Gram 陽性球菌に対する抗菌活性が強いばかりでなく，好気性，通性嫌気性 Gram 陰性菌（大腸菌，肺炎桿菌，インフルエンザ菌など）にも抗菌活性を有する．セファマイシン系薬は，ブドウ球菌やレンサ球菌などの Gram 陽性球菌に対する抗菌活性は劣るがバクテロイデス・フラジリス *Bcteroides fragilis* などの嫌気性菌に抗菌活性を有する．

第三世代セフェム系薬：β-ラクタマーゼに安定しているが，誘導型 AmpC β-ラクタマーゼには分解される．第三世代セフェム系薬は，好気性，通性嫌気性 Gram 陰性菌（大腸菌，肺炎桿菌，インフルエンザ菌などに対する抗菌活性が第二世代に比較して高い．ほとんどの第三世代セフェム系薬は緑膿菌に活性がなかったが，セフタジジム（CAZ）は，抗緑膿菌活性が増強した．その一方，抗ブドウ球菌活性は低下した．第三世代には他にセフォペラゾン（CPZ）がある．セフトリアキソンは抗緑膿菌活性はないが，半減期が長く1日1回投与でもよいという簡便さが得られた．

第四世代セフェム系薬：緑膿菌などの外膜の透過性を高め，β-ラクタマーゼに抵抗性となり，ブドウ球菌にも抗菌活性を保つとともに，多くの腸内細菌科細菌に対しても抗菌活性が増強された．しかし，嫌気性菌に対しては限定的な抗菌活性しかもたない．

3）カルバペネム系薬

カルバペネム系薬は小さくて特徴的な電荷を帯びているので，Gram 陰性菌の外膜に存在する特殊なポーリンを通過でき，PBP へ結合できる．ほとんどのβ-ラクタマーゼによる分解に抵抗性を示す．好気性，通性嫌気性 Gram 陰性菌（大腸菌，肺炎桿菌，インフルエンザ菌），緑膿菌，Gram 陽性球菌，嫌気性菌までもっとも幅広い抗菌活性がみられる．

4）モノバクタム系薬

単環式のβ-ラクタムからなり，緑膿菌を含む好気性 Gram 陰性桿菌にしか抗菌活性を有さない．Gram 陽性菌，嫌気性菌には無効である．腎毒性が少なく，ペニシリンアレルギーと交差がないので安全性が高い．

b. グリコペプチド系薬（バンコマイシン，テイコプラニン）

ペプチドグリカンの前駆体のペンタペプチド構造の末端のアミノ酸であるD-アラニル-D-アラニン（D-Ala-D-Ala）部分に結合し，ペプチドグリカンの合成を阻害する（図11）．同じ細胞壁合成阻害であるが，β-ラクタム系薬と標的部位が異なるため，耐性の交差はない．Gram 陽性菌に対してのみ有効であり，Gram 陰性菌の外膜を通過できない．代表的なバンコマイシン（VCM）耐性菌にはバンコマイシン耐性腸球菌（vancomycin resistant *Enterococcus*：VRE）があり，ペンタペプチドの末端の D-Ala-D-Ala を D-Ala-D-Lac に変異させることで，VCM の標的部位の標的分子を変え，耐性となっている．この耐性遺伝子（*vanA*, *vanB*）はプラスミド性に伝達するため，少数ながら MRSA に *vanA* 遺伝子が伝達し，バンコマイシン耐性 MRSA（VRSA）となった株が報告されている．

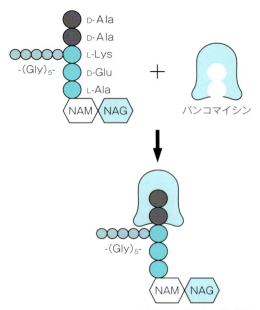

図11 バンコマイシンの抗菌作用発現の模式図
バンコマイシンは，Gram 陽性菌のペンタペプチド末端の D-アラニル-D-アラニン（D-Ala-A-ala）構造部分を標的として結合し，架橋形成を阻害することで，細胞壁の合成を阻害する．

③ タンパク合成阻害薬

細胞質内には多数のリボソーム粒子がほぼ均一に含まれている．50S サブユニットと 30S サブユニットの2つの部分からなり，結合して 70S リボソームとなる（図12）．タンパク合成阻害薬は，50S あるいは 30S のいずれかに結合し，タンパク合成を阻害する．ヒトのリボソームと構造が異なるため，選択毒性がある．

a. アミノグリコシド（配糖体）系薬
1）作用機序

30S リボソームに結合し，タンパク合成の開始を阻害する．この阻害には，ペプチド転移反応を阻止する，tRNA の A 位から P 位への転移を阻止する，誤読（miscoding）を誘導する，細胞膜を直接傷害する，などの機序が報告されている．

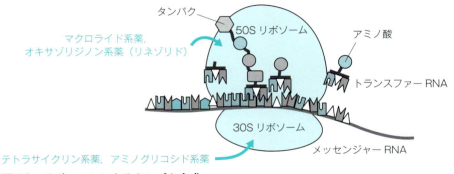

図12 リボソームによるタンパク合成

2）抗菌活性

アミノグリコシド系薬は，特に緑膿菌など，重篤な Gram 陰性菌感染に対して使用する．これらはほとんどの Gram 陰性好気性桿菌に対して活性であるが，嫌気性菌およびほとんどの Gram 陽性菌（大半のブドウ球菌を除く）に対する活性はない．ただし，一部の Gram 陰性桿菌および MRSA は耐性であるが，アルベカシン（ABK）は抗MRSA 活性を有するアミノグリコシドである．嫌気的条件下では薬剤が細胞内に入れないので嫌気性菌には無効である．

ゲンタマイシン（GM），トブラマイシン（TOB），アミカシン（AMK）は緑膿菌に対し活性であるが，一方ストレプトマイシン（SM），フラジオマイシン（FRM），カナマイシン（KM）は活性がない．GM および TOB は Gram 陰性桿菌に対して類似する抗菌スペクトラムを示すが，緑膿菌に対する活性は TOB のほうが高く，セラチア *Serratia* 属に対する活性は GM のほうが高い．

アミノグリコシド系薬については，保険で認可されている使用量が，PK/PD 理論（後述）や臨床エビデンスに基づく推奨使用量に比べて一般的に少ない．また，高いピーク濃度を得られること，post-antibiotic effect を有すること，毒性が減弱すると考えられることに加え，多数の臨床エビデンスから，添付文書に記載はされていないが1日1回投与が推奨されている．アミノグリコシド系薬

の使用に際しては，有効性を得るために TDM（therapeutic drug monitoring）を用いた投与量，投与法の設定が勧められる（表7）．

b. マクロライド系薬
1）作用機序

大環状ラクトン（macrocyclic lactone，マクロライドともいう）と糖とのグリコシド結合よりなる抗菌薬である．作用機序はリボソームの 50S サブユニットに結合し，aminoacyl-tRNA の転位（translocation）を阻害することによる．

2）抗菌活性

Gram 陽性菌に強い抗菌活性を有し，陰性菌に対しては弱いが，レジオネラ属，インフルエンザ菌などの一部の陰性菌には良好な活性を示す．その他リケッチア属，クラミドフィラ属，肺炎マイコプラズマに抗菌力を発揮する．これはマクロライド系薬が動物細胞内への移行が良好なことによる．びまん性汎細気管支炎（DPB）をはじめとする好中球性炎症性気道疾患に対して，14，15員環マクロライドの少量長期療法が用いられており，細菌学的効果よりは抗炎症作用としての効果が期待され，用いられている．DPB に関しては劇的に予後を改善したという歴史がある．

c. テトラサイクリン系薬
1）作用機序

テトラサイクリン系薬は微生物のリボソームの30S サブユニットに結合し，リボソームに対して

表7　アミノグリコシド系薬の用量と TDM の目標値

薬剤名	推奨用量	認可用量・用法（添付文書）
ゲンタマイシン（GM）	5mg/kg（重篤な場合には 7mg/kg）24 時間ごと	80～120mg/ 日を 1 日 2～3 回に分割投与
アミカシン（AMK）	15mg/kg を 24 時間ごと	200～400mg/ 日を 1 日 2 回分割投与
トブラマイシン（TOB）	5mg/kg（重篤な場合 7mg/kg）を 24 時間ごと	180mg/ 日を 1 日 2～3 回分割投与
イセパマイシン（ISP）	8mg/kg（重症の場合 15mg/kg）を 24 時間ごと	400mg/ 日を 1 日 1～2 回に分割投与

薬剤名	推奨血中濃度	添付文書
GM	ピーク値 16～24μg/mL トラフ値≦1μg/mL	ピーク値 12μg/mL 以上，トラフ値 2μg/mL 以上を反復すると毒性が増加するとされている
AMK	ピーク値 56～64μg/mL トラフ値≦1μg/mL	ピーク値 35μg/mL 以上，トラフ値 10μg/mL 以上を反復すると毒性が増加するとされている
TOB	ピーク値 16～24μg/mL トラフ値≦1μg/mL	ピーク値 12μg/mL 以上，トラフ値 2μg/mL 以上を反復すると毒性が増加するとされている
ISP	理想的なピーク値，トラフ値は明らかでない	ピーク値 35 以上，トラフ値 10 以上を反復すると毒性が増加するとされている

アミノアシル tRNA（アミノ酸の結合した tRNA の総称）が結合するのを阻害する.

2）抗菌活性

Gram 陽性，陰性菌，リケッチア属，クラミドフィラ属，肺炎マイコプラズマに幅広い抗菌活性を示す.

d. リンコサマイド系薬

クリンダマイシン（CLDM）は，リボソーム50S サブユニットに結合してタンパク合成を阻害し，その作用機序はマクロライド系薬に類似する. 好気性 Gram 陽性菌と嫌気性菌に有効だが，好気性 Gram 陰性菌には効果がない. 副作用としては，偽膜性腸炎に注意が必要である.

④ DNA 合成・複製阻害薬

a. ニューキノロン系薬

1）作用機序

DNA の複製に必要な DNA ジャイレースとトポイソメラーゼ（topoisomerase）IV（TopoIV）の酵素を阻害して DNA 複製を阻害する. DNA ジャイレースの酵素はサブユニット A（GyrA）2分子とサブユニット B（GyrB）2分子からなる酵素で，サブユニット A は DNA 鎖の切断・再結合作用，サブユニット B は ATPase 活性をもちエネルギー変換を担っている. キノロン系薬はサブユニット A に作用し，2本鎖 DNA が DNA ジャイレースによって切断された切断面にはまり込み，DNA 鎖の再結合を阻害することによって抗菌力を発揮する.

TopoIV はサブユニットのアミノ酸配列が DNA ジャイレースのサブユニット A，B と高い相似性があることから，キノロン系薬により阻害される. TopoIV は複製後に絡み合った2本鎖 DNA の切断と結合を行うことによって，分裂後の細胞に DNA を効率よく分配する役割を担っている.

2）抗菌活性

Gram 陽性菌から Gram 陰性菌まで幅広く抗菌活性を有し，肺炎マイコプラズマ，クラミドフィラ属，リケッチア属などの微生物にも有効である. 結核菌 *M. tuberculosis* にも部分的に有効なため，肺炎と間違われた結核が放置され，周囲に感染を広げるいわゆる doctor's delay が問題となる.

b. ST（スルファメトキサゾール・トリメトプリム）合剤

葉酸の活性型であるテトラヒドロ葉酸の合成を妨げる. テトラヒドロ葉酸は，DNA の構成要素であるデオキシヌクレオチドの合成経路における必須の補因子であるために，結果的に DNA 合成が阻害される. 好気性 Gram 陽性菌，好気性 Gram 陰性菌に抗菌活性をもつが，嫌気性菌は耐性である. 臨床的には，免疫抑制患者の日和見感染症であるニューモシスチス・イロベチイ *P. jirovecii* の治療と予防に用いる.

⑤ 抗菌薬の副作用（表8）

抗菌薬の選択において，もっとも重要な因子に副作用がある. 抗菌薬に限らず，薬剤投与中には，想定される副作用の発現に十分注意して，症状所見の観察を行うべきである. また，妊婦に対して投与禁忌の抗菌薬もあり，わが国ではキノロン系薬，ST 合剤，メトロニダゾールが投与禁忌となっているが，テトラサイクリン系薬，アミノグリコシド系薬も慎重に投与すべきである.

⑥ PK/PD：薬物動態学と薬力学

抗菌薬の効果の推定は，通常臨床現場では最小発育阻止濃度（MIC）がよく用いられる. MIC の測定法は液体培地を用いる場合と，寒天培地を用いる方法がある（図13）. しかし，MIC はパラメーターの1つであり，そのほかにも複数のパラメーターがある. その代表的なパラメーターの組み合わせで，抗菌薬の選択と投与量，投与方法

表8　主な抗菌薬の副作用

抗菌薬の種類	特徴的副作用
β-ラクタム系薬	安全性が高い，アナフィラキシーショック，偽膜性大腸炎
アミノグリコシド系グリコペプチド系薬	腎障害，耳毒性，妊婦には慎重投与
マクロライド系薬	発疹，消化器症状，QT 延長
テトラサイクリン系薬	催奇形性，小児においては歯牙の着色，エナメル形成不全
ニューキノロン系薬	痙攣，光毒性，QT 延長，小児適応は限定的，アキレス腱断裂，妊婦には禁忌

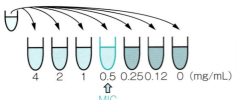
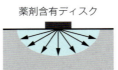
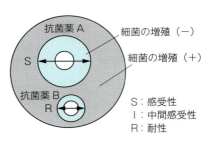

図13 最小発育阻止濃度（MIC）の測定方法
a：16〜24時間後に判定し，細菌の増殖を抑制した最小の濃度をMICとする．
b：ディスクに含まれた薬剤は，寒天培地中を濃度勾配を伴って拡散する．そのため，ディスクから遠いほど濃度は低くなる．寒天培地上に被検細菌をまんべんなく塗布し，発育を観察する．抗菌薬Aは阻止円が広く，感受性の薬剤であり，抗菌薬Bは阻止円が狭く，耐性である．

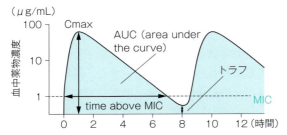

Cmax（C peak）：最高血中濃度
Cmin（C trough）：最低血中濃度．「トラフ」と呼ばれることが多い．
AUC：血中濃度曲線下面積．薬物の吸収量の指標となる．
MIC：最小発育阻止濃度．視覚的に発育が抑制されている最小薬剤濃度．

図14 PK/PDに関するパラメーター

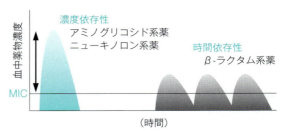

図15 PK/PDによる抗菌薬の効果特性

を決定するのがPK/PD理論である．

　抗菌薬におけるPK/PDとは，薬物動態を意味するpharmacokinetics（PK）と薬力学を意味するpharmacodynamics（PD）を組み合わせて関連づけることにより，抗菌薬の用法・用量と作用の関係を表し，抗菌薬の有効性や安全性の観点から，最適な用法・用量を設定し，適正な臨床使用を実践するための考え方である．

　PK/PDパラメーターには，図14のようなものがあり，これらを組み合わせたAUC/MIC，Cmax/MIC，T＞MICなどによって，動物実験などの非臨床試験で得られた結果と照合し，パラメーターの組み合わせとの相関によって，その抗菌薬の特性が推測され，臨床効果を予測し，最適な投与条件と投与量を決定することができるようになる．

　AUC/MICあるいはCmax/MICによって表されるパラメーターとマウスなどの動物実験で観察される抗菌活性が相関する場合，濃度依存性の抗菌薬であると考え，AUCあるいはCmaxをできるだけ大きくするような投与設計，すなわち1日1回投与などを計画し，副作用の程度を勘案し，投与量，投与回数を設定する．一方，T＞MICに相関する場合には，時間依存性の抗菌薬であるので，できるだけMICを超える時間を長くするように，投与回数を分割する投与設計を行う．たとえば，時間依存性であるペニシリン系薬は，1日4〜6回に分割して投与する（図15）．

7 薬剤耐性

　あらゆる抗菌薬には薬剤耐性菌が存在する．薬

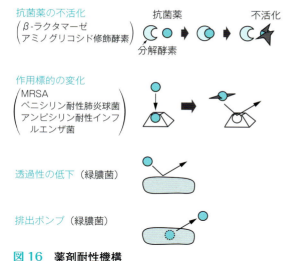

図16 薬剤耐性機構

表9 臨床で問題となる主な薬剤耐性菌と耐性機序

菌名（略称）	耐性機構
ペニシリン耐性肺炎球菌（PRSP）	標的部位（PBP）の変異
β-ラクタマーゼ非産生ABPC耐性インフルエンザ菌（BLNAR）	標的部位（PBP）の変化
メチシリン耐性黄色ブドウ球菌（MRSA）	標的部位（PBP）の変化
バンコマイシン耐性腸球菌（VRE）	標的部位（D-Ala-D-Ala）の変化
基質特異性拡張型β-ラクタマーゼ（ESBL）産生腸内細菌科細菌	分解酵素（ESBL）の産生
カルバペネム耐性腸内細菌科細菌（CRE）	分解酵素（カルバペネマーゼ）の産生（CPE*）
多剤耐性アシネトバクター（MDRA）	分解酵素（カルバペネマーゼ）の産生
多剤耐性緑膿菌（MDRP）	分解酵素（カルバペネマーゼ）の産生，薬剤排出ポンプ，膜の透過性の低下，標的部位の変異

*CPE：カルバペネマーゼ産生腸内細菌科細菌

剤耐性機構としては，薬剤を分解する酵素による抗菌薬の不活化，抗菌薬の作用標的の変化，透過性の減少，抗菌薬の排出などがある（図16）．代表的な薬剤耐性菌の耐性機序を表9に示した．β-ラクタマーゼ産生菌に対しては，β-ラクタマーゼを阻害する薬剤とβ-ラクタム系薬の合剤も用いられている．

8 抗結核薬

抗結核薬の分類と代表的副作用について表10に示した．

a. First-line抗結核薬

1）リファンピシン（RFP）

ストレプトマイセス Streptomyces 属（S. mediterranei）より産生される抗生物質の半合成化合物であり，DNA依存性RNAポリメラーゼに特異的に結合し，RNA合成を阻害する．細胞内外の細菌に対して殺菌的に働く．

2）イソニアジド（INH）

カタラーゼ・ペルオキシダーゼ反応などの酸素依存性の経路を介する細胞壁ミコール酸 mycoic acid 合成阻害によって抗菌作用を発揮する．増殖を行っていない菌に対しては静菌作用しか示さないが，急速に増殖している菌に対しては細胞内外にかかわらず殺菌的に働く．

3）ピラジナミド（PZA）

脂肪酸の合成に関する作用機序を有すると考えられている．食細胞内の酸性環境あるいは乾酪性肉芽腫内などで緩徐に増殖する菌に対して殺菌的に働き，pH<6でのみ有効である．したがって，炎症が制御された病巣では効果が劣ることと，肝障害を高率に引き起こすため，初期治療の2ヵ月間投与するのが標準的である．

b. 結核治療の原則

結核の化学療法は完全な除菌を目指す抗菌治療であり，標準的治療が定められている（図17）．その治療目的は，結核病巣を病理学的に治癒に導くことではなく，病巣内の結核菌をせん滅することにある．自然界の結核菌のなかにはきわめて少数の薬剤耐性菌が含まれている．これに単独の化学療法を行えば，感受性菌は急速に殺菌されまたは増殖を停止するが，薬剤耐性菌が増殖して置き換わってしまう（図18）．1947年のBritish Medical Research Council（BMRC）による最初の臨床対照実験では，4ヵ月のストレプトマイシン（SM）治療で85%に薬剤耐性菌が発生した．したがって，単剤での治療は絶対にしてはならない．また抗結核薬を追加するときも，安易に1剤ずつ追加してはならない．

表10 抗結核薬の分類と副作用

	特性	薬剤名（略号）
First-line drugs (a)	もっとも強力な抗酸菌活性を示し，菌の撲滅に必須な薬剤．いずれも殺菌的に作用する	リファンピシン（RFP） イソニアジド（INH） ピラジナミド（PZA）
First-line drugs (b)	First-line drugs (a) との併用で効果が期待される薬剤．SMは殺菌的，EBは主に静菌的に作用する	ストレプトマイシン（SM） エタンブトール（EB）
Second-line drugs	First-line drugs に比し抗菌力は劣るが，多剤併用で効果が期待される薬剤	カナマイシン（KM） エチオナミド（TH） エンビオマイシン（EVM） パラアミノサルチル酸（PAS） サイクロセリン（CS） レボフロキサシン（LVFX）
First-line 抗結核薬の代表的副作用	PZA：肝障害，RFP：肝障害，血小板減少，発熱，INH：末梢神経障害，EB：視神経障害，SM：聴力障害	

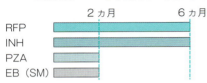

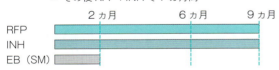

図17 結核の初回治療
薬剤略号は表10参照．

⑨ 宿主条件による治療の注意点

a. 易感染宿主の肺炎

易感染宿主（compromised host）は，先天性と後天性，および免疫学的要因と解剖学的な要因に分類することができる（表11）．免疫学的要因による易感染性宿主には，HIV感染症，糖尿病，低栄養，ステロイドや抗がん薬，免疫抑制薬投与などの後天性，および無ガンマグロブリン血症や好中球機能不全などの先天性の免疫不全があげられる．解剖学的易感染性は，肺炎の場合，遺伝性疾患である線毛運動不全を原因とする Kartagener 症候群や，欧米に多い囊胞性線維症（cystic fibrosis：CF），後天性疾患としての気管支拡張症，結核後遺症患者などの慢性気道感染症が含まれる．

易感染宿主における肺炎の原因微生物としては，肺炎球菌やインフルエンザ菌などの呼吸器感染症の一般的な病原菌に加えて，免疫不全患者に起こる特異的肺炎として，結核菌，サイトメガロウイルス cytomegalovirus，P. jirovecii およびアスペルギルス属などの真菌症，さらに緑膿菌などの弱毒細菌による肺炎が発症する危険性がある．これらの免疫不全患者や解剖学的易感染宿主に対しては，繰り返す感染症とその治療の影響で，緑膿菌や MRSA などの薬剤耐性菌による肺炎が多くなる．

近年は血清診断法が普及しており，たとえば真菌感染症における血清中（1→3）-β-D-グルカンの測定や血清中抗原の検出などが有用である．診断が確定すれば，ニューモシスチス肺炎やサイトメガロウイルス肺炎などの特異的な病原微生物による肺炎はほぼ治療法が確立されている．一方で細菌感染症では，易感染性要因に加え，治療を繰り返すことによる日和見感染症としての薬剤耐性菌による肺炎が発症し，その診断と治療に苦慮することが多い．

喀痰をはじめとする呼吸器検体から，結核菌や肺炎マイコプラズマなど環境中に通常存在しない微生物の存在が証明されれば診断が確定する．環境中や気道に混入したり，定着したりしている微生物の場合は，単に培養されただけでは原因微生物とはいえない．肺炎球菌や黄色ブドウ球菌は，口腔や鼻腔に定着しており，非結核性抗酸菌やク

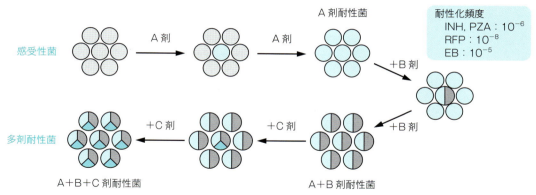

図18　結核治療において単剤ずつ抗結核薬を追加すると多剤耐性が生じる
薬剤略号は表10参照.

表11　易感染原因と好発感染症病原微生物

欠損/機能不全/減少	先天性	後天性	病原微生物
好中球	慢性肉芽腫症, Chediak-Higashi症候群など	抗がん薬治療, 糖尿病, アルコール症など	腸内細菌科細菌, 黄色ブドウ球菌, カンジダ属, アスペルギルス属
T細胞		AIDS, 臓器移植, ステロイド投与, サルコイドーシスなど	レジオネラ属, リステリア属, *P. jirovecii*, クリプトコックス属, カンジダ属
B細胞	無ガンマグロブリン症など	脾機能低下, 鎌状赤血球症など	肺炎球菌, インフルエンザ菌
補体	補体欠損症など		肺炎球菌, インフルエンザ菌, 髄膜炎菌
TNF-α		生物学的製剤投与など	結核菌, *P. jirovecii*, レジオネラ属
解剖学的	Kartagener症候群, びまん性汎細気管支炎, 囊胞性線維症など	気管支拡張症, 肺結核後遺症, 人工呼吸器管理など	緑膿菌, 黄色ブドウ球菌, 肺炎桿菌, インフルエンザ菌, アシネトバクター・バウマニー

リプトコックス・ネオフォルマンス *Cryptococcus neoformans*, アスペルギルス属は環境中から口腔を汚染することで培養陽性となる可能性がある(表12).

検査結果のみならず, 病態および検査データを参考に治療法を選択する.

b. 高齢者の肺炎の治療とQOL

肺炎は感染症であるから治すべき病気である, という考え方が, これまでわが国の医療関係者の一般的考え方であった. 一方最近では, QOLの観点から, 肺炎治療を科学的に評価する研究が欧米で発表されるようになり, 肺炎診療の複雑さが知られるようになってきた. 老衰経過中や, 悪性腫瘍や心不全などの原疾患末期に発症する肺炎の診療には, 人生の最終段階(終末期)における医療のプロセス決定についての十分な認知が必要で

表12　検体から微生物が分離された場合の判断

分離されれば原因微生物と判断できる病原微生物	環境や口腔内常在性の微生物の汚染があるため, 培養やPCRでは原因微生物と判断できない病原微生物
結核菌 肺炎マイコプラズマ レジオネラ属 肺炎クラミドフィラ	非結核性抗酸菌 アスペルギルス属 *C. neoformans* カンジダ属 *P. jirovecii* ノカルジア属 放線菌 嫌気性菌 一般細菌

ある.

人生の最終段階の患者に起こった肺炎は, 個人の意思を最大限に尊重した診療であることが望ましい. 呼吸器学会の「肺炎診療ガイドライン2017」[1)]

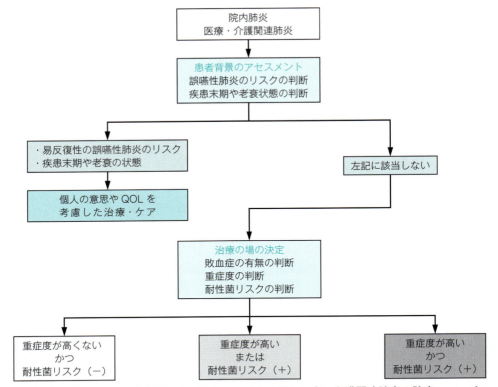

図19 呼吸器学会肺炎診療ガイドラインにおける院内肺炎と医療・介護関連肺炎の診療フローチャート
〔日本呼吸器学会：成人肺炎診療ガイドライン2017, p.iii より許諾を得て一部抜粋改変し転載〕

において，誤嚥性肺炎を繰り返す高齢者やがんなどの疾患末期の患者に対しては，患者の意思を最大限取り入れた診療を行うよう推奨している（図19）．この場合，医療スタッフは，治療の開始・不開始，強力な治療の差し控え，ガイドライン通りの治療の実施，延命治療の実施や差し控えなど，患者や家族と十分話し合って診療方針を決定して行くプロセスが重要となる．しかし，実際に行う場合には，きわめて高いハードルが存在する．

まず，診療方針を決定する多職種によるケアチームが医療機関内に設置されることが条件となる．そのケアチームで本人や本人の意思をよく知る家族を交えて，十分なインフォームドコンセントを行い，希望する診療を知り，適切な診療を行うことが求められる．また，常に本人あるいは家族の意思を確認し，いつでも診療方針を変更できることも十分に理解してもらうことも必要である．このようなプロセスを記録し，人生の最終段階の肺炎診療を実践することは，医療スタッフにとってこれまでの科学的エビデンスに基づく肺炎診療よりもはるかに手間と精神的な負荷のかかる診療となる可能性が高い．そのような診療が実践できる医療機関のサポート体制と組織的対応がこれから求められる．

文　献

1) 日本呼吸器学会：成人肺炎診療ガイドライン2017, 2017
2) American Thoracic Society and Infectious Diseases Society of America：Guidelines for the management of adults with hospital-acquired, ventilator-associated, and healthcare-associated pneumonia. Am J Respir Crit Care Med 171：388-416, 2005
3) Kalil AC, Metersky ML, Klompas et al：Management of adults with hospital-acquired and ventilator-associated pneumonia：2016 Clinical Practice Guidelines by the Infectious Diseases Society of America and the American Thoracic Society. Clin Infect Dis 63(5)：e61-e111, 2016

IV. ガイドラインに基づく肺炎診療の実際

Ⅳ. ガイドラインに基づく肺炎診療の実際

1. 肺炎診療ガイドラインに基づく肺炎の分類と診療の考え方

本項目のポイント

- 肺炎は死亡率が高く，専門医だけでなく非専門医でも診療に携わる機会が多い重要な疾患であり，診療の手助けとなる質の高い診療ガイドラインが果たす役割は大きい.
- 肺炎診療は社会環境や地域の医療環境に強く影響を受ける．新しい肺炎診療ガイドライン（「成人肺炎診療ガイドライン2017」）でも，わが国の社会環境，医療環境，これまでのエビデンスを考慮した診療の流れが設定され，フローチャートにその概要が示されている.
- 原因菌が同定できた場合の標的治療は，わが国全体や各病院における薬剤感受性データをもとに，抗菌薬の薬理学的な特性なども考慮したうえで決定する．実際に投与する際は，十分量の抗菌薬を投与することが重要である.

A ガイドラインに基づく肺炎分類の考え方と変遷

　肺炎は致死的となりうる疾患であり，かつ，呼吸器内科医や感染症医といった専門医だけでなく，非専門医でも診療をする機会が多い疾患である．したがって，非専門医であっても一定水準以上の医療を行う手助けとなる肺炎診療ガイドラインの重要性は高く，ガイドラインには迅速な診断と的確な治療のポイントがわかりやすく掲載されていることが望ましい．同時に，最新のエビデンスに基づいた内容になっていることも必要である.

　現在，最新の肺炎診療ガイドラインは，2017年4月に日本呼吸器学会より公表された「成人肺炎診療ガイドライン2017」[1] である．本ガイドラインでは，肺炎を市中肺炎（CAP），医療・介護関連肺炎（NHCAP），院内肺炎（HAP）の3つに分類しつつ，大きな診療の流れとしてはCAPとHAP/NHCAPに二分し，診療方針を決めることを推奨している．本項ではこのような分類がなされた経緯や背景について解説する.

① 社会的背景と肺炎

　肺炎は，古来より人類を苦しめてきた呼吸器感染症である．前世紀初頭の日本人の死因の上位は感染症関連で占められており，肺炎も死因の上位にあった（☛第Ⅰ章2．図2，p.9参照）.

　1918～1919年にスペイン風邪が世界中で流行した際には，二次性の肺炎による死亡も増加し，一時的に肺炎が日本人の死因の第1位となっている．十分な入院施設や介護施設などがなかったこの時代の肺炎は，そのほとんどがCAPであると推測される．抗菌薬がない時代であり，主に体力，免疫力に劣る乳幼児や高齢者が肺炎で亡くなり，「肺炎は老人の友」と呼ばれていた時代でもある.

　その後，ペニシリンをはじめとした抗菌化学療法の発達や医療環境，社会環境の改善により肺炎の死亡率は急速に低下し，1970年代から1980年代にかけて，肺炎はもはや脅威ではないと思われるまでに至っている．このころは入院施設も充実し，抗菌薬も多く使われはじめた時代でもあり，それまでは少なかったHAPが増加した時期である．また，感染制御の概念が浸透する前であり，薬剤耐性菌の問題が顕在化しはじめた時期でもある.

　1990年代からは肺炎の死亡者は年を追うごとに増加し，2011年からは日本人の死因の第3位となっている（2017年の肺炎の順位は第5位であるが，これは2017年から原死因選択ルールの明確化がなされたことによるものと考えられる.

肺炎と誤嚥性肺炎の合計では第3位となっている）．肺炎の死亡率が上昇している原因は複数あるが，特に影響が大きいのは超高齢社会という現代のわが国が抱える社会的な問題そのものである．高齢者の肺炎では，繰り返す誤嚥性肺炎や老衰，疾患終末期の肺炎が問題となり，肺炎のタイプとしてはNHCAPが多い．

抗菌薬の開発が低迷期に入りつつあった1990年代，肺炎診療の質そのものの向上を図るため，欧米各国でまずCAPの診療ガイドラインが発表された．

② 市中肺炎診療ガイドライン

欧米各国では，1991年フランス，1992年スペイン，1993年イギリス，カナダ，アメリカでCAPの診療ガイドラインが作成された．わが国でも1998年に日本呼吸器学会市中肺炎診療ガイドライン作成委員会が結成され，2000年に日本初のCAPの診療ガイドラインである「成人市中肺炎診療の基本的考え方」が発表された[2]．このガイドラインでは，推奨の基礎となる客観的な国内のエビデンスが十分ではないという問題があったが，その代わりに，わが国の肺炎診療の基本的な考え方を示した点がもっとも重要かつ大きな特徴であるといえる．具体的には，肺炎の診断，治療においてもっとも重要なのは原因微生物の推定であるとの考えから，欧米のガイドラインとは大きく異なる方針，すなわち「細菌性肺炎と非定型肺炎の鑑別と，その結果に基づくエンピリック治療」を推奨した点である．この当時のアメリカ胸部疾患学会（ATS）のガイドラインでは細菌性肺炎と非定型肺炎の鑑別はおろか，喀痰のGram染色などの原因微生物の検索も重視しない方針となっており，一方で，アメリカ感染症学会（IDSA）のガイドラインでは喀痰のGram染色や培養検査といった微生物学的検査を重視しているものの，細菌性肺炎と非定型肺炎の鑑別までは推奨していなかった．また，治療についてもエンピリック治療の場合は細菌性肺炎と非定型肺炎の両者をカバーする抗菌薬の投与を基本としており，この治療の考え方は現在も変わっていない．

わが国の2000年のガイドラインで採用された細菌性肺炎と非定型肺炎の鑑別項目は，従来から非定型肺炎の特徴として日常診療で用いられていた項目ではあったが，その有用性を支持するエビデンスは乏しかった．その後2007年発表のガイドラインの改訂に当たっては，これらの検証がなされ[3]，2017年の新しいガイドラインでも同じ鑑別項目が採用されている[1]（詳細は次項2. 市中肺炎治療の考え方と実践，p.125参照）．

CAPの診療ガイドラインのもう1つの重要な要素が重症度判定である．2000年のガイドラインでは日本化学療法学会が1997年に作成した「呼吸器感染症における新規抗微生物薬の臨床評価法」での重症度判定に則ったものが採用されており，判定項目には陰影の程度，体温，脈拍，呼吸数，脱水，白血球数，CRP値，PaO_2が用いられ，後述するA-DROPとは大きく異なる．一方，1998年のIDSAのガイドラインでは，30日後の予後を予測する方法としてPneumonia Severity Index（PSI）を重症度分類として採用しており，2001年のイギリス胸部学会（BTS）によるガイドラインでも，より簡便に予後を予測することができる方法としてCURB（Confusion, Urea, Respiratory rate and Blood pressure）が重症度判定に採用されていた．

わが国でも2007年のガイドラインでは予後予測が可能な重症度判定方法としてA-DROPが新たに採用され[3]，2017年の新しいガイドラインでも同じ鑑別項目が採用されている[1]（詳細は2. 項D. p.133, 134参照）．これはCURBの改良版であるCURB-65に準拠した方法であるが，日本人により適した指標として年齢を65歳ではなく男性は70歳，女性は75歳に定められ，呼吸状態の評価は呼吸数ではなく，より実際の現場で測定されているSpO_2を採用している．A-DROPは簡便かつ有用性が高い重症度分類法として，現在のわが国での市中肺炎診療の際に広く用いられる方法となっている．

③ 院内肺炎診療ガイドライン

日本呼吸器学会がCAPに引き続いて取り組んだのが，HAPの診療ガイドラインの作成である．日本呼吸器学会によるHAPの診療ガイドライン

の「成人院内肺炎診療の基本的考え方」は2002年に発表されたが[4]，病態ごとに群別し，2000年のCAPの診療ガイドラインで採用された重症度分類と予後不良となりやすいリスク因子の組み合わせにより4群に分類し，抗菌薬を推奨するものであった．HAP患者はさまざまな背景を有することからこのような方針がとられたが，分類が細かすぎることや，CAPと同様に適切な重症度分類ができていなかったことなどが課題であった．

そこで，改訂に当たっては，新たな重症度分類として予後予測因子により構成されるI-ROADを作成し，HAPをA～C群の3つに分類し，軽症となるA群では狭域抗菌薬，中等症となるB群では抗緑膿菌活性を有する広域抗菌薬の単剤治療，重症となるC群では広域抗菌薬の併用を推奨した[5]．さらに，予後不良となりやすいHAPではde-escalation戦略が重要であることを強調し，PK/PD理論に基づいた十分量の用法・用量で抗菌薬を投与することを推奨した．CAPと異なり，HAPで重症度分類を採用しているのは海外のガイドラインにはない特徴であり，いまだその有用性には議論はあるものの，アメリカほど人工呼吸器関連肺炎（VAP）が多くないわが国においては，重症度分類を行うことにより予後の改善を図りながらも不要な広域抗菌薬の使用を減らすことを目指している．

4 医療・介護関連肺炎診療ガイドライン

肺炎で死亡する患者を年齢別にみると，実に約97％が65歳以上であり，超高齢化社会というわが国の社会構造自体が肺炎の死亡率上昇の原因となっている（図1）．高齢で人生の最終段階にあるような患者の肺炎では，単純に生命予後の改善だけを追求する診療はむしろ患者のQOLを損う可能性もあり，倫理的な配慮も必要である．特に，寝たきりで誤嚥性肺炎を繰り返すような患者では，従来のCAP・HAPの診療ガイドラインだけでは適切な対応が困難である．誤嚥性肺炎を繰り返す患者は，市中と院内の中間的な存在である介護施設や療養病床に入所，入院していたり，自宅であっても寝たきりで介護を受けていることが多く，このようなCAPとHAPの中間的な肺炎症例が近年増加していることが問題となっていた．アメリカでは，2005年のHAP診療ガイドラインのなかで，市中にいながらもHAPと同様の薬剤耐性菌感染リスクを有する肺炎として，医療ケア関連肺炎が提唱されていた．そこで，日本呼吸器学会でもこの医療ケア関連肺炎に関する診療ガイドラインの作成が試みられたが，わが国はアメリカと社会構造や医療制度が異なるために，単純に同

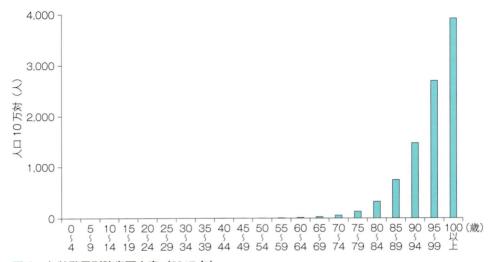

図1 年齢階層別肺炎死亡率（2017年）
〔厚生労働省：平成29年人口動態統計（確定数）の概況．人口動態調査統計情報・白書，http://www.mhlw.go.jp/toukei/saikin/hw/jinkou/kakutei17/index.html（2019年2月5日アクセス）より筆者作成〕

じ定義で当てはめることは不適切であると判断された．特に，わが国には介護保険制度があり，病院以外の自宅，介護施設で介護を受ける患者は多く，このような患者は肺炎を発症しやすい．しかし，アメリカの医療ケア関連肺炎ではこのような介護を受けている患者に発症する肺炎は対象となっておらず，わが国独自の定義が必要であった．そこで，名称も医療ケアだけでなく介護を受けている患者も含めることを強調するために，医療・介護関連肺炎（NHCAP）と新たに名づけ，「医療・介護関連肺炎診療ガイドライン」を2011年に発表した[6]．

このガイドラインでも，CAP・HAPの診療ガイドラインと同様に重症度分類に基づいた肺炎管理を当初は目指したものの，NHCAPは患者背景がきわめて多様なため，単純な重症度分類では予後を予測することが困難であることが明らかとなった．また，前述の通りたとえ重要であっても倫理面を考慮した場合に，必ずしも気管内挿管による人工呼吸器管理や，ICU管理が必要ではない患者も数多く存在する．そこで，本ガイドラインでは重症度の判断をA-DROPなどを参考に担当医に判断してもらい，もしその結果として医学的には気管内挿管やICU管理が必要と思われても，患者や家族の意思，患者背景等を考慮して，気管内挿管やICU管理を選択しない可能性を明記した[6]．

5 「成人肺炎診療ガイドライン2017」における肺炎分類

「成人肺炎診療ガイドライン2017」を作成するに当たっては，実用性を高めるためになるべく簡素化することに努めつつも，従来のガイドラインとの整合性も維持することを目指した．肺炎の診療で重要なのは，重症度（予後），薬剤耐性菌の頻度，誤嚥性肺炎／老衰・疾患終末期患者への対応の3点である．これらの要素を比較すると，誤嚥性肺炎／老衰・疾患終末期患者はほとんどがNHCAPとHAPに認められ，基礎疾患がなく通常の生活を営む人に発症するCAPでは認めることはあまりない（表1）．また，肺炎診療で大きな因子となる薬剤耐性菌についても，CAPでは少なく，NHCAP，HAPで多いことが国内の肺炎症例からの検出菌をメタ解析した結果として明らかとなった[1]（図2）．そこで，肺炎診療を行う際には，大きくCAPとHAP/NHCAPに大別し，CAPでは重症度に基づく治療方針を推奨し，HAP/NHCAPではまず誤嚥性肺炎／老衰・疾患終末期患者に対しては個人の意思を尊重した治療を行うこととし，それ以外の患者については薬剤耐性菌リスクと重症度の評価に基づく治療を行うこととした[1]（図3）．

B 肺炎群別の診療の流れ

肺炎と診断したら，CAP，HAP，NHCAPのいずれに該当するかを表2の定義に従い判断する．

CAPの場合，2007年の診療ガイドラインではA-DROPによる重症度判定に従い，治療の場を決めることを推奨していた[3]．A-DROPはきわめて簡単に（予後予測に基づいて）重症度を判断でき

表1 わが国の肺炎群別の特徴

	CAP	NHCAP	HAP
終末期・老衰／誤嚥性肺炎	－	++	+
薬剤耐性菌リスク	－	+	++
重症度／予後	軽症〜重症／比較的良好	軽症〜重症／中等度	軽症〜重症／不良

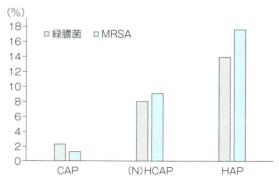

図2 肺炎群別の薬剤耐性菌の検出頻度
CAPは国内9研究（n=3,077），(N)HCAPは国内11研究（n=2,678），HAPは国内5研究（n=1,632）のデータ．
〔日本呼吸器学会：成人肺炎診療ガイドライン2017, p.10, 36より筆者作成〕

IV. ガイドラインに基づく肺炎診療の実際

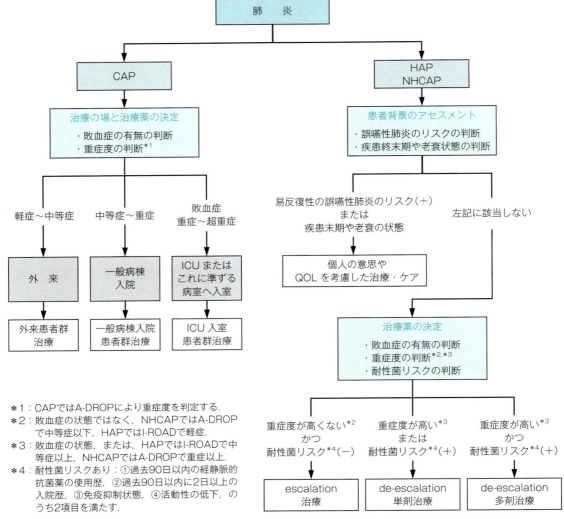

図3 「成人肺炎診療ガイドライン2017」フローチャート
〔日本呼吸器学会：成人肺炎診療ガイドライン2017, p.iii より許諾を得て一部改変し転載〕

る方法であるが，受診時のA-DROPによる評価でそれほど重症でなくても，その後に急速に重症化する症例への対応が問題となっていた．そこで，重症化するリスクがある患者をスクリーニングするために，「成人肺炎診療ガイドライン2017」では，まずはじめに敗血症となっていないかを判断することを推奨した[1]．敗血症であれば，全身管理が必要である場合が多く，ICUまたはこれに準ずる病室での治療が推奨される．敗血症ではないと判断された場合は，A-DROPによる重症度判定を行い，軽症（〜中等症）の場合は外来治療，中等症（〜重症）は一般病棟での治療，重症〜超重症ではICUまたはこれに準ずる病室での治療が推奨される．次に原因菌の検索を行い，原因菌が判明または推定可能な場合は標的治療を行い，原因菌不明の場合はエンピリック治療（外来患者群治療，一般病棟入院患者群治療，ICU入室患者群治療）を行う．原因菌検索については，迅速診断法として，喀痰Gram染色（一般細菌），尿中抗原検査（肺炎球菌 *S. pneumoniae*, レジオネラ・ニューモフィラ *L. pneumophila* 血清群1），喀痰抗原検査（肺炎球菌），咽頭ぬぐい液抗原検

表2 肺炎の3つの病型

市中肺炎（CAP）
病院外で日常生活をしている人に発症する肺炎であり，医療・介護関連肺炎および院内肺炎を含まない.

医療・介護関連肺炎（NHCAP）
医療ケアや介護を受けている人に発症する肺炎であり，以下の定義項目を1つ以上満たす.
1. 療養病床に入院している，もしくは介護施設に入所している（精神病床も含む）
2. 90日以内に病院を退院した
3. 介護*を必要とする高齢者，身体障害者
4. 通院にて継続的に血管内治療（透析，抗菌薬，化学療法，免疫抑制薬等）を受けている
   *介護の基準　PS3：限られた自分の身の回りのことしかできない，日中の50％以上をベッドか椅子で過ごす，以上を目安とする

院内肺炎（HAP）
入院48時間以上経過した患者に新たに出現した肺炎.

〔日本呼吸器学会：医療・介護関連肺炎診療ガイドライン，p.7，2011，日本呼吸器学会：成人肺炎診療ガイドライン2017，p.viiiを参考に筆者作成〕

査（肺炎マイコプラズマ *M. pneumoniae*）が有用である. また，治療開始前に喀痰培養検査，血液培養検査（2セット）は必ず行い，必要に応じて肺炎マイコプラズマ LAMP 法（咽頭ぬぐい液または喀痰），レジオネラ・ニューモフィラ LAMP 法（咽頭ぬぐい液または喀痰），血清肺炎マイコプラズマ抗体検査，血清肺炎クラミドフィラ *C. pneumoniae* 抗体検査も実施する. 原因菌検索についての詳細は，第Ⅰ章4. 呼吸器感染症の検査，第Ⅱ章1. 検査所見からみる呼吸器感染症，第Ⅴ章治療の実際を参考にされたい.

HAP もしくは NHCAP に該当する場合は，まずはじめに患者背景のアセスメントとして，易反復性の誤嚥性肺炎のリスクを有していないか，疾患終末期や老衰の状態ではないかを判断し，該当する場合は生命の維持のみを目的とした治療ではなく，緩和を主体とした治療の選択肢を倫理的観点から考慮することを推奨している. 誤嚥性肺炎のリスクについて明確な基準は設定されていないが，誤嚥しているからといって必ずしも肺炎を発症するわけではないことに留意し，誤嚥のリスクと，誤嚥により肺炎を発症するリスクの両者について検討する. 終末期の判断も実際にはむずかしい点が多いが，「病状が進行して，生命予後が半年あるいは半年以内と考えられる時期」である亜急性型終末期（がんなどの疾患末期）や，「病状が不可逆的かつ進行性で，その時代に可能な最善の治療により病状の好転や進行の阻止が期待できなくなり，近い将来の死が不可避の状態」である慢性型終末期（高齢者，認知症，あるいは植物状態など）が目安となる[1].

上記に該当しない場合は，敗血症の有無，重症度（NHCAP は A-DROP，HAP は I-ROAD で判断），薬剤耐性菌リスクをチェックし，主に狭域抗菌薬で治療を開始する escalation 治療か，広域抗菌薬で治療を開始する de-escalation 治療かを判断する. これらはいずれもエンピリック治療であるが，CAP 同様，できる限り原因菌検索に努め，原因菌が特定または推定できる場合は原則として標的治療を行う.

肺炎患者には，呼吸困難，疼痛（気管内挿管，皮膚・血管穿刺，喀痰吸引といった医療行為に伴うものや，褥瘡等の合併症に伴うもの），咳嗽，倦怠感，食欲低下といった身体的な苦痛や，不安や抑うつといった精神的苦痛がある. このような苦痛から患者を解放し，QOL を改善することを目的として緩和治療が行われる.

苦痛緩和のために通常用いられる薬物は，解熱，鎮痛のためのアセトアミノフェンや NSAIDs が一般的であり，激しい咳嗽や呼吸困難に対してはモルヒネの使用も考慮される. 肺炎に対する抗菌薬治療や，栄養状態改善のための輸液なども重要であるが，治療行為により患者の死をむやみに引き延ばしたり，早めたりしないような配慮が必要であり，多職種により構成される医療チームにより治療方針を決定する. 患者自身やその家族とともに，患者の人生を肯定し，死ぬことは自然な過程であると認識する. 患者の家族が，患者の病気のさなかや死別の際にうまく対処できるようにサポートする.

C　標的治療

前述の原因菌検索により原因菌が判明または推定できた場合には，原則として標的治療を行う. ただし，たとえば喀痰 Gram 染色で Gram 陽性双

球菌が認められ，肺炎球菌性肺炎を疑う場合でも，ICU入室するような重症例では，薬剤耐性菌（緑膿菌 P. aeruginosa やメチシリン耐性黄色ブドウ球菌（MRSA），非定型肺炎（特に L. pneumophila）もカバーした治療を行い，全身状態の改善，原因菌と薬剤感受性の判明後に，よりターゲットを絞った薬剤へ変更する de-escalation 戦略が望ましい．

Gram 染色や抗原検査による迅速診断では菌種を同定または推定できるが，薬剤感受性まではわからない．以下に示す標的治療はこの時点での推奨であり，薬剤感受性が判明した時点で，より適切な薬剤へ変更する．黄色ブドウ球菌 S. aureus の場合は，MSSA か MRSA かの判断が初期の段階ではできないため，基本的には抗 MRSA 薬を初期治療薬として選択し，薬剤感受性判明後に適切な薬剤へ変更する．

1 肺炎球菌（表3）[1]

外来内服薬治療の第一選択薬はアモキシシリンであるが，高用量で投与する必要があり，保険適用の最大量である 1,000mg/日では不十分である．倍量を投与するか，クラブラン酸・アモキシシリンの併用を考慮する．ペニシリンアレルギーがある場合や慢性の呼吸器疾患がある場合，ペニシリン耐性肺炎球菌（PRSP）感染が疑われる場合は，

第二選択薬の呼吸器組織への移行が良好なレスピラトリーキノロンを投与する．

入院注射薬治療での第一選択薬もペニシリン系薬であるが，やはり投与する際は保険適用の最大量である 2g/日では不十分であり，十分量（1回2g，1日3～4回）を投与する．ペニシリンアレルギーや PRSP 感染が疑われる場合は，第二選択薬のセフトリアキソンや第三選択薬の第四世代セフェム系薬を選択する．ICU 入室するような重症例では，カルバペネム系薬も選択肢にあがる．β-ラクタム系薬にアレルギーを有する場合は，レボフロキサシンかバンコマイシンを代替薬として使用する．

2 インフルエンザ菌（表4）[1]

インフルエンザ菌 H. influenzae の外来内服薬治療の第一選択薬は β-ラクタマーゼ阻害薬配合ペニシリン系薬であるが，同薬が無効な BLNAR が約 20～30％認められることに注意が必要である．この点において，第三世代セフェム系内服薬のセフジトレン ピボキシルが有用であり第一選択薬の1つとなるが，腸管からの吸収が不十分であることから，高用量（1回200mg，1日3回）での投与が必要である．第二選択薬には BLNAR にも有効なレスピラトリーキノロンがあがる．

入院注射薬治療でも第一選択薬は β-ラクタ

表3 肺炎球菌の抗菌薬の選択

外来治療の場合（内服薬）	
第一選択薬	アモキシシリン*
第二選択薬	レスピラトリーキノロン（ガレノキサシン，モキシフロキサシン，レボフロキサシン，シタフロキサシン，トスフロキサシン）
入院治療の場合（注射薬）	
第一選択薬	ペニシリン系薬（アンピシリン，ベンジルペニシリン）
第二選択薬	セフトリアキソン
第三選択薬	第四世代セフェム系薬（セフォゾプラン，セフェピム，セフピロム）
第四選択薬	カルバペネム系薬（パニペネム・ベタミプロン，メロペネム，ドリペネム，ビアペネム，イミペネム・シラスタチン）

*高用量が望ましい
〔日本呼吸器学会：成人肺炎診療ガイドライン 2017，p.20 より許諾を得て一部改変し転載〕

表4 インフルエンザ菌の抗菌薬の選択

外来治療の場合（内服薬）	
第一選択薬	β-ラクタマーゼ阻害薬配合ペニシリン系薬*（スルタミシリン，アモキシシリン・クラブラン酸），セフジトレン ピボキシル*
第二選択薬	レスピラトリーキノロン（ガレノキサシン，モキシフロキサシン，レボフロキサシン，シタフロキサシン，トスフロキサシン）
入院治療の場合（注射薬）	
第一選択薬	スルバクタム・アンピシリン
第二選択薬	第三世代セフェム系薬（セフトリアキソン，セフォタキシム），タゾバクタム・ピペラシリン
第三選択薬	ニューキノロン系薬（レボフロキサシン，シプロフロキサシン，パズフロキサシン）

*高用量が望ましい
〔日本呼吸器学会：成人肺炎診療ガイドライン 2017，p.21 より許諾を得て一部改変し転載〕

マーゼ阻害薬配合ペニシリン系薬であるスルバクタム・アンピシリンであるが，これらもやはりBLNARには無効であり，第二選択薬には同菌に有効な第三世代セフェム系薬やタゾバクタム・ピペラシリン，第三選択薬にはニューキノロン系薬があがる．

③ クレブシエラ属（表5）[1]

クレブシエラ *Klebsiella* 属には β-ラクタマーゼ産生菌が多く，内服治療では β-ラクタマーゼ阻害薬配合ペニシリン系薬，注射薬治療では第二，三世代セフェム系薬が第一選択薬となる．しかし，これらに耐性の基質特異性拡張型 β-ラクタマー

ゼ（ESBL）産生菌が近年問題となっている．わが国では今のところ数％の検出頻度だが，今後増加することも懸念される．ESBL 産生菌に対して確実に有効なのはカルバペネム系薬であるが，タゾバクタム・ピペラシリンも大半の症例で有効であり，対象的にニューキノロン系薬は耐性化していることが多い．

④ 肺炎マイコプラズマ（表6）[1]

外来内服治療ではマクロライド系薬が第一選択薬である．近年，特に小児においてはマクロライド耐性菌の増加が問題となっており，成人においても疫学的データは十分ではないものの，徐々に増加傾向にあることが示唆されている[7]．治療薬の選択としてはマクロライド系薬が第一選択薬となるが，マクロライド耐性菌に対するマクロライド系薬投与により予後不良となる報告はない．目安としては，マクロライド系薬投与後 48〜72 時間で解熱が得られない場合は，マクロライド耐性菌を疑い，テトラサイクリン系薬かニューキノロン系薬を投与する．

表5　クレブシエラ属の抗菌薬の選択

外来治療の場合（内服薬）	
第一選択薬	β-ラクタマーゼ阻害薬配合ペニシリン系薬（スルタミシリン，アモキシシリン・クラブラン酸）
第二選択薬	ニューキノロン系薬（シタフロキサシン，レボフロキサシン，シプロフロキサシン，ガレノキサシン，モキシフロキサシン）
入院治療の場合（注射薬）	
第一選択薬	第二，三世代セフェム系薬（セフォチアム，セフトリアキソン，セフォタキシム），スルバクタム・アンピシリン
第二選択薬	タゾバクタム・ピペラシリン
第三選択薬	ニューキノロン系薬（レボフロキサシン，シプロフロキサシン，パズフロキサシン）

〔日本呼吸器学会：成人肺炎診療ガイドライン 2017，p.21 より許諾を得て一部改変し転載〕

表7　*L. pneumophila* の抗菌薬の選択

入院治療の場合（注射薬）	
第一選択薬	ニューキノロン系薬（レボフロキサシン，シプロフロキサシン，パズフロキサシン），アジスロマイシン*

*重症の場合はニューキノロン系薬＋アジスロマイシン
〔日本呼吸器学会：成人肺炎診療ガイドライン 2017，p.22 より許諾を得て一部改変し転載〕

表6　肺炎マイコプラズマの抗菌薬の選択

外来治療の場合（内服薬）	
第一選択薬	マクロライド系薬（クラリスロマイシン，アジスロマイシン，エリスロマイシン）
第二選択薬	ミノサイクリン，レスピラトリーキノロン（ガレノキサシン，モキシフロキサシン，レボフロキサシン，シタフロキサシン，トスフロキサシン）
入院治療の場合（注射薬）	
第一選択薬	ミノサイクリン，マクロライド系薬（アジスロマイシン，エリスロマイシン）
第二選択薬	ニューキノロン系薬（レボフロキサシン，シプロフロキサシン）

〔日本呼吸器学会：成人肺炎診療ガイドライン 2017，p.22 より許諾を得て一部改変し転載〕

表8　肺炎クラミドフィラの抗菌薬の選択

外来治療の場合（内服薬）	
第一選択薬	ミノサイクリン
第二選択薬	マクロライド系薬（クラリスロマイシン，アジスロマイシン）
第三選択薬	レスピラトリーキノロン（ガレノキサシン，モキシフロキサシン，レボフロキサシン，シタフロキサシン，トスフロキサシン）
入院治療の場合（注射薬）	
第一選択薬	ミノサイクリン
第二選択薬	アジスロマイシン
第三選択薬	レボフロキサシン

〔日本呼吸器学会：成人肺炎診療ガイドライン 2017，p.23 より許諾を得て一部改変し転載〕

5 レジオネラ・ニューモフィラ（表7）[1]

レジオネラ・ニューモフィラ *L. pneumophila* はニューキノロン系薬が第一選択薬となるが，マクロライド系薬のアジスロマイシンもニューキノロン系薬と同等の臨床的効果を示すことが報告されている[8]．

6 肺炎クラミドフィラ（表8）[1]

テトラサイクリン系薬，マクロライド系薬，ニューキノロン系薬のいずれも効果があり，臨床的に問題となる薬剤耐性菌も報告されていない．

7 メチシリン感受性黄色ブドウ球菌（MSSA）（表9）[1]

ほとんどの菌がペニシリナーゼを産生するため，第一選択薬はβ-ラクタマーゼ阻害薬配合ペニシリン系薬および第一世代セフェム系薬である．第二選択薬としてはマクロライド系薬，クリンダマイシン，テトラサイクリン系薬が使用される．

8 メチシリン耐性黄色ブドウ球菌（MRSA）（表10）[1]

内服治療薬で有効なのはリネゾリドのみである．注射薬ではバンコマイシン，テイコプラニン，リネゾリドが第一選択薬となる．第二選択薬のアルベカシンはアミノグリコシド系薬であり，緑膿菌を含む Gram 陰性桿菌にも抗菌活性を有するが，腎障害の副作用に注意が必要である．

9 A群溶血性レンサ球菌（表11）[1]

A群溶血性レンサ球菌 *S. pyogenes* の第一選択薬はペニシリン系薬，マクロライド系薬である．

表11　A群溶血性レンサ球菌の抗菌薬の選択

外来治療の場合（内服薬）	
第一選択薬	アモキシシリン，アジスロマイシン
第二選択薬	β-ラクタマーゼ阻害薬配合ペニシリン系薬（スルタミシリン，アモキシシリン・クラブラン酸）
第三選択薬	レスピラトリーキノロン（ガレノキサシン，モキシフロキサシン，シタフロキサシン，トスフロキサシン）
入院治療の場合（注射薬）	
第一選択薬	ペニシリン系薬（アンピシリン，ペニシリンG），アジスロマイシン
第二選択薬	スルバクタム・アンピシリン，タゾバクタム・ピペラシリン

〔日本呼吸器学会：成人肺炎診療ガイドライン 2017，p.24 より許諾を得て一部改変し転載〕

表9　MSSA の抗菌薬の選択

外来治療の場合（内服薬）	
第一選択薬	β-ラクタマーゼ阻害薬配合ペニシリン系薬（スルタミシリン，アモキシシリン・クラブラン酸）
第二選択薬	マクロライド系薬（クラリスロマイシン，アジスロマイシン）
入院治療の場合（注射薬）	
第一選択薬	スルバクタム・アンピシリン，セファゾリン
第二選択薬	ミノサイクリン，クリンダマイシン

〔日本呼吸器学会：成人肺炎診療ガイドライン 2017，p.23 より許諾を得て一部改変し転載〕

表10　MRSA の抗菌薬の選択

外来治療の場合（内服薬）	
第一選択薬	リネゾリド
入院治療の場合（注射薬）	
第一選択薬	バンコマイシン，テイコプラニン，リネゾリド
第二選択薬	アルベカシン

〔日本呼吸器学会：成人肺炎診療ガイドライン 2017，p.23 より許諾を得て一部改変し転載〕

表12　*M. catarrhalis* の抗菌薬の選択

外来治療の場合（内服薬）	
第一選択薬	β-ラクタマーゼ阻害薬配合ペニシリン系薬（スルタミシリン，アモキシシリン・クラブラン酸）
第二選択薬	マクロライド系薬（クラリスロマイシン，アジスロマイシン）
第三選択薬	レスピラトリーキノロン（ガレノキサシン，モキシフロキサシン，レボフロキサシン，シタフロキサシン，トスフロキサシン）
入院治療の場合（注射薬）	
第一選択薬	スルバクタム・アンピシリン
第二選択薬	第二，三世代セフェム系薬（セフォチアム，セフトリアキソン，セフォタキシム）
第三選択薬	ニューキノロン系薬（レボフロキサシン，シプロフロキサシン，パズフロキサシン）

〔日本呼吸器学会：成人肺炎診療ガイドライン 2017，p.24 より許諾を得て一部改変し転載〕

複数菌感染が疑われる場合にはβ-ラクタマーゼ阻害薬配合ペニシリン系薬を投与する．レスピラトリーキノロンも有効である．

10 モラクセラ・カタラーリス（表12）[1]

モラクセラ・カタラーリス *M. catarrhalis* はほとんどの菌がペニシリナーゼを産生するため，β-ラクタマーゼ阻害薬配合ペニシリン系薬が第一選択薬となる．マクロライド系薬，第二，第三世代セフェム系薬も有効であり，ニューキノロン系薬は第三選択薬となる．

11 嫌気性菌（表13）[1]

横隔膜上の嫌気性菌 Anaerobes にはβ-ラクタマーゼを産生する菌も認められるため，β-ラク

表13　嫌気性菌の抗菌薬の選択

外来治療の場合（内服薬）	
第一選択薬	β-ラクタマーゼ阻害薬配合ペニシリン系薬（スルタミシリン，アモキシシリン・クラブラン酸）
第二選択薬	レスピラトリーキノロン（シタフロキサシン，ガレノキサシン，モキシフロキサシン）
入院治療の場合（注射薬）	
第一選択薬	スルバクタム・アンピシリン
第二選択薬	メトロニダゾール，クリンダマイシン

※空洞形成など他の菌と混合感染を考慮する場合：タゾバクタム・ピペラシリン，カルバペネム系薬（メロペネム，ドリペネム，ビアペネム，イミペネム・シラスタチン）
〔日本呼吸器学会：成人肺炎診療ガイドライン2017．p.24より許諾を得て一部改変し転載〕

表14　緑膿菌の抗菌薬の選択

外来治療の場合（内服薬）	
第一選択薬	ニューキノロン系薬（シタフロキサシン，シプロフロキサシン，レボフロキサシン）
入院治療の場合（注射薬）	
第一選択薬	ピペラシリン，タゾバクタム・ピペラシリン
第二選択薬	第三，四世代セフェム系薬（セフタジジム，セフェピム，セフォゾプラン）
第三選択薬	ニューキノロン系薬（シプロフロキサシン，パズフロキサシン，レボフロキサシン）
第四選択薬	カルバペネム系薬（メロペネム，ドリペネム，ビアペネム）

〔日本呼吸器学会：成人肺炎診療ガイドライン2017．p.25より許諾を得て一部改変し転載〕

タマーゼ阻害薬配合ペニシリン系薬が第一選択薬となる．内服治療薬ではレスピラトリーキノロンが，点滴治療薬ではメトロニダゾール，クリンダマイシンが第二選択薬となる．

12 緑膿菌（表14）[1]

内服治療薬で使用できるのはニューキノロン系薬のシタフロキサシン，シプロフロキサシン，レボフロキサシンであり，同じニューキノロン系薬であってもガレノキサシン，モキシフロキサシンは抗菌活性を有していないため使用できない．注射薬ではピペラシリン，タゾバクタム・ピペラシリンが第一選択薬であり，嫌気性菌のカバーが不要な場合は第二選択薬のセフェム系薬，第三選択薬のニューキノロン系薬も有効である．カルバペネム系薬ではメロペネム，ドリペネム，ビアペネムが有効である．

D 予 防

肺炎は一度発症すると日常生活動作（ADL）の低下，認知症の進行，心疾患の合併などのリスクがあり，肺炎治癒後も長期的な予後悪化の原因となるため，肺炎予防はきわめて重要である．肺炎の予防には，まず，肺炎の誘因となるかぜ，インフルエンザの予防が有効である．また，肺炎そのものの予防策としては肺炎球菌やインフルエンザウイルスに対するワクチン接種（☞第Ⅵ章4．p.309 参照），口腔ケアが有用である．

1 かぜ，インフルエンザの予防

一般的な方法としては，手指衛生がもっとも重要であり，マスク着用とうがいもある程度の効果が期待できる．インフルエンザワクチンは，インフルエンザ自体の発症を抑制効果はあまり期待できないが，インフルエンザおよび肺炎による入院の抑制や，全死因の低下が認められ，特に介護施設入居者では効果が高い（表15）[9]．

2 口腔ケア

口腔内の嫌気性菌・レンサ球菌は高齢者肺炎の重要な原因菌であり，特に誤嚥性肺炎に関与する

表15 高齢者におけるインフルエンザワクチンの効果

	市中居住者	介護施設入居者
インフルエンザ	有意差なし	有意差なし
インフルエンザ様症状	有意差なし	24%低下
肺炎	有意差なし	47%低下
インフルエンザおよび肺炎による入院	27%低下	49%低下
インフルエンザおよび肺炎関連死	有意差なし	54%低下
全死因	39%低下	60%低下

〔Cochrane Database Syst Rev (2)：CD004876, 2018 より筆者作成〕

とされている．誤嚥には，食事中の"むせ"などの明らかな誤嚥（顕性誤嚥）と，就寝中などの口腔内唾液の少量誤嚥（不顕性誤嚥）の2種類があるが，誤嚥性肺炎の主な原因となっているのは後者である．

誤嚥性肺炎に予防は口腔内細菌を減少させることが有効と考えられ，わが国ではYoneyamaらにより介護施設入居者における口腔ケアの肺炎予防効果がLancet誌に報告されている[10]．「成人肺炎診療ガイドライン2017」では，「肺炎予防において，口腔ケアは推奨されるか」というクリニカルクエスチョン（CQ25）が設定され，システマティックレビューの結果，VAP，非VAPの両者について，生命予後は改善しないが，初回発症予防は減少させることが明らかとなった[1]．ただし，このレビューにはわが国で粘膜面の使用が禁忌と

なっているクロルヘキシジン製剤が使用された研究が含まれており，クロルヘキシジン製剤非使用のみの非VAPのレビューでは，口腔ケア実施群で死亡が有意に減少し，肺炎発症も抑制された．なお，本CQにおける推奨は，「肺炎予防に対して，口腔ケアを行うことを弱く推奨する」である．

文　献

1) 日本呼吸器学会：成人肺炎診療ガイドライン 2017, 2017
2) 日本呼吸器学会：成人市中肺炎診療の基本的考え方, 2000
3) 日本呼吸器学会：成人市中肺炎診療ガイドライン, 2007
4) 日本呼吸器学会：成人院内肺炎診療の基本的考え方, 2002
5) 日本呼吸器学会：成人院内肺炎診療ガイドライン, 2008
6) 日本呼吸器学会：医療・介護関連肺炎診療ガイドライン, 2011
7) Miyashita N et al：Atypical Pathogen Study Group：Macrolide-resistant *Mycoplasma pneumoniae* in adolescents with community-acquired pneumonia. BMC Infect Dis **12**：126, 2012
8) Gershengorn HB et al：The association of antibiotic treatment regimen and hospital mortality in patients hospitalized with *Legionella pneumonia*. Clin Infect Dis 60(11)：e66-79, 2015
9) Demicheli V, Jefferson T, Di Pietrantonj C et al：Vaccines for preventing influenza in the eldly. Cochrane Database Syst Rev(2)：CD004876, 2018
10) Yoneyama T et al：Oral Care Working Group：Oral care and pneumonia. Lancet **354**：515, 1999

Ⅳ．ガイドラインに基づく肺炎診療の実際

2. 市中肺炎治療の考え方と実践

本項目のポイント

- 市中肺炎の病原微生物として，肺炎球菌，インフルエンザ菌，肺炎マイコプラズマが多いが，喀痰培養検査では，約半数の症例で原因菌を特定できない．
- 尿中抗原検査などの迅速抗原検査を活用し，原因菌検索に努めるべきである．
- 治療の場の決定に当たり，quick SOFA スコアを用い，敗血症の可能性を評価する．
- エンピリック治療を行う際には，重症度と薬剤耐性菌リスクを評価し治療薬を決定する．
- 重症の成人市中肺炎に対して，ステロイド薬併用による生命予後改善効果が期待される．
- 重症市中肺炎で β-ラクタム系薬単剤治療で軽快しない症例に対して，マクロライド系薬の併用が推奨される．
- 本項でとりあげる人獣共通感染症は，動物との接触歴などの病歴が診断の鍵となるため，疾患の知識がとりわけ必要である．
- 特にオウム病については重症化もまれではなく，早期治療が重要である．

A 臨床的特徴

① 特　徴

　市中肺炎（CAP）は基礎疾患を有しない，もしくは軽微な基礎疾患しか有していない患者に発症する肺炎である．院内肺炎（HAP）や医療・介護関連肺炎（NHCAP）は何らかの基礎疾患を有し，医療や介護の対象となっている人に起こる肺炎であり，患者背景や原因微生物の種類などが CAP と異なっている．なお，通常，入院 48 時間以降に発症した肺炎は HAP と判断される．そのため，入院 48 時間未満に発症した場合は，CAP と分類される．

　CAP が HAP や NHCAP と大きく異なる点は，原因微生物の違いである．CAP では，マイコプラズマ肺炎，レジオネラ肺炎などの非定型肺炎の可能性を考慮する必要がある．非定型肺炎のなかではマイコプラズマ肺炎の頻度がもっとも高く，外来治療可能な軽症肺炎として経験することが多い．非定型肺炎では，細菌性肺炎で使用される β-ラクタム系薬が無効であるため，アメリカ感染症学会・アメリカ胸部疾患学会（IDSA/ATS）の CAP

診療ガイドライン[1] では，エンピリック治療においては基礎疾患のない症例を除きニューキノロン系薬による治療やマクロライド系薬やテトラサイクリン系薬の併用が基本となっている．

　CAP は NHCAP と異なり，基礎疾患がない，もしくは比較的程度の軽い症例に発症するため，一部の重症例を除き治療によく反応し，肺炎治癒後にもとの日常生活活動動作まで回復する例がほとんどであるので，早期の積極的な治療介入が重要である．外来抗菌薬治療が可能な症例も多いため，治療の場の決定は日常診療上，重要なポイントといえる．CAP の生命予後は IDSA の提唱した PSI 肺炎重症度指数とよく相関する．本予測因子は予後を正確に反映しているが，項目数が多く煩雑であるため，日常診療にはあまり普及していない．わが国のガイドラインは，非専門医に広く使用されることを基本理念としているため，PSI ではなく，イギリス胸部学会（BTS）の CURB-65 分類に準拠した後述の A-DROP システム（年齢，脱水，呼吸状態，意識状態，血圧）が 2005 年の「成人市中肺炎診療ガイドライン」から使用されてきた．

2 疫　学

国内の多施設共同研究の結果では，わが国の15歳以上のCAP発症者は年間188万人と推定されている[2]．罹患者の7割を65歳以上の高齢者が占め，患者の7割は入院し，年間74,000人が病院で死亡していると推定される．ただしこの報告によると，肺炎患者の63万人は誤嚥関連の肺炎と記載されていることから，CAPの対象にはNHCAPに該当するような背景をもつ症例も相当数含まれていると推測される．

CAPにおける分離微生物の報告は多数あるが，純粋なCAPのみを扱った論文9編の解析が2017年の成人肺炎診療ガイドライン作成委員会において行われ，報告されている（図1)[3]．従来の報告通り，肺炎球菌，インフルエンザ菌が上位2菌種となっており，3番目には黄色ブドウ球菌との結果であった．MSSAとMRSAが区別されている201株の報告ではMRSAがその28.4%を占めていた．腸内細菌科の菌として肺炎桿菌 K. pneumoniae が4位，大腸菌 E. coli が9位であった．しかしながら，通常の喀痰培養や非定型病原微生物に対する抗原・抗体などを用いた血清診断では，原因微生物の多くは特定できないことが多く，エンピリックに治療を行わざるをえないケースは非常に多い．その一方で，気管支肺胞洗浄液（BALF）を用い，細菌の16S rRNA遺伝子を標的とした網羅的細菌叢解析法による検討では，肺炎球菌，インフルエンザ菌，肺炎マイコプラズマのような従来の主要な原因微生物に加え，通常の培養検査では原因菌とは判断されにくい口腔内常在菌や，培養がむずかしい嫌気性菌などが第一優先菌種として検出されており，原因菌不明とされてきた肺炎の原因菌の一部である可能性が示唆された[4]点は非常に興味深い（図2）．

B　診断のポイント

1 肺炎球菌

a. 疫学

肺炎球菌は，やや楕円形の形をした2つ並んだGram陽性双球菌として観察される．ほとんどの株が細胞壁外に多糖体からなる莢膜をもつ（☞第Ⅱ章1. 図2, p.73参照）．莢膜多糖体（capsular polysaccharide：CPS）は，細胞壁のペプチドグリカンやC多糖体（C-polysaccharide）に強固に結合しており，容易に分離できない．そのCPSはもっとも重要な病原性因子で，その血清型を決定する抗原でもあり，現在までに少なくとも93

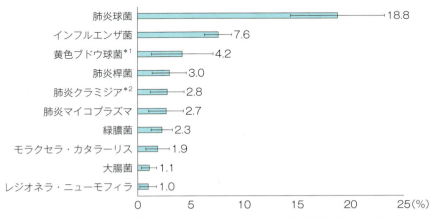

図1　市中肺炎症例の分離菌（メタアナリシスにより95%信頼区間を追加）

[*1]：MSSA，MRSAを区別している201株のメタアナリシスではMRSAは28.4%（95%CI 13.2-43.6）であった．
[*2]：Micro-IF法による診断率（2論文）28/922＝3.0%，ELISA法による診断率（5論文）71/2,022＝3.5%
CAP国内9研究平均（3,077症例）のデータ

〔日本呼吸器学会：成人肺炎診療ガイドライン2017, p.10より許諾を得て一部改変し転載〕

の血清型の存在が知られている．

肺炎球菌はヒトの鼻咽頭に常在し，保菌率は小児で20～40％，成人では10％程度であるといわれている．前述のようにCAPの原因菌としてもっとも多く，20～30％を占める．また，肺炎球菌は肺炎だけではなく，敗血症，髄膜炎など侵襲性肺炎球菌感染症（IPD）をきたす重要な病原微生物である．成人のIPDについては，千葉らの全国規模の調査報告がある．50歳以上が85％を占めており70歳代がもっとも多く，疾患では敗血症・菌血症が38％，菌血症を伴う肺炎が37％を占め小児と比較し髄膜炎が少なく肺炎が多かった[5]．死亡率は小児の1.4％に比べ，成人で22.1％と高かった[6]．この調査では，死亡例ともっとも関連していたのは3型で，次いで6A/6C，6Bと14であったが，世界的にも3型では死亡率が高いことが報告されている[7]．3型はムコイド型のコロニーを示し，他の血清型と比較し厚い莢膜を有し，病原性が強いとされている．

肺炎球菌ワクチンは，海外ではわが国に先駆けて普及しており，アメリカではワクチン導入によりIPD症例の減少が確認されている．わが国では，2014年10月1日から，23価莢膜多糖体型肺炎球菌ワクチンのPPSV23（ニューモバックス®NP）の65歳以上の成人を対象とした予防接種法に基づく定期接種が開始された．一方，2014年6月に13価タンパク結合型肺炎球菌ワクチンのPCV13（プレベナー13®）が65歳以上の成人に適応拡大されたことから，PCV13を65歳以上のどの対象年齢に対しても任意接種ワクチンとして接種することが可能となっている．PPSV23は，わが国の高齢介護施設の患者を対象とした二重盲検試験において，すべての肺炎，肺炎球菌性肺炎およびそれによる死亡を有意に減少させたと報告されている[8]．2017年の「成人肺炎診療ガイドライン2017」[3]でも，国内の複数の研究結果をもとに，高齢者肺炎の発症予防のために肺炎球菌ワクチン接種が推奨されている（☞第Ⅵ章 4. p.309参照）．

b．臨床的特徴

悪寒・戦慄を伴う高熱に引き続く湿性咳嗽が特徴で，鉄錆色と表現される茶褐色の喀痰が特徴的であり，呼吸困難や胸痛を伴う場合もある．菌血症が12％の症例でみられ，摘脾後の患者ではショックや播種性血管内凝固症候群（DIC）を併発するなど重症化することが多いため，注意を要する．典型例では，図3のように，胸部X線写真や胸部CTによるでair bronchogramを伴う大葉性肺炎を呈することが多いが，気管支肺炎像やすりガラス陰影を呈することもある．肺炎随伴性胸水，膿胸への発展はまれであり，空洞形成も一般的にはみられないのが特徴である．診断には特徴的なGram染色所見や尿中抗原検出が有用であり，CRP値は他の細菌感染症と比較して高値を示す．喀痰中の肺炎球菌抗原も抗菌薬使用前で慢性腎不全例など尿が得られない症例には有用であ

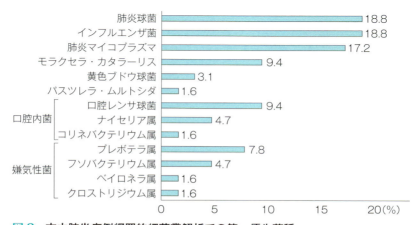

図2 市中肺炎症例網羅的細菌叢解析での第一優先菌種
〔日本呼吸器学会：成人肺炎診療ガイドライン2017, p.10より許諾を得て一部改変し転載〕

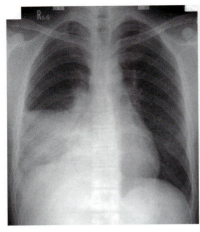
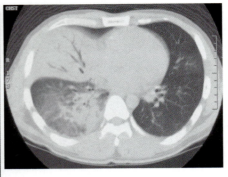

図3 肺炎球菌性肺炎症例の画像所見（自験例）

ると考えられる．肺炎球菌性肺炎の予後は宿主の免疫状態や，菌の血清型によるが，血清型3型では死亡率は30％にも及ぶとされる．また，脾摘後，慢性アルコール中毒，慢性閉塞性肺疾患（COPD），HIV感染症例では重症化しやすい．

❷ インフルエンザ菌
a. 疫学
インフルエンザ菌は小型のGram陰性桿菌でCAPの約5％を占め，喫煙者，気管支喘息，COPD，気管支拡張症の症例に多くみられるが，ときには健常者にもみられる．インフルエンザ菌によるCAPの年齢分布のピークは小児と高齢者の二峰性である．

菌を覆う莢膜多糖体の違いにより，a〜fの莢膜型と無莢膜型に分類される．インフルエンザ菌b型（Hib）は小児における侵襲性感染症の重要な原因菌であり，髄膜炎や喉頭蓋炎などの致死性の病気を引き起こす．わが国でもHibワクチンが普及し，2013年から小児への定期接種の対象となっている．

b. 臨床的特徴
典型例では，亜急性の経過で発症する発熱と湿性咳嗽が特徴的で，悪寒・戦慄は伴わないことも多い．胸部X線写真上は，斑状の気管支肺炎像や，片側の区域性の浸潤影を示す．肺炎球菌性肺炎同様，空洞形成や膿胸への発展はまれである．成人CAPでの重症化はまれであり予後も比較的よい．

❸ モラクセラ・カタラーリス
a. 疫学
モラクセラ・カタラーリス M. catarrhalis は，Gram陰性双球菌でCAPの2％程度にみられ，同菌によるCAPはほとんどが高齢のCOPD症例である．慢性呼吸不全の急性増悪時にも分離されやすい菌の1つであり，気管支炎，気管支肺炎を引き起こすが，菌自体は病原性の高い菌ではない．

b. 臨床的特徴
亜急性の経過でCOPDや慢性呼吸不全の患者に発症し，湿性咳嗽，膿性喀痰を伴うが，悪寒・戦慄はまれである．画像上は浸潤影を呈するが，空洞形成や肺炎随伴性胸水の併発はまれである．

❹ 肺炎桿菌
a. 疫学
肺炎桿菌は腸内細菌科のGram陰性桿菌であり，CAPの約3％程度にみられる．慢性アルコール中毒やそれに伴う肝硬変症例に特に多くみられるが，糖尿病患者やCOPD患者にも発症することもある．慢性アルコール中毒や糖尿病患者の口腔咽頭の定着菌でもあり，HAPの原因菌としても知られる．

b. 臨床的特徴
急性経過で発症する悪寒を伴う高熱，湿性咳嗽，膿性喀痰，胸痛，呼吸困難を呈する．胸部X線写真上は，大葉性肺炎が典型的で複数の肺葉に陰影を呈する場合も多い．5〜7日の経過で陰影に空洞化がみられ，膿瘍形成や膿胸の合併も多

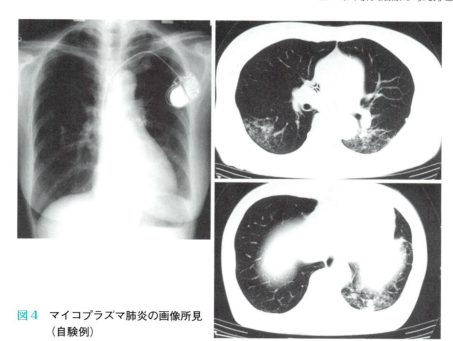

図4 マイコプラズマ肺炎の画像所見（自験例）

く，重症 CAP の臨床像を呈する．予後は肺障害の程度と基礎疾患（肝機能）の程度によるが，肺化膿症，気管胸腔瘻を併発した症例では不良である．

近年は，ESBL 産生肺炎桿菌も増加傾向にあり，薬剤耐性菌リスクを有する症例や，重症例ではカルバペネム系薬の使用を考慮する必要がある．

5 緑膿菌
a. 疫学

緑膿菌は，好気性 Gram 陰性桿菌で通常 HAP を引き起こし，CAP の原因菌としては検出頻度が低い．しかし，気管支拡張症や間質性肺炎を基礎疾患としてもつ症例や免疫不全例では CAP を引き起こしうる．スペインでの前向き観察研究では，CAP 全体の 4％ が緑膿菌性肺炎であり，薬剤耐性菌の比率が高かったため，他の原因菌による肺炎と比較して有意に予後不良（30日死亡率18％）であったとされている[9]．

b. 臨床的特徴

肺炎像は一般的に一部の区域や葉内に限局していることが多く，血液培養の陽性率も低い．抗緑膿菌活性のある抗菌薬での治療となるが，他の原因菌による細菌性肺炎と比較し長期（2週間）の抗菌薬投与が望ましい．予後は肺の基礎疾患の状態によるが一般に不良である．

6 肺炎マイコプラズマ
a. 疫学

肺炎マイコプラズマによるマイコプラズマ肺炎は CAP の 5～15％ を占めており，若年成人や高齢者に多くみられる．飛沫感染によりヒト-ヒト感染をきたしうるため，無症状感染例は感染流行に寄与していると考えられている．また，以前は 4 年に一度の夏季オリンピックの年に流行がみられていたことから，オリンピック病と呼ばれることもあった．

b. 臨床的特徴

発熱，頑固な乾性咳嗽で亜急性の経過で発症する．筋肉痛，咽頭痛，中耳炎，水様下痢などの肺外症状をきたしうることも特徴の1つである．生化学検査所見としては，肝逸脱酵素上昇（AST/ALT 上昇）を伴うことが多い．胸部 X 線写真では，図4 に示すように，多発するすりガラス状の気管支肺炎像をきたすことが多いが，空洞形成や肺炎随伴胸水はまれである．胸部 CT での特徴的な所見は，気管支壁の肥厚，小葉中心性粒状影，

すりガラス陰影である。肺炎マイコプラズマは培養分離が困難であるため，血清マイコプラズマ抗体価（単回では1：64以上，ペア血清では初回から4倍以上の増加）や，咽頭拭い液を用いた抗原検出（イムノクロマトグラフィ），遺伝子検査（LAMP法）が診断に有用である。治療にはマクロライド系薬の7〜10日投与が第一選択として推奨され，一般的には予後は良好であるが，一部の呼吸不全を伴う重症例においては，高用量のステロイドの併用投与が，2014年に発行された「肺炎マイコプラズマに対する治療指針（日本マイコプラズマ学会）」において expert opinion として推奨されている。

⑦ 肺炎クラミドフィラ

a. 疫学

肺炎クラミドフィラによるクラミドフィラ肺炎の頻度は，従来5%前後とマイコプラズマ肺炎に次ぐ頻度の非定型肺炎の病原微生物とされてきたが，近年の遺伝子学的手法を用いた研究の結果からは，実際に肺炎を起こす病原微生物としてはまれである可能性も指摘されている[10]。

マイコプラズマ肺炎同様，飛沫感染によるヒト-ヒト感染を起こすこと，感染から発病まで約4週間を要することから，潜伏感染例もしくは症状の軽い症例が感染流行において重要である。

b. 臨床的特徴

マイコプラズマ肺炎同様，肺外症状が目立ち，鼻汁，咽頭痛，嗄声などが下気道症状に先行する。高熱や比較的徐脈は少なく，胸部X線写真では，片側性のすりガラス状の陰影を呈し，肺炎随伴胸水はまれである。病原微生物の培養分離がむずかしいため，血清抗体価が用いられることが多い。IgM，IgG，IgAの3種類が測定可能であり，カットオフ値あるいはIgG，IgAでは抗体価の有意な上昇を参考に感染症の原因菌と推定されるが，抗体価の上昇に時間がかかることや，既感染者が多いことやオウム病クラミドフィラ C. psittaci などとの交差反応による偽陽性が指摘されているため，抗体価のみでの診断はむずかしく，他の病原微生物の否定など総合的に判断する必要がある。

⑧ レジオネラ・ニューモフィラ

a. 疫学

レジオネラ属でもっとも多いレジオネラ・ニューモフィラ L. pneumophila には12以上の血清型がある。通常の細菌検査用培地では生育せず，菌の分離には専用の培地（BCYE-α，あるいはそれに抗菌薬を含んだもの）を用いる必要がある。一方で，環境中では人工培地とは異なり幅広い環境で生育可能であり，主に沼や河川などの水中や，土壌に存在している自然環境中の常在菌の一種としても知られる。L. pneumophila は細胞内寄生菌であり，これらの場所ではアメーバなどの原生生物など他の生物の細胞内に寄生することによって環境での生育を可能としている。噴水などの水景施設，ビル屋上に立つ冷却塔，ジャグジー，加湿器，循環水を利用した風呂などが L. pneumophila の温床となりうる。それらの L. pneumophila に汚染された水分をエアロゾルの状態で吸入することで感染する。一般に免疫能の低下した高齢者，大酒家，HIV感染症例での発症例が多いが，ときに若年の健常者に発症することもある。

b. 臨床的特徴

急性経過の高熱（比較的徐脈）で発症し，他の非定型肺炎と比較し重症の肺炎を発症する。意識障害，水様下痢，腹痛，横紋筋融解症など肺外症状をきたすこともあり，臨床検査上は，AST/ALT上昇，低ナトリウム，低リン血症，フェリチン上昇，CPK上昇，CRP高度上昇（30mg/dL以上），腎機能障害がみられることが多い。胸部X線上は，図5の症例のように大葉性肺炎をきたすことが多く，両側肺に陰影が広がっている症例もみられる。Gram染色では菌体は観察できないが，図6のように，Gimenez染色では赤色の菌体が観察できる。診断には尿中抗原検査が有用であるが，血清型1のみしか検出できないため，それ以外の血清型では偽陰性となる点に注意が必要である。LAMP法を用いた遺伝子検査では他の血清型も検出できるため有用であるが，小規模な病院などでは検査ができない点が問題であり，抗体検査は迅速性に欠ける点が問題である。したがって，β-ラクタム系薬不応性の重症肺炎では積極的にレジオネラ肺炎を疑うべきである。

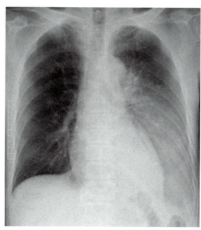
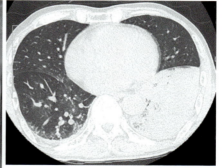

図5　レジオネラ肺炎の画像所見
（国立病院機構長崎医療センター呼吸器科
岩永直樹先生の厚意により提供）

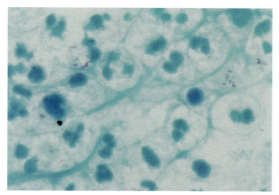

図6　*L. pneumophila*（Gimenez 染色，喀痰）
（国立病院機構長崎医療センター呼吸器科 岩永直樹先生の厚意により提供）

　予後は若年の健常者では比較的良好であるが，高齢者，免疫不全例，心疾患や肺に基礎疾患を有する症例では予後は不良である．

9 インフルエンザウイルス

a. 疫学

　インフルエンザウイルスは CAP としてもっともよくみられるウイルス性肺炎の病原微生物である．世界中で毎年 5 万人にものぼる人々がこのウイルスにより命を落としている．冬に流行し，2 月がそのピークである．一般には軽い気道感染症で軽快するが，局所的に発生する高病原性インフルエンザウイルスのパンデミックでは高い致死率をもたらしている．インフルエンザウイルスは RNA ウイルスであり，コアタンパクが異なる A，B，C の 3 つの型があるが，90％が A 型であり，残り 10％弱が B 型であり，病原性は A 型が高い．

b. 臨床的特徴

　潜伏期間は約 2 日程度であり，悪寒を伴う高熱，筋肉痛，咽頭痛とともに発症する．肺炎を併発する症例では乾性咳嗽がみられ，膿性喀痰が見られる場合には細菌感染の合併も考慮すべきである．胸部 X 線写真上，初期には陰影はみられず，後に斑状の陰影が散見されるようになる．重症例ではびまん性に広がるすりガラス陰影がみられる．

　図7 に，インフルエンザウイルス（H1N1）感染により重症のウイルス性肺炎およびウイルス性心筋炎をきたした症例の画像を示す．このような症例では，オセルタミビルやペラミビルなどの抗インフルエンザ薬に加え，集学的な全身管理を行ったとしても救命率は低いというのが現状である．また，インフルエンザウイルス感染に細菌感染を併発した場合も重症化するケースが多い．

　図8 はインフルエンザウイルス感染に肺炎球菌性肺炎を合併し重症化した症例の画像所見である．本症例では混合感染と考えられたが，一般に，インフルエンザウイルス感染に続発する細菌性肺炎（主に肺炎球菌やインフルエンザ菌による）は重症化しやすいといわれている（詳細は第 V 章 9. p.256 参照）．

C 細菌性・非定型の鑑別

　CAP の症状は発熱，咳嗽，喀痰などであり，

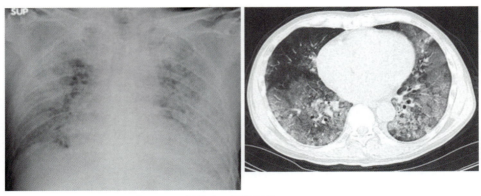

図7　重症インフルエンザウイルス性肺炎の画像所見
インフルエンザウイルス（H1N1）による重症肺炎および心筋炎を発症した55歳男性の症例.
〔Iwanaga N et al：A fatal case of acute myocardial infarction following the improvement of influenza A (H1N1) pdm2009-related acute myocarditis. Intern Med 53(18)：2153-2157, 2014 より引用〕

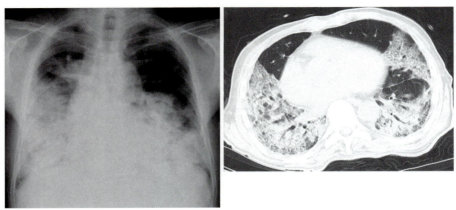

図8　インフルエンザウイルスに肺炎球菌性肺炎を合併した症例の画像所見
インフルエンザウイルス（H1N1）感染後に肺炎球菌性肺炎を合併した61歳男性の症例.
（国立病院機構長崎医療センター呼吸器科 岩永直樹先生の厚意により提供）

これらの症状は細菌性肺炎では一般的であるが，マイコプラズマ肺炎などの非定型肺炎では喀痰はないことも多い．細菌性肺炎と非定型肺炎の鑑別に関する考え方は，日米のガイドラインで異なっている．IDSAのガイドライン[1]では，前述のように，これらの鑑別を重要視せずに両者をカバーする抗菌薬をエンピリック治療として推奨している．一方で，わが国の「成人市中肺炎診療ガイドライン」[11]では，まず表1に示した項目を用いて細菌性と非定型肺炎の鑑別を行うことが推奨されている．
　国内の前向き研究で，6項目中4項目以上合致すれば非定型肺炎が疑われ，3項目以下の合致で

表1　市中肺炎における細菌性肺炎と非定型肺炎の鑑別項目

1. 年齢60歳未満
2. 基礎疾患がない，あるいは軽微
3. 頑固な咳がある
4. 胸部聴診上所見が乏しい
5. 痰がない，あるいは迅速診断法で原因菌が証明されない
6. 末梢血白血球数が 10,000/μL 未満である
・上記6項目中4項目以上合致すれば非定型肺炎が疑われる（感度78％，特異度93％）
・1〜5の5項目中3項目以上に合致すれば非定型肺炎が疑われる（感度84％，特異度87％）

※肺炎マイコプラズマおよびクラミドフィラ属による肺炎で検討されたもの.
〔日本呼吸器学会：成人肺炎診療ガイドライン2017，p.13 より許諾を得て一部改変し転載〕

あれば細菌性肺炎が疑われるという報告がなされている（感度78%，特異度93%）[11]．また，1〜5の5項目で評価した場合には3項目以上の合致で非定型肺炎，2項目以下の場合は細菌性肺炎が疑われる（感度84%，特異度87%）[11]．この方法を用いてどちらの可能性が高いかという推測が可能であり，日常診療においても非常に有用である．しかしながら，この検討は，マイコプラズマ肺炎，クラミドフィラ肺炎を対象に検討されたものであり，レジオネラ肺炎などのそれ以外の非定型肺炎には適用できないことを留意しなければならない．

また，ここで決して鑑別を忘れてはならない疾患は，肺結核である．肺結核の典型例では，空洞影，小葉中心性の粒状影や tree-in-bud appearance がみられるが，免疫力の低下した症例においては乾酪性肺炎を主体とした陰影を示す場合もある．これらの症例では画像所見上，CAPとの鑑別がむずかしいこともあり，治療不応性の場合には，必ず繰り返し喀痰（もしくは胃液）を採取し抗酸菌検査を行うべきである．また，高齢者や免疫不全例では，抗原特異的インターフェロンγ遊離試験（interferon-gamma release assay：IGRA）も積極的に行うことも重要である．

D　重症度の評価，治療の場

CAPと診断した場合は，まず治療の場（外来，一般病棟，ICU）を決定しなくてはならない．従来，こういった治療の場の選択は，臨床医の経験と知識に基づく感覚（臨床的勘ともいえるかもしれない）によってなされてきたものである．しかしながら，「成人肺炎診療ガイドライン2017」[3]では，まず敗血症の有無の判断と肺炎重症度評価を行い，その結果に基づいて判断することを提案している．敗血症の有無については図9のフローチャートを参考に診断する．最初の「敗血症がありそうか？」という判断には，SOFAスコア（表2）が主に用いられていたが，臨床現場で扱うには若干煩雑である点が問題であった．そこで，近年ではquick SOFA（qSOFA）という簡易的な評

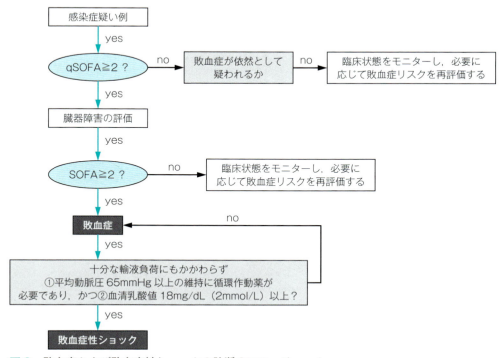

図9　敗血症および敗血症性ショックの診断のフローチャート
〔Singer M et al：The Third International Consensus Definitions for Sepsis and Septic Shock (Sepsis-3). JAMA **315**：801-810, 2016 より引用〕

価項目（**表3**）が考案され，敗血症の有無のスクリーニングにおいて高い感度を有していることがわかってきた．そのため，肺炎診療においてもまずこれを用いることが推奨されている．qSOFAで2項目以上であればSOFAスコアで臓器障害の評価を行い，2点以上であれば「敗血症あり」という診断になる[12]．

肺炎の重症度評価には2007年の「市中肺炎診療ガイドライン」から用いられてきたA-DROPシステム（**表4**）[11]が推奨されている．A-DROPは予後を予測するシステムとしてとても簡便かつ有用であり，敗血症の有無の診断と合わせて用い，**図10**のように治療の場，治療薬を決定することになる．敗血症がなく軽症〜中等症であれば外来治療を，敗血症がなく中等症〜重症であれば一般病棟入院を，そして敗血症がある，もしくは重症〜超重症であれば，ICU入室という流れとなる．

こういった治療の場の決定方法は，医療の標準化，もしくは非専門医や若手医師の教育にはきわめて有用なものであると考えられる一方，個々の症例では異なった基礎疾患，免疫状態，そして社会的背景を有しており，呼吸器内科専門医はそれらの背景を踏まえて，総合的に判断することが重要であると考えられる．

E 原因微生物の検索

CAPの原因微生物には，前述したようにさまざ

表2 SOFAスコア

	0	1	2	3	4
呼吸器 PaO_2/FiO_2（mmHg）	≧400	<400	<300	<200＋人工呼吸	<100＋人工呼吸
凝固能 血小板数（×$10^3/\mu L$）	≧150	<150	<100	<50	<20
肝臓 ビリルビン値（mg/dL）	<1.2	1.2〜1.9	2.0〜5.9	6.0〜11.9	>12.0
循環器	平均血圧≧ 70mmHg	平均血圧< 70mmHg	DOA<5γ またはDOB	DOA5.1〜15γ またはEpi≦0.1γ またはNOA≦0.1γ	DOA>15γ またはEpi>0.1γ またはNOA>0.1γ
中枢神経 Glasgow Coma Scale	15	13〜14	10〜12	6〜9	<6
腎 クレアチニン（mg/dL）	<1.2	1.2〜1.9	2.0〜3.4	3.5〜4.9	>5.0
尿量（mL/日）				<500	<200

DOA：ドパミン　DOB：ドブタミン　Epi：エピネフリン　NOA：ノルアドレナリン
〔Singer M et al：The Third International Consensus Definitions for Sepsis and Septic Shock (Sepsis-3). JAMA **315**：801-810, 2016 より引用〕

表3 qSOFA

状　態	点数
意識状態の変化（Glasgow Coma Scale<15）	1
収縮期血圧≦100mmHg	1
呼吸数≧22回/分	1

〔Singer M, Deutschman CS, Seymour CW et al：The Third International Consensus Definitions for Sepsis and Septic Shock (Sepsis-3). JAMA **315**(8)：801-810, 2016 より引用〕

表4 A-DROPシステム

A（Age）：男性70歳以上，女性75歳以上
D（Dehydration）：BUN21mg/dL以上または脱水あり
R（Respiration）：$SpO_2$90%以下（$PaO_2$60torr以下）
O（Orientation）：意識変容あり
P（Blood Pressure）：血圧（収縮期）90mmHg以下

軽　症：0項目
中等症：1〜2項目
重　症：3項目
超重症：4〜5項目（ただし，ショックがあれば1項目でも超重症）

〔Cilloniz C et al：Community-acquired pneumonia due to multidrug- and non-multidrug-resistant *Pseudomonas aeruginosa*. Chest **150**：415-425, 2016 より引用〕

2. 市中肺炎治療の考え方と実践　135

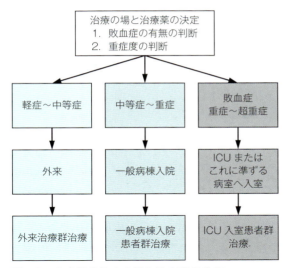

図10　市中肺炎治療の場と治療薬の決定

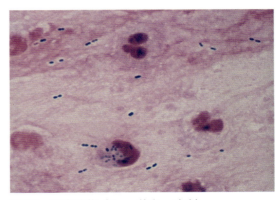

図11　肺炎球菌（Gram染色，喀痰）

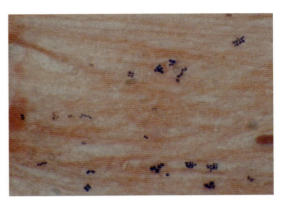

図12　黄色ブドウ球菌（Gram染色，喀痰）

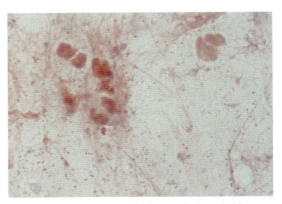

図13　インフルエンザ菌（Gram染色，喀痰）

まな病原微生物があげられ，その特定が治療薬決定にきわめて有用な情報となる．仮にエンピリック治療で開始したとしても，後に原因微生物が同定できればより効率的にde-esclation治療を行うことができるため，薬剤耐性菌出現抑制や医療経済の観点からも，原因微生物の特定はとても重要なことといえる．

① Gram染色

　Gram染色は1884年にデンマーク人のHans Christian Joachim Gram医師により考案された染色法である．比較的簡便で迅速性に優れており，多くの一般細菌の推定が可能な検査法である．そのため，CAPにおける原因菌診断に大きな役割を果たしている．ただし，喀痰を染色する場合にその検体の質は検査の精度に大きな影響を与える．そのため，染色前にMiller & Jones分類により喀痰の肉眼的性状を評価する．M1，M2，P1，P2，P3の順に膿性度が高くなるが，M痰は検査に適した喀痰ではないため，再度喀痰の採取を試みるべきである．また，Geckler分類は，顕微鏡で観察した際の白血球数と口腔粘膜上皮細胞の比率に基づいた分類である．Geckler4，5の白血球数が多く上皮細胞が少ない喀痰を検査に適した検体として用いる．好中球による貪食像も原因菌であることを推定する1つの根拠となる．図11～15に主なCAPの原因菌の喀痰Gram染色所見示す．

② 培養・同定

　培養および同定検査は，CAPのスタンダード

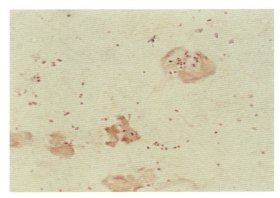

図14 *M. catarrhalis*（Gram 染色，喀痰）

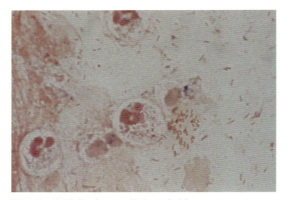

図15 緑膿菌（Gram 染色，喀痰）

な病原微生物の診断法である．Gram 染色では原因菌の推定にとどまるため，菌の培養，同定，薬剤感受性検査は CAP 診療において必須の検査である．現在では，培養後の同定に質量分析装置（MALDI-TOF/MS）が用いられるようになっており，培養から同定までの検査時間が以前よりも短縮されるようになってきた．喀痰などの培養検査には通常，血液寒天培地とチョコレート寒天培地を用いるが，必要に応じて特殊培地を用いることがある．たとえば，レジオネラ肺炎を疑う症例においては，前述のように BCYE-α 培地での培養も追加して行うように検査部門に伝えておく必要がある．

血液培養は肺炎診断にも有用であり，菌が分離されれば，それが真の原因菌であることを意味する．ただし，血液培養の検出率は低く，陽性率は 10％ 程度にとどまる[13]．しかしながら，重症例の原因菌の究明，抗菌薬の適正使用の観点からも，肺炎での血液培養摂取は施行されるべきである．また，いずれの培養検査も抗菌薬開始前に採取することが基本である．

❸ 抗原検出

CAP を対象とする抗原検出は，肺炎球菌，レジオネラ・ニューモフィラ *L. pneumophila*，肺炎マイコプラズマ，ヒトメタニューモウイルス human metapneumovirus，アデノウイルス adenovirus，RS ウイルス respiratory syncytial virus，インフルエンザウイルス influenza virus が可能である．肺炎球菌と *L. pneumophila* が尿中の抗原検出法であり，それ以外は鼻腔あるいは咽頭拭い液を用いた検出法である．なお肺炎球菌では喀痰や鼻汁を用いた抗原検査法も用いられている．

肺炎球菌の尿中抗原検査は，広く臨床現場で汎用されており，喀痰が採取できない症例では特に有用である．しかし，肺炎治療後も長期にわたって陽性が持続する症例が存在し，肺炎を繰り返している症例では，別の菌による肺炎でも尿中抗原が陽性となる点が問題となる．また，肺炎球菌は咽頭拭い液，喀痰を検体とし抗原を検出するキットも利用可能である．高い感度を有するものの偽陽性率がやや高いことと，保険診療上，尿中抗原検査と合わせて実施しても両方を算定することはできない．

L. pneumophila の尿中抗原キットも広く利用されているが，血清型 1 以外の血清型では感度が低く偽陰性となる点に注意が必要である．

また，咽頭拭い液を検体として，肺炎マイコプラズマのリボソームタンパクを，イムノクロマトグラフィで検出するキットが近年利用可能となっており，従来の血清診断とは異なり，迅速診断が可能となってきている．感度は改善の余地があるが，特異度は高いと報告されている．

❹ 遺伝子検査

一般的には普及はしていないが，肺炎マイコプラズマと *L. pneumophila* に対する LAMP 法を用いた診断法が利用可能である．一般細菌などに対するマルチプレックス PCR 検査も研究レベルで

外来患者群	一般病棟入院患者群	集中治療室入室患者群
内服薬 ・β-ラクタマーゼ阻害薬配合 　ペニシリン系薬[*1] ・マクロライド系薬[*2] ・レスピラトリーキノロン[*3,*4] **注射薬** ・セフトリアキソン ・レボフロキサシン[*4] ・アジスロマイシン	**注射薬** ・スルバクタム・アンピシリン ・セフトリアキソン or 　セフォタキシム ・レボフロキサシン[*4] ※非定型肺炎が疑われる場合 ・ミノサイクリン ・レボフロキサシン[*4] ・アジスロマイシン	**注射薬** A法：カルバペネム系薬[*5] or 　　　タゾバクタム・ピペラシリン B法[†]：スルバクタム・アンピシリン or 　　　セフトリアキソン or 　　　セフォタキシム C法：A or B 法＋アジスロマイシン D法：A or B 法＋レボフロキサシン[*4,*6] E法：A or B or C or D法＋抗MRSA薬[*7]

図16　市中肺炎のエンピリック治療抗菌薬

[*1] 細菌性肺炎が疑われる場合：スルタミシリン，アモキシシリン・クラブラン酸（高用量が望ましく具体的な投与量は「成人肺炎診療ガイドライン2017」の参考資料：代表的な抗菌薬名と用法・用量（p.170）を参照）.

[*2] 非定型肺炎が疑われる場合：クラリスロマイシン，アジスロマイシン

[*3] 慢性の呼吸器疾患がある場合には第一選択薬：ガレノキサシン，モキシフロキサシン，レボフロキサシン，シタフロキサシン，トスフロキサシン

[*4] 結核に対する抗菌力を有しており，使用に際しては結核の有無を慎重に判断する.

[*5] メロペネム，ドリペネム，ビアペネム，イミペネム・シラスタチン

[*6] 代替薬：シプロフロキサシン[*4] or パズフロキサシン[*4]

[*7] MRSA肺炎のリスクが高い患者で選択する：リネゾリド，バンコマイシン，テイコプラニン，アルベカシン

[†] 緑膿菌を考慮しない場合

〔日本呼吸器学会：成人肺炎診療ガイドライン2017，p.18 より許諾を得て転載〕

は施行可能である．遺伝子検査全般の特徴としては，培養では検出しにくい微生物を検知でき感度が比較的高いこと，抗菌薬治療開始後でも検出可能な場合がある点があげられ，今後の一般細菌を含めた他の病原微生物に関しても遺伝子検査の開発，臨床応用が期待される．

F　エンピリック治療の考え方と実践

❶ 抗菌薬の選択方法

エンピリック治療は本来，培養結果が出るまでの初期数日間の治療，標的治療は分離された菌に応じた治療ということを意味する．しかし実際のCAP診療においては，約半数の症例が原因菌不明であり，標的治療に移行できない症例が多い．そのため，ガイドラインにおける推奨レジメンは対象領域における主な原因菌の統計的頻度，予後，宿主背景などの一般的な情報をもとに頻度の高い原因菌を想定して決定されている．実臨床においてはそれらに加えて，地域における感染症の流行状況や地域，施設内における薬剤耐性菌の動向，アンチバイオグラムなどの全体の状況や，個々の症例の薬剤耐性菌の分離状況，薬剤耐性菌

リスクを評価し，抗菌薬を選択しなければならない．

❷ 抗菌薬選択に際して考慮するポイント

CAPにおいては，高度の免疫不全例などを除けば，原因菌はある程度まで絞って考えることができる．まず，もっとも頻度が高く重症化する可能性のある肺炎球菌，次に頻度の高い細菌であるインフルエンザ菌をカバーする．若年者の場合は，マイコプラズマ肺炎の頻度が高く症状に応じて考慮する必要がある．また，慢性気道感染症を有する症例では，インフルエンザ菌や *M. catarrhalis* も考慮する．また，重症の肺炎の際には，*L. pneumophila* をカバーできる抗菌薬を選択すべきである．「成人肺炎診療ガイドライン2017」[3] での各治療群における CAP の推奨エンピリック治療について図16に示す．

❸ 外来患者（軽症〜中等症）での抗菌薬選択

外来治療時に比較的使用されやすい抗菌薬は，ペニシリン系薬，マクロライド系薬，レスピラトリーキノロンである．

レスピラトリーキノロンは CAP の原因菌の多くをカバーしており，喀痰中への移行率も高く非常に使いやすい薬剤である．しかし，その一方で安易に使用されやすい傾向にあり，薬剤耐性菌の懸念がある．現時点では，CAP でみられる肺炎球菌やインフルエンザ菌のニューキノロン系薬に対する耐性化は進んでいないが，大腸菌や緑膿菌ではキノロン耐性化が進んできているため，感染症診療全体を考えればやはり安易な使用は控えるべきであろう．また，結核菌 *M. tuberculosis* にも有効であることから，結核の診断の遅れや単剤治療によるキノロン耐性化を招くおそれがある．

CAP では肺炎球菌性肺炎がもっとも頻度が高いが，軽症に限れば，マイコプラズマ肺炎の頻度も高い．前述の細菌性肺炎と非定型肺炎の鑑別項目から鑑別を行えば，細菌性肺炎ならばペニシリン系薬を，非定型肺炎ならばマクロライド系薬を使用するというように活用できる．しかしながら，経口ペニシリン系薬で肺炎を治療する場合には，アモキシシリン（AMPC）の投与量としては 1,500〜2,000mg/日が必要であるものの，わが国の保険上は 1,000mg が最大投与量となっている点が問題である．実際の臨床では，β-ラクタマーゼ阻害薬の比率を調節するために，クラブラン酸・アモキシシリン（CVA/AMPC）750mg と AMPC750mg が併用して処方されるケースもみられるが，保険審査上は査定を受ける可能性がある．

❹ 一般病棟入院患者（中等症〜重症）での抗菌薬選択

一般に，レジオネラ肺炎を除くマイコプラズマ肺炎やクラミドフィラ肺炎などの非定型肺炎は軽症で若年者に多いため，入院を要する CAP は細菌性肺炎であることが多い．そのため，注射薬での治療薬は，スルバクタム／アンピシリン，セフトリアキソンなど肺炎球菌やインフルエンザ菌など頻度の高い菌種をターゲットにした治療となる．

また，前述の鑑別表（**表 1**）を用いて鑑別を行う際に，高齢患者では年齢だけで 1 項目が外れてしまうこともあり，画像所見からも，どちらか判断するのがむずかしい場合がある．そういった症

例では，非定型肺炎をカバーするために，β-ラクタム系薬に加えて，アジスロマイシン，ミノサイクリンを併用するか，レボフロキサシンなどのレスピラトリーキノロンを使用したほうがよい．

❺ ICU 入室患者（重症〜超重症）での抗菌薬選択

ICU 管理を要する重症 CAP の原因菌としては，肺炎球菌，*L. pneumophila* が代表的であり，他には緑膿菌を含む Gram 陰性桿菌，オウム病クラミドフィラ，インフルエンザウイルスなどがあげられる[1]．ただし，緑膿菌性肺炎に関しては，呼吸器系の基礎疾患や抗菌薬使用歴がある症例以外では頻度はきわめて低い．

エンピリック治療としては，「成人肺炎診療ガイドライン 2017」[3] では以下のような抗菌薬が推奨されている．

A 法：カルバペネム系薬（メロペネム，ドリペネム，ビアペネム，イミペネム・シラスタチン），もしくは，タゾバクタム・ピペラシリンの単剤療法

B 法（緑膿菌を考慮しない場合）：第三世代セフェム系薬（セフトリアキソン，セフォタキシムなど）またはスルバクタム・アンピシリンの単剤療法

C 法：A または B 法とマクロライド系薬（アジスロマイシン）併用療法

D 法：A または B 法とレスピラトリーキノロン（レボフロキサシン）併用療法

E 法：A または B または C または D 法と抗 MRSA 薬（リネゾリド，バンコマイシン，テイコプラニン，アルベカシン）併用療法

のなかから選択する．

超重症肺炎では抗菌薬の併用療法が推奨されているが，確立されたエビデンスはない．しかし，D 法は，レジオネラ肺炎などの非定型肺炎もカバーするという意味では理にかなっており，また，C 法の β-ラクタム系薬とマクロライド系薬の併用療法は，重症肺炎の予後を改善させることが多数報告されてきたため，採用されている．その機序については明確ではないが，非定型病原微生物のカバー，抗炎症作用など諸説ある．

以上に述べてきたように，超重症肺炎のエンピリック治療では救命率向上のために併用療法が推奨されているが，抗菌薬適正使用の観点からは，可能な限り原因菌の検索に努め，患者の状態の安定とともに，de-escalation 治療を図るべきであると考えられる．

G 補助療法

 肺炎に対する補助療法（adjunct therapy, adjunctive therapy, adjuvant therapy）とは，原因微生物に対する抗菌薬治療と並行して主に重症肺炎の急性期に施行される補助的な治療である．広い意味ではその他にも酸素投与，人工換気，血液浄化法，補液，喀痰ドレナージ，栄養管理なども含まれるが，本項では薬物療法に焦点を絞る．具体的には，副腎皮質ステロイド，マクロライド系薬，抗凝固薬，好中球エラスターゼ阻害薬，ガンマグロブリン製剤などが補助療法としてあげられる．重症肺炎では，過剰な炎症反応（サイトカインストーム）と好中球および血小板の異常な蓄積が，凝固異常，肺胞上皮障害，肺毛細血管内皮障害をもたらし，急性呼吸促迫症候群（acute respiratory distress syndrome：ARDS）や敗血症を併発することも少なくないため，補助療法の一部については，肺炎のガイドライン（「成人肺炎診療ガイドライン 2017」[3]）のみではなく，敗血症や ARDS のガイドライン（「日本版敗血症診療ガイドライン 2016」[14]「ARDS 診療ガイドライン 2016」[15]）でも，それぞれの視点から分析評価がなされている．

❶ ステロイド（図 17）

 肺炎の治療における補助療法としてのステロイドの有効性は，これまでに比較的多くの研究がなされている．ステロイドの役割としては，解熱および全身状態の改善，ガス交換機能の改善，抗ショック作用，過剰なサイトカインの産生抑制作用，肺の線維化防止などの多岐にわたる作用が期待されている[16]．「成人肺炎診療ガイドライン 2017」[3]では，CAP 治療におけるステロイドの有効性の是非をクリニカルクエスチョン（CQ09）として取り上げて分析を行っている．メタアナリシスならびにシステマティックレビューを行った結果，まずもっとも重要な死亡率に関する全体解析では，急性期治療におけるステロイド併用による有意な生命予後の改善効果は示されなかった．一方，層別のサブ解析で重症例に限定すると，ステロイド併用による生命予後改善が示唆される結果となった．上記分析結果を勘案して「成人肺炎診療ガイドライン 2017」では，軽症〜中等症の成人 CAP に対して抗菌薬治療に全身投与ステロイドを併用しないことを弱く推奨し，重症の成人 CAP に対して全身投与ステロイドを併用することを弱く推奨している[3]．投与量と期間については，ヒドロコルチゾン 200〜300mg/日，プレドニゾロン 20〜50mg/日，メチルプレドニゾロン 1mg/体重 kg/日，デキサメタゾン 5mg/日のいずれかを 3〜7 日間連日投与する場合が多い．

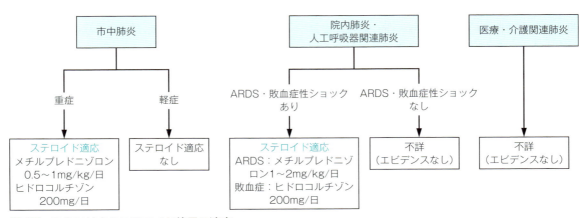

図 17　肺炎に対するステロイド使用の適応

140　Ⅳ. ガイドラインに基づく肺炎診療の実際

現時点で，HAP（VAPを含む）やNHCAPを対象としてステロイドの有効性を評価した研究はない．HAP（VAPを含む）はしばしば重篤化してARDSをきたすことがあるが，成人ARDS（HAPに限らない重症肺炎）を対象としたメタ解析では，ステロイド（メチルプレドニゾロン1〜2mg/kg/日相当）投与は生存率に影響を与えないものの，人工呼吸管理の期間を5.67日短縮させた．このため，「ARDS診療ガイドライン2016」では，ステロイド使用を提案している[15]．また，HAP（VAPを含む）に伴う敗血症性ショックでは，適切な初期輸液とカテコラミンを併用してもなお平均血圧あるいは正常乳酸値を維持できない場合，ショック離脱を目的としてヒドロコルチゾン200mg/日の使用が推奨される．一方でNHCAPには，誤嚥を繰り返す老衰あるいは終末期における肺炎が相当数含まれる．このような場合，積極的な肺炎治療でなく本人の意思を尊重した緩和医療の第一選択肢としてステロイドを使用することも考慮される．

ただし，実際の重症肺炎症例に対してステロイド投与の是非を検討する場合には，その症例の患者背景や推定病態を十分に，かつ迅速に考慮する必要がある．広汎な肺陰影と呼吸不全を伴った重症肺炎は，初期の段階でその病態が正確に把握できることは少ない．鑑別としてニューモシスチス肺炎やウイルス肺炎，粟粒結核などの感染性疾患以外にも，間質性肺炎の急性増悪，薬剤性肺障害，過敏性肺臓炎，膠原病肺，特発性器質化肺炎，肺胞出血，肺がん，リンパ増殖性疾患，ARDSなど多岐にわたる非感染性疾患を考慮する必要がある．これらの疾患には，ステロイドへの反応が良好なものと効果が乏しいものが含まれており，安易なステロイド投与により病態の悪化を招きうる疾患がある点には十分な注意を払う必要がある．また，ステロイドを投与する際には高血糖を主体とした有害事象の発生を増加させることにも留意しなければならない．

② マクロライド系薬

重症CAPあるいは菌血症を伴うCAPでは，β-ラクタム系薬との併用療法により予後を改善する

ことが多数報告されてきた．マクロライド耐性菌による重症感染症に対しても有効であることが示されており，機序として抗菌力以外の作用，つまり抗炎症作用による炎症のコントロールなどが推測されている．図18に示すように，マクロライドは各種サイトカインの合成・産生や，自然免疫を制御し炎症全体をコントロールすることが報告されている[17]．

CAPに関するマクロライド系薬併用療法の有効性に関するエビデンスを検証するため（「成人肺炎診療ガイドライン2017」CQ08），日本呼吸器学会肺炎ガイドライン作成委員会ではランダム化比較試験（randomized controlled trial：RCT）2編と観察研究12編の論文を選択しメタ解析を行った[3]．アウトカム指標として，「生命予後（生存率）」「肺炎治癒率」「薬剤による副作用」「入院期間」「医療費」「薬剤耐性菌発生率」を評価したが，2つのRCTのシステマティック・レビューでは，β-ラクタム系薬にマクロライド系薬を併用しても生命予後に大きな影響を与えなかった（エビデンスレベルB）．しかし，過去15年間に合計4万人強を対象とした12の観察研究の集積があり，これらの総合的な解析を目的としてRCTと観察研究を統合した定量的メタアナリシスを行ったところ，死亡率のオッズ比（OR）は0.8で，生命予後の改善が示唆された[18]．観察研究ではエビデンスレベルに制限があり（エビデンスレベルC），ガイドラインの手順としてはエビデンスの高いRCTの結果を尊重すべきではあるものの，観察研究の研究数・観察患者総数・中等度の効果を考慮すると，β-ラクタム系薬単剤治療では軽快しない症例に対して炎症のコントロールを目的としてマクロライド系薬を併用することが推奨される．

③ リコンビナントトロンボモジュリン製剤

重症肺炎では凝固・線溶系の異常を伴うことが多く，敗血症にDICを合併すると予後不良であることが報告されており[19]，ICU入室時だけではなく，治療開始後もDICの有無を適切に判断する．DICの診断は，「日本版敗血症診療ガイドライン2016」では，日本救急医学会の急性期DIC

2. 市中肺炎治療の考え方と実践　*141*

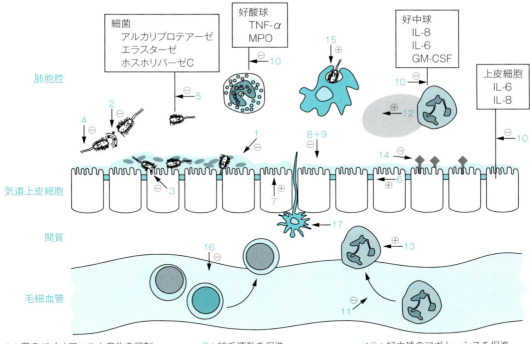

図18 マクロライドの作用

〔Altenburg J, de Graaff CS, van der Werf TS et al：Immunomodulatory effects of macrolide antibiotics-Part 1. biological mechanisms. Respiration 81：67-74, 2011 より筆者作成〕

診断基準の有用性を記載している．リコンビナントトロンボモジュリン製剤について「日本版敗血症診療ガイドライン2016」作成時のシステマティックレビューで統計学的有意差が得られなかったことから，現時点では明確な推奨を提示しないとされている．しかし，国内で行われた多施設共同後ろ向き観察研究では，リコンビナントトロンボモジュリン製剤による死亡率の低下が報告されており[20]，システマティックレビューでも同様に報告されており[21]，肺炎による敗血症性DICの場合は，個々の状況に応じて投与を検討する．

❹ 好中球エラスターゼ阻害薬（シベレスタットナトリウム）

好中球エラスターゼは，強力なタンパク分解酵素で肺障害における重要なメディエーターと考えられ，肺結合組織の分解，血管透過性亢進，白血球遊走因子の産生作用を有し，肺炎においても重症度に応じてその量が増加する[22]．その阻害薬であるシベレスタットナトリウムは「全身性炎症反応症候群に伴う急性肺障害」が適応症であり，重症肺炎に伴うARDSで肺障害の軽減と線維化抑制作用が期待されたが，その有用性に関しては賛否がある．

国内の大規模RCTでは生存期間に差がなかったものの，低酸素血症の改善，人工呼吸器装着期間およびICU在室期間の短縮が示され[23,24]，早期に使用することで重症肺炎による全身性炎症反応症候群（systemic inflammatory response syndrome：SIRS），急性肺損傷（acute lung injury：ALI）/ARDSに対してその効果が期待できるとされた[25]．近年，国内DPC（診療群分類包括評価）ビッグデー

タを用いた観察研究においても，シベレスタットナトリウムの使用群で ALI/ARDS の予後が改善したと報告されている[26]．一方，海外で行われた二重盲検比較試験（STRIVE）では有効性が示せず，むしろ 180 日後の長期死亡率が増加したため研究が打ち切られ[27]，メタアナリシスでもその有効性は否定的と判断されている[28]．この差異は，海外の臨床試験では重症例が多く登録されたことが一因と考えられており，添付文書は「4 臓器以上の多臓器障害に合併する患者，熱傷，外傷に伴う急性肺傷害患者には投与しないことが望ましい」と改訂されている．「ARDS 診療ガイドライン 2016」では，「成人 ARDS 患者において，好中球エラスターゼ阻害薬を使用しないことを提案する」と記載されており[15]，現時点でルーチンでの投与は勧められない．

5 ガンマグロブリン製剤

　静注用免疫グロブリン（intravenous immuno-globulin：IVIG）製剤は，1 バイアル＝健康な成人 1,000 人以上の血漿から分離精製した IgG 抗体である[29]．わが国では「重症感染症における抗生物質との併用」の適応を得ており，健康保険では 5g/日，3 日間の投与が認められている．IVIG の感染症に対する効果としては，1)免疫グロブリン低下患者における液性免疫不全の改善，2)毒素やウイルスの中和作用，3)オプソニン効果による好中球の貪食能亢進，4)抗体依存性細胞障害活性，5)抗菌薬への感受性増加，などが期待される[30]．

広域抗菌薬不応性の重症感染症に IVIG を 3 日間併用投与した群が抗菌薬単独群と比較して解熱を主体とした臨床的有効性を示した[31]が，肺炎に対する確固たるエビデンスに乏しく，さらに血液感染の潜在的リスクや費用対効果も考慮すると，現段階では投与は推奨されない．

　しかし敗血症に対しては，わが国で日本集中治療医学会で行った比較検討で IVIG 投与群に死亡率の有意な改善がみられ[32,33]，また海外の敗血症患者を対象とした後方視的検討で，生存群では死亡群と比較して有意に IVIG が早期投与されていた（23 時間 vs. 63 時間）[34]と報告されている．「日本版敗血症診療ガイドライン 2016」においては CQ6-1 として敗血症に対する本薬剤の有効性の是非が分析されており，古い研究では一部の敗血症に対して一定の有用性が報告されているが，今日とは状況が異なることから，現在では効果は不定であり明白な推奨を提示できない，との判断となっている[14]（表5）．

　現時点で IVIG を使用した肺炎治療の大規模 RCT はみられず根拠は不足しており，近年の国内 DPC ビッグデータを用いた敗血症性ショックを伴う重症肺炎を対象とした後方視的研究でも，IVIG は予後を改善しなかったと報告されて[35]いるが，抗体産生の低下がみられる基礎疾患や，敗血症により抗体の消費が激しい早期，ウイルス性肺炎に対しては IVIG の意義がある可能性がある．

表5　各種補助療法に関するわが国のガイドラインでの取り扱い

ガイドライン	ステロイド	ガンマグロブリン製剤	好中球エラスターゼ阻害薬	トロンボモジュリン製剤	マクロライド
成人肺炎診療ガイドライン 2017	CQ9 全体 弱く非推奨 重症 弱く推奨	本文中 推奨根拠が乏しい	本文中 推奨根拠が乏しい	記載なし	CQ8 全体 弱く非推奨 重症 弱く推奨
日本版敗血症診療ガイドライン 2016	CQ8 不応性ショック時 弱く推奨	CQ6-1 推奨を提示できず	記載なし	CQ4 敗血症 DIC には個々に応じて使用を検討	記載なし
ARDS 診療ガイドライン 2016	CQ12 使用を弱く提案	記載なし	CQ11 不使用を提案	本文中 推奨根拠に乏しいが，DIC 合併症例に投与を考慮	記載なし

H　その他考慮すべき市中肺炎

　昨今，愛玩動物に対する嗜好が変化し，併せて住宅事情や生活パターンも変化してきた．ペットはヒトと生活空間を共有し，濃密な接触が日常繰り返されるが，家畜としての歴史も浅く，極端な場合には新種登録後数年も経たずにペットとして売買されたり，野生動物として捕獲された動物が1週間も経たずに家庭に持ち込まれることもある．2005年9月に制定された動物の輸入届出制度により，実質上野生のげっ歯類を輸入することはできないが，その他の種類の野生動物の輸入に制限はない．野生動物を輸入するということは，その動物が生息していた自然の一部を切り取り，そこで営まれていた生活環をそのまま持ち込むことを意味し，動物由来感染症のリスクが高い．

　本項では，比較的まれな肺炎を起こしうる人獣共通感染症で，感染症法4類の届出対象であるオウム病，Q熱，野兎病に焦点をおいて記載する[36]（表6）．

① オウム病

　オウム病は，古くから知られる人獣共通感染症で，主な宿主であるトリの排泄物中のオウム病クラミドフィラを吸入することによって起こる呼吸器感染症である．近年は報告例が減っているものの，治療が遅れると重症化し致命的になりうる疾患であり，早期診断と早期治療が重要となる．

a. 疫学

　オウム病は古くは1870年代に報告があるが，20世紀初頭から，主にオウム・インコ類によって感染することが知られるようになり，1920年代には欧米で輸入した愛玩鳥による大きな流行が記録されている．また，集団発生としては，欧米でのトリの食肉加工場での報告がみられている．わが国では，1930年に船員がキューバからオウムを持ち帰る際，船中で感染し発症後死亡した例が報告されている．

　国内発症例では，1957年の初発例にはじまり，以後散発的に報告されていたが，1999年4月の感染症法施行までは定点報告疾患の「異型肺炎」のなかに一括されていたため，実態は不明であっ

表6　オウム病，Q熱，野兎病の臨床的特徴

重要な所見	オウム病	Q熱	野兎病
症状			
意識障害	±	±	−
頭痛	+	+	+
筋肉痛	+	+	+
胸膜痛	±	±	±
兆候			
皮疹	±	−	±
咽頭炎	−	−	+
血痰	−	−	+
肺炎	+	+	+
心膜炎または心筋炎	±（心筋炎）	±（心膜炎）	−
脾腫	±	+	−
リンパ節腫脹	−	−	−
比較的徐脈	−	±	−
胸部X線所見			
浸潤影	斑状・扇状	円形	卵型
両側肺門	−	−	±
リンパ節腫脹			
胸水	−	−	＋（血性）
検査所見			
白血球数	↓/N	↑/N	↑/N
血小板減少	−	+	−
低ナトリウム血症	±	±	±
肝酵素上昇（AST/ALT）	+	+	±
寒冷凝集反応	−	±	−
抗SMA抗体	−	±	−

〔Cunha BA：Pneumonia Essentials. 3rd Ed, Physicians' Press, 2010 より引用〕

た．オウム病の発生が全国レベルで明らかになったのは，感染症法で全数届出の4類疾患として届出がはじまった1999年4月以降である．これまでに多い年で年間50件程度の届出があったが，最近は少数にとどまっている（図19）．季節としては鳥類の繁殖期である5～6月にやや多い[37]．オウム病患者の年齢と性別は，中高年齢層（年齢中央値：男性62歳，女性50.5歳）に多く，男性にやや多い[37]．感染源となる鳥類はインコ類が多く，約6割を占めている．

　国内のオウム病は主としてペット鳥からの経気道感染である．トリのオウム病クラミドフィラ保有率[38]は，一般的には健康鳥類で30～50％，輸入されたオウム・インコで約70％，国内のペットショップ・家庭・動物園などで飼育されるオウム・インコ類で10.0～31.7％と報告されている．注目すべきは患者発生時に近い日時に飼育ペット

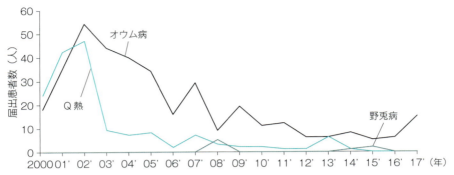

図19 オウム病，Q熱，野兎病の国内届出状況

〔国立感染症研究所ホームページ，https://www.niid.go.jp/niid/ja/psittacosis-m/psittacosis-idwrs/7404-psittacosis-20170725.html（2019年2月5日アクセス）より筆者作成〕

のなかに病鳥，死鳥がみられることである[39]．感染した病鳥の排泄物からの飛沫感染で発症するが，一見健常なトリでも約数％に潜伏感染が存在し，ストレス時や繁殖期に糞便や唾液中に菌体が排出され，感染する．感染例のほとんどは散発例や家族内発症であるが，まれに動物・鳥展示施設や，鳥販売業，高齢者施設での集団発生もみられ，まれにヒツジやヤギなどの哺乳類の羊水からのオウム病クラミドフィラ感染例が報告されている[37]．ヒト-ヒト感染は通常はない．

b. 病原微生物

オウム病の原因菌であるオウム病クラミドフィラは，鳥類と哺乳動物を自然宿主とし，特にトリには広く感染がみられ，健常個体でも一定の割合で保菌している．ヒトへは，主に感染性排泄物を含む塵埃を吸引することで経気道的に感染し，肺炎などの急性気道疾患を起こすオウム病として知られる．哺乳動物からの感染例もまれであるが報告されている．

オウム病クラミドフィラはGram陰性桿菌で，細胞内でのみ増殖する偏性細胞内寄生菌であり，DNAとRNAを有し2分裂で増殖する．ヒトの細胞に感染して封入体を作り，そのなかで増殖形態である網様体に変化して分裂増殖した後に再び基本小体に戻り，細胞破壊とともに細胞外に放出されるという特異なライフサイクルを有する．クラミドフィラ科は，クラミジア *Chlamydia* 属とクラミドフィラ *Chlamydophila* 属に分けられ，主にヒトに疾患を起こすものとしては，*C. trachomatis* がクラミジア属に，また *C. pneumoniae*，*C. psittaci* がクラミドフィラ属に分類されている．

c. 臨床病型

病原菌であるオウム病クラミドフィラを吸入し，感染後約1～2週間の潜伏期間を経て，突然の高熱，悪寒，頭痛，全身倦怠感などのインフルエンザ様の症状で発症する．軽症型，全身型と肺炎型に分けられ，感冒様の軽症例から呼吸不全，髄膜炎，心筋炎や多臓器障害を呈する重症例まで多彩である．治療が遅れた場合や，呼吸不全，意識障害の強い劇症型は，ARDSや髄膜炎，多臓器不全，DIC，ショック症状などを呈し，致死的となる場合もある．成人に比べ小児例は症状が軽いことが多い．わが国の2006年以降の届出報告によると[37]，オウム病の臨床症状としては，発熱はほぼ必発（97％）で38℃以上の高熱であることが特徴であり，咳嗽（55％）が比較的多くの症例で認められ，呼吸困難（27％），頭痛（25％），筋肉痛（19％），意識障害（13％），喀痰（10％）などがみられた．肺炎は実に71％と多く，DICは5％でみられ，届出時の死亡率は2.3％であった．徐脈（64％）も比較的よく認められ，ときに肝脾腫（10％）を認めるとされる．肺炎病巣の胸部聴診所見は画像と比較して比較的軽いとされる．

検査所見では，白血球は正常のことが多く，赤沈亢進，CRP陽性を認める．半数近くの症例で中等度の肝酵素の上昇を認める．胸部X線所見では，いわゆる非定型肺炎像で下肺野に多く，すりガラス陰影から浸潤影が主体で，扇型あるいは

区域性が多い（図20）[40]．画像でのマイコプラズマ肺炎との鑑別は困難とされる．

d．診断

オウム病クラミドフィラ急性感染の確定診断は，患者や原因鳥からの菌体分離や抗原，DNAの検出，患者の血清抗体価の測定によってなされるが，早期診断のためには，何よりもトリとの接触歴を詳しく聞き出すことが重要である．飼育鳥が元気か，最近死んだ鳥はいないか，ペットショップに立ち寄らなかったか，公園や神社でハトと接触しなかったか，などと具体的に聞くことがポイントである．本疾患は4類感染症に指定されており，2006年4月から現在に至る届出基準では，検査方法として分離・同定による病原微生物の検出あるいはPCR法による病原微生物の遺伝子の検出や，抗体の検出としては「間接蛍光抗体法による抗体の検出（単一血清でIgM抗体の検出若しくはIgG抗体256倍以上，またはペア血清による抗体陽転若しくは抗体価の有意な上昇）」による場合に限定された[39]．

1）分離培養法

咽頭拭い液・喀痰・血液・経気管支鏡的肺生検（transbronchial lung biopsy：TBLB）材料・BALFなどの検体を用いて分離培養が行われるが，クラミドフィラ属は偏性細胞内寄生菌であり無細胞培地での培養が不可能であること，なかでもオウム病クラミドフィラは感染力が強く，菌の分離にはP2レベルの設備が必要であることから，一般施設における分離培養は困難である．

2）抗原検出法

患者の咽頭拭い液やトリの糞便を用いて，酵素抗体法あるいはイムノクロマトグラフィによる検出法があるが，いずれも感度は低い．

3）遺伝子検査法

PCR法やPCR-RFLP法などがあり，感度と特異度に優れている．ただし迅速検査としてのスクリーニングには適さない．

4）血清抗体法

臨床では血清診断が主体となり，間接蛍光抗体法による診断が推奨される．

① MIF（microimmunofluorescence）法[41]

単一血清でIgMの検出もしくはIgG抗体価が256倍以上，またはペア血清で4倍以上の抗体価の有意な上昇を認めた場合に確定診断とする．

② MFA（microfluorescnet antibody）法

ペア血清で抗体の陽転化もしくは4倍以上の抗体価上昇により診断する．

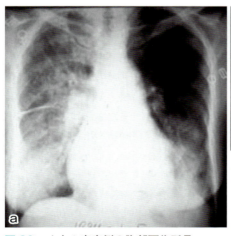
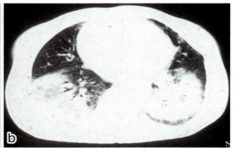

図20　オウム病症例の胸部画像所見
a：オウム病患者の胸部X線画像（57歳，女性）．両側下肺野中心に浸潤影，右上肺野にすりガラス陰影を認める．
b：同患者の胸部CT．両側肺下葉に広範に広がる扇状の浸潤影を認める．
〔谷口治子，迎　寛，飯干宏俊ほか：人工呼吸管理により救命し，BALFより起炎菌を分離しえた重症オウム病の1例．感染症誌 69：1397, 1995 より許諾を得て転載〕

③ CF（complement fixation）法

低感度で肺炎クラミドフィラとの交差反応を示すことから推奨されない．ペア血清で4倍以上の上昇，または単一血清で32倍以上で感染とみなす．

e. 治療と予防

クラミドフィラ属に対する治療に際し重要なことは，抗菌薬が細胞内に十分移行することである．ペニシリン系薬やセフェム系薬などのβ-ラクタム系薬やアミノグリコシド系薬は細胞内移行が低く，クラミドフィラ属に対する抗菌活性を有さない．「成人肺炎診療ガイドライン2017」[3]において，オウム病クラミドフィラに対する第一選択薬はテトラサイクリン系薬（ミノサイクリン）であり，第二選択薬としてマクロライド系薬（クラリスロマイシン，アジスロマイシン），第三選択薬としてレスピラトリーキノロン系薬（ガレノキサシン，モキシフロキサシン，レボフロキサシン，シタフロキサシン，トスフロキサシン）が効果的である．治療期間としては，軽症型でミノサイクリン（100mg 2錠分2）経口を7日間，中等症以上や肺炎型では入院治療でミノサイクリン100mg点滴静注1日2回を14日間が効果的である．早期診断，早期治療により死亡率は1%以下と推定されている．肺炎が進行する例や劇症例は全身管理，呼吸管理などを必要に応じて行う．抗菌薬の投与期間は解熱後1週間程度を目安とし，経口薬に切り替えてもよい．幼児や妊婦ではテトラサイクリン系薬は成長期の骨や歯牙に影響するため原則として使用せず，マクロライド系薬が第一選択薬となる．投与期間はクラミドフィラ属の生物学的な特徴を考慮し，早期に症状がとれた場合でも2週間程度投与することが望ましい．

病鳥との濃厚接触は避け，鳥籠内の糞便の後始末は風通しのよい場所で行い，マスクをするなどの注意を要する．また，口移しで餌を与えたりしないようにする．鳥の飼育者にオウム病の知識を普及させることが重要である．

ヒト-ヒト感染は通常はないが，急性期の未治療の患者の咳や喀痰中にはクラミドフィラ属が排出されることがあるため，付添人や医療従事者はマスクをして，喀痰の処理時などは注意して感染予防に努めることが望ましい．なお，本疾患は4類感染症法（全数把握疾患）に指定されており，医師がオウム病患者あるいは無症状病原微生物保有者と診断，あるいは感染症死亡者・死亡疑い者の死体を検案した場合には，最寄りの保健所を経由して都道府県知事に，ただちに届け出を行わなければならない．

❷ Q熱肺炎

Q熱はリケッチアの一種コクシエラ *Coxiella burnetii* による人獣共通感染症の1つで，1935年オーストラリアの屠畜場の従業員の間で流行した原因不明の熱性疾患として発見された．Q熱という病名は，「query fever＝不明熱」に由来している．欧米においてはCAPの主要な病原微生物として知られているが，わが国におけるQ熱肺炎の報告はきわめて少ない．後述するように，CAPの1.4〜4.2%との報告もあり，非特異的な病像を呈し診断が困難なため，「まれな肺疾患」というよりはむしろ「日常診療ではみつけにくい肺疾患」というほうが正しいかもしれない．

a. 疫学

自然界における *C. burnetii* の感染宿主域はきわめて広汎で，Q熱症例は地球上のほぼ全域で報告されている．代表的な感染源はウシやヒツジ，ヤギなどの家畜類であるが，都市型の発症例としてはイヌやネコなどの愛玩動物も重要である[42]．その他種々の哺乳動物およびハトなど一部の鳥類がときに本菌を保菌してヒトの感染源となる[43]．通常これらの保菌動物は症状がない（不顕性感染）が，保菌動物の尿，糞，乳汁などに排泄され，環境を汚染する．また本菌は胎盤内で高密度に増殖しやすく，保菌動物の出産時には特に感染が成立する危険性が高い．ヒトは主にこの汚染された環境中の粉塵やエアロゾルを吸入し，感染する．菌を大量に含む胎盤や羊水が原因となったヒトの集団感染は多く報告されているが，保菌動物の未殺菌の乳製品・生肉などを摂食し感染する経口感染例はまれである．また，ヒト-ヒト感染は基本的に成立しにくい．

Q熱の好発季節はヒトと動物との接触機会の多い夏季が中心である．わが国では，1988年カ

ナダでヒツジの胎仔を扱う研究に従事していた医学留学生が帰国後に発症し，最初のQ熱症例として報告された[44]．1999年4月からはじまった感染症法による届出や，健常成人における*C. burnetii*の抗体の保有状況の報告から，国内でも*C. burnetii*は自然環境に広く分布すると認識されてきた[45]．Q熱肺炎の国内発生頻度に関しては，過去の検討でCAPの1.4〜4.2%程度と報告されている[46〜48]．しかし現状は4類感染症としての報告例がいまだ少数にとどまっているのは，Q熱の臨床像が非特異的であること，自然軽快傾向の強い疾患であることが背景にあると推察される．

b. 病原微生物

Q熱の原因菌である*C. burnetii*は大きさは0.2〜0.4μmm程度で，リケッチア科コクシエラ*Coxiella*属の多型性を伴う小桿菌である．細胞内でのみ増殖できる偏性細胞内寄生細菌で，生体内では食細胞に取り込まれてファゴリソソーム内で効率よく増殖する．他のリケッチア科の菌では菌の伝播にダニなどの媒介（ベクター）を必要とするが，*C. burnetii*では必要としない．また本菌はヒトに対する感染性が非常に強く，加熱処理や乾燥，消毒薬や紫外線などに対してもきわめて抵抗性が高いことから，分離培養や感染実験など生菌を扱う場合にはP3レベルの設備が必要となる．

また，本菌は腸内細菌科細菌に似た相変異を起こし，I相菌およびII相菌と呼ばれている．I相菌は野外（病原）株で菌体表面にリポ多糖（LPS）を保有し，II相菌は，I相菌を発育鶏卵や培養細胞を用いて長期継代し弱毒化した株でLPSを保有しない．このI相菌およびII相菌が血清診断には重要である．

c. 病型

Q熱の病態は大きく急性と慢性の2つに分けられる．急性Q熱は病原微生物への曝露後2〜3週間の潜伏期間に続いて発症し，多彩な臨床像を呈するが，代表的な病型はインフルエンザ様上気道炎，肺炎，急性肝炎，不明熱などである．ほぼ50%は不顕性感染にとどまり，40%強がインフルエンザ様上気道炎などの軽症例，残り5〜10%程度が肺炎や肝炎など入院適応となる病態を呈すると考えられている[49]．また，急性型の2〜10%は心内膜炎や骨髄炎などの病型をもつ慢性型に移行し，治療抵抗性で予後不良である．海外では，急性Q熱患者が回復後しばらくして倦怠感，不眠，関節痛などを訴え，数ヵ月〜十数年もの間持続し，慢性疲労症候群と診断される症例が報告され，post-Q fever fatigue syndrome（QFS）と呼ばれている．他のリケッチア症と異なり，皮疹がみられることはまれである．

Q熱肺炎は，β-ラクタム系薬無効，ミノサイクリンが著効，全身症状が比較的高度，白血球上昇が軽度，肝酵素の上昇などがみられることから，細菌性肺炎との鑑別は比較的容易であるが，他の非定型肺炎と鑑別するのは困難である．マイコプラズマ肺炎との臨床像の比較では，Q熱肺炎がやや高齢で基礎疾患保有者が多く，全身症状はより高度で，呼吸器症状は軽度と報告されている[49]．上記の経過と所見を認め，動物との接触歴や海外（流行地）への渡航歴があり，原因菌やウイルスが証明できない場合には，本症を疑う必要がある．

d. 病原診断

Q熱の診断法は蛍光抗体法（IFA）による血清抗体価の測定であり，慢性Q熱の診断には抗原性の異なる*C. burnetii*I相菌に対する抗体価を測定するが，急性Q熱の診断は*C. burnetii*II相菌IgG抗体価の上昇をペア血清で4倍以上の上昇を証明することによって行われる．しかしIgG抗体価の確実な上昇には4〜8週間を要することが多く，発症から2週間程度のペア血清では診断が困難なことが多い．したがって，臨床的に急性Q熱の可能性が高い症例に関しては，回復期以降まで抗体価の推移を追跡することが重要である．抗体価は最初の感染から数ヵ月〜数年持続する．IgM抗体（64倍以上を陽性）やIgG抗体（256倍以上を陽性）による単独血清での判定はむずかしいことが多い．急性Q熱の各種検体からPCR法による*C. burnetii*遺伝子断片の増幅は補助診断法として有用性が高い[50]．ただしQ熱抗体価，PCRはいずれも保険適用外であり，検査可能な施設も国内では限定されている．病原菌の分離はもちろん確定診断となるが，*C. burnetii*の分離はP3施設内での操作が必要となる．

e. 治療・予防

急性Q熱は基本的には予後良好な一過性の熱性疾患であるが，ときに重症例や死亡例も報告されており，さらに慢性Q熱へ移行する危険性も有するため，確定診断例や疑いの強い症例においては積極的な抗菌薬治療が推奨される．第一選択薬はテトラサイクリン系薬であり，安定した抗菌活性と臨床効果が期待できるが，耐性株の出現も報告されている[51]．マクロライド系薬も有効であるが，重症例では効果が不十分な場合がある[52]．in vitroの抗菌活性としてはキノロン系薬やリファンピシンも優れているが，β-ラクタム系薬やアミノグリコシド系薬は無効である．発症から3日以内に抗菌薬投与を開始すると効果が高いが，解熱後にも本菌が分離される症例もあり，また慢性化への移行を防止する観点からも，抗菌薬投与を2〜3週間（解熱後1〜2週間）継続することが推奨されている．

海外では家畜の出産シーズンに感染が発生することが多く，出産時の動物（愛玩動物も含めて），特に死・流産を起こした動物の取り扱いには注意を要する．流産胎盤などは焼却し，汚染された環境はクレゾール石鹸液，5%過酸化水素水で消毒する．またオーストラリアでは，屠畜場の従事者などハイリスク群にはワクチンが使用されているが，わが国では使用できない．当疾患は感染症法の4類（全数報告対象）であり，診断した医師はただちに最寄りの保健所へ届けなければならない．

③ 野兎病

野兎病（tularemia）は野兎病菌 *Francisella tularensis* による動物由来感染症の1つである．自然界において本菌はほぼ北緯30度以北の世界各地に広く分布し，マダニ類などの吸血性節足動物を介して，主にノウサギやげっ歯類などの野生動物の間で維持されている．わが国では第二次世界大戦後のような毎年50人を超す新規患者が発生する規模の流行はなくなり，現在本疾患は非常にまれな感染症となった．しかし本菌は，今日でも国内の野生動物間で維持されており，エキゾチックアニマルの輸入による感染の可能性，また生物テロの「特に留意すべき病原微生物」として，天然痘，炭疽などと並んでリストアップされる[53]など，注意すべき感染症の1つである．

a. 疫学

疫学的に，野兎病は北アメリカ，北アジアからヨーロッパに至る，ほぼ北緯30度以北の北半球に広く発生している．1911年，アメリカカリフォルニア州で発生したペスト様疾患で，トゥーレアリ（Tulare）郡で本菌が分離され，1921年にこの疾患群を Edward Francis が Turalemia に統一したことにちなんでこの名称がつけられた．わが国においては北海道から九州北部に至る地域に発生していて，東北地方全域と関東地方の一部に多い[54]．1924年の初発例以降，70年間で合計1,372例の患者が報告されたが，近年の国内における発生数は減少傾向にあり，全数把握疾患としての届出制度がはじまって以後の2008年に5例，2014年に1例，2015年に2例の発生が確認された（2018年1月現在）．発生の季節性は，吸血性節足動物の活動期（6〜8月）と狩猟時期（11〜3月）の2つのピークを示す．過去の患者数の増減は，戦後食糧難のためにノウサギを捕獲・解体する機会が増加し，また1964年以降は経済の高度成長に伴い生活様式が変化し，ノウサギとの接触機会が減少したためと考えられている．

野兎病菌の自然保有動物は世界で哺乳類の190種，鳥類23種，両棲類3種，マダニなどの無脊椎動物88種で報告されている．わが国における感染源は，90%以上がノウサギで，他の動物ではネコ，リス，ツキノワグマ，ヒミズ，ヤマドリ，カラス，キジ，一部のマダニ類などがある．感染様式として，大部分の患者は保有動物の剥皮作業や肉の調理の際に，菌を含んだ血液や臓器に直接触れることにより感染している．さらに，マダニ類やアブ類などの吸血性節足動物による刺咬からの感染例も報告されている．ペットに付着したマダニ除去の際に，虫体を潰して体液が目に飛び込んだり，指が汚染されることによるものもある．海外では感染動物との直接接触や吸血性節足動物の刺咬以外に，保菌野生げっ歯類の排泄物や死体によって汚染された飲用水や食物による経口感染，また死骸がまぎれ込んだ干し草などの粉塵の吸入

による呼吸器感染症も報告されている．ヒト-ヒト感染はないとされているが，患者の潰瘍部からの滲出物などもヒトへの感染源となりうるので，注意が必要である．

b. 病原微生物

野兎病菌は Gram 陰性の小短桿菌（0.2×0.3～0.7μm）で，多形性を示す．好気性菌で，宿主のマクロファージ内で増殖する細胞内寄生菌である．食塩水中では桿菌が優占し，蒸留水中ではすべて球菌化する．感染力が強く，粘膜や引っかき傷だけでなく健康な皮膚からも侵入できる．水や泥，死体中などで数週間は生存可能であるが，熱に対しては弱く，55℃10分程度で容易に死滅する．特定の病原因子はいまだ解明されていない．血清型は1種で，菌株の生化学的性状から3亜種に分類される．*F. t. tularensis*（typeA）は北アメリカにのみ分布し，10個以下の菌で感染が成立する強毒型で，死亡例の多くはこの亜種によるもので，無治療の場合致死率が5～15％に上り，肺型や重篤な全身感染では30～60％にもなる．バイオテロに使用される懸念があるのはこの亜種である．*F. t. holarctica*（typeB）はユーラシア大陸から北アメリカにかけて広く分布する弱毒型で，わが国に分布する野兎病菌もこの亜種であり，死亡例はきわめてまれである．*F. t. mediasiatica* は中央アジアの一部に分布する弱毒型である．さらに北米に分布する別種 *F. t. novicida* を，その遺伝子配列の相同性から野兎病菌の亜種とする意見もある．

c. 臨床病型

野兎病は感染源との接触後，3日目をピークとした1週間以内（まれに2週間～1ヵ月）の潜伏期間後に，突然の発熱（38～40℃），悪寒・戦慄，頭痛，筋肉痛，関節痛などの感冒様の全身症状で発病する．その後弛緩熱となり，長く続く．多くの場合，菌の侵入部位の所属リンパ節の腫脹，膿瘍化，潰瘍または疼痛を引き起こす．おおまかには，1）菌の侵入部位に潰瘍を形成し所属リンパ節腫脹を認める潰瘍リンパ節型，2）潰瘍形成を欠くリンパ節型，3）リンパ節腫脹がなく発熱を主症状とするチフス型，に分けられる．さらにリンパ節腫脹部位の違いによって，鼻リンパ節型，眼リンパ節型，扁桃リンパ節型，肺炎型に分類される．わが国では90％以上がリンパ節腫脹を伴う例で，60％がリンパ節型，20％が潰瘍リンパ節型である．一方，アメリカでは潰瘍リンパ節型が多い．経口感染による内臓型（チフス型）では下痢，嘔吐，まれに意識障害，髄膜刺激症状を呈する．肺炎型は胸部痛，肺炎症状をきたし，胸部X線像では胸膜炎や肺門リンパ節腫脹を伴う気管支周囲の卵型浸潤影がみられる[55]．各病型の経過中に一過性にじん麻疹様，多形滲出性紅斑などの多様な皮疹（野兎病疹）が現れることがある．

鑑別すべき類似疾患として，ツツガムシ病，日本紅斑熱，結核，ネコひっかき病（バルトネラ症），ペスト，ブルセラ症などがある．病理検査では，組織像が結核に酷似するので注意を要する．一般検査所見では，白血球増多，赤沈亢進，CRP上昇がみられ，一過性に肝酵素の上昇，尿タンパク陽性となる．

d. 診断

診断には患者の臨床症状，汚染地域への立ち入り，野外での活動状況，動物や動物死骸との接触歴などの問診が重要である．もっとも確実な検査は患者の摘出リンパ節，リンパ節穿刺液，潰瘍部からの菌の分離・同定であるが，そのほかにゲノムDNAや菌体抗原の検出，および血清中の特異抗体検出などが実施される．

1）分離培養法

分離材料から直接に培地を用いる方法と，いったんマウス腹腔内に接種してマウスの感染臓器（脾臓，肝臓，血液など）から培地で増殖させる方法がある．本菌は通常検査室で用いられる培地ではほとんど増殖せず，専用培地として8％ヒツジ脱繊血加ユーゴン寒天培地が用いて，35～37℃で好気的に培養する．

2）抗原検査法

患部や組織のスタンプ標本での直接あるいは間接蛍光抗体法などの免疫学的方法による菌体抗原の検出も有用である．

3）抗体法

野兎病菌に対する血中抗体価は発病2週目頃から上昇し，4～6週目に最高値を示し，その後も長期間維持される．ホルマリン不活化菌体を抗

原とした試験管凝集反応で，ペア血清で4倍以上の抗体価の上昇，あるいは単一血清で40倍以上を陽性とする．高感度で，使用する血清や抗原が少量ですむ微量凝集反応法（マイクロプレート法）も行われている．凝集反応ではブルセラ*Brucella*属との交差反応があるので，注意を要する．他の血清学的診断法として ELISA（enzyme-linked immuno sorbent assay）法，ウエスタンブロット法などが行われる．野兎病検査のためのキットや試薬などは，国内では販売されていない．

4）PCR 法

野兎病菌の 16S rRNA 遺伝子，外膜タンパク遺伝子（fopA）や 17 kDa リポタンパク遺伝子（tul4）などを対象とした PCR 法や，リアルタイム PCR 法などの高感度なゲノム DNA 検出法が開発され，検体からの直接検出や菌の同定に有効である．また，野兎病菌ゲノムの繰返し塩基配列領域などの解析で，分離株の型別ができるようになってきている．

e. 治療と予防

野兎病では抗菌薬を用いた治療が有効で，早期の治療開始が重要である．

1）全身治療

ストレプトマイシン 1 g/日（またはゲンタマイシン 40～60 mg/日）の筋注とテトラサイクリン 1 g/日・分4（またはミノサイクリン 200 mg/日・分2）の経口投与を 2 週間併用する．テトラサイクリンはその後半量に減量してさらに 1～2ヵ月間服用する．マクロライド系薬には自然耐性を有し，ペニシリン系薬，セファロスポリン系薬は無効である．

2）局所治療

膿瘍化したリンパ節を穿刺排膿（3～4 日ごと）し，ストレプトマイシン局所注入（0.1～0.2g を 1mL の生理食塩水に溶解し，注入）を行う．多くの症例で 2～3 回で膿瘍は消退する．切開排膿は難治性瘻孔を作りやすいので，病巣の完全な搔爬が必要である．一般に予後は良好であるが，治療が不適切の場合はリンパ節炎の再発，リウマチ様関節痛など慢性野兎病に移行する．

3）予防

流行地においては死骸を含め，野生ノウサギやげっ歯類などとの接触は避け，またダニや昆虫の刺咬を防ぐこと（衣服，忌避剤など），生水の飲用をしないなどの注意も必要である．検査室で野兎病を疑う検体を取り扱う際には，手袋などでの防護が必要である．なお野兎病菌の培養は，バイオセーフティ・レベル 3（BSL3）での取り扱いが必要である．旧ソ連では弱毒生ワクチン（RV株）が広く用いられた．アメリカでは実験室のバイオハザード対策として，一部で弱毒生ワクチン（LVS株）が使用されているが，わが国にはない．全数報告対象（4 類感染症）であり，診断した医師はただちに最寄りの保健所に届け出なければならない．

文　献

1) Mandell LA et al：Infectious Diseases Society of America/American Thoracic Society Consensus Guidelines on the management of community-acquired pneumonia in adults. Clin Infect Dis **44** (Suppl 2)：S27-72, 2007

2) Morimoto K et al：The burden and etiology of community-onset pneumonia in the aging Japanese population：a multicenter prospective study. PLoS One **10**：e0122247, 2015

3) 日本呼吸器学会：成人肺炎診療ガイドライン 2017, 2017

4) Yamasaki K et al：Significance of anaerobes and oral bacteria in community-acquired pneumonia. PLoS One **8**：e63103, 2013

5) 千葉菜穂子：わが国における侵襲性肺炎球菌感染症の実態とその予防としての肺炎球菌ワクチン．日化療会誌 **59**：561-572, 2011

6) Chiba N et al：Serotype and antibiotic resistance of isolates from patients with invasive pneumococcal disease in Japan. Epidemiol Infect **138**：61-68, 2010

7) Weinberger DM et al：Association of serotype with risk of death due to pneumococcal pneumonia：a meta-analysis. Clin Infect Dis **51**：692-699, 2010

8) Maruyama T et al：Efficacy of 23-valent pneumococcal vaccine in preventing pneumonia and improving survival in nursing home residents：double blind, randomised and placebo controlled trial. BMJ **340**：c1004, 2010

9) Cilloniz C et al：Community-acquired pneumonia due to multidrug- and non-multidrug-resistant *Pseudomonas aeruginosa*. Chest **150**：415-425, 2016

10) Noguchi S et al：Frequency of detection of *Chlamydophila*

pneumoniae using bronchoalveolar lavage fluid in patients with community-onset pneumonia. Respir Investig **55**(6)：357-364, 2017

11）日本呼吸器学会：成人市中肺炎診療ガイドライン，2007

12）Singer M et al：The Third International Consensus Definitions for Sepsis and Septic Shock (Sepsis-3). JAMA **315**：801-810, 2016

13）Torres A et al：Bacteraemia and antibiotic-resistant pathogens in community acquired pneumonia：risk and prognosis. Eur Respir J **45**：1353-1363, 2015

14）日本集中治療学会・日本医学会：日本版敗血症診療ガイドライン 2016，2017

15）日本呼吸器学会・日本呼吸療法医学会・日本集中治療医学会：ARDS 診療ガイドライン 2016，2016

16）大島久二，牛窪真理，遠藤隆太ほか：ステロイド．日内会誌 **100**：2881-2887, 2011

17）Altenburg J, de Graaff CS, van der Werf TS et al：Immunomodulatory effects of macrolide antibiotics-Part 1. biological mechanisms. Respiration **81**：67-74, 2011

18）Horita N, Otsuka T, Miki M et al：Beta-lactam plus macrolides or beta-lactam alone for community-acquired pneumonia：a systematic review and meta-analysis. Respirology doi：10.1111/resp.12835. 2016

19）Ogura H, Gando S, Saitoh D et al：Japanese Association for Acute Modi Sepsis Registry (JAAMSR) Study Group. Epidemiology of severe sepsis in Japanese intensive care units：a prospective multicenter study. J Infect Chemother **20**：157-162, 2014

20）Hayakawa M, Yamakawa K, Snico S et al：Japan Septic Disseminated Intravascular Coagulation (JSEPTIC DIC) Study Group. Recombinant human soluble thrombomodulin and mortality in sepsis-induced disseminated intravascular coagulation. A multicenter retrospective study. Thromb Haemost **115**：1157-1166, 2016

21）Yamakawa K, Alhara M, Ogura H et al：Recombinant human soluble thrombomodulin in severe sepsis：a systemic review and meta analysis. J Thromb Haemost **13**：508-519, 2015

22）河合　伸：肺炎重症化の生態因子．JOID **9**：19-22, 2002

23）今井聡子ほか：敗血症性ショック後の ARDS に対するシベレスタットナトリウム投与時の好中球エラスターゼ，サーファクタント D，及びサイトカイン値の検討．Pharma Medica **21**(4)：137-140, 2003

24）Tamakuma S, Ogawa M, Aikawa N et al：Relationship between neutron elastase and acute lung injury in humans. Pulm Pharmacol Ther **14**：271-279, 2004

25）Cepkova M, Matthay MA：Pharmachotherapy of acute lung injury and the acute respiratory distress symdrome. J Intensive Care Med **21**：119-143, 2006

26）Kido T, Muramatsu K, Yatera K et al：Efficacy of early sivelestat administration on acute lung injury and acute respiratory failure. Respirology **22**：708-713, 2017

27）Zeiher BG, Artiga A, Vincent JL et al：Neutrophil elastase inhibition in acute lung injury：results of the STRIVE study. Crit Care Med **32**：1695-1702, 2004

28）Iwata K, Doi A, Oka H et al：Effect of neutrophil elastase inhibitor (Sivelestat Sodium) in the treatment of acute lung injury (ALI) and acute respiratory distress syndrome (ARDS)：a systemic review and meta-analysis. Intern Med **49**：2423-2432, 2010

29）松本あみ，鈴木利央登，佐々木信人：γグロブリン療法．呼吸 **34**(7)：689-695, 2015

30）Gelfand EW：Intravenous immune globulin in auto-immune and inflammatory diseases. N Engl J Med **367**：2015-2025, 2012

31）正岡　徹，長谷川廣文，高久史麿ほか：重症感染症に対する抗菌薬との併用療法における静注用ヒト免疫グロブリンの効果．日化療誌 **48**：199-217, 2000

32）日本集中治療医学会 Sepsis Registry 委員会：第 1 回 Sepsis Registry 調査（2007 年 10〜12 月）

33）今泉　成：重症敗血症／敗血症性ショックに対する免疫グロブリン療法．ICU と CCU **36**(11)：1029-1037, 2012

34）Berlot G, Vassallo MC, Busetto N et al：Relationship between the timing of administration of IgM and IgA enriched immunes in patients with severe sepsis and septic shock and the outcome；a retrospective analysis. J Crit Care **27**：167-171, 2012

35）Tagami T, Matsui H, Fushimi K et al：Intravenous immunoglobulin and mortality in pneumonia patients with septic shock：an observational nationwide study. Clin Infect Dis **61**：385-392, 2015

36）Cunha BA：Pneumonia Essentials. 3rd Ed, Physicians' Press, 2010

37）国立感染症研究所：オウム病．疫学センターコンテンツ．2017 年 7 月 25 日

38）新妻一直：オウム病．呼吸 **28**：639-643, 2009

39）岸本寿男，小川基彦，蔡　燕ほか：オウム病．呼吸 **22**：38-44, 2003

40）谷口治子，迎　寛，飯干宏俊ほか：人工呼吸管理により救命し，BALF より起炎菌を分離しえた重症オウム病の 1 例．感染症誌 **69**：1396-1401, 1995

41）Petrovay F, Balla E：Two fatal cases of psittacosiss caused by *Chlamydophila psittaci*. J Med Microbiol **57**：1296-1298, 2008

42）Komiya T et al：Seroprevalence of *Coxiella burnetii* infections among cats in different living environments. J Vet Med Sci **65**：1047-1048, 2003

43）Hirai K et al：Advances in the understanding of *Coxiella burnetii* infection in Japan. J Vet Med Sci **60**：781-790, 1998

44）Oda H, Yoshiie K：Isolation of a *Coxiella burnetii* strain that has low virulence for mice from a patient with acute Q fever. Microbiol Immunol **33**：969-973, 1989

152 Ⅳ. ガイドラインに基づく肺炎診療の実際

45) Abe T, Tamaki K, Hayakawa T et al：A seroepidemio-logical study of the risks of Q fever infection in Japanese veterinarians. Eur J Epidemiol **17**：1029-1032, 2001

46) Takahashi H et al：Prevalence of community-acquired respiratory tract infections associated with Q fever in Japan. Diagn Microbiol Infect Dis **48**：247-252, 2004

47) Okimoto N et al：Clinical features of Q fever pneumonia. Respirology **9**：278-282, 2004

48) Takiguchi Y et al：Clinical features of Q-fever pneumonia. 日呼吸会誌 **46**：967-971, 2008

49) 高橋　洋：Q熱. 呼吸 **28**：913-917, 2009

50) Zhang GQ et al：Clinical evaluateon of a new PCR assay for detection of *Coxiella burnetii* in human serum samples. J Clin Microbiol **36**：77-80, 1998

51) Rolain JM, Lambert F, Raoult D：Activity of telithro-mycin against thirteen new isolates of *C. burnetii* including three resistant to doxycycline. Ann NY Acad Sci **1063**：252-256, 2005

52) Petrovay F, Balla E：Two fatal cases of psittacosiss caused by *Chlamydophila psittaci*. J Med Microbiol **57**：1296-1298, 2008

53) 厚生科学審議会感染症分科会感染症部会大規模感染症事前対応専門委員会報告書～生物テロに対する厚生労働省の対応について（平成14年3月）, https://www.mhlw.go.jp/topics/2002/05/tp0531-2.html（2019年2月5日アクセス）

54) 国立感染症研究所：野兎病とは. https://www.niid.go.jp/niid/ja/kansennohanashi/522-tularemia.html（2019年2月5日アクセス）

55) Dennis DT, Inglesby TV, Henderson DA et al：Tularemia as abiological weapon medical and public health management. JAMA **285**：2763-2773, 2001

Ⅳ. ガイドラインに基づく肺炎診療の実際

3. 医療・介護関連肺炎治療の考え方と実践

本項目のポイント

- 医療・介護関連肺炎では，誤嚥性肺炎のリスクや疾患終末期・老衰状態の判断が必要である.
- 重症度評価では，A-DROPなどによる評価とともに，敗血症の有無の判断を行う.
- 重症度・薬剤耐性菌リスクが高い患者では，初期治療として，広域抗菌薬による治療を選択する.

A 疾患の特徴，疫学

1 疾患の特徴

　医療・介護関連肺炎（NHCAP）とは，市中で発症した肺炎患者のうち，表1に示すいずれかの患者に発症した肺炎を示す. 背景としては，これまで市中肺炎（CAP）として認識されてきた患者群において，原因菌としての薬剤耐性菌の頻度や予後（死亡率）の違いなどから，2005年にアメリカ胸部疾患学会（ATS）とアメリカ感染症学会（IDSA）が共同で提唱した医療ケア関連肺炎（healthcare-associated pneumonia：HCAP）の疾患概念[1]をもとに，わが国の医療現場の現状に合わせて2011年に日本独自に提唱された疾患概念である[2]. これまでのわが国のガイドラインでは，CAP，NHCAP，院内肺炎（HAP）の3つのカテゴリーに分けて診断・治療方針の決定を行うことが

表1 医療・介護関連肺炎の定義

1. 療養病床に入院している，もしくは介護施設に入所している（精神病床も含む）
2. 90日以内に病院を退院した
3. 介護*を必要とする高齢者，身体障害者
4. 通院にて継続的に血管内治療（透析，抗菌薬，化学療法，免疫抑制薬等）を受けている
*介護の基準　PS3：限られた自分の身の回りのことしかできない，日中の50%以上をベッドか椅子で過ごす，以上を目安とする

〔日本呼吸器学会：医療・介護関連肺炎診療ガイドライン，p.7，2011より許諾を得て一部改変し転載〕

勧められてきたが，各国の医療・介護制度の違いによって必ずしも疾患カテゴリーは同一ではない. わが国のHAPのなかには，欧米であればHCAPの患者が含まれることもありうる. そこで，「成人肺炎診療ガイドライン2017」[3]（以下「ガイドライン2017」）では，これまで3つに分けられていた疾患群を，2つの疾患カテゴリー，すなわち，CAPグループとHAP/NHCAPグループの2群に分け，治療方針を決定することとなり，本項で述べるNHCAPはHAP/NHCAPでまとめられた疾患群の1つとして扱われている.

　わが国とは対照的に海外では，近年，多剤耐性菌の検出頻度は（N）HCAPに属するグループではこれまでいわれていたほど多くないという報告が散見されている. 2016年にATS/IDSAから発表されたHAPに関するガイドライン[4]では，HCAPはHAPよりはむしろCAPに近い疾患として，今後，市中肺炎ガイドラインに含まれることが述べられている. 薬剤耐性菌の存在が治療方針や予後に影響を与えるかどうかについては議論の余地があるが，わが国では後述（② b. 検出菌）のように，（N）HCAPでは薬剤耐性菌の検出率の割合がCAPと比較し明らかに多いことに加え，患者に高齢者が多く含まれるため，基礎疾患を有さない，または比較的若年健康成人に発生するCAPとは区別して診療に当たる必要がある. そのため，NHCAPと診断した場合には，医学的根拠のみならず，患者背景や本人・家族の治療方針に対する意思確認

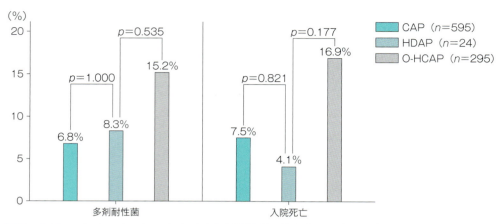

図1 CAP, HDAP, O-HCAP における多剤耐性菌の検出率, 入院死亡率の比較
HDAP：血液透析患者関連の医療・介護関連肺炎, O-HCAP：血液透析患者関連以外の医療・介護関連肺炎
〔Lee JH, Moon JC：Clinical characteristics of patients with hemodialysis-associated pneumonia compared to patients with non-hemodialysis community-onset pneumonia. Respir Med 111：84-90, 2016 より引用〕

などの倫理的な面での配慮を行う必要がある場面が多く，「ガイドライン2017」ではHAPと同様の疾患カテゴリーに含まれている.

NHCAP発症に関連する主な因子としては，1) 誤嚥性肺炎，2) インフルエンザ後の二次性細菌性肺炎，3) 透析などの血管内治療に関連した薬剤耐性菌による肺炎（MRSA肺炎など），4) 免疫抑制薬や抗がん薬などによる治療中に発症した日和見感染症としての肺炎，などがあげられる. NHCAPの特徴として高齢者が多く含まれることから，誤嚥性肺炎がその多くを占める.

また，定義に関して，NHCAPに属する患者群はきわめて多様性をもった集団であり，表1の4つの項目を1つのカテゴリーでまとめてよいかどうかについても今後さらなる検討が必要と考えられる. たとえば現行の定義では，維持血液透析患者に発症した肺炎はNHCAPのカテゴリーに当てはまるが，Lらの報告[5]では，透析患者の肺炎における薬剤耐性菌の検出率や入院死亡率はCAP患者と差がないことが報告されている（図1）. また，わが国においても，Umekiらが，介護施設入所中の肺炎患者では，それ以外のNHCAPに該当する肺炎患者とは原因菌や予後において臨床的に違いがあることを報告しており[6]，NHCAPの定義（表1）の各項目においても異なる特徴を有している可能性が示唆される.

2 疫学的特徴

a. 頻度

（N）HCAPの頻度に関してわが国を含むさまざまな国や地域からの報告がある. 市中で発症した肺炎患者の17.3〜38.0％が（N）HCAPの範疇に該当することが知られているが，各国の医療・介護制度の違いによってその頻度は異なる. わが国では，2015年に adult pneumonia study group-Japan（APSG-J）による市中で発症した肺炎患者に対する多施設での前向きサーベイランスの結果[7]が報告され，市中で発症した肺炎患者の約30％が（N）HCAPに該当すること（図2），また，年齢の増加は肺炎罹患率の増加に関連しており，特に男性ではそれが顕著であること（図3）が報告された. 近年，わが国の高齢化はますます深刻な問題となっており，高齢者の定義についてもさまざまな見解がなされてきたが，2017年に日本老年医学会より，65〜74歳を「pre-old age」とし，75歳以上を「old age」，すなわち，高齢者として定義することが提言された[8]. このように，わが国の高齢化は，結果としてNHCAPに属する肺炎患者のさらなる増加をもたらすことが予測され，市中で発症した肺炎患者に占めるNHCAPの患者の割合は今後も増加すると考えられる.

b. 検出菌

（N）HCAPでは，CAPの主要な原因菌である肺

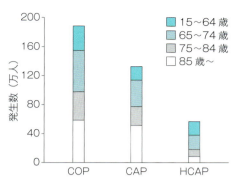

図2 臨床的カテゴリー別にみた市中発症肺炎の年次発生状況

COP：community onset pneumonia
〔Morimoto K et al：The burden and etiology of community-onset pneumonia in the aging Japanese population：a multicenter prospective study. PLoS One 10(3)：e0122247, 2015 より引用〕

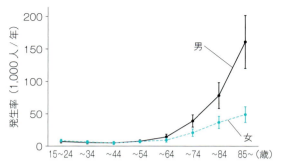

図3 年齢・性別の違いからみた市中発症肺炎の年次発生状況

〔Morimoto K et al：The burden and etiology of community-onset pneumonia in the aging Japanese population：a multicenter prospective study. PLoS One 10(3)：e0122247, 2015 より引用〕

表2 医療・介護関連肺炎の検出菌

検出菌	(%)
肺炎球菌	17.3
黄色ブドウ球菌	14.5
MSSA	5.5
MRSA	9.0
口腔内レンサ球菌	5.1
ヘモフィルス属	7.6
モラクセラ・カタラーリス	2.4
クレブシエラ属	8.8
緑膿菌	8.0
大腸菌	2.4
肺炎クラミドフィラ	4.2

※国内11報（2,678症例）より算出，上位10病原微生物
〔日本呼吸器学会：成人肺炎診療ガイドライン2017を参考に筆者作成〕

炎球菌やインフルエンザ菌に加え，HAPの主要な原因菌である緑膿菌やMRSA，Gram陰性の腸内細菌科細菌などもしばしば検出される．しかし，緑膿菌やMRSAなどの薬剤耐性菌の検出率は国や地域，各施設間で大きな差があり，CAPと比較して（N）HCAPでは多剤耐性菌の検出割合が明らかに多いとする報告と，逆に差がないとする報告[9,10]がある．（N）HCAPに該当する肺炎患者の定義（表1）には，薬剤耐性菌の保菌リスク因子である施設入所や入院歴が含まれているが，肺炎における原因菌としての臨床的意義については十分な知見がない．

わが国の（N）HCAPの主要な原因菌に関して，「ガイドライン2017」では国内で報告された主要11編の（N）HCAP論文から抽出された2,678例の原因菌データを統合解析している（表2）．肺炎球菌が17.3%ともっとも多く検出され，次いでMRSA 9.0%，クレブシエラ Klebsiella 属8.8%，緑膿菌8.0%，ヘモフィルス Haemophilus 属7.6%，MSSA 5.5%，口腔内レンサ球菌5.1%であった．また，「ガイドライン2017」作成グループが行った解析結果[3]では，CAPと比較して（N）HCAPでは，MRSA（RR 5.24, 95%CI 3.82-7.18），緑膿菌（RR 2.43, 95%CI 1.89-3.12）やクレブシエラ属（RR 2.45, 95%CI 1.90-3.17）が有意に高い頻度を示している一方で，肺炎球菌（RR 0.73, 95%CI 0.55-0.97）や非定型病原微生物（RR 0.30, 95%CI 0.13-0.68）で有意に低い頻度を示した．しかし，高齢者が多くを占める本疾患群ではしばしば原因菌が不明であることが多く，実際，これまでの主要な報告でも32.5〜67.9%は原因菌が不明である．そこで，われわれが行った気管支洗浄液を用いた16S rRNA遺伝子を用いた網羅的細菌叢解析（☞コラム：肺炎の原因菌の遺伝子診断，p.41）による解析結果[9]を併せて示す（表3）．解析の結果は，肺炎球菌やインフルエンザ菌はCAPと同様に主要な検出菌であったが，一方で，黄色ブドウ球菌（網羅的細菌叢解析ではMRSAとMSSAの判別はできない）は7.3%，緑膿菌は9.8%にと

表3 網羅的細菌叢解析によって得られた医療・介護関連肺炎の検出菌 ($n=82$)

	培養法	網羅的細菌叢解析を用いた第一優占菌種
肺炎球菌	8 (9.8)	9 (11.0)
黄色ブドウ球菌	16 (19.5)	6 (7.3)
MSSA	6 (7.3)	
MRSA	9 (11.0)	
口腔内レンサ球菌	9 (11.0)	19 (23.2)
コリネバクテリウム属	4 (4.9)	4 (4.9)
ノカルジア	1 (1.2)	1 (1.2)
インフルエンザ菌	8 (9.8)	14 (17.1)
モラクセラ・カタラーリス	2 (2.4)	1 (1.2)
クレブシエラ属	7 (8.5)	3 (3.7)
緑膿菌	14 (17.1)	8 (9.8)
大腸菌	2 (2.4)	2 (2.4)
エンテロバクター属	1 (1.2)	1 (1.2)
アシネトバクター属	2 (2.4)	
シトロバクター属	1 (1.2)	
セラチア	1 (1.2)	
ナイセリア属		2 (2.4)
嫌気性菌		8 (9.8)
原因不明	23 (28.0)	2 (2.4)

( ) 内は%.
〔Noguchi S et al：Bacteriological assessment of healthcare-associated pneumonia using a clone library analysis. PLoS One **10**(4)：e0124697, 2015 より引用〕

表4 医療・介護関連肺炎における主な検出菌

耐性菌リスクなし	肺炎球菌 MSSA グラム陰性腸内細菌科細菌（クレブシエラ属，大腸菌など） インフルエンザ菌 口腔内レンサ球菌
耐性菌リスクあり	（上記の菌腫に加え，下記の菌を考慮する） MRSA 緑膿菌 ESBL 産生菌 AmpC 型 β-ラクタマーゼ産生菌

〔日本呼吸器学会：成人肺炎診療ガイドライン 2017，p.37 より許諾を得て一部改変し転載〕

どまり，同検体を用いた培養法による結果（黄色ブドウ球菌 19.5％（うち MRSA 11.0％），緑膿菌 17.1％）と比較して，明らかに低い検出率であった．また，口腔内レンサ球菌に関しては，過去の報告では約 5.0～14.0％程度であったが，細菌叢解析では高い割合で検出された．（N）HCAP では誤嚥性肺炎が主要な発生機序の 1 つとして考えられているが，嫌気性菌の検出は 9.8％にすぎず，当初の想定よりも低い割合であった．これらの結果をもとに，NHCAP（/HAP）における主要な原因菌として，以下に述べる薬剤耐性菌のリスクの有無に応じて**表4**に示すような菌を想定する．

「ガイドライン 2017」では，非定型病原微生物は（N）HCAP の主な原因菌として明記されていないが，「医療・介護関連肺炎診療ガイドライン」（2011 年）[2] においては，非定型病原微生物（特にクラミドフィラ属）が主要な原因菌の 1 つとして明記されていた．実際に，NHAP における肺炎クラミドフィラの検出頻度は 34.7％であったとの

Maruyama らの報告[11] もあるが，近年のより特異的な診断法である DNA 診断法（PCR 法）などを用いた検討で，わが国の肺炎クラミドフィラの頻度は 0.8～5.0％程度と報告され，これまで考えられていたよりもかなり低い数値となっている．今回，「ガイドライン 2017」作成グループが行った統合解析の結果[3] でも，肺炎クラミドフィラの頻度は 4.2％であった．現状，肺炎クラミドフィラは，肺炎（特に入院を必要とする肺炎）においては minor population であると考えられる．

「ガイドライン 2017」では，誤嚥性肺炎を疑う患者を治療ステップの第一段階でまず評価することが記載されている．Hayashi ら[12] は，非誤嚥性肺炎患者と比較して，誤嚥性肺炎と考えられる患者では大腸菌やクレブシエラ属といった腸内細菌科細菌の検出が多いこと，薬剤耐性菌の検出は両群間で大きな差がないことを報告しているが，誤嚥性肺炎の原因菌についてはいまだ十分な情報はない．われわれは，気管支洗浄液を検体とした細菌叢解析法により 177 名の肺炎患者を Marik らが定義した誤嚥リスクの有無[13] により分類して検証した．その結果，誤嚥リスクを有する（誤嚥性肺炎が疑われる）患者では口腔内レンサ球菌の検出割合が増えることがわかり，特に，全身状態が不良（PS 3 以上）な患者で口腔内レンサ球菌の検出が顕著であった[14]．誤嚥性肺炎患者における口腔内常在菌の重要性に関しては，海老原らの高齢者の誤嚥性肺炎患者における喀痰での検討[15]でも，原因菌である可能性が高い菌量（10^6cfu/mL 以上）の検出菌に限った場合に，大多数の誤

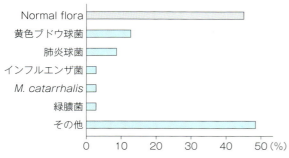

図4 誤嚥性肺炎患者の痰培養の結果（菌量≧ 10^6 cfu/mL）

〔海老原 覚：嚥下性肺炎の発症メカニズムと予防対策．呼吸 33(2)：101-110, 2014 より引用〕

嚥性肺炎の原因菌が口腔内常在菌である可能性を示唆している（図4）．これまで，誤嚥性肺炎患者における原因菌として，嫌気性菌の頻度が高いと考えられていたが，口腔内レンサ球菌の関与についても今後注目する必要がある．

c．死亡率

「ガイドライン2017」では，国内の肺炎疫学研究の結果をもとに，各肺炎の死亡率の統合解析を行っている．その結果，(N)HCAPに関する論文（9報）から得られた死亡率は15.5%であり，CAP（9報，6.3%）よりは高く，HAP（5報，30.4%）やVAP（4報，32.4%）よりは低いことが明らかになった．また，死亡リスクは，CAPと比較すると(N)HCAPでは2.43（95%CI 2.07-2.85）倍の増加を認めた．ただし，わが国のNHCAPはアメリカにおいて定義されたHCAPとまったく同じ概念ではなく，また，わが国からの報告においても必ずしも「ガイドライン2017」の定義に従っているわけではない点には留意する必要がある．

B 診断のポイント

1 NHCAPの診断

CAPと同様に，発熱や咳嗽，膿性喀痰の出現，息切れ，胸痛などが主要な症状であるが，CAPと比較して，高齢者や全身状態の不良な患者がより多く含まれることや，こうした典型的な呼吸器症状を呈さず，意識障害をはじめとする神経症状や脱水症状などが初発症状であることも多い．呼吸数の増加や SpO_2 の低下などといった他覚的所見も，肺炎を疑う重要なポイントとなる．これらの症状・所見に加えて，胸部X線写真や胸部CTでの新たな陰影の出現や，血液検査での白血球増多やCRP高値などの臨床所見を総合的に評価したうえで，肺炎かどうかを判断する．「ガイドライン2017」作成グループが行った画像評価のシステマティックレビューの結果[3]では，胸部X線写真で診断可能な肺炎患者では必ずしも胸部CTを行う必要はない（エビデンスレベルD）ことが示された．その一方で，HagaらはNHCAP患者における肺炎の診断や評価では胸部CTによる画像診断が臨床的なアウトカムを改善する可能性について報告している[16]．また，CRPを含めた血清学的評価に関して，「ガイドライン2017」では，CRPの推移（3〜5日目におけるCRPの低下）は生命予後を予測する目安となる可能性が示されたが，(N)HCAPの診断におけるCRPやプロカルシトニンの意義については明らかではないことが記載されている．このように，血液検査においては，白血球やCRPの上昇は肺炎の可能性を疑わせる1つの指標とはなりうるが，現時点では肺炎の診断における有用なバイオマーカーは存在しない．

総合的な評価を行い肺炎と診断した場合には，喀痰や気管内吸引などで下気道由来の検体を積極的に採取し，細菌学的な評価を行ったうえで治療方針を決定することも重要である．しかし，高齢者が多い(N)HCAPの患者群では，適切な検体が採取できない可能性や，採取できたとしても，原因菌の同定には至らない可能性も十分考えられる．実際に，Putotらの報告[17]では，NHAPではいずれかの方法による検体採取率は91.1%であるのに対して，菌の陽性率は11.8%にとどまっており，CAP（検体採取率89.9%に対して陽性率29%）やHAP（検体採取率95.7%に対して陽性率27.3%）と比較して，明らかに菌の陽性率が低いことを報告している（表5）．しかし，肺炎診療における原因菌の同定は重要であり，検体が入手しやすい血液培養検査を含め，治療開始前には検体採取に努める必要がある．

表5　市中肺炎，医療・介護関連肺炎，院内肺炎における各種検査による菌の陽性率の比較

	CAP（n=138）		NHAP（n=56）		HAP（n=23）	
	採取率（%）	陽性率（%）	採取率（%）	陽性率（%）	採取率（%）	陽性率（%）
全体	89.9	29	91.1	11.8	95.7	27.3
喀痰	15.2	52.4	12.5	14.3	21.7	20
尿中肺炎球菌	62.3	8.1	57.1	9.4	34.8	12.5
尿中レジオネラ	65.2	3.3	55.4	3.3	43.5	0
血清診断	21.7	0	14.3	0	0	0
血液培養	80.4	8.1	82.1	4.3	87	15

〔Putot A et al：Impact of microbiological samples in the hospital management of community-acquired, nursing home-acquired and hospital-acquired pneumonia in older patients. Eur J Clin Microbiol Infect Dis 35(3)：489-495, 2016 を参考に筆者作成〕

表6　わが国の死因分類別にみた死亡数・死亡率（2017年）

	全　体			男　性			女　性		
	死因	死亡数（人）	割合（%）	死因	死亡数（人）	割合（%）	死因	死亡数（人）	割合（%）
	全死因	1,340,397		全死因	690,683		全死因	649,714	
1	悪性新生物	373,334	27.9	悪性新生物	220,398	31.9	悪性新生物	152,936	23.5
2	心疾患	204,837	15.3	心疾患	96,319	13.9	心疾患	108,518	16.7
3	脳血管疾患	109,880	8.2	脳血管疾患	53,188	7.7	老衰	75,589	11.6
4	老衰	101,396	7.6	肺炎	53,134	7.7	脳血管疾患	56,692	8.7
5	肺炎	96,841	7.2	老衰	25,807	3.7	肺炎	43,707	6.7

〔厚生労働省：性別にみた死因順位（第10位まで）別死亡数・死亡率（人口10万対）・構成割合．平成29年人口動態統計．2017より筆者作成〕

② 老衰・疾患終末期の考え方

「ガイドライン2017」の特徴の1つとして，NHCAP/HAPに該当する患者では，まず，患者背景のアセスメントとして，次項③に述べる「誤嚥性肺炎の判断」とともに，「疾患終末期や老衰状態の判断」を行うよう明記されている．これは，わが国では一般的に，診療方針について医師の裁量に委ねられることが多く，たとえ終末期の肺炎患者であっても強力な治療が行われる傾向にある．しかし，最新の「死亡診断書記入マニュアル」においては，老衰の経過中に肺炎を発症して死亡した場合は，直接死因としての"肺炎"とその原因としての"老衰"という考え方から，老衰から誤嚥性肺炎を発症して死亡した場合には，直接死因として「誤嚥性肺炎」，原因として「老衰」と記入するよう記載されており，近年では，死亡原因としての「老衰」による死亡が著明に増加してきている．実際，2017年度の厚生労働省による死因別の順位では，全体では肺炎が5位，老衰は4位となっている（表6）[18]．

老衰・疾患終末期の判断は，個々の医師の主観

によるところも大きく，医学的エビデンスが不足している点も否めない．「ガイドライン2017」では，「病状が進行し，生命予後が半年あるいは半年以内と考えられる時期」「病状が不可逆的かつ進行性で，その時代に可能な最善の治療による病状の好転や進行の阻止が期待できなくなり，近い将来の死が不可避の状態」と記載されている．このような終末期の状態では，肺炎の治療は必ずしも患者のQOLを改善するとは限らないという観点から，肺炎診療では，患者が老衰あるいは疾患終末期などの不可逆的な死の過程にあるかどうかを見極めることが重要となる．そのうえで，緩和的アプローチも念頭におき，本人や家族と予後の見込みについて十分に情報を共有し，治療方針の検討を行う．老衰や疾患終末期の状態と判断した場合は，個人の意志を尊重した治療（狭域〜広域抗菌薬の使用や緩和ケアを中心とした治療，抗菌薬投与も必須とは限らない）を行う．

③ 誤嚥性肺炎の判断

一般的に，市中で発症した肺炎患者の約60%

は誤嚥性肺炎の可能性があり，かつ，年齢の増加は誤嚥リスクの増加につながることが知られているが[7]，現在，誤嚥性肺炎の明確な診断基準はない．この理由として，たとえ若年者であっても睡眠中などに多少なりとも誤嚥を起こして肺炎の原因になることもあり，嚥下障害の定義や検出法が定まっていないことが要因としてあげられる．これまでにさまざまな基準により誤嚥性肺炎が生命予後や肺炎の再発に影響を与えるかどうかについて多くの報告がなされてきたが，「ガイドライン2017」作成グループが行った誤嚥性肺炎の診断が生命予後などに影響を与えるかどうかのシステマティックレビュー[19]では，誤嚥性肺炎と診断された患者では，他の肺炎患者と比較して入院死亡（RR 3.62, 95%CI 2.65-4.96）や30日死亡率（RR 3.57, 95%CI 2.18-5.86），肺炎の再発率が高くなることが示されており，誤嚥性肺炎を認識することは重要であるといえる．ただし，問題点として，誤嚥リスクの定義が各報告により一定していない点があげられる．

誤嚥性肺炎は，誤嚥のリスク因子をもつ宿主に生じる肺炎と一般的に考えられており，たとえば，嚥下機能が高度に障害されて頻回に喀痰の吸引が必要な場合は，ほぼ確定的に誤嚥のリスク因子がある状態といえるが，まずは嚥下造影や水飲み試験などの客観的な嚥下機能評価を行うことが望ましい．ただし，嚥下機能は日々の全身状態などに影響されて大きく変化するため，必ずしも誤嚥性肺炎を確実に予測しえない点に留意する．また，誤嚥により引き起こされる肺炎は，患者のその際の全身状態や疾患の程度によって状況がさまざまであり，さらには各因子がそれぞれ交絡している場合も多く，誤嚥のリスク因子の有無のみでは単純に予測することが困難である．さらに，誤嚥のリスク因子以外にも，高齢者では予後を規定するさまざまな因子（咳反射や気道クリアランス能など）が存在し，高齢者肺炎における予後を推定する因子を明確かつ単純に規定することは困難である．これらの見解から，「ガイドライン2017」では誤嚥リスク因子の列挙にとどまっており，表7に記載されているような因子を有する患者が肺炎を発症した場合には，常に誤嚥性肺炎

表7　誤嚥のリスク因子

病態	疾患
嚥下機能低下	意識障害 全身衰弱，長期臥床 急性の脳血管障害 慢性神経疾患（認知症，脳梗塞後遺症，パーキンソン病） 医原性（気管切開チューブ留置，経管栄養（経鼻栄養），咽頭にかかわる頭頸部手術，鎮静薬・睡眠薬，抗コリン薬などの口内乾燥をきたす薬剤）
胃食道機能不全	胃食道逆流 食道機能不全または狭窄 医原性（経管栄養（経鼻栄養および経腸管栄養），胃切除（全摘，亜全摘）

〔日本呼吸器学会：成人肺炎診療ガイドライン2017, p.39より許諾を得て一部改変し転載〕

の可能性を考慮することが重要である．

われわれは，誤嚥リスクの要因の1つである嚥下機能評価法に注目して，もともとは急性期脳卒中患者の誤嚥の評価法として作成されたMann Assessment of Swallowing Ability（MASA）（図5）を用いて，嚥下機能評価が肺炎患者の予後や肺炎再発に影響を与えるかどうかを検討した[20]．その結果，MASAスコアの増加は，肺炎の再発，入院死亡，6ヵ月死亡の増加につながることに加え，それぞれ0.75, 0.74, 0.72と高いAUC（area under the curve）を示し，MASAスコアが高齢者肺炎患者の予後を予測する有用な手段であることを明らかにした（図6）．なお，MASAスコアは24の評価項目からなるが，やや複雑であり熟練者による評価が必要であることや，30分以上の評価時間を要することから，日常臨床への応用はむずかしい．そのため，より実臨床で使いやすいように，MASAの各項目と経口摂取との関係に着目した簡易的な評価法について現在検討中である．この検討では，厳密には誤嚥性肺炎患者が対象ではないが，対象の平均年齢は80歳代後半であり，おおむね誤嚥性肺炎患者を想定していると考えられる．こうした評価法を用いることで，実臨床でより簡便に誤嚥性肺炎患者の検出や予後予測に役立つ可能性が考えられる．

「ガイドライン2017」の作成に当たっては，誤嚥リスクの有無の臨床的意義のみならず，誤嚥リ

□2 無反応	□5 覚醒困難	□8 傾眠・覚醒レベルの変動	□10 意識清明		
□2 協力不可	□5 非協力的	□8 協力にムラあり	□10 協力的		
□2 声かけに無反応	□4 手がかりがあれば時々は返答ができる	□6 繰り返せば簡単な指示に従える	□8 ほとんど問題なく日常会話可能	□10 異常なし	
□2 吸引/感染の疑い人工呼吸器管理	□4 呼吸理学療法に伴う断続性ラ音(水泡音)	□6 肺底部捻髪音/自己喀痰可能	□8 上気道の痰感染症以外の呼吸器疾患	□10 異常所見なし	
□1 自己調整不可	□3 コントロールがある程度可能	□5 コントロール可能			
□1 評価不能	□2 意味のある会話困難/認識困難な単語の表出	□3 限られた手段を用いて自分の意思表出可能	□4 喚語や意思の表出がやや困難	□5 異常なし	
□1 評価不能	□2 何度も音を出そうとするが不正確で正しい発音が困難	□3 指示下では発話が遅くなったり不正確	□4 試行錯誤あるが正確な発話可能	□5 異常なし	
□1 評価不能	□2 言葉は聞き取れない	□3 言葉は聞き取れるが障害がある	□4 速度が遅い/ためらい/呂律不全	□5 異常なし	
□1 大量の唾液	□2 いつも少しの流涎あり	□3 ときどき流涎あり	□4 泡沫状の唾液を吐き出す	□5 異常なし	
□1 全く閉鎖しない/評価不能	□2 閉鎖不全/わずかに動く	□3 片側に麻痺/部分的に動きが悪い	□4 軽度の障害/時々もれがある	□5 異常なし	
□2 全く動かない	□4 ごくわずかに動く	□6 不完全な動き	□8 可動域わずかに制限	□10 制限なし/異常なし	
□2 著しく減弱	□5 明らかに片側性に低下	□8 わずかに低下	□10 異常なし		
□2 全く動かない/評価不能	□5 重度の協調障害	□8 わずかに協調障害	□10 異常なし		
□2 評価不能	□4 全く形成できない/食塊形成しようとしない	□6 咀嚼不良/代償的に頭部後屈口腔全体に広がる	□8 口唇や舌の運動障害で食物保持困難	□10 異常なし	
□1 咽頭反射消失	□2 一側性に消失	□3 一側性に減弱	□4 両側性に減弱	□5 異常なし/反射亢進	
□2 全く拳上しない	□4 わずかに動く/鼻腔逆流/鼻に息が漏れる	□6 軟口蓋の動きが片側に低下/動きに一貫性がない	□8 わずかに左右差あるがよく動く	□10 異常なし	
□2 全量残存	□5 若干クリアされているが、残留著明	□8 わずかに残留	□10 口腔残留なし		
□2 動きの観察不可能/評価不可能	□4 10秒以上かかる	□6 5秒以上かかる	□8 1秒以上かかる	□10 異常なし/1秒以内	
□1 咳反射がない/評価不能	□3 咳反射が減弱している	□5 異常なし/誘発すれば咳反射あり			
□2 咳をしようとしない/評価不能	□5 努力するが困難	□8 クリアでない咳/しゃがれた咳	□10 異常なし/強くクリアな咳		
□2 声がでない/評価不能	□4 湿性/	□6 しわがれ声/高さや強さの調整ができない	□8 少し声がかすれている	□10 異常なし	
□1 カフ付カニューレ	□5 気管切開孔あり/カフなしカニューレ	□10 気管切開なし			
□2 嚥下反射が起こらない/評価不能	□5 喉頭拳上不十分/通常みられないような嚥下運動/咽頭残留・貯留/湿性嗄声	□8 喉頭拳上やや不良/拳上開始遅延/唾液や食塊のクリアランス不良	□10 喉頭拳上が素早く、食塊や唾液のクリアランスが良好		
□1 うまく対処できない/がらがらしてしまう	□5 嚥下前・中・後に咳が出る	□10 異常なし			

合計：　　　/200点

図5　MASA スコアシート

〔Chojin Y et al：Evaluation of the mann assessment of swallowing ability in elderly patients with pneumonia. Aging Dis **8**(4)：420-433, 2017 より引用〕

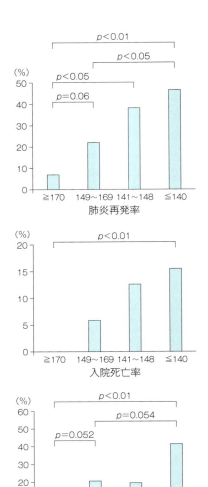

図6　MASA スコアと各種アウトカムとの比較

〔Chojin Y et al：Evaluation of the Mann Assessment of Swallowing Ability in elderly patients with pneumonia. Aging Dis **8**(4)：420-433, 2017 より引用〕

スクのスコア化が可能かどうか，という点も議論となった．薬剤耐性菌リスクに関しては，薬剤耐性菌リスク因子の増加は薬剤耐性菌の検出割合の増加のみならず，肺炎の予後に影響することがわが国から報告[21,22]されており，「ガイドライン2017」では薬剤耐性菌検出の評価においては，リスク因子のスコア化が明記されている．しかし，誤嚥性肺炎を考えるうえで，誤嚥リスクのスコア化に関しては十分に検討されていないのが現状である．近年，Kawai ら[23]は担がん患者において誤嚥リスク数の増加が肺炎の発生率の増加に関与することを報告しており，今後，誤嚥リスクの有無のみではなく，誤嚥リスクのスコア化についても注目する必要があるかもしれない．

4 重症度判定

(N)HCAP に該当する患者群では，居住環境，基礎疾患，合併症など患者背景が多様であることから，重症度を単純に層別・区別することはむずかしく，2011 年に発表された「医療・介護関連肺炎診療ガイドライン」では，「重症度」ではな

3. 医療・介護関連肺炎治療の考え方と実践 **161**

表8　30日死亡に対するPSIの感度，特異度，陽性・陰性適中率，診断オッズ比，AUC

		感度	特異度	陽性適中率	陰性適中率	診断オッズ比	AUC
Chalmers らの報告	CAP ≧IV	0.91 (0.91-0.92)	0.50 (0.49-0.50)	1.9 (1.8-2.0)	0.20 (0.17-0.24)	9.6 (8.0-11.6)	0.82
	V	0.63 (0.62-0.64)	0.84 (0.83-0.84)	4.1 (3.7-4.5)	0.50 (0.44-0.58)	8.4 (7.2-9.8)	0.81
システマティッ クレビュー の結果	HCAP ≧IV	0.97 (0.93-0.99)	0.13 (0.08-0.21)	1.1 (1.1-1.2)	0.21 (0.10-0.44)	5.3 (2.5-11.2)	0.68
	V	0.63 (0.54-0.72)	0.69 (0.63-0.74)	2.0 (1.8-2.3)	0.54 (0.44-0.65)	3.8 (2.9-4.9)	0.71

〔文献25, 26）を参考に筆者作成〕

表9　30日死亡に対するA-DROPの感度，特異度，陽性・陰性適中率，診断オッズ比，AUC

	感度	特異度	陽性適中率	陰性適中率	診断オッズ比	AUC
重症以上	0.80 (0.72-0.87)	0.37 (0.32-0.43)	1.3 (1.1-1.5)	0.53 (0.34-0.82)	2.0 (1-4)	0.67

〔文献27～30）を参考に筆者作成〕

く，「治療区分」に従って治療方針を決定することが提案されていた．しかし，「ガイドライン2017」では，患者の全身状態の評価として，CAPで汎用されているA-DROPやPSIによる重症度評価に加えて，quick SOFA（qSOFA）により敗血症の有無の判断を行うことを勧めている．

a. 敗血症の判定

2016年の「敗血症および敗血症性ショックの国際コンセンサス定義第3版（Sepsis-3）」[24]において，敗血症は「感染症に対する宿主防御反応の制御がうまくいかず，重要臓器の急性機能不全を併発した病態」と定義された．また，敗血症の有無に関して，意識障害，呼吸不全の合併，ショック状態は予後に大きな影響を及ぼすとの観点から，これらの因子が着目された．qSOFA（1)意識変容，2)呼吸数が22回／分以上，3)収縮期血圧100mmHg以下）の2つ以上の項目を認めたときに敗血症を疑い，2つ以上が陽性の場合は，続いて，SOFAスコアによる臓器障害（1)PaO$_2$/FiO$_2$，2)血小板数，3)ビリルビン，4)血圧，5)Glasgow Coma Scale，6)クレアチニンまたは尿量）の評価を行い，2点以上の増加があれば敗血症と診断される（2. 項 表2, 3, p.134 参照）．

b. 肺炎の重症度判定

CAPではPSIやA-DROPによる重症度評価は生命予後とよく相関していることが広く知られている．実臨床ではその簡便性から，A-DROPによる重症度評価がよく用いられている．CAPに比べると，（N)HCAPは多様な環境や基礎疾患などを背景因子として発症し，原因菌の頻度を含めて施設間で均一ではない患者群であることから，現状では有用な重症度評価法は存在しない．「ガイドライン2017」の改訂にあたり，ガイドライン作成グループでは重症度評価法に対するシステマティックレビューを行ったが，表8に示すように，PSIの生命予後に対する診断オッズ比は，中等症以上（≧IV）で5.28（2.49-11.17），重症（V）で3.76（2.88-4.92），ROC曲線を用いたAUCはそれぞれ0.68（0.64-0.72），0.71（0.67-0.75）であった[25]．この数値はChalmersら[26]がメタアナリシスの結果として報告した，CAP患者における生命予後に対する重症度評価の検討結果と比較すると非常に低く，（N)HCAPの重症度評価法としてPSIは十分ではないことが示唆された．また，PSIは20の項目からなるため，救急外来を含む現場での迅速な評価はむずかしく，実臨床では使いにくいという欠点を有する．一方で，わが国で頻繁に用いられているA-DROPに関する報告は少ないものの，わが国から報告されたいくつかの検討では予後判定に有用であったことが示されている[27,28]．そこで，わが国から報告された4つの報告[27～30]を用いて統合解析を行ったところ，生命予後に対するA-DROP重症（≧3）以上の診断オッズ比は2.0（1.0-4.0），AUC 0.67（0.62-0.71）であった（表9）．一般的には，生命予後に対する予測能としてはAUC 0.7以上が期待されており，

表 10　医療・介護関連肺炎における薬剤耐性菌のリスク因子

Shindo ら	Maruyama ら	Ishida ら[*]
過去 90 日以内に 2 日以上の入院 過去 90 日以内の抗菌薬使用歴 免疫抑制状態 歩行不能 経管栄養 胃酸分泌抑制薬の使用	過去 90 日以内の入院 過去 6 ヵ月以内の抗菌薬治療 免疫抑制状態 機能障害（バーセル指数＜50） ICU または人工呼吸器管理	女性 過去 90 日以内の入院歴 全身状態不良（PS≧3） 経管栄養

*10mg／日以上のステロイドや免疫抑制薬の使用，活動性の悪性疾患，HIV，活動性結核を有する患者は除外．

〔文献 21, 22, 31）を参考に筆者作成〕

今後さらなる検討が必要と考えられた．(N)HCAP における重症度の適切な評価法については今後の課題ではあるが，診断の流れとして，重症度を評価することは肺炎診療を行ううえで重要であり，現時点では A-DROP や PSI を参考に重症度の評価を行う．

　(N)HCAP の重症度評価法としては，そのほかに，SOAR（Systolic blood pressure, Oxygenation, Age, Respiratory rate），IDSA/ATS，SCAP，M-ATS，R-ATS，SMART-CO，SMART-COP，España rule，NHAP model score などさまざまなスコアリングシステムによる重症度評価法と予後予測に対する検討がなされており，各々がさまざまな特徴を有している．たとえば，SOAR スコアでは，高齢者はアルツハイマー病などのさまざまな慢性脳血管障害を有しているため意識障害の評価がむずかしい点を考慮し，「意識障害」が除外されている．また，SCAP スコアでは，予後の評価に動脈血 pH が重要であるという観点から，動脈血 pH が評価項目に含まれている，などである．以上のように，重症度評価法は，評価方法や評価項目，宿主の状態などの多面的な検討が今後は必要になると考えられる．

5　薬剤耐性菌リスク

　薬剤耐性菌の検出に関する各国の報告はさまざまであり，ATS/IDSA のガイドラインでは，当初 HCAP に該当するすべての患者で薬剤耐性菌をカバーする治療を行うことが推奨された．しかし，その後の報告では，(N)HCAP の原因菌は CAP とあまり変わらないとする報告や，ガイドラインに即した薬剤耐性菌をカバーすることを推奨した

治療が，即さない治療と比較して必ずしも予後の改善につながらないことも報告されており，(N)HCAP における薬剤耐性菌の検出頻度やその臨床的意義に関しては各国間で大きな違いがある．わが国における (N)HCAP に関連した国内 9 報の報告をもとにした原因菌評価[3] では，薬剤耐性菌の検出率は CAP と比較して多いことが「ガイドライン 2017」にて示された．

　薬剤耐性菌（緑膿菌，アシネトバクター Acinetobacter 属，ESBL 産生腸内細菌科細菌，MRSA など）の検出頻度に関して，わが国からの薬剤耐性菌リスクの予測に関する 3 報の結果を表 10 に示す[21,22,31]．これらの報告では，薬剤耐性菌の定義に若干の違いがあるものの，1)90 日以内の入院歴，2)抗菌薬使用歴，3)免疫抑制状態，4)全身状態不良，5)経管栄養などがリスク因子としてあげられている．「ガイドライン 2017」作成グループが行ったシステマティックレビューの結果[3] では，対象とする薬剤耐性菌や薬剤耐性菌リスクの定義が各々異なるという点に注意する必要があるが，多剤耐性菌出現の高リスク群では，多剤耐性菌の検出頻度の増加（RR 6.45, 95％CI 3.92-10.61）に加え，初回治療失敗の増加（RR 2.47, 95％CI 1.95-3.13）や，30 日死亡の増加（RR 2.14, 95％CI 1.55-2.97）が示され，薬剤耐性菌リスクを評価することの有用性が示唆された．「ガイドライン 2017」では，わが国からの報告を重要視したうえで，表 11 に示す 4 項目のうち 2 項目以上満たすものを薬剤耐性菌の高リスク群と定義することが推奨されている（エビデンスレベル C）．

　MRSA のリスク因子に関しては，MRSA が分離された既往がある，または，過去 90 日以内の経

表11　薬剤耐性菌のリスク因子

1. 過去90日以内の経静脈的抗菌薬の使用歴
2. 過去90日以内に2日以上の入院歴
3. 免疫抑制状態
4. 活動性の低下：PS≧3，バーセル指数*＜50，歩行不能，経管栄養または中心静脈栄養法

→2項目以上で耐性菌の高リスク群

*バーセル指数（Barthel Index）：1. 食事，2. 移動，3. 整容，4. トイレ動作，5. 入浴，6. 歩行，7. 階段昇降，8. 着替え，9. 排便，10. 排尿について各々0〜15点で評価し，0〜100点でスコアリングする[32]

〔日本呼吸器学会：成人肺炎診療ガイドライン2017, p.41より許諾を得て転載〕

表12　肺炎におけるMRSAに対するリスク評価

リスク因子	（計10点）
年齢	
30歳未満，80歳以上	1
入院前の医療ケアへの接触	
90日以内に2日以上の入院歴	2
90日以内の長期療養型病床の入所歴	1
30日以内の抗菌薬の経静脈投与歴	1
肺炎の重症度	
ICU入室歴	2
肺炎の合併症	
入院前の脳血管障害の既往	1
認知症	1
糖尿病女性	1

〔Shorr AF et al：A risk score for identifying methicillin-resistant Staphylococcus aureus in patients presenting to the hospital with pneumonia. BMC Infect Dis 13：268, 2013を参考に筆者作成〕

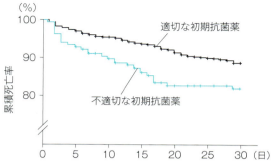

図7　適切な初期抗菌薬の選択をしたか否かによる30日死亡率の比較

〔Shindo Y et al：Risk factors for 30-day mortality in patients with pneumonia who receive appropriate initial antibiotics：an observational cohort study. Lancet Infect Dis 15(9)：1055-1065, 2015より引用〕

静脈的抗菌薬の使用歴がある場合にMRSA感染のリスクが高いことが「ガイドライン2017」に明記されている．MRSA肺炎のリスク因子についてのこれまでの報告では，Shorrら[33]は，アメリカの62施設での入院肺炎患者を対象とした検討で，MRSA肺炎のリスク因子を8つ抽出，スコア化し，MRSAの検出頻度は低リスク群（0〜1点）で10％未満，高リスク群（6〜10点）で30％以上であったことを報告している（表12）．

実臨床において，緑膿菌やMRSAなどが検出された場合に，検出された菌が肺炎における真の原因菌か否かを判断することはきわめてむずかしい問題である．われわれは，気道検体からMRSAが培養された肺炎患者42例を対象として，気管支洗浄液の細菌叢解析の結果を比較検討したが，結果的に抗MRSA薬を必要とせずに治療可能であった28例のうち23例（82％）では黄色ブドウ球菌以外の菌種が最優占菌種（症例ごとの細菌叢でもっとも多く検出された菌種）であったことや，その23例中16例（70％）では黄色ブドウ球菌はまったく検出されず，黄色ブドウ球菌に関しては培養結果との大きな乖離があることを報告した[34]．

C エンピリック治療の考え方と実践

NHCAPはCAPと比較し薬剤耐性菌の検出頻度が高く，予後も悪い．また，初期治療薬の不適切な選択は予後不良に直結する．実際，Shindoらは，わが国における肺炎患者747例を対象とした検討の結果，不適切な抗菌薬の選択が30日予後を悪化させることを報告した[35]（図7）．そのため，原因菌が判明するまでは適切なエンピリックな抗菌薬治療を行う必要がある．一方で，喀痰の喀出が困難なため原因菌の同定がむずかしく，原因菌不明のままエンピリック治療を続ける必要があることも多い．また，前述のように，薬剤耐性菌が検出された場合には，原因菌か定着菌かの区別がむずかしい．これらのことを踏まえ，「ガイドライン2017」では，NHCAP/HAPの治療においては敗血症の有無や重症度，薬剤耐性菌リスクについて総合的な評価を行ったうえで抗菌薬の選択を行うことが勧められている（表13，図8）．

164 Ⅳ．ガイドラインに基づく肺炎診療の実際

Escalation 治療	De-escalation単剤治療	De-escalation多剤治療
・敗血症*1（－）で，重症度が高くない*2 かつ ・耐性菌リスク*3（－）	・敗血症*1（＋），または，重症度が高い*2 または ・耐性菌リスク*3（＋）	・敗血症*1（＋），または，重症度が高い*2 かつ ・耐性菌リスク*3（＋）
内服薬（外来治療が可能な場合） ・β-ラクタマーゼ阻害薬配合ペニシリン系薬*4＋マクロライド系薬*5 ・レスピラトリーキノロン*6，*7	**注射薬（単剤投与）** ・タゾバクタム・ピペラシリン ・カルバペネム系薬*3 ・第四世代セフェム系薬*8，*10 ・ニューキノロン系薬*7，*8，*11	**注射薬（2剤併用投与，ただしβ-ラクタム系薬の併用は避ける）** ・タゾバクタム・ピペラシリン ・カルバペネム系薬*9 ・第四世代セフェム系薬*8，*10 ・ニューキノロン系薬*7，*8，*11 ・アミノグリコシド系薬*8，*12，*13
注射薬 ・スルバクタム・アンピシリン ・セフトリアキソン*8，セフォタキシム*8 非定型肺炎が疑われる場合 ・レボフロキサシン*7，*8		MRSA感染を疑う場合*14 ＋ ・抗MRSA薬*15

図8 院内肺炎／医療・介護関連肺炎のエンピリック治療抗菌薬

*1 2．項 図9，p.133 参照
*2 重症度が高い：NHCAP では A-DROP で重症以上，HAP では I-ROAD で中等症（B 群）以上．
*3 表11 参照
*4 スルタミシリン，アモキシシリン・クラブラン酸（いずれも高用量が望ましい．具体的な投与量は「成人肺炎診療ガイドライン 2017」の参考資料：代表的な抗菌薬名と用法・用量（p.170）を参照）．
*5 クラリスロマイシン，アジスロマイシン．
*6 ガレノキサシン，モキシフロキサシン，レボフロキサシン，シタフロキサシン，トスフロキサシン．
*7 結核に対する抗菌力を有しており，使用に際しては結核の有無を慎重に判断する．
*8 嫌気性菌感染を疑う際には使用を避けるか，クリンダマイシンまたはメトロニダゾールを併用する．
*9 メロペネム，ドリペネム，ビアペネム，イミペネム・シラスタチン．
*10 セフォゾプラン，セフェピム，セフピロム．
*11 レボフロキサシン，シプロフロキサシン，パズフロキサシン（パズフロキサシンは高用量が望ましい．具体的な投与量は「成人肺炎診療ガイドライン 2017」の参考資料：代表的な抗菌薬名と用法・用量（p.170）を参照）．
*12 アミカシン，トブラマイシン，ゲンタマイシン．
*13 腎機能低下時や高齢者には推奨されない．
*14 以前に MRSA が分離された既往あり，または，過去 90 日以内の経静脈的抗菌薬の使用歴あり．
*15 リネゾリド，バンコマイシン，テイコプラニン，アルベカシン．

〔日本呼吸器学会：成人肺炎診療ガイドライン 2017，p.43 より許諾を得て転載〕

表13 医療・介護関連肺炎のエンピリック治療方針

敗血症	A-DROP	重症度	耐性菌リスク	治療方針
なし	2項目以下	高くない	なしあり	escalation 治療 de-escalation 治療
なし	3項目以上	高い	なしあり	de-escalation 治療 de-escalation 治療
あり	2項目以下	高い	なしあり	de-escalation 治療 de-escalation 治療
あり	3項目以上	高い	なしあり	de-escalation 治療 de-escalation 治療

〔日本呼吸器学会：成人肺炎診療ガイドライン 2017，p.44 より許諾を得て一部改変し転載〕

また，「ガイドライン 2017」で大きく取り上げられているように，老衰と考えられる状態や，原疾患末期などといった終末期に発症する肺炎患者では，肺炎に伴う不快さや苦痛を取り除く緩和的な治療を優先して行う選択肢もあることが記載されている．終末期に発症する肺炎患者の治療方針の決定には，患者本人の意思や，それを推定することが可能な家族の意思などに十分配慮する必要がある．

① Escalation 治療

敗血症の状態ではなく，重症度が高くない（A-DROP で中等症以下）と判断され，かつ，薬

剤耐性菌リスクが低い患者では，まず，escalation 治療による初期治療を推奨している．Escalation 治療とは，まず狭域スペクトラムの抗菌薬を投与し，無効と判断された場合に広域スペクトラムの抗菌薬に変更することを示す．

外来治療が可能な症例においては，細菌性肺炎と非定型肺炎の両者をカバーする目的で，高用量のβ-ラクタマーゼ阻害薬配合ペニシリン（スリタミシリン，アモキシシリン・クラブラン酸）にマクロライド系薬（クラリスロマイシン，アジスロマイシン）を併用する．また，β-ラクタム系薬の使用がむずかしい患者では，ニューキノロン系薬を選択する．（N）HCAP におけるニューキノロン系薬の有用性に関して，われわれは，ガレノキサシン[36]やモキシフロキサシン[37]による内服治療が有用であることを観察研究の結果として報告した．「ガイドライン 2017」作成グループのシステマティックレビューの結果[3]では，ランダム化比較試験（RCT）は 1 報のみであったことが記載され，（N）HCAP 外来患者におけるニューキノロン系薬のエンピリック治療の生命予後や初期治療効果における有用性は証明されておらず，ニューキノロン系薬は（N）HCAP 外来患者のエンピリック治療の選択肢の 1 つとして弱く推奨する（エビデンスレベル D），との記載にとどまっている．また，同薬剤を使用する場合には，結核の有無を慎重に判断して使用することが必要であり，副作用やキノロン耐性菌（耐性肺炎球菌）の増加にも注意を必要とする．

（N）HCAP 患者ではしばしば内服治療が困難な場合がある．注射薬による外来治療を行う場合には 1 日 1 回投与が可能であるセフトリアキソンやレボフロキサシンを考慮する．ただし，これらは嫌気性菌に対する抗菌活性が不十分であるため，誤嚥性肺炎などの嫌気性菌の関与が疑われる患者では注意が必要である．また，誤嚥性肺炎患者への 1 日 1 回投与であるアジスロマイシンの注射薬の有用性も報告されている[38]．本薬剤の使用においては，高齢者，特に心疾患のリスク患者では心毒性に注意をする必要がある[39]が，外来治療における選択肢の 1 つになりうる可能性がある．

NHCAP 患者の入院治療では，ペニシリン系薬のスルバクタム・アンピシリン，第三世代セフェム系薬のセフトリアキソンやセフォタキシムが選択肢となる．ただし，セフトリアキソンやセフォタキシムは嫌気性菌への抗菌活性が不十分であり，誤嚥が疑われる患者ではスルバクタム・アンピシリンを選択する．もしくは，セフェム系薬を選択する場合には，嫌気性菌活性を有するクリンダマイシンやメトロニダゾールなどの薬剤を併用することを考慮する必要がある．また，（N）HCAP 患者群では，CAP 患者と比較し非定型病原微生物の関与は少ないと考えられるが，非定型病原微生物の関与が否定できない場合は，レボフロキサシンなどのニューキノロン系薬やマクロライド系薬を考慮する．

2 De-escalation 治療

敗血症の状態が疑われる，重症度が高い（A-DROP で重症），または薬剤耐性菌リスクが高い患者では，緑膿菌や ESBL 産生腸内細菌科細菌，MRSA といった薬剤耐性菌をカバーした治療戦略を検討する必要があるため，de-escalation 治療による初期治療を選択する．De-escalation とは，広域スペクトラムの抗菌薬で初期治療を開始し培養結果などから，可能であれば狭域スペクトラムの抗菌薬への変更を考慮する治療である．ただし，「ガイドライン 2017」作成グループが行ったシステマティックレビューの結果では，薬剤耐性菌をカバーした広域スペクトラムの抗菌薬による初期治療で死亡リスクを下げる傾向を示したが，統計学的有意差は認められなかったことから，（N）HCAP および誤嚥を疑う患者において薬剤耐性菌を考慮した広域抗菌薬の投与の有用性については，現状では明らかでないことが記載されている．

本カテゴリーに属する患者は，入院治療，ときに集学的な治療が必要となる．緑膿菌に抗菌活性を有するペニシリン系薬（タゾバクタム・ピペラシリン），第四世代セフェム系薬（セフォゾプラン，セフェピム），カルバペネム系薬（メロペネム，ドリペネム，ビアペネム，イミペネム・シラスタチン），ニューキノロン系薬（レボフロキサシン，シプロフロキサシン，パズフロキサシン）

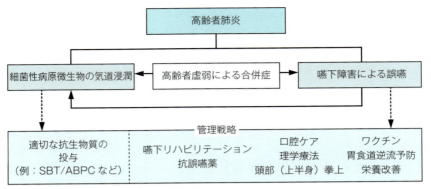

図9　発症機序に関連した肺炎の管理戦略
〔Teramoto S et al：Update on the pathogenesis and management of pneumonia in the elderly-roles of aspiration pneumonia. Respir Investig 53(5)：178-184, 2015 より引用〕

を選択する．第四世代セフェム系薬やニューキノロン系薬を使用する場合，誤嚥性肺炎が疑われる患者では，嫌気性菌に十分な抗菌活性を有する薬剤の併用を考慮する．また，重症度が高く，かつ，薬剤耐性菌リスクが高い患者では，β-ラクタム系薬にアミノグリコシド系薬やニューキノロン系薬を併用する．加えて，MRSA 感染症が疑われる症例では抗 MRSA 薬を併用する．抗 MRSA 薬の選択について，「MRSA 感染症の治療ガイドライン 2017」[40]ではバンコマイシンやリネゾリドもしくはテイコプラニンが推奨されている．

原因菌判明時には，原因菌の抗菌薬感受性や各地域・病院などにおける薬剤感受性（アンチバイオグラム）などを参考に，標的治療への de-escalation を行う．

③ 治療期間

抗菌薬の投与期間に関して，人工呼吸器関連肺炎（VAP）を対象とした The Cochrane Database of Systematic Review[41] の報告では，短期間抗菌薬治療（8 日以内）と長期間治療（10〜15 日間）で，生命予後や初期治療効果，入院期間に差がなかったことから，「ガイドライン 2017」では，NHCAP においても 1 週間以内の比較的短期間の抗菌薬治療が弱く推奨されている．ただし，ブドウ糖非発酵 Gram 陰性桿菌では再燃のリスクに注意を要する．また，黄色ブドウ球菌や嫌気性菌などによる膿瘍形成をきたした症例では 2 週間以上の長期治療が必要となる．

④ NHCAP における抗菌薬以外の治療法

NHCAP に属する患者には高齢者が多く，本項の冒頭 A① 疾患の特徴，疫学（p.153）でも述べたように，誤嚥性肺炎がもっとも大きな発症要因である．そのため，本疾患カテゴリーに属する患者群では抗菌薬投与のみでは改善を望むことはむずかしい．抗菌薬以外の治療，すなわち，全身衰弱，嚥下障害によって反復する誤嚥やそれによってもたらされる下気道での細菌の持続感染などに対する適切な治療の介入が，治療効果・予後に影響を与える．

Teramoto らが報告した，誤嚥などの発症機序に関連した肺炎治療に対する管理戦略を図9[42]に示す．ここに示されているように，（N）HCAP に該当する患者には，抗菌薬治療に加えて包括的な治療介入・ケア（具体的には摂食・嚥下リハビリテーションや口腔ケア（口腔内清拭，義歯のケアなど））を並行して行う必要がある．また近年，理学療法の早期介入が重症誤嚥性肺炎患者の予後を改善する可能性が報告されており，誤嚥性肺炎の治療に重要であると考えられる．その他，脱水状態の改善，胃食道逆流防止のための上半身の挙上，栄養状態の改善，嚥下反射を改善させる薬物療法の併用の検討，なども必要となる[43]．

文　献

1) American Thoracic Society, Infectious Diseases Society of America：Guidelines for the management of adults with hospital-acquired, ventilator-associated, and healthcare-associated pneumonia. Am J Respir Crit Care Med **171**(4)：388-416, 2005

2) Kohno S et al：Clinical practice guidelines for nursing- and healthcare-associated pneumonia (NHCAP) [complete translation]. Respir Investig **51**(2)：103-126, 2013

3) 日本呼吸器学会：成人肺炎診療ガイドライン 2017, 2017

4) Kalil AC et al：Management of adults with hospital-acquired and ventilator-associated pneumonia：2016 Clinical Practice Guidelines by the Infectious Diseases Society of America and the American Thoracic Society. Clin Infect Dis **63**(5)：e61-e111, 2016

5) Lee JH, Moon JC：Clinical characteristics of patients with hemodialysis-associated pneumonia compared to patients with non-hemodialysis community-onset pneumonia. Respir Med **111**：84-90, 2016

6) Umeki KT et al：Clinical features of healthcare-associated pneumonia (HCAP) in a Japanese community hospital：comparisons among nursing home-acquired pneumonia (NHAP), HCAP other than NHAP, and community-acquired pneumonia. Respirology **16**(5)：856-861, 2011

7) Morimoto K et al：The burden and etiology of community-onset pneumonia in the aging Japanese population：a multicenter prospective study. PLoS One **10**(3)：e0122247, 2015

8) Ouchi Y R et al：Redefining the elderly as aged 75 years and older：Proposal from the Joint Committee of Japan Gerontological Society and the Japan Geriatrics Society. Geriatr Gerontol Int **17**(7)：1045-1047, 2017

9) Noguchi S et al：Bacteriological assessment of healthcare-associated pneumonia using a clone library analysis. PLoS One **10**(4)：e0124697, 2015

10) Matsuda S et al：Prospective open-label randomized comparative, non-inferiority study of two initial antibiotic strategies for patients with nursing- and healthcare-associated pneumonia：Guideline-concordant therapy versus empiric therapy. J Infect Chemother **22**(6)：400-406, 2016

11) Maruyama T et al：A prospective comparison of nursing home-acquired pneumonia with hospital-acquired pneumonia in non-intubated elderly. Respir Med **102**(9)：1287-1295, 2008

12) Hayashi M et al：Clinical features and outcomes of aspiration pneumonia compared with non-aspiration pneumonia：a retrospective cohort study. J Infect Chemother **20**(7)：436-442, 2014

13) Marik PE et al：Aspiration pneumonitis and aspiration pneumonia. N Engl J Med **344**：665-671, 2001

14) Akata K et al：The significance of oral streptococci in patients with pneumonia with risk factors for aspiration：the bacterial floral analysis of 16S ribosomal RNA gene using bronchoalveolar lavage fluid. BMC Pulm Med **16**(1)：79, 2016

15) 海老原　覚：嚥下性肺炎の発症メカニズムと予防対策．呼吸 **33**(2)：101-110, 2014

16) Haga T et al：Radiographic evaluation of nursing- and healthcare-associated pneumonia. Geriatr Gerontol Int **17**(1)：41-47, 2017

17) Putot A et al：Impact of microbiological samples in the hospital management of community-acquired, nursing home-acquired and hospital-acquired pneumonia in older patients. Eur J Clin Microbiol Infect Dis **35**(3)：489-495, 2016

18) 厚生労働省：性別にみた死因順位（第 10 位まで）別死亡数・死亡率（人口 10 万対）・構成割合．平成 29 年人口動態統計，2017

19) Komiya K et al：Prognostic implications of aspiration pneumonia in patients with community acquired pneumonia：a systematic review with meta-analysis. Sci Rep **6**：38097, 2016

20) Chojin Y et al：Evaluation of the Mann Assessment of Swallowing Ability in elderly patients with pneumonia. Aging Dis **8**(4)：420-433, 2017

21) Shindo Y et al：Risk factors for drug-resistant pathogens in community-acquired and healthcare-associated pneumonia. Am J Respir Crit Care Med **188**(8)：985-995, 2013

22) Maruyama T et al：A new strategy for healthcare-associated pneumonia：a 2-year prospective multi-center cohort study using risk factors for multidrug-resistant pathogens to select initial empiric therapy. Clin Infect Dis **57**(10)：1373-1383, 2013

23) Kawai S et al：Risk factors for aspiration pneumonia after definitive chemoradiotherapy or bio-radiotherapy for locally advanced head and neck cancer：a monocentric case control study. BMC Cancer **17**(1)：59-017-3052-8, 2017

24) Singer M et al：The Third International Consensus Definitions for Sepsis and Septic Shock (Sepsis-3). JAMA **315**(8)：801-810, 2016

25) Noguchi S et al：Pneumonia severity assessment tools for predicting mortality in patients with healthcare-associated pneumonia：a systematic review and meta-analysis. Respiration **93**(6)：441-450, 2017

26) Chalmers JD et al：Severity assessment tools for predicting mortality in hospitalised patients with community-acquired pneumonia. Systematic review and meta-analysis. Thorax **65**(10)：878-883, 2010

27) Ugajin M et al：Prognostic value of severity indicators of nursing-home-acquired pneumonia versus community-acquired pneumonia in elderly patients. Clin Interv Aging **9**：267-274, 2014

28） Koizumi T et al：A-DROP system for prognostication of NHCAP inpatients. J Infect Chemother **23**(8)：523-530, 2017

29） Oshitani Y et al：Reevaluation of the Japanese guideline for healthcare-associated pneumonia in a medium-sized community hospital in Japan. J Infect Chemother **19**(4)：579-587, 2013

30） Matsunuma R et al：I-ROAD could be efficient in predicting severity of community-acquired pneumonia or healthcare-associated pneumonia. Singapore Med J **55**(6)：318-324, 2014

31） Ishida T et al：Risk factors for drug-resistant pathogens in immunocompetent patients with pneumonia：evaluation of PES pathogens. J Infect Chemother **23**(1)：23-28, 2017

32） Mahoney FI, Barthel DW：Functional evaluation：the Barthel Index. Md State Med J **14**：61-65, 1965

33） Shorr AF et al：A risk score for identifying methicillin-resistant *Staphylococcus aureus* in patients presenting to the hospital with pneumonia. BMC Infect Dis **13**：268, 2013

34） Kawanami T et al：Clinical impact of methicillin-resistant *Staphylococcus aureus* on bacterial pneumonia：cultivation and 16S ribosomal RNA gene analysis of bronchoalveolar lavage fluid. BMC Infect Dis **16**：155, 2016

35） Shindo Y et al：Risk factors for 30-day mortality in patients with pneumonia who receive appropriate initial antibiotics：an observational cohort study. Lancet Infect Dis **15**(9)：1055-1065, 2015

36） 西田千夏ほか：医療・介護関連肺炎におけるガレノキサシンの有効性・安全性に関する検討．新薬と臨床 **62**(4)：701-709, 2013

37） 山﨑　啓ほか：医療・介護関連肺炎に対するモキシフロキサシンの有効性と安全性に関する検討．Jpn J Antibiot **66**(5)：283-292, 2013

38） Marumo S et al：Effectiveness of azithromycin in aspiration pneumonia：a prospective observational study. BMC Infect Dis **14**：685, 2014

39） Thompson AM et al：The role of azithromycin in healthcare-associated pneumonia treatment. J Clin Pharm Ther **40**(5)：517-524, 2015

40） 日本化学療法学会・日本感染症学会：MRSA 感染症の治療ガイドライン―改訂版 2017．2017

41） Pugh R et al：Short-course versus prolonged-course antibiotic therapy for hospital-acquired pneumonia in critically ill adults. Cochrane Database Syst Rev (8)：CD007577, 2015

42） Teramoto S et al：Update on the pathogenesis and management of pneumonia in the elderly-roles of aspiration pneumonia. Respir Investig **53**(5)：178-184, 2015

43） 寺本信嗣：医療介護関連肺炎．呼吸器内科，科学評論社，p.128-132, 2017

Ⅳ．ガイドラインに基づく肺炎診療の実際

4. 院内肺炎治療の考え方と実践

本項目のポイント

- 肺炎で入院加療している患者は増加しており，「成人肺炎診療ガイドライン 2017」[1] では院内肺炎（HAP）の死亡率は 30.4％と報告されている．
- 特に，HAP が多剤耐性菌による場合，入院期間の延長，入院費用の増加，死亡率の上昇などが知られている．
- 「成人肺炎診療ガイドライン 2017」において，わが国における多剤耐性菌のリスク因子として，抗菌薬の使用歴，入院歴・入所歴や，免疫不全，薬剤耐性菌感染患者への同室歴などがあげられた．
- HAP のエンピリック治療については，escalation 治療，de-escalation 単剤治療，de-escalation 多剤治療の 3 群に分ける方法が示されている．

A 疾患の特徴，疫学

1 疾患の定義

院内肺炎（HAP）は，一般に「入院 48 時間以降に新しく出現した肺炎」と定義づけられている[2,3]．それ以前に発症したものは，入院前にその発症因子をもつという考えから，市中肺炎（CAP）に分類される．気管内挿管開始後 48 時間後の人工呼吸管理中の患者に発症した肺炎は，原因菌および死亡率も異なることから，人工呼吸器関連肺炎（VAP）として HAP のなかでも別の疾患群として捉えられることがある．入院中の誤嚥性肺炎も，成因が比較的明らかであるため，独立して扱うことがある．また，アメリカとの違いであるが，わが国における HAP のカテゴリーはいわゆる急性期ないし亜急性期の一般病床入院中の肺炎を指すが，アメリカにおいては急性期一般病床のみを対象とし，亜急性期一般病床については医療ケア関連肺炎（HCAP）に含まれる（図 1）．

2 疫 学

厚生労働省「人口動態統計月報年計（概数）の概況（平成 29 年）」によると，肺炎による死亡患者数は増加傾向をたどり，2011（平成 23）年には

9.9％を占め，脳血管疾患を上回り第 3 位となった（☞第Ⅰ章 2．図 2，p.9 参照）．2017 年には死亡患者数が低下し第 5 位となったが，これは原死因選択ルールの明確化によるものと考えられている．そして肺炎による死亡の 97％以上が 65 歳以上，90％以上が 75 歳以上と，死亡の大半が高齢者であった．また，内閣府の「平成 30 年版高齢社会白書」によると，国民の約 4 人に 1 人は 65 歳以上であり，世界保健機構（WHO）や国連の定義によるところの「超高齢化社会」を迎えており，入院患者に占める高齢者の割合も増加していることから，高齢者の肺炎は増加すると推察されている．

実際，全国的な統計として，厚生労働省の患者調査が参考になるが，これによると，ある特定の日に医療を受けた患者数と人口 10 万人との比率（受療率）について，1993 年以前の受療率（入院）は 20 未満で推移していたのが，2005 年以降は 30 台を推移している．入院総数と肺炎（入院）の比は，1983 年には 0.73％であったが，2014 年には 2.62％であり，肺炎で入院加療している患者において増加していた．

肺炎の死亡率については，一般的には CAP より HAP のほうが高い．「成人院内肺炎診療ガイド

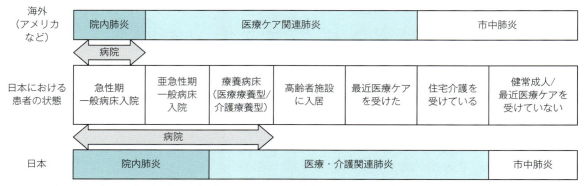

図1 日本人の医療・介護の受療状況に応じた海外の肺炎のカテゴリーの対比
〔日本呼吸器学会：成人肺炎診療ガイドライン2017，p.5 より許諾を得て転載〕

ライン」（2008年）においてわが国における報告をまとめたシステマティックレビューによると，HAPの死亡率は30.4％と報告されており，これは海外の結果と同等の結果であった[4]．生命予後の規定因子として，CAPや医療ケア関連肺炎（NCAP）に関する評価ではあるが，重症度や原因菌の薬剤耐性より，誤嚥によるのかどうかのほうが死亡率に大きく影響するとした報告もあり[5]．HAPにおいても誤嚥のリスクは適切に評価されることが望ましい．

3 疾患の特徴

一般的な肺炎の症状としては，咳嗽や呼吸困難などの呼吸器症状に加え，発熱，倦怠感，食思不振などの全身症状がみられる．しかし，入院を要する認知症状や日常生活動作（ADL）が低下している患者では，呼吸器症状を訴えないことも多いため注意が必要である．実際には，血中酸素飽和度測定や血液検査，胸部X線検査などを実施し，総合的に判定する．新たに出現した肺陰影は，肺うっ血や間質化肺炎など，非感染性の病態を反映している可能性もあることに注意する．

肺炎の病原微生物の侵入門戸としては，経気道が主であり，特にHAPにおいてはmicroaspirationの可能性が高く，鎮静や気管内処置，嘔吐，経鼻胃管，嚥下能の低下などが誘因となりやすい．慢性肺疾患に伴う気管支炎においては，気道内の定着菌の増加が原因となることもある．また，ブドウ球菌や緑膿菌，結核菌などにおいては，血流感染症から肺へ播種し，肺炎に発展する場合もある．

HAPのリスク因子は非常に多岐にわたる（表1）[6]．転帰は，下気道へ侵入ないし定着している病原性細菌の菌量や菌種により異なり，特に薬剤耐性菌である場合には予後が悪い．肺炎が重篤化した場合，著しい低酸素血症を起こし，急性呼吸促迫症候群（ARDS）に進展することがある．

表1 院内肺炎のリスク因子（人工呼吸器関連を除く）

高齢（55歳以上）
慢性肺疾患
慢性腎不全
抗菌薬への曝露歴（特に，広域抗菌薬）
筋弛緩薬，糖質コルチコイドの使用
胸部・上腹部手術
入院歴
多発外傷
貧血
意識障害
誤嚥
胃酸分泌抑制薬の使用
オピオイドの使用
麻痺
中心静脈カテーテル
栄養不足

〔File TM Jr：Risk factors and prevention of hospital-acquired and ventilator-associated pneumonia in adults. 2017, https://www.uptodate.com/contents/risk-factors-and-prevention-of-hospital-acquired-and-ventilator-associated-pneumonia-in-adults?source=search_result&search=hospital%20acuired%20pneumonia&selectedTitle=3~150.（2019年2月5日アクセス）を参考に筆者作成〕

B 診断のポイント

1 一般細菌について

　HAPは，CAPの原因菌のほか，病院内で他の患者や医療従事者，汚染された医療器具，汚染環境からの伝播した病原微生物により引き起こされる．菌種は多岐にわたり，その頻度においても施設ごとに異なるが，わが国においては，MRSAを含む黄色ブドウ球菌が最多であり（図2）[1]，黄色ブドウ球菌に占めるMRSAの割合は50％前後である[7]．検出されるMRSAのほとんどは医療施設で検出され，家族も含め医療施設に通院歴のない患者からは検出されないのが一般的である．しかし，そのような患者からも，皮膚軟部感染症の原因菌としてみられることがある．このようなMRSAを，市中感染型MRSA（community-acquired MRSA：CA-MRSA）と称し，従来のMRSAをhospital-associated MRSA（HA-MRSA）とし，区別するようになった．

　特に，CA-MRSAの一部では強毒性のpanton-valentine leucocidin（PVL）を産生することがあり，呼吸器を含む深部臓器に膿瘍を形成しやすい．一方，HA-MRSAが喀痰から検出された場合，定着菌であることも多く，MRSA肺炎と診断するには貪食の有無や血液培養，その他X線写真の陰影などを合わせて総合的に勘案する必要がある[8]．なお，わが国の医療施設におけるHA-MRSAの検出頻度は，近年減少傾向にある．

　MRSAに次いで多くみられるのが緑膿菌である．通常の腸内細菌科細菌と比較して薬剤耐性化傾向が強いが，その薬剤耐性機序として，Ambler分類のclass Cに属するβ-ラクタマーゼであるAmpCの産生能があげられる．これによりβ-ラクタム系の多くの抗菌薬に対する耐性が誘導されやすい．フルオロキノロン系薬やアミノグリコシド系薬の使用中における各薬剤耐性も誘導されやすく，しばしば治療に難渋する．また，CAPでは認められない，ステノトロフォモナス・マルトフィリア S. maltophilia，セラチア・マルセッセンス Serratia mercescens なども検出菌としてみられる．その他，真菌やウイルスによる肺炎の存在も念頭におきながら診療に当たる．

　特に留意すべきは，多剤耐性菌によるHAPであり，抗菌治療の効果が不良である場合には予後に大きく影響する．問題となる薬剤耐性菌として，近年増加傾向が顕著であり，警鐘が鳴らされているESBL産生菌のほか，多剤耐性緑膿菌（multidrug-resistant P. aeruginosa：MDRP），多剤耐性アシネトバクター・バウマニ（multidrug-resistant A. baumannii：MDRAB），カルバペネム耐性腸内細菌科細菌（CRE），バンコマイシン耐性腸球菌（VRE）などがあげられる．これら薬剤耐性菌による感染症で，入院期間の延長，入院費用の増加，死亡率の上昇などが知られており[9]，肺炎の原因菌となった場合には予後不良である．なお，MDRP，MDRAB，CRE，VREによる感染症を発

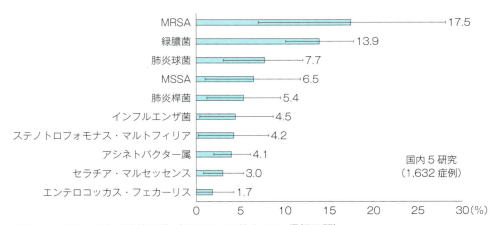

図2　わが国の院内肺炎検出菌（各研究の平均と95％信頼区間）

〔日本呼吸器学会：成人肺炎診療ガイドライン2017, p.36より許諾を得て転載〕

表2　薬剤耐性菌に関する感染症法に基づく届出基準

喀痰，膿，尿，その他の通常無菌的ではない検体からの検出についての基準を以下に示す．

1）MDBRAB（全数把握疾患）・MDRP（基幹定点医療機関）
　以下の3つの条件をすべて満たし，かつ，分離菌が感染症の起因菌と判定された場合
　ア　イミペネムのMIC値が16μg/mL以上または，イミペネムの感受性ディスク（KB）の阻止円の直径が13mm以下
　イ　アミカシンのMIC値が32μg/mL以上または，アミカシンの感受性ディスク（KB）の阻止円の直径が14mm以下
　ウ　シプロフロキサシンのMIC値が4μg/mL以上または，シプロフロキサシンの感受性ディスク（KB）の阻止円の直径が
　　　15mm以下

2）CRE（全数把握疾患）
　次のいずれにも該当することの確認
　ア　分離・同定による腸内細菌科細菌の検出
　イ　次のいずれかによるカルバペネム系薬および広域β-ラクタム系薬に対する耐性の確認
　　（ア）メロペネムのMIC値が2μg/mL以上であること，またはメロペネムの感受性ディスク（KB）の阻止円の直径が
　　　　22mm以下であること
　　（イ）次のいずれにも該当することの確認
　　　　a　イミペネムのMIC値が2μg/mL以上であること，またはイミペネムの感受性ディスク（KB）の阻止円の直径
　　　　　が22mm以下であること
　　　　b　セフメタゾールのMIC値が64μg/mL以上であること，またはセフメタゾールの感受性ディスク（KB）の阻
　　　　　止円の直径が12mm以下であること
　ウ　分離菌が感染症の起因菌と判定されること

3）VRE（全数把握疾患）
　分離・同定による腸球菌の検出かつ，分離菌に対するバンコマイシンのMIC値が16μg/mL以上，かつ分離菌が感染症の起
　因菌と判定された場合

症した場合には，「感染症の予防及び感染症の患者に対する医療に関する法律（感染症法）」に従い届出が必要である（表2）．なお，わが国は，MDRP，MDRAB，VREの割合は諸外国と比較して高くはないが，大腸菌におけるフルオロキノロン系薬の耐性率は30％超，第三世代セファロスポリン系薬への耐性率は16％超であるなど，薬剤耐性菌の増加については注意が継続して必要である[7]．

　抗菌薬の初期のエンピリック治療に対して勘案すべき，薬剤耐性菌の保菌ないし感染患者における薬剤耐性菌のリスク因子として，ATS/IDSAのHAPガイドライン（2005年）[2]では，多項目のリスク因子が記載された（表3）．その後改訂されたATS/IDSAのHAPガイドライン（2016年）では，HAPの薬剤耐性因子として，抗菌薬の使用歴のみがあげられている[10]．しかし，国内と海外における薬剤耐性菌の検出率は大きく異なるため，「成人肺炎診療ガイドライン2017」においては，わが国におけるリスク因子として，抗菌薬の使用歴，入院歴・入所歴や，免疫不全，活動性の低下などがあげられた（3.項　表11，p.163参照）．ま

た，各施設において薬剤耐性菌の検出状況は異なるため，細菌検査の情報を参考に作成される，施設独自のアンチバイオグラムや薬剤耐性菌の検出状況を参考にして，抗菌薬を選択する必要がある．

❷　検査における留意点

　まず，適切な治療を行うためにも，抗菌薬が開始される前に喀痰塗抹培養検査をして，菌種の同定に努めるべきである．Gram染色の所見は原因菌の推定が可能な場合もあり，菌種だけではなく，菌量の推定にも役立つ．併せて培養による菌種同定や薬剤感受性検査は，適切な治療やde-escalationを実施するためにも必要である．そのためにも，肉眼的にMiller & Jonesの分類でP2以上，スメア上Gecklerの分類で4，5グループといった良質の喀痰を得るように心がける．また，高齢者は入院中に肺結核を発症する可能性もあり，空洞性病変の存在や，抗菌薬への不応性の肺炎などでは，喀痰または胃液による抗酸菌検査は必須である．気管支内視鏡検査などにより末梢気道の微生物の確認を行うこともできるが，侵襲性が比較的大きいうえ，やや専門的技術が必要で

表3 ATS/IDSA の院内肺炎ガイドラインにおける薬剤耐性菌のリスク因子

- 90 日以内の抗菌薬投与
- 5 日間以上の最近の入院歴
- 抗菌薬耐性菌の分離頻度の高い地域や病院部門にいた
- HAP のリスク因子がある
    - 90 日以内に 2 日以上の入院歴
    - ナーシングホームや介護施設に居住している
    - 在宅輸液療法中
    - 30 日以内に慢性透析を受けた
    - 在宅創傷加療
    - 多剤耐性菌感染をしている家族がいる
- 免疫が抑制される疾患あるいは治療歴

〔American Thoracic Society：Infectious Diseases Society of America：Guidelines for the management of adults with hospital-acquired, ventilator-associated, and healthcare-associated pneumonia. Am J Respir Crit Care Med **171**(4)：388-416, 2005 より引用〕

あり，改訂後の ATS/IDSA の HAP ガイドラインにおいても，気管支鏡を用いた侵襲的な検査は勧められていない[10]．

しかし，細菌検査にて菌種同定が困難なことも多いため，抗原検査や血清学的検査，遺伝子検査が診断の補助となる．肺炎球菌やレジオネラ・ニューモフィラ *L. pneumophila* の尿中抗原検査は非侵襲的であり容易に実施しやすい．また，流行期にはインフルエンザウイルスによる肺炎を発症するケースもあり，院内感染対策としてもインフルエンザ迅速検査を積極的に行う．免疫不全状態においては，真菌やウイルスによる肺炎が想定され，サイトメガロウイルスアンチゲネミアやアスペルギルス抗原，クリプトコックス抗原などは診断的価値があるといえる．結核菌と肺炎マイコプラズマにおいては，喀痰を用いた遺伝子検査が有用な場合がある．血液培養は，陽性になることは少ないが，陽性となった場合の診断的価値は高い．

免疫不全患者においては，原因微生物の同定がしばしば困難である．薬剤耐性菌を考慮して，緑膿菌やノカルジア属を含む放線菌，結核菌を含む抗酸菌，アスペルギルス属やクリプトコックス属を考える．特に液性免疫不全時には，肺炎球菌，インフルエンザ菌など莢膜のある微生物が，好中球減少時には，黄色ブドウ球菌や Gram 陰性桿菌，ノカルジア属やアスペルギルス属などが，細胞性免疫不全時には，上記好中球減少時に加えて，サイトメガロウイルスを含むヘルペスウイルス *Herpesviridae* 属，RS ウイルス，アデノウイルスなどのウイルスや，抗酸菌，クリプトコックス属，ニューモシスチス・イロベチイ *P. jirovecii* などが原因微生物となる．免疫状態により，肺陰影は多様な陰影を呈する．

従来から使用されている CRP やプロカルシトニンなどのバイオマーカーは臨床的に有用であり，CRP は「成人肺炎診療ガイドライン 2017」においても使用を推奨されている[1]．これらを併用することにより，診断精度は高まり，治療経過の評価の目安となるが，推奨しうる程度のエビデンスが蓄積されておらず，2016 年改訂の ATS/IDSA の HAP ガイドラインにおいては推奨されていない．バイオマーカーの値はときに感染症以外の因子に修飾されうるため，総合的に判定することが重要である．

C エンピリック治療の考え方と実践

① ガイドラインにおける治療選択

発症早期に適切な薬剤を投与することにより，感染による炎症を素早く鎮静化し組織のダメージを最小限にすることで，予後の改善や死亡率の減少を期待できる．特に，HAP の場合には薬剤耐性菌が原因の場合もあるため，広域スペクトラムの抗菌薬が選択されることが多い．しかし，盲目的に広域スペクトラム薬を使用すると，選択圧による薬剤耐性菌の増加につながり，また，腸内細菌叢に大きく影響する．症例ごとに重症度や薬剤耐性菌検出のリスクを考慮して選択する．逆に，軽症例や薬剤耐性菌検出のリスクが少ない場合には，エンピリック治療として狭域スペクトラム薬から開始するのが望ましい．以下に，わが国およびアメリカにおける院内肺炎に関するガイドラインを記載する．

日本呼吸器病学会は，2008 年に「成人院内肺炎診療ガイドライン」を発表した[1]．本ガイドラインでは重症度分類「I-ROAD」を作成し，薬剤選択の参考にするよう推奨した．2005 年の ATS/IDSA の HAP ガイドラインでは，入院から発症ま

での期間および薬剤耐性菌のリスク因子の有無で広域スペクトラムの抗菌薬を使用することが推奨されており（図3）[2]．重症度分類はわが国のガイドラインの特徴の1つである．

2016年にATS/IDSAのHAPガイドラインが改訂された．このガイドラインにおいては，全例，黄色ブドウ球菌および緑膿菌を含むGram陰性桿菌をカバーする抗菌薬を選択することが推奨されている．さらに，MRSAの保菌リスクを認めたり，肺炎や敗血症性ショックによる人工呼吸器の補助が必要なケースでは，抗MRSA薬を追加し，さらに，90日以内に注射用抗菌薬の使用歴がある場合には薬剤耐性菌のリスクがあると考え，β-ラクタム系薬にアミノグリコシドないしフルオロキノロンを併用する，というアルゴリズムになっている[10]．また，HAPに対する抗MRSA薬として，バンコマイシンとリネゾリドが特に推奨されている．ただし，アメリカはわが国より薬剤耐性菌率が高い医療事情であることに留意する必要がある．

「成人肺炎診療ガイドライン2017」においては，これまでのガイドラインを一部踏襲しつつ，わが国独自の内容となっている．NHCAPと同様に院内肺炎のエンピリック治療は，escalation治療，de-escalation単剤治療，de-escalation多剤治療の3群に分ける方法が示されている（3. 項 図8，p.164参照）．escalation治療とは，まず狭域スペクトラムの抗菌薬を投与し，無効の場合に広域スペクトラムの抗菌薬にescalationさせる治療のことであり，de-escalation治療とは，逆に広域スペクトラムの抗菌薬から開始し，原因菌が推定しうる場合に狭域スペクトラムの抗菌薬への変更させる治療のことである．

本ガイドラインによれば，まず敗血症の有無とI-ROADを含む重症度判定（図4）と薬剤耐性菌リスク（3. 項 表11，p.163参照）について評価

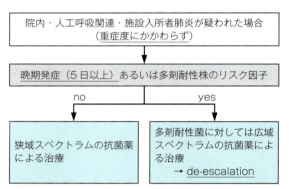

図3 ATS/IDSAの院内肺炎ガイドライン（2005年）におけるアルゴリズム

〔American Thoracic Society；Infectious Diseases Society of America：Guidelines for the management of adults with hospital-acquired, ventilator-associated, and healthcare-associated pneumonia. Am J Respir Crit Care Med 171(4)：388-416, 2005 より引用〕

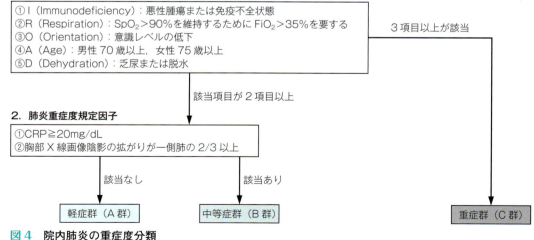

図4 院内肺炎の重症度分類

〔日本呼吸器学会：成人肺炎診療ガイドライン2017, p.41 より許諾を得て転載〕

表4 院内肺炎のエンピリック治療方針

敗血症	I-ROAD	重症度	耐性菌リスク	治療方針
なし	軽症群	高くない	なし あり	escalation 治療 de-escalation 治療
なし	中等症群以上	高い	なし あり	de-escalation 治療 de-escalation 治療
あり	軽症群	高い	なし あり	de-escalation 治療 de-escalation 治療
あり	中等症群以上	高い	なし あり	de-escalation 治療 de-escalation 治療

する．敗血症については，2016年にアメリカ集中治療医学会・ヨーロッパ集中治療医学会より発表された新定義に準じた Sepsis-3 の診断基準を採用している．この新定義における敗血症とは，「感染症に対する制御不能な宿主反応に起因した生命を脅かす臓器障害」を指すが，実際には，quick SOFA スコア（2.項 表3，p.134参照）が2点以上をもって敗血症疑いとし，臓器障害の指標としての SOFA スコア（2.項 表2，p.134参照）が2点以上増加した場合には敗血症と診断する[11]．臨床的な肺炎の重症度については，「成人院内肺炎診療ガイドライン」をそのまま踏襲し，I-ROAD を用いる．さらに，薬剤耐性菌のリスク因子は，表中の4項目中2項目以上が該当とされた．これらの因子は，HCAP のデータではあるがわが国の報告が参考にされたことと，高リスク群では多剤耐性菌の検出頻度，初回治療失敗の頻度，30日の死亡率が有意に高かったことがあげられる[12]．

エンピリック治療の選択は表4の通りとなる．敗血症（−），重症度A群（軽症群），かつ薬剤耐性菌リスクが1項目以下では escalation 治療を検討し，スルバクタム・アンピシリンなどの注射薬を使用する．第三世代セフェム系薬のセフトリアキソン，セフォタキシムも使用可能であるが，嫌気性菌も疑われる場合は，クリンダマイシンやメトロニダゾールを併用することを検討する．非定型肺炎が疑われる場合は，レボフロキサシンを選択する．注射薬による治療が望ましくない状況で，状態が落ち着き退院可能と判断された場合は，外来治療を検討する．その場合，アモキシシリン・クラブラン酸の高用量，またはレスピラトリーキノロンを使用する．レスピラトリーキノロンは結核の一時的な改善を示すことがあるうえに，薬剤耐性化にて予後不良となるというデータもあるため，薬剤耐性化に影響しないトスフロキサシンを使用するか，薬剤耐性化がみられない5日以内の投与とする．

敗血症（＋），または重症度B群（中等症群）以上，または薬剤耐性菌リスクが2項目以上の場合には，de-escalation 単剤治療として，タゾバクタム・ピペラシリン，カルバペネム系薬による単剤治療を検討する．第四世代セフェム系薬など，嫌気性菌へのカバーが弱い薬剤を使用する場合には，クリンダマイシンやメトロニダゾールなどとの併用が考慮される．良質の喀痰から病原微生物が検出された際には，薬剤感受性検査を参考として de-escalation 治療を実施する．

敗血症（＋），または重症度B群（中等症群）以上，かつ薬剤耐性菌リスクが2項目以上では，de-escalation 多剤治療を選択する．この場合，β-ラクタム系薬のタゾバクタム・ピペラシリン，カルバペネム系薬，第四世代セフェム系薬のいずれかに，ニューキノロン系薬またはアミノグリコシド系薬を併用する．MRSA の検出歴か，過去90日以内の注射用抗菌薬の使用歴がある場合には，MRSA 感染が疑われ，抗 MRSA 薬を使用する．

HAP の治療効果判定については，一般的な治療効果は72時間で認められるため，大きく状態が変化しない限り，抗菌薬の変更は行わないのが原則である．肺炎の場合には呼吸数，呼吸困難感，喀痰量，Gram 染色所見，動脈血液ガス所見などを用いる．その他，体温，血液酸素飽和度，血液検査にて白血球数や好中球数，CRP などを参考に効果判定を行う．胸部X線写真の所見は，抗菌治療が有効であっても，改善が遅れる場合があるため，急性期においては参考にとどめる．適正な抗菌薬が投与されれば治療期間は7〜10日間が一般的である．しかし，緑膿菌や黄色ブドウ球菌などは難治性であり，長期に及ぶ場合もある．ニューモシスチス肺炎は，通常，AIDS 症例では3週間，非 AIDS 症例では2週間程度かかる．また，肺炎が改善傾向であれば，抗菌薬の内服で治療可能となり，外来治療への変更も容易となる．

治療効果が不良であると考えられる場合には，持続する誤嚥などの問題がないか，また，抗菌薬の投与法の最適化が可能か，抗菌薬による薬剤熱ではないか，などを考察する．また，これらに合致しないは，抗酸菌や真菌，ウイルスなどによる肺炎や器質化肺炎，好酸球性肺炎なども鑑別にあげる．免疫不全がある場合には，発熱が遷延しやすい．呼吸器以外の感染症であれば，カテーテル感染症や尿路感染症，深部膿瘍などの可能性も考慮する．

② 各種薬剤の投与法

HAP においては，何らかの基礎疾患をもつことも多く，薬力学／薬物動態（PK/PD）理論に基づいた投与設計が必要である．β-ラクタム系薬は時間依存性に殺菌作用を示すので，投与回数を増やすのが望ましい．腎機能に問題がなければ，1 日 3～4 回程度の投与が必要である．特に免疫低下状態の患者では，time above MIC＞70% 以上必要となることもある．また，フルオロキノロンやアミノグリコシドなどは濃度依存性に殺菌作用を示すので，1 回の投与量を増やすことが望ましいが，腎機能が低下しているようであれば投与の調整が必要である．腎不全の用量調整の不要な薬剤も，選択肢として考慮する（表 5）．

抗菌薬の全身投与では，感染症病巣における原因微生物に対し MIC（minimal inhibitory concentration）を十分に上回るよう，移行性の高い薬剤を PK/PD に沿って使用することが重要である．それ以外にも，効果を左右しうる問題点として，まず第一に，ある種の病原微生物においては，自動機器法による抗菌薬の感受性パターンが不正確である可能性がある[13]．また，薬剤感受性検査は，*in vitro* でのデータであり，肺局所における細菌の菌量は勘案されていないことも，よく認識するべきである．その他，局所の炎症性変化（具体的には，血流量の変化，壊死や膿瘍の形成，そして異物の存在）などのような，さまざまな要因により影響を受け，細菌への抗微生物活性が変化する可能性がありうる．以上を考慮し，薬剤感受性検査結果はブレイクポイント MIC 値を踏まえても臨床効果と相関しない場合があることを念頭におき，治療を進めるべきである．

③ 院内肺炎に使用される抗 MRSA 薬の投与法と留意点

抗 MRSA 薬は 4 系統 5 薬品があるが，ダプトマイシンは呼吸器感染症に保険適用がないだけではなく，肺サーファクタントにより不活化されるため使用しない．バンコマイシン，テイコプラニン，アルベカシンの 3 剤については，臨床効果や副作用出現の参考となりうる血中薬物濃度（TDM）測定を実施して，投与設計を行うことが望ましい[14]．MRSA による呼吸器感染症治療の詳細については，「MRSA 感染症の治療ガイドライン」が参考となる[15]．

バンコマイシン：抗 MRSA 治療においてもっともエビデンスがある薬剤であり，薬効に相関する PK/PD パラメータは AUC/MIC である．副作用として腎・耳毒性に注意するが，その他 red neck（red man）症候群をきたさないように，500mg 当たり 30 分以上を目安に投与時間を検討する．重症と判定された場合には，初回の投与量を 25～30mg/kg とするのが望ましい．腎障害をきたさないためにも，投与 4～5 回目に投与直前血中濃度測定を行い，トラフ値 20μg/mL 以上にならないよう注意する．また，定期的にクレアチニンをモニタリングするなど，腎機能の悪化には注意が必要である．

テイコプラニン：バンコマイシンと同じくグリコペプチド系薬であるが，バンコマイシンと比較して腎障害や red neck（red man）症候群をきたしにくい．TDM による使用量の調節をすることが望ましく，十分な治療効果を得るには目標トラフ値を 20～30μg/mL に設定するのが望ましい．ガイドラインでは初日に 10～12mg/kg/回を 1 日

表 5　腎不全患者での用量調整の不要な抗菌薬

アジスロマイシン	リネゾリド
ドキシサイクリン	チゲサイクリン
モキシフロキサシン	クリンダマイシン
セフトリアキソン	ミノサイクリン

〔Sanford JP：日本語版サンフォード感染症治療ガイド 2014（第44 版），菊池　賢ほか（監），ライフ・サイエンス出版，2014 より引用〕

2回，2日目と3日目に10〜12mg/kg/回を1日1回という投与が検討されている．なお，トラフ値が40μg/mL以上で腎障害，血小板減少，肝障害などの副作用が発現しやすくなるとされる．

リネゾリド：肺組織への移行性が高く，健常者の肺上皮被覆液において，血漿の3倍以上の濃度に達する[16]．静菌的ではあるが，バンコマイシンと比較して有効性は同等以上とされる．尿中排泄が主で，腎機能低下例でも十分量が投与可能であり，内服へ切り替えられる点で有用である．しかし，2週間以上の投与で血小板減少を，それ以上の長期投与例では末梢神経障害や視神経障害などを認めることもあり，注意が必要である．

その他：アミノグリコシド系薬のアルベカシンが使用可能である．MRSAに対し強い殺菌作用があり，敗血症，肺炎に保険適用があるが，エビデンスが少ないのが難点である．PK/PDの点からCmax/MICが臨床効果と相関するため，1日1回の投与とすべきである．副作用の腎毒性はトラフ値と相関するので，2μg/mL以下を目標とする．総投与量に応じて耳毒性のリスクが高まる．

その他の抗MRSA薬であるチゲサイクリンも抗MRSA活性があるが，保険適用がないことや，HAPへの奏効率が他剤と比較して低いため，通常使用されない．

④ 副腎皮質ステロイド製剤

免疫を抑制し，微生物によって惹起された炎症を抑制する．炎症の惹起自体が病態の中心であるHIVのニューモシスチス肺炎の，特に低酸素時の併用治療で有意に生命予後が改善し，治療法として確立している．その他，非HIV症例におけるニューモシスチス肺炎の低酸素時や重症マイコプラズマ肺炎においてステロイドを使用することには賛否があり，各ガイドラインにおいても積極的には推奨されていない．肺炎の重症型の1つであるARDSでは，3学会が合同で作成した「ARDSガイドライン2016」が参考となる[17]．これによれば，死亡率や予後を改善しないという報告が多く，いわゆるステロイドパルス療法を含む大量療法は推奨されていない．しかし，メチルプレドニゾロンを用いたメタ解析によると，敗血症性ショックを伴うARDS症例においては，生存期間の延長，ICU自室期間の短縮，人工換気日数の減少，ICU死亡率の減少が認められた．ステロイドによる有害事象は増加しておらず，考慮してよい治療法の1つである．一方，発症2週間後に開始した場合には，予後が悪化したとするという報告もあるため，慎重な判断を要する．

⑤ 抗菌治療を行わないことについて

悪性腫瘍や老衰を含む終末期においても，肺炎を発症することがある．治療により一時的に回復するかもしれないが，余命いくばくもない場合における積極的な治療は，予後を改善しないだけではなく，本人に苦痛や不快感の延長をもたらすことがあるのも事実である．たとえばアメリカでは，意思決定できる時点において「生命維持治療に関する医師による指示書（physician orders for life-sustaining treatment：POLST）」を作成する制度があり，多くの州で採用されているが，医療費削減の道具である，医師と患者の話し合いの場を奪う，などといった根強い反対意見もある．アメリカとは死生観が異なることもあり，わが国にそのまま導入することはむずかしいが，「成人肺炎診療ガイドライン2017」においては，誤嚥や老衰，疾患末期の場合，肺炎は終末期の一病態ととらえ，積極的な抗菌治療を行わず，QOLを考慮した治療・ケアを実施することも1つの方向性として示されており，本人の意思を尊重しながら，医療チームが慎重に方針を決定していくよう望まれている（1. 項 図3，p.118参照）．

文　献

1) 日本呼吸器学会：成人肺炎診療ガイドライン2017, 2017
2) American Thoracic Society, Infectious Diseases Society of America：Guidelines for the management of adults with hospital-acquired, ventilator-associated, and healthcare-associated pneumonia. Am J Res Crit Care Med **171**：388-416, 2005
3) Tablan OC, Anderson LJ et al：Guidelines for preventing health-care-associated pneumonia, 2003：recommendations of CDC and the Healthcare Infection Control Practices Advisory Committee, MMWR. Recommendations and reports：Morbidity and

mortality weekly report. Recommendations and reports / Centers for Disease Control **53**：1-36, 2004

4）日本呼吸器学会：成人院内肺炎診療ガイドライン, 2008

5）Komiya K, Ishii H, Umeki K et al：Impact of aspiration pneumonia in patients with community-acquired pneumonia and healthcare-associated pneumonia：a multicenter retrospective cohort study. Respirology **18**：514-521, 2013

6）File TM Jr：Risk factors and prevention of hospital-acquired and ventilator-associated pneumonia in adults. 2017；https://www.uptodate.com/contents/risk-factors-and-prevention-of-hospital-acquired-and-ventilator-associated-pneumonia-in-adults?source=search_result&search=hospital%20acuired%20pneumonia&selectedTitle=3~150.（2019 年 2 月 5 日アクセス）

7）Organization WH：Antimicrobial resistance：global report on surveillance. WHO Press, 2014

8）Kawanami T, Yatera K, Yamasaki K et al：Clinical impact of methicillin-resistant *Staphylococcus aureus* on bacterial pneumonia：cultivation and 16S ribosomal RNA gene analysis of bronchoalveolar lavage fluid. BMC Infect Dis **16**：155, 2016

9）Livermore DM：Current epidemiology and growing resistance of gram-negative pathogens. Korean J Internal Med **27**：128-142, 2012

10）Kalil AC, Metersky ML, Klompas M et al：Management of adults with hospital-acquired and ventilator-associated pneumonia：2016 Clinical Practice Guidelines by the Infectious Diseases Society of America and the American Thoracic Society. Infect Dis Soc Am **63**：e61-e111, 2016

11）Singer M, Deutschman CS, Seymour CW et al：The Third International Consensus Definitions for Sepsis and Septic Shock (Sepsis-3). JAMA **315**：801-810, 2016

12）Brito V, Niederman MS：Healthcare-associated pneumonia is a heterogeneous disease, and all patients do not need the same broad-spectrum antibiotic therapy as complex nosocomial pneumonia. Curr Opin Infect Dis **22**：316-325, 2009

13）Sader HS, Fritsche TR, Jones RN：Accuracy of three automated systems (MicroScan WalkAway, VITEK, and VITEK 2) for susceptibility testing of *Pseudomonas aeruginosa* against five broad-spectrum beta-lactam agents. J Clin microbiol **44**：1101-1104, 2006

14）日本化学療法学会：抗菌薬 TDM ガイドライン改訂版，2016

15）日本感染症学会・日本化学療法学会：MRSA 感染症の治療ガイドライン—改訂版 2017，2017

16）Conte JE Jr, Golden JA, Kipps J et al：Intrapulmonary pharmacokinetics of linezolid. Antimicrob Agents Chemother **46**：1475-1480, 2002

17）日本呼吸器学会・日本呼吸療法医学会・日本集中治療医学会：ARDS 診療ガイドライン 2016，2016

Ⅳ. ガイドラインに基づく肺炎診療の実際

5. 人工呼吸器関連肺炎治療の考え方と実践

本項目のポイント

- 人工呼吸器関連肺炎（VAP）は死亡率が高く，院内肺炎の特殊病態として扱われる.
- 人工呼吸管理後5日以降（late-onset）に生じたVAPでは多剤耐性菌の頻度が高く，予後不良の傾向がある.
- 診断においては，気管支鏡下での検体採取や気管支肺胞洗浄液（BALF）は必ずしも必要ではなく，下気道吸引検体の半定量培養を行えばよい.
- エンピリック治療において広域抗菌薬を選択することは「弱い推奨」にとどまっており，患者の薬剤耐性菌保有リスクや重症度，入院経過，抗菌薬投与歴，当該部署における分離菌の状況とアンチバイオグラム，Gram染色所見を加味して判断する.

A 疾患の特徴，疫学

　人工呼吸器関連肺炎（VAP）は，気管内挿管下に人工呼吸を開始して，以降に新たに発生した院内肺炎（HAP）と定義される[1]. 死亡率も高く，院内肺炎の特殊病態として扱われる.

　院内感染（nosocomial infection）としてみられる感染症のうち，肺炎/VAPは血流感染（主に血管カテーテル関連感染）や尿路感染よりも頻度が高く，全挿管患者の9〜28％に合併する[2,3]. 最近のアメリカの報告（National Healthcare Safety Network：NHSN）[4] によれば，VAP発生頻度は人工呼吸管理1,000日当たり1〜2.5件である. これは欧州やアジア地域のデータと比較するとずいぶん低い値であるが，診断基準や診断技術（特に画像診断），患者背景などによって異なると推測される.

　HAP/VAPの合併は，患者の臨床経過や予後に大きく影響する. 挿管患者に発生したVAPの死亡率は血流感染と並んで高く，あるメタ解析では13％であったが[5]，報告により差がある[6]. 重症敗血症（severe sepsis）を呈する患者において，発生頻度と死亡率においてもっとも重要な疾患がVAPである. VAPの発生率は，ICUのタイプや国・地域，また診断方法によっても大きく異な

る[7]. また，発生のしやすさ（頻度）は，挿管下に呼吸管理を開始してから最初の5日間が発生率3％/日，5〜10日目が2％/日，それ以降が1％/日とする報告[8] がある. 挿管初期において合併率が高いが，当然ながら挿管期間（長期の挿管）はVAPのリスクとなる. VAP発症のリスク因子を表1にあげた[3].

　死亡率は，HAPにおいて非VAPが20〜30％に対しVAPは8〜42％とする報告がある[6]. 国内からの報告でも32.4％[1] と高率である. VAPであっても疾患の背景で死亡率は当然異なる. 死亡率が相対的に低いのは，外傷患者や内科疾患で重症度の低い群であり，逆に高いのは術後（外科）患者で（ハザード比2.97），次にAPACHE Ⅱスコア20〜29，SAPS2スコア35〜38の重症度が中等度に属する患者群とする報告がある[5]. また死亡率は，入院後4日までに発生したHAP/VAP（いわ

表1　人工呼吸器関連肺炎のリスク因子

低アルブミン血症	原疾患が重症
高齢者	副鼻腔炎合併
ARDS	人工呼吸＞2日
COPD	再挿管，頻回の呼吸回路交換
臓器不全	制酸薬，H_2ブロッカー使用
昏睡	経鼻胃管使用

〔Chastreらの報告[3] を参考に作成〕

ゆる early-onset）に比べ，5日以降に生じた late-onset HAP/VAP では予後不良の傾向があるとされる．原因菌が異なる傾向があり，多剤耐性菌の頻度が高まることや，複数の合併症を有すること，長期の管理を有する重症患者であることなどが考えられる．

B　診断のポイント

VAP の原因菌を表2にあげた．early-onset VAP では，主な原因菌として市中感染でみられるインフルエンザ菌や肺炎球菌，MSSA，抗菌薬感受性の良好な腸内細菌科細菌がしばしば検出される．しかしながら，最近の入院歴や抗菌薬治療歴を有する場合もしくは維持透析中，免疫抑制療法下にあるなどのリスクを有する患者では，すでに薬剤耐性菌を保菌していたり薬剤耐性菌による肺炎を起こしている可能性がある[1]．一般的に late-onset HAP/VAP で多い傾向にあるのは，緑膿菌や MRSA，アシネトバクター・バウマニ A. baumannii，多剤耐性の Gram 陰性菌である．表2にはないが，

海外では A. baumannii が重要な原因菌の1つとなっている[9]．また A. baumannii は多剤耐性菌としても重要である．表3に薬剤耐性菌のリスクをあげた．それぞれの菌種に関連する特異的なリスク因子をあげるのはむずかしいが，A. baumannii では，頭部外傷や脳神経外科術後に大量の誤嚥があり[3,10]，またこれらは MRSA を含む黄色ブドウ球菌による感染のリスク因子でもある．その他，7日以降に発症した VAP，抗菌薬投与歴，特に広域抗菌薬（第三世代セフェム系薬，フルオロキノロン系薬，カルバペネム系薬など）の使用がある．

診断は，臨床症状と画像検査，微生物学的検査に基づいて行われる（表4）．気管内挿管中の患者では，検体採取において病巣に比較的アクセスしやすいことと，胸部 X 線写真もポータブル撮影ではあっても経過が追いやすいことなどから，市中肺炎（CAP）に比べると，微生物学的診断を含めてむずかしくない印象があるが，挿管管理を必要とした病態や，無気肺や心不全・胸水の併存などによって，実際の診断は困難なことが多い．最近では，肺のエコー検査が VAP の早期診断に有用とする報告もある[11]．

表2　人工呼吸器関連肺炎の分離菌

分離菌	頻度（%）
緑膿菌	34.8
MRSA	18.9
MSSA	7.6
クレブシエラ属	6.4
エンテロバクター属	6.3
セラチア属	4.9
ステノトロフォモナス・マルトフィリア	4.2
インフルエンザ菌	3.6
大腸菌	2.5
腸球菌	1.8

〔Sakaguchi ら，Kobashi ら，Mori らの報告（文献 22，29，30）より筆者作成〕

表3　人工呼吸器関連肺炎の薬剤耐性菌のリスク

90日以内の抗菌薬治療歴*
ARDS や敗血症性ショック
5日を越える入院
薬剤耐性菌の頻度が高い（院内，当該部署・ICU）
90日以内の入院歴
高齢者施設入所中
維持透析
免疫抑制療法継続中

*もっとも関連性が高い因子
〔Chastre ら，Kalil らの報告（文献 3，14）を参考に筆者作成〕

表4　人工呼吸器関連肺炎の診断

臨床的徴候と所見	発熱＞38℃ または低体温 全身性炎症反応：白血球増多または減少（＞1,200/μL または＜4,000），PCT や CRP の上昇 膿性気道吸引物 酸素化の悪化
画像所見	胸部 X 線，CT またはエコー上の持続する新たな異常影の出現
微生物学的所見	下気道の直接吸引の定量培養で≧10⁶cfu/mL，または半定量培養で3＋以上の菌量 BALF の定量培養で≧10⁴cfu/mL，または半定量培養で2＋以上の菌量 血液培養または胸水の培養検出菌と，下気道からの分離菌が一致する

下気道検体の培養検査とその結果が重要なことはいうまでもないが，採取方法とその有用性について，これまでさまざまな検討がなされてきた．あるシステマティックレビューでは，半定量培養法との比較において，BAL による定量培養を行うことは死亡率の低下にはつながらず，人工呼吸管理の日数や，ICU 滞在期間の短縮には必ずしも寄与せず，また抗菌薬の変更とも有意な関連はみられなかった[12]．また，BALF を用いた定量培養と，気管吸引液の半定量培養を行った群の比較を行った研究では[13]，MRSA や緑膿菌，ステノトロフォモナス・マルトフィリア S. maltophilia など多剤耐性菌の検出率は BAL 液を用いた方法が優れていたが，治療後の微生物学的効果や標的治療の内訳や 28 日死亡率に有意差は認めなかった．つまり，軽度の侵襲を伴う手技を行ったり，定量培養を行っても，得られた情報は予後にはあまり影響しないことになる．したがって，BAL や気管支鏡下での検体採取は必須ではなく，下気道吸引検体の半定量培養を行えばよい[14]．

多剤耐性菌に対しては，1 週間に 2 回の気道吸引物を提出し監視培養を行い，最終結果を参照すれば多剤耐性菌の予測には有用である[15]．PCR 法を用いて効率よく原因菌を推定する検討も行われている．PCR 法によって薬剤耐性菌の検出が短時間で行えれば，抗菌薬の適正使用にもつながるはずであり，抗菌薬の過剰投与を抑制することができる．しかしながら，PCR 法は保険適用の問題などがあり，国内で一般的な使用ができるまでには課題が残っている[16]．なお，HAP/VAP 患者において薬剤耐性菌のリスク評価を行うべきかどうかについて，国内のガイドラインでは実施することを推奨しているが推奨度は「弱い」にとどまる．

HAP では前述のように，原因菌が多剤耐性菌であることは予後悪化因子であり，菌血症を呈したVAP 症例，また肺以外に感染巣を有する症例も予後不良である．また，血中のビタミン D 値がA. baumannii による VAP において予後予測と関連するという報告もある[17]．

国内では，これまでの検討により生命予後予測因子として，I-ROAD の有用性が報告されている[1]．VAP の予後予測におけるツールとして，最適なモデルに関する研究はこれまでも積極的に行われてきた．用いられる変数は，意識レベルや呼吸・循環-バイタルサインに関連するもの，肝機能，血液凝固能，血小板数，腎機能，合併症としてのがんや HIV 感染の有無，画像所見，培養結果，その他さまざまである[18,19]．

Larson ら[20] は，システマティックレビューにおいて，7 つのモデル：APACHE II（acute physiology and chronic health evaluation II），APACHE III，CPIS（clinical pulmonary infection score），IBMP-10（immunodeficiency, blood pressure, multilobar infiltrates, platelet count and 10-day hospitalization），SAPS II（simplified acute physiology score II），SOFA（sequential organ failure assessment score），VAP PIRO（predisposition, insult, response, organ dysfunction）について報告している．たとえば，APACHE II はもともとICU 入院患者において重症度と予後の指標として作成（変数は＞15）されたものであり，SOFAは新しい敗血症（sepsis）の定義としても知られている（9 つの変数による）．表 5 に示すように，APACHE III を除く 6 つのモデルにおいて AUC はどれも 0.7 程度で予測性において大きな差はない．精度は低いないし中等度にとどまり十分な感度と特異性を有するモデルはないのが現状である．また，それぞれに必要な変数は 4 つと簡単なものから 15 を超えるものまであり，比較的簡便に臨床使用できるものもあれば，煩雑さを伴うものもある．電子カルテから必要な患者データの抽出が容易に行えるかどうかは施設によって異なるはずであり，一概に優劣を述べることはできない．

表 5　人工呼吸器関連肺炎予後予測における AUC*

モデル	AUC
APACHE II	0.72
VAP PIRO	0.71
IBMP-10	0.71
SAPS II	0.71
SOFA	0.68
CPIS	0.64

*area under the receiver operator characteristic curve（ROC 曲線）

C エンピリック治療の考え方と実践

VAP 治療の原則を**表6**に示した．初期治療においては，推定される原因菌に抗菌活性を有する薬剤を，遅滞なく投与することが重要である．しかしながら，CRP（C-reactive protein）や PCT（プロカルシトニン）などの炎症マーカーの値に基づいて抗菌薬を開始することは勧められず，あくまでも参考となる検査所見である．さらに，BAL の sTREM-1（soluble triggering receptor expressed on myeloid cells）や CPIS（体温，白血球数，気道分泌物の性状，PaO_2/FiO_2，胸部画像所見を用いた肺炎の予測モデル）などもやはり臨床的診断に優先するとは位置づけられない[14]．また，BAL による定量培養で分離菌数が 10^4cfu/mL 未満なら抗菌薬治療は中止可能と考えられる[14]．

抗菌薬の選択が適切であっても，投与開始が（たとえば 24 時間以上）遅れると入院期間は延長し，かつ予後に影響（悪化）する．しかしながら，Gram 陰性菌，Gram 陽性菌の両方の薬剤耐性菌をカバーする抗菌薬の選択は過剰投与になりがちで副作用の懸念もあり，過不足のない選択はむずかしい．当該部署（ICU）における黄色ブドウ球菌のメチシリン耐性率が 10〜20% を越える状況では，エンピリック治療は MRSA をカバーする，また緑膿菌に対する耐性率が 10% を越える状況なら，2 剤併用（例：β-ラクタム系薬＋アミノグリコシド系薬）を推奨する（弱い推奨）ガイドラインもある[14]．しかしながら，患者の（薬剤耐性菌保有の）リスクや入院の経過，重症度，抗菌薬投与歴，当該 ICU や診療科での呼吸器検体からの分離菌の状況，Gram 染色所見などを併せて，

表6 人工呼吸器関連肺炎治療の原則

- 初期治療：適切な抗菌薬の選択と早期の治療は予後に影響（改善）する
- VAP は HAP の特殊病態であり，抗菌薬の選択は HAP に準ずる
- 初期治療における併用療法は必ずしも有効ではない
- 抗菌薬の選択は，発症時期（early or late-onset）や薬剤耐性菌保有のリスクを考慮する（長期入院，MRSA 保菌歴，広域抗菌薬治療歴など）
- 培養結果を参照して de-escalation を含む抗菌薬適正使用を行う

可能であれば感染症医の支援のもと，判断されるべきであろう．たとえば，欧米で頻度の高い多剤耐性の *A. baumannii* の分離頻度は国内ではまだ高くないので，監視培養的に気道から検出されている患者でなければコリスチンを当初から選択することはほぼない．

薬剤耐性菌のリスクが低い early-onset の場合には，スルバクタム・アンピシリン（SBT/ABPC）やセフトリアキソン（CTRX）が選択されることもある．late-onset VAP や，すでに薬剤耐性菌のリスクを有する患者に対しては，エンピリック治療に際して多剤耐性菌をカバーした抗菌薬の選択が推奨される．しかしながら，ICU 期間の短縮や生存率の改善などの治療成績に寄与するかどうか，その是非については議論がある．

「成人肺炎診療ガイドライン 2017」では，広域抗菌薬による初期治療で死亡リスクは低くなると評価しており，「実施することを弱く推奨」している．加えて，対象患者の重症度別でみた場合（APACHE II スコア≧21 と≦20 で比較），スコア≧21 の群では広域抗菌薬投与によって死亡率のリスクはむしろ高まる傾向にあった．Kett らの多施設研究[21]は，アメリカの ATS/IDSA の 2005 年のガイドラインに基づいて多剤耐性菌のリスクを有する患者を対象にした観察研究だが，ガイドラインに沿った治療を行った群において，人工呼吸器期間や ICU 滞在期間に差はなく，むしろ死亡率が有意に高いという結果であった（28 日死亡は 34% と 20%）．カルバペネム系薬と MRSA を考慮したバンコマイシン（VCM）の併用，さらにアミノグリコシド系薬やキノロン系薬を併用すれば，理論的には多剤耐性菌を含む VAP の原因菌の多くをカバーすることができる．しかしながら，高齢者や複数の合併症を有する患者，低栄養，低い performance status（PS）などに関連して，多剤併用による副作用が治療成績を低下させるという負の影響をもたらしたと推測される．国内でも Sakaguchi[22]らの検討で，ATS/IDSA ガイドライン（2005 年）とわが国の「成人院内肺炎診療ガイドライン」（2008 年）のコンプライアンスと臨床成績を比較し，ICU 死亡率や 28 日死亡率に差はなかったと報告している．また，「成人

肺炎診療ガイドライン2017」にも，多剤耐性菌をカバーする初期治療について「実施しないことを弱く推奨する」と「実施しないことを強く推奨する」を併せると作成委員全体の28.5％であったと記載されている[1]．これはHAP/VAP診療においては分離菌からみた細菌学的結果に基づく治療だけでは十分ではないことを示しており，本ガイドラインに補足としてあえて記載してあることから，その重要性がうかがわれる．施設やその当該ICUでの分離菌のアンチバイオグラムを参考にするなど，柔軟な対応が必要であろう．

Gram染色の有用性について，Gram染色結果と最終の培養結果の一致率は必ずしも高くはないとされる[23]が，良質の検体を用いた場合情報として有用であると認められている．国内では，臨床検体のGram染色を実施することはICUを擁する規模の施設ではさほどむずかしいことではないと思われる．培養検査結果と併せて行うことによって，診断および抗菌薬開始初期の抗菌薬選択において有用な情報となり，重要である[22]．Matsushimaらは救急領域における検討[24]で，Gram染色に基づいたpreemptiveな抗菌薬治療はVAPとARDSを有意に減少させ（介入前後で，VAP発生率が22％対9％，ARDS合併率が11％対3％），VAPに関連した死亡率も有意に低下させた（5％対0.8％）と報告した．ブドウ球菌がGram染色で観察できるには10^4cfu/mLを越える菌量が必要だが，VAPの原因菌としてMRSAが有意な場合には（それなりの菌数があるはずなので）気道の直接吸引検体での観察はむずかしくない．すでに抗菌薬投与を受けた症例であれば，ブドウ球菌からMRSAを疑うことは容易である．しかしながらこの点に関連して，アメリカのAST/IDSAの2016年のガイドラインでは，気管内挿管中で気管気管支炎（ventilator-associated bronchitis：VAT）を生じた患者に対して抗菌薬治療を推奨していない．十分な臨床的検討に乏しいのが理由だが，良質の検体を用い，慎重な判断のもとで挿管期間の短縮を認めた報告もある[25]．

実際の抗菌薬の選択としては，特にlate-onset VAPで頻度の高い緑膿菌に留意し，緑膿菌に活性を有するβ-ラクタム系薬として，ピペラシリン

（PIPC）やタゾバクタム（TAZ）/PIPC，第三世代セフェム系薬のセフタジジム（CAZ），第四世代セフェム系薬，カルバペネム系薬を選択する（表7）とともに，施設でのアンチバイオグラムを参考にする．緑膿菌であればPIPCの感受性は一般的に80％以上ある．分離菌が緑膿菌単一であれば費用的にはPIPCが望ましい．アミノグリコシド系薬やキノロン系薬が併用されることもあるが，併用療法が単剤療法より常に優れているわけではなく[26]，副作用も懸念されるので安易に併用療法を行うのは適切ではない．特にアミノグリコシド系薬（アミカシン，トブラマイシン，ゲンタマイシン）は高齢者や腎機能低下時には推奨されない．エンピリック治療であっても，併用療法はすべての症例に一律行うものではなく，前述のように当該施設や診療科での分離状況を鑑み，個々の症例で薬剤耐性菌のリスクや患者の重症度，また副作用発現について評価すべきである．併用療法で開始した場合にも，培養検査結果に基づいてde-escalationを考慮する．

現在，上市される新規抗菌薬の数は限られており，抗菌薬以外の治療法として，ascorbic acid（ビタミンC）の大量投与は安価で安全な敗血症の補助的治療法として注目されている[27,28]．HAP/

表7　エンピリック治療とGram染色

所見		多剤耐性菌リスク	
		なし	あり
Gram陽性菌	ブドウ球菌が主	SBT/ABPC	VCM LZD（腎不全，MRSAの可能性大）
	レンサ球菌	SBT/ABPC 肺炎球菌ではCTRXも	
Gram陰性菌	腸内細菌様	CAZ 第四世代セフェム系薬	TAZ/PIPC カルバペネム系薬* ニューキノロン系薬
	非発酵菌の可能性	TAZ/PIPC カルバペネム系薬*	
複数菌	いわゆる口腔内常在菌様	SBT/ABPC	TAZ/PIPC カルバペネム系薬*

*薬剤耐性菌出現の頻度やC. difficileの懸念から推奨度は高くないとする意見もある．

LZD：リネゾリド（他の略号は本文参照）

VAP治療や予防的意味において有効である可能性があり，今後の検討を待ちたい．

文　献

1）日本呼吸器学会：成人肺炎診療ガイドライン2017，2017

2）Rello J et al：Epidemiology and outcomes of ventilator-associated pneumonia in a large US database. Chest **122**：2115-2121, 2002

3）Chastre J, Fagon JY：Ventilator-associated pneumonia. Am J Respir Crit Care Med **165**：867-903, 2002

4）Dudeck MA et al：National Healthcare Safety Network report, data summary for 2013, device-associated module. Am J Infect Control **43**：206-221, 2015

5）Melsen WG et al：Attributable mortality of ventilator-associated pneumonia：a meta-analysis of individual patient data from randomised prevention studies. Lancet Infect Dis **13**：665-671, 2013

6）Weiss E et al：Treatment of severe hospital-acquired and ventilator-associated pneumonia：a systematic review of inclusion and judgment criteria used in randomized controlled trials. Crit Care **21**：162, 2017

7）Bassi GL et al：Ventilator-associated pneumonia. Semin Respir Crit Care Med **35**：469-481, 2014

8）Cook DJ et al：Incidence of and risk factors for ventilator-associated pneumonia in critically ill patients. Ann Intern Med **129**：433-440, 1998

9）Ekren PK, Ranzani OT, Ceccato A et al：Evaluation of the 2016 Infectious Diseases Society of America/American Thoracic Society Guideline Criteria for Risk of Multi-drug Resistant Pathogens in Hospital acquired and Ventilator-associated Pneumonia Patients in the Intensive Care Unit. Am J Respir Crit Care Med Sep 13, doi：10.1164/rccm.201708-1717LE, 2017

10）Brotfain E et al：Multidrug resistance acinetobacter bacteremia secondary to ventilator-associated pneumonia：risk factors and outcome. J Intensive Care Med **32**：528-534, 2017

11）Mongodi S et al：Lung ultrasound for early diagnosis of ventilator-associated pneumonia. Chest **149**：969-980, 2016

12）Berton DC et al：Quantitative versus qualitative cultures of respiratory secretions for clinical outcomes in patients with ventilator-associated pneumonia. Cochrane Database Syst Rev **10**：CD006482. 2014

13）The Canadian Critical Care Trials Group：A randomized trial of diagnostic techniques for ventilator-associated pneumonia. N Engl J Med **355**：2619-2630, 2006

14）Kalil AC et al：Management of adults with hospital-acquired and ventilator-associated pneumonia：2016 Clinical Practice Guidelines by the Infectious Diseases Society of America and the American Thoracic Society. Clin Infect Dis **63**：e61-111, 2016

15）Brusselaers N et al：Value of lower respiratory tract surveillance cultures to predict bacterial pathogens in ventilator-associated pneumonia：systematic review and diagnostic test accuracy meta-analysis. Intensive Care Med **39**：365-375, 2013

16）Conway MA et al：16S pan-bacterial PCR can accurately identify patients with ventilator-associated pneumonia. Thorax 2016, pii：thoraxjnl-2016-209065.

17）Haliloglu M et al：Vitamin D level is associated with mortality predictors in ventilator-associated pneumonia caused by *Acinetobacter baumannii*. J Infect Dev Ctries **10**：567-574, 2016

18）Gursel G, Demirtas S：Value of APACHE II, SOFA and CPIS scores in predicting prognosis in patients with ventilator-associated pneumonia. Respiration **73**：503-508, 2006

19）Furtado GH et al：Performance of the PIRO score for predicting mortality in patients with ventilator-associated pneumonia. Anaesth Intensive Care **40**：285-291, 2012

20）Larsson J et al：Risk prediction models for mortality in patients with ventilator-associated pneumonia：a systematic review and meta-analysis. J Crit Care **37**：112-118, 2017

21）Kett DH et al：Improving Medicine through Pathway Assessment of Critical Therapy of Hospital-Acquired Pneumonia (IMPACT-HAP) Investigators. Implementation of guidelines for management of possible multidrug-resistant pneumonia in intensive care：an observational, multicentre cohort study. Lancet Infect Dis **11**：181-189, 2011

22）Sakaguchi M et al：Effects of adherence to ventilator-associated pneumonia treatment guidelines on clinical outcomes. J Infect Chemother **19**：599-606, 2013

23）O'Horo JC et al：Is the gram stain useful in the microbiologic diagnosis of VAP? a meta-analysis. Clin Infect Dis **55**：551-561, 2012

24）Matsushima A et al：Preemptive antibiotic treatment based on gram staining reduced the incidence of ARDS in mechanically ventilated patients. J Trauma **65**：309-315, 2008

25）Nseir S et al：Effect of ventilator-associated tracheobronchitis on outcome in patients without chronic respiratory failure：a case-control study. Crit Care **9**：R238-245, 2005

26）Deconinck L et al：Impact of combination therapy and early de-escalation on outcome of ventilator-associated pneumonia caused by *Pseudomonas aeruginosa*. Infect Dis **49**(5) 396-404, 2017

27）Marik PE et al：Hydrocortisone, vitamin C, and thiamine for the treatment of severe sepsis and septic shock：A retrospective before-after study. Chest **151**：

1229-1238, 2017

28) Patel VS et al：Ascorbic acid attenuates hyperoxia-compromised host defense against pulmonary bacterial infection. Am J Respir Cell Mol Biol **55**：511-520, 2016

29) Kobashi Y, Matsushima T：Clinical analysis of patients requiring long-term mechanical ventilation of over three months：ventilator-associated pneumonia as a primary complication. Intern Med **42**：25-32, 2003

30) Mori H et al：Oral care reduces incidence of ventilator-associated pneumonia in ICU populations. Intensive Care Med **32**：230-236, 2006

V. 治療の実際

V. 治療の実際

1. 急性上気道感染症

本項目のポイント

- 急性上気道感染症の多くはウイルス性のかぜ症候群である.
- 対処の原則は対症療法であり,日頃から患者指導が必要である.
- 健常者が罹患する軽症のウイルス感染症に対する抗菌薬投与は不要である.
- 患者背景と臨床症状からみた医療機関受診の必要性について考慮すべきである.

A 原因微生物と感染経路

急性気道感染症は,急性上気道感染症(急性上気道炎)および急性下気道感染症(急性気管支炎)を含む概念である(図1)[1]. 急性上気道感染症は,一般的に感冒や風邪といった言葉が用いられ,かぜ症候群,急性咽頭炎,急性鼻副鼻腔炎など,病原微生物が感染することによって生じる上気道の急性炎症を本態とする. 原因となる微生物は,その約90%はライノウイルス rhinovirus やコロナウイルス corona virus をはじめとするウイルスが占め,その種類は200以上に上る. これらのウイルスの頻度としては,ライノウイルスが30〜50%,コロナウイルスが10〜15%,インフルエンザウイルス influenza virus が5〜15%とされ,続いてRSウイルス,パラインフルエンザウイルス parainfluenza virus, アデノウイルス adenovirus などがある[2]. インフルエンザウイルスによる上気道炎も広い意味でかぜ症候群に含まれるが,その感染力,全身症状の強さ,特異的な抗ウイルス薬が存在することから,本項ではかぜ症候群と区別して扱う. 最近ではヒトメタニューモウイルス human metapneumovirus やヒトボカウイルス human bocavirus などが同定されているが,その頻度は明らかではない[2].

かぜ症候群において細菌が関与する症例はごく一部であるが,百日咳菌,肺炎マイコプラズマ,肺炎クラミドフィラなどによる場合がある. また急性咽頭炎では,A群溶血性レンサ球菌(A群溶レン菌)S. pyogenes による感染症を考慮する必要があり,38℃以上の発熱,白苔を伴う扁桃腺炎,圧痛を伴う前頸部リンパ節腫脹あり,咳嗽がないといった診断基準(Centorスコア)[3]が参考になる. なお,急性気道閉塞による致死的経過をたどることがある急性喉頭蓋炎もインフルエンザ菌 H. influenzae など細菌が原因となるが,同症におけるウイルスの関与については明らかなデータがない.

感染経路として接触感染,飛沫感染,空気感染(飛沫核感染)の3つがあるが,前2つの経路がほとんどである. かぜ症候群の原因となるウイルスの多くは,感染経路のうち皮膚への付着を経由する接触感染がもっとも重要と考えられており,ライノウイルス伝播の制御における手指消毒の重要性が報告されている[4]. なお,インフルエンザウイルスやRSウイルスでは飛沫感染経路が重要

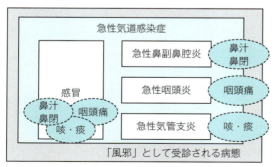

図1 急性気道感染症の概念と区分
〔厚生労働省健康局結核感染症課:抗微生物薬適正使用の手引き,第一版,2017を参考に筆者作成〕

となること[2] は周知のことと思われる.

B 症候の特徴

ウイルス性のかぜ症候群は，通常1〜3日間の潜伏期間を経て発症する．局所症状として鼻汁，鼻閉，くしゃみ，咽頭痛，咳嗽などがあり，全身症状として発熱，悪寒，全身倦怠感，頭痛，関節痛，筋肉痛などを認めることが多い．これらはウイルスによる直接的な気道粘膜傷害というよりも，ウイルスに対する宿主の免疫反応によって惹起され，原因微生物によって特異的なものではなく，特に高齢者では微熱，食思不振，消化器症状など非特異的な症状のこともある．いずれのウイルスによるかぜ症候群は健常者でも罹患するが，通常は発症から2〜3日目に症状がピークに達した後，1週間前後で自然治癒する．

かぜ症候群に罹患する率は成人で年間1〜3回前後とされている．アメリカにおける最近のイン

ターネット調査[5] によれば，過去1年間で85%の人が1回以上かぜ症候群に罹患し，その際の症状の内訳は，咳嗽が約70%，咽頭違和感が約40%，鼻汁と鼻閉がそれぞれ約10%と報告されている．鼻汁は多くの場合は透明，漿液性であるが，たとえ黄緑色であっても膿性でなければ細菌性の鼻副鼻腔炎とは限らない．嚥下困難を伴う強い咽頭痛を訴える症例では，急性喉頭蓋炎を想起してただちに耳鼻咽喉科医へコンサルトする必要がある．

2017年に刊行された「抗微生物薬適正使用の手引き（第一版)」[1] においては，急性気道感染症において抗菌薬が必要な症例と不必要な症例を見極めるために有用な分類として，表1のような4つの病型分類を示している．これは急性気道感染症を鼻症状（鼻汁，鼻閉），咽頭症状（咽頭痛），下気道症状（咳嗽，喀痰）の3系統の症状によって，感冒（非特異的上気道炎，普通感冒），急性鼻副鼻腔炎，急性咽頭炎，急性気管支炎に分類している．肺炎マイコプラズマやA群溶レン菌による細菌性の急性上気道感染症も含め，主な急性上気道感染症に関して，その発症時期や臨床症状について原因微生物別にまとめたものを表2に示す．

表1　急性気道感染症の病型分類

病　型	鼻汁・鼻閉	咽頭痛	咳嗽・喀痰
感冒	△	△	△
急性鼻副鼻腔炎	◎	×	×
急性咽頭炎	×	◎	×
急性気管支炎（下気道感染症）	×	×	◎

◎：主要症状，△：際立っていない程度で他症状と併存，×：症状なし〜軽度
〔厚生労働省健康局結核感染症課：抗微生物薬適正使用の手引き，第一版，2017を参考に筆者作成〕

C 診断のポイントと検査

急性上気道感染症の診断には問診と診察がもっとも重要である．流行状況の確認とともに，発症時期，徴候とその経過，診察所見から臨床的に診

表2　急性上気道感染症の原因微生物と臨床的特徴

	発症時期	発熱	鼻症状	咽頭症状	咳・痰	全身症状	肺炎合併
ライノウイルス	春，秋	微熱	+++	+	++	+	まれ
コロナウイルス	秋〜冬	微熱	++	++	++	++	まれ
インフルエンザウイルス	冬	高熱	++	++	++	+++	発症すれば重症化
RSウイルス	秋〜冬	高熱	+++	++	++	++	まれ
パラインフルエンザウイルス	春，秋	微熱	++	+++	+++	++	まれ
アデノウイルス	春〜秋	高熱	++	+++	++	+++	まれ
ヒトメタニューモウイルス	冬〜春	高熱	++	++	++	++	あり
肺炎マイコプラズマ	秋〜冬	高熱	++	++	+++	+	軽〜重症
A群溶血性レンサ球菌	春，冬	高熱	++	+++	++	+	まれ

+ 軽度，++ 中等度，+++ 高度

断がなされているのが現状であろう．咽頭痛に白苔を伴う場合は，A群溶レン菌，アデノウイルス，ときに淋菌 *Neisseria gonorrhoeae* などによるが，ライノウイルスやインフルエンザウイルス感染では通常白苔を伴わない．咽頭痛に頸部リンパ節腫脹を伴う場合はEBウイルスや，ときにHIV（human immunodeficiency virus）による急性感染症を想起する必要がある（この場合は詳細な病歴聴取とともに，この時点ではHIV抗体は陰性であることに留意し，同意取得のもとスクリーニング検査を行う）．咽頭痛に発疹を伴う場合はA群溶レン菌，EBウイルス，HIV感染など，また，結膜炎を伴う場合はアデノウイルス，エンテロウイルス enterovirus 感染のことがある．

　かぜ症候群にかかわる複数のウイルスを一度にスクリーニングできるマルチプレックスPCR（polymerase chain reaction）検査は，わが国でも特殊な施設において研究目的で利用されている．しかし日常臨床において，インフルエンザウイルスや肺炎マイコプラズマを除き，かぜ症候群をきたす病原微生物を検出するための検査を行うことは一般的ではない．実臨床で使用できる咽頭ぬぐい液を用いた迅速診断キットとして，インフルエンザウイルス，RSウイルス，アデノウイルス，ヒトメタニューモウイルス，肺炎マイコプラズマ，A群溶レン菌の特異抗原検出や核酸増幅検査がある．ただし，それぞれの検査は保険適用できる対象患者や条件を確認する必要がある．血清抗体価の上昇の確認もペア血清の採取までに2週間，結果が出るまでにそれ以上を要するため，あまり実用的とはいえない．なお，急性喉頭蓋炎を疑う場合は血液培養を行うことが推奨され，耳鼻咽喉科では内視鏡または間接喉頭鏡による観察，頸部側面X線（高圧撮影）が行われる．

D　治療の実践

　日本呼吸器学会から刊行されている「成人気道感染症診療の基本的考え方」にも，急性上気道感染症はほとんどがウイルス感染によるもので，抗菌薬が直接的に効くものではないと明記されている[6]．多くは健常者が罹患する軽症のウイルス感染症であるため，ウイルスを死滅させる直接的作用をもたない抗菌薬は無効かつ不要である．しかし実臨床では，かぜ症候群と診断しつつ抗菌薬を処方する医師が少なからずみられ，また患者自身が要望することも少なくない．わが国に限らず海外においても，抗菌薬が処方されることが多いのが現状である．Barnettらは咽頭痛を主訴に受診した8,200例を分析し，ほとんどすべての症例がウイルス感染症であったにもかかわらず，約60％の患者に無効かつ不要な抗菌薬が処方されていたと報告し，患者の多くは自然によくなることを強調している[7]．このウイルス性上気道炎に対する抗菌薬の投与こそが，薬剤耐性菌増加の原因となっていると指摘されている．

　抗菌薬は細菌に対して選択毒性をもつ薬剤であり，ウイルスやヒトがもたない細胞壁，細胞膜，細胞質，リボゾーム，核酸などに作用し，その合成あるいは機能を阻害することにより殺菌的あるいは静菌的作用をもたらす薬剤であるため，ウイルスには効果がない．薬剤耐性菌の出現を助長する抗菌薬の安易な使用は慎むべきであるが，なかには細菌感染症の原因菌に対する抗菌薬の投与が必要な場合がある．

　かぜ症候群に対する対処の原則は，日頃からの患者への指導と対症療法である．対症療法の目的はさまざまな不快な症状を緩和することにあるが，これらの症状はウイルス感染に対する生体防御反応として出現している場合もあるため，薬物療法そのものが防御反応を抑えて治癒を遅らせることもありうる．したがって対症療法といっても過剰にならないよう，慎重に行う必要がある．

① 患者への指導

　急性上気道感染症はほとんどがウイルス感染によるものであり，原則として抗菌薬は不要で，必ずしも医療機関を受診する必要がなく，自宅療養で十分な場合もあることを理解してもらう必要がある．自宅で安静にしてバランスのとれた食事をとり，十分に水分を補給し，適当な室温と湿度を保つよう指導する．室温20℃前後，湿度50〜60％が望ましいとされ，加湿によって咽頭の乾燥感や鼻閉の軽減が期待できる．体温上昇は感染し

たウイルスの増殖を抑制する生体の反応でもあるため，必ずしもクーリングは必要ではない．

患者背景と臨床症状からみた医療機関受診の必要性についてまとめたものを，表3に示す．この内容を基本とするが，健康成人であっても1週間経過しても症状の改善傾向がない場合や，インフルエンザ流行期以外でも海外渡航後などは医療機関受診を検討すべきである．

かぜ症候群の予防には手洗いとうがいが有効であり，ウイルスの感染経路を絶つため，特に外から帰宅したときは普段から石鹸を使った手洗いとうがいを習慣づける指導も大切である．インフルエンザと診断された患者には，飛沫感染による伝播を抑制するため，マスクの着用を指示する．また普段から睡眠時間が短い人，精神的ストレスを抱える人はかぜ症候群に罹患しやすく[8,9]，適度の運動を行っている人は罹患しにくいという報告[10]があるため，これらに対する対策がかぜ症候群の予防につながる可能性がある．

❷ 治療の実際

原因微生物の約90％がウイルスであるため，治療は対症療法が中心となる．通常，発症から2〜3日目に症状がピークに達した後に治癒していくため，症状が高度の場合のみ含嗽剤，トローチ，鎮咳薬，喀痰調製薬（咽頭・喉頭の粘度の高い分泌物が咳嗽を誘発させるため，気道分泌物の粘度を減少させ喀出を容易にする），解熱鎮痛薬（安全性が高くもっとも推奨されるのはアセトアミノフェンである），抗ヒスタミン薬（アレルギー性

鼻炎と異なり有効性が明らかなわけではなく，眠気や口渇などの副作用に留意する）などを用いた対症療法を行えば十分である．使用頻度の高い配合剤であるPL配合顆粒®やPA配合錠®も，対症療法として用いられる薬剤である．咽頭痛に対しては，抗炎症作用をもつトラネキサム酸が使用されることが多い．なお喀痰を伴う咳嗽に対して，リン酸コデインなどの中枢性鎮咳薬を処方すべきではない．

a. 検査により原因微生物が確定した場合

上気道炎症状を呈する疾患のなかで，A群溶レン菌感染症は抗菌薬の適応となる．本症は学童期の小児に多いが，咽頭痛を訴える成人患者の約10％程度はA群溶レン菌感染症といわれる．成人の場合，学童期の小児のように苺舌などの典型的症状を呈することは少なく，発熱，リンパ節腫脹，扁桃腺の腫大や白苔の付着があり，咳嗽がない場合が多い．咽頭痛を呈する多くの患者のなかに紛れているA群溶レン菌感染症を見逃さないよう心がけ，ていねいな問診や診察を行い，本症を疑った場合は迅速診断キットなどを用いて積極的に診断に努める．治療については，欧米においては本症といえども必ずしも抗菌薬治療は必要でないとされているが，わが国では一般的に抗菌薬投与が行われている．ペニシリン系薬のアモキシシリン（10日間投与）が第一選択薬である．β-ラクタム系薬にアレルギーがある場合はマクロライド系薬を投与する．

インフルエンザと診断した場合は，オセルタミビルリン酸塩（タミフル®），ザナミビル水和物（リレンザ®），ラニナミビルオクタン酸エステル水和物（イナビル®）のいずれかを用いる．日本感染症学会は，抗インフルエンザ薬の使用指針に関して以下のような提言を行っている．入院管理が必要とされる患者のうち，重症で生命の危険がある場合は吸入薬の投与を避けタミフル®を使用し，経口投与が困難な場合や確実な投与が求められる場合は，ペラミビル（ラピアクタ®）の使用を考慮する．入院管理が必要と判断され，肺炎を合併している場合も同様である．入院管理が必要で肺炎を合併していない場合はタミフル®，ラピアクタ®，リレンザ®，イナビル®，外来治療が相

表3 **急性上気道感染症における患者背景と症状からみた医療機関受診の必要性**

医療機関受診を勧める	自宅療養を勧める
慢性呼吸器疾患・心疾患，糖尿病，悪性腫瘍などの基礎疾患を有する高齢者，妊婦など．	基礎疾患のない健康成人，健康な身体状況が保たれている高齢者．
39℃以上の発熱 38〜39℃の発熱かつ複数の症状 膿性鼻汁・喀痰（黄緑色） 激しい咽頭痛，扁桃腫脹 激しい咳嗽，喘鳴，呼吸困難	38℃以下の発熱 漿液性鼻汁（透明） 軽い咽頭痛 軽い咳嗽
インフルエンザ流行期	インフルエンザ非流行期

当と判断される場合はタミフル®, イナビル®, リレンザ®, ラピアクタ®の順で推奨されている. イナビル®は1回で治療が完結するため, 医療機関で服用することで確実なコンプライアンスが得られるが, 吸入薬であるので吸入可能な患者に使用する. 2018年10月現在, 新しい抗インフルエンザ薬のゾフルーザ®が使用可能となった. 本薬剤は, 単回経口投与で治療が完結するため臨床上有用と考えられる一方で, 高率にウイルスのアミノ酸変異を惹起することが知られており, 臨床効果への影響, 周囲への感染性については, 今後の検討が必要とされている. なおいずれもA型・B型インフルエンザの治療に効果があるが, 症状が出現して48時間を超えた患者が服用しても効果がほとんどないことに留意し, 48時間を超えた患者にむだな処方をしないよう心がけるべきである.

b. 難治性の場合

健康成人でも, 高齢者や基礎疾患を有するハイリスクグループでも, 一般的なかぜ症候群の経過を超えて高熱が続く場合や, 激しい咳嗽, 膿性喀痰の喀出など細菌感染が示唆される場合は, 血液検査（血算, 白血球分画, 肝機能, 腎機能, CRP, 各種微生物学的検査）, 喀痰培養, 胸部画像検査などを行い, 病状の把握や原因微生物の同定に努める. 細菌感染もしくは二次的な細菌感染としては, A群溶レン菌, 肺炎球菌, インフルエンザ菌が多く, 非定型病原菌としては肺炎マイコプラズマが多いため, 必要な状況であれば, 推定されるこれらの菌種に有効な抗菌薬をエンピリックに開始してもよい.

c. 重症化した場合

急性喉頭蓋炎を除き, 急性上気道感染症自体が重症化することはほとんどないが, 肺炎マイコプ

ラズマによる感染症では呼吸不全を伴う細気管支炎や気管支肺炎をきたすことがある（次項2.参照）. かぜ症候群は気管支喘息発作や慢性閉塞性肺疾患（COPD）の増悪を惹起する最大の誘発因子であるため, このような場合はステロイドの全身投与を考慮する必要がある. また, 高齢者や基礎疾患を有するハイリスクグループではインフルエンザウイルス感染症で肺炎像を呈したり, 二次感染として細菌性肺炎を併発することがあるため, 低酸素血症, 胸部聴診所見, 胸部画像所見などを加味し, 入院治療が可能な施設での対応が望ましい.

文　献

1) 厚生労働省健康局結核感染症課：抗微生物薬適正使用の手引き, 第一版, 2017
2) Heikkinen T, Järvinen A：The common cold. Lancet **361**(9351)：51-59, 2003
3) Cooper RJ et al：Principles of appropriate antibiotic use for acute pharyngitis in adults：background. Ann Intern Med **134**(6)：509-517, 2001
4) Turner RB, Hendley JO：Virucidal hand treatments for prevention of rhinovirus infection. J Antimicrob Chemother **56**(5)：805-7, 2005
5) Blaiss MS et al：Consumer attitudes on cough and cold：US (ACHOO) survey results. Curr Med Res Opin **31**(8)：1527-1538, 2015
6) 日本呼吸器学会：「呼吸器感染症に関するガイドライン」成人気道感染症診療の基本的考え方, 2003
7) Barnett ML, Linder JA：Antibiotic prescribing to adults with sore throat in the United States, 1997-2010. JAMA Intern Med **174**(1)：138-140, 2014
8) Cohen S et al：Sleep habits and susceptibility to the common cold. Arch Intern Med **169**(1)：62-67, 2009
9) Cohen S et al：Psychological stress and susceptibility to the common cold. N Engl J Med **325**(9)：606-612, 1991
10) Nieman DC：Exercise, upper respiratory tract infection, and the immune system. Med Sci Sports Exerc **26**(2)：128-139, 1994

Ⅴ. 治療の実際

2.　急性気管支炎・細気管支炎

本項目のポイント

- ほとんどの急性気管支炎や細気管支炎はウイルス性であるため，原則，抗菌薬の投与は不要である.
- Gram 染色や迅速診断キットを利用して，原因診断に努める.
- 百日咳菌や肺炎マイコプラズマ，肺炎クラミドフィラが原因菌の場合には，マクロライド系薬を投与する.
- 慢性呼吸器疾患を有する患者に合併した急性気管支炎で，二次的に細菌感染を合併した場合には，原因菌に応じた抗菌薬を選択する.
- ニューキノロン系薬を選択する際には期間を限定して使用する.

　気道感染症は，わが国では主に解剖学的に上気道感染症と下気道感染症に分類される[1]. 上気道感染症はいわゆるかぜ症候群であり，下気道感染症は急性気管支炎と区別される. 一方，アメリカでは発症病態からの分類がなされ，非特異的上気道炎に加え，合併症のない急性気管支炎を含めて「かぜ症候群」と呼ばれており，日米の定義は異なっている.

　世界的な薬剤耐性菌対策の一環として，わが国でも 2016 年 4 月に「薬剤耐性（AMR）対策アクションプラン」が策定され，2017 年 6 月には，「抗微生物薬適正使用の手引き（第一版）」が示された[2]. 本項では，本手引きを参考に主に成人の下気道感染症について概説する.

A　原因微生物と感染経路

　急性気管支炎は気管支領域の感染症で，主な原因微生物はウイルスが 90％以上を占め，残りの 5～10％は百日咳菌や肺炎マイコプラズマ，肺炎クラミドフィラなどである[3,4]. ウイルスには，エコーウイルス echovirus，コクサッキーウイルス coxsackie virus，エンテロウイルス，ライノウイルス，コロナウイルス，RS ウイルス，インフルエンザウイルス，ヒトメタニューモウイルス，ア

デノウイルスやパラインフルエンザウイルスなどがあげられる. Flaherty らが検討した急性気管支炎の原因菌の研究報告 20 編を検討した報告[5] でも，80％以上はウイルスとされている. 一方，健常者と基礎疾患を有する患者との比較では，基礎疾患を有する患者に細菌感染の関与が示唆される（表 1）. その感染経路は，主に飛沫感染で経気道的に感染する. 細気管支炎は主に生後 24 ヵ月までの小児にみられる呼吸細気管支領域に生じる気道の炎症で，ウイルス（特に RS ウイルス）が原因となる.

B　症候の特徴

　急性気道感染症は，鼻症状（鼻汁・鼻閉），咽頭症状（咽頭痛），下気道症状（咳嗽，喀痰）の 3 系統の症状によって，感冒（非特異的上気道炎，普通感冒），急性鼻副鼻腔炎，急性咽頭炎，急性気管支炎の 4 つに分類（アメリカ内科学会（ACP）分類）される. なかでも急性気管支炎は，「発熱や喀痰の有無を問わず，咳嗽を主症状とする病態を有する急性気道感染症」と定義される. その咳嗽は，2～3 週間持続することも少なくない. 一方，急性鼻副鼻腔炎では，鼻汁や鼻閉等の鼻症状，急性咽頭炎では咽頭痛などの喉症状がメインで，

表1　急性気管支炎の原因微生物

	健常成人患者		基礎疾患（＋）患者	
	病原微生物	（%）	病原微生物	（%）
不明		29〜84		30〜50
ウイルス	アデノウイルス	3〜4	アデノウイルス	1〜2
	インフルエンザウイルス	1〜25	インフルエンザウイルス	5〜26
	パラインフルエンザウイルス	1〜25	パラインフルエンザウイルス	3〜29
	ライノウイルス	8〜33	ライノウイルス	5〜17
	コロナウイルス	4〜13	コロナウイルス	5〜23
	RS ウイルス	10	RS ウイルス	0〜11
			単純ヘルペスウイルス	2
細菌	肺炎球菌	28	肺炎球菌	15〜33
	インフルエンザ菌	10	インフルエンザ菌	30〜70
			M. catarrhalis	3〜22
			黄色ブドウ球菌	0〜17
			Gram 陰性腸内細菌科桿菌	0〜44
非定型病原微生物	肺炎マイコプラズマ	1〜25	肺炎マイコプラズマ	0〜6
	肺炎クラミドフィラ	1〜25	肺炎クラミドフィラ	4〜22
	百日咳菌	12〜21		

感冒では，咳，鼻，喉の症状が同程度であると特徴づけられており[2]，一般に「風邪をひいた」と訴えて受診する患者の鑑別には，上気道症状が重要となる（1. 項 図1，p.188 参照）．

C　確定診断に至る手順

「風邪をひいたと受診した患者」のチャート（図1）[2] をもとに，急性気管支炎の診断のポイントを概説する．はじめにバイタルサインの異常（頻呼吸，意識障害，低血圧）の有無により敗血症の鑑別を行う．さらに流行期にはインフルエンザの関与を考慮する．なかにはインフルエンザの典型的な症状（高熱，筋肉痛，関節痛など）を示さず，迅速検査で検出されるインフルエンザ患者がいることにも留意する．敗血症やインフルエンザに該当せず気道症状を有する症例では，上記症状を参考に感冒，急性鼻副鼻腔炎，急性咽頭炎，急性気管支炎が鑑別される．

D　病態と各種検査

急性気管支炎の診断には肺炎との鑑別が重要であるが，バイタルサインの異常（体温38℃以上，脈拍100回/分，呼吸数24回/分のいずれか1つ）または胸部聴診所見の異常を認める場合には，胸部X線を含む精査を行う．一方で，70歳未満の成人では，バイタルサインや胸部聴診所見の異常がなければ，胸部X線検査は不要とされる[3]．また，下気道感染による成人急性咳嗽患者（28,883 例）を対象とした報告[6] では，体温＞37.8℃（RR 2.6，95%CI 1.5-4.8），聴診におけるcrackles（RR 1.8，95%CI 1.1-3.0），SpO_2＜95%（RR 1.7，95%CI 1.0-3.1），脈拍＞100/分（RR 1.9，95%CI 1.1-3.2）の4つの因子を肺炎の予測因子としてあげ，ほとんどの肺炎患者（86.1%）がこの4つの臨床徴候の1つ以上を有していた．その陽性的中率は 20.2%（95%CI 17.3-23.1）と報告されており，肺炎を見逃さないことが重要である．特に，高齢者では典型的な肺炎症状を呈さないことも多いことを銘記しておく．

鼻症状中心の急性鼻副鼻腔炎では重症度を判断し，抗菌薬の要否を検討する．喉症状中心の急性咽頭炎の鑑別には，重症の扁桃周囲膿瘍や急性喉頭蓋炎，咽後膿瘍などがあげられる．人生最悪の痛み，唾も飲み込めない，閉口障害，嗄声，呼吸困難などの症状を有する患者に注意する．さらに急性心筋梗塞やくも膜下出血，頸動脈，頸椎動脈解離などでも喉の症状で受診することがあり，突然発症や嘔吐，咽頭所見が乏しい場合には急性咽

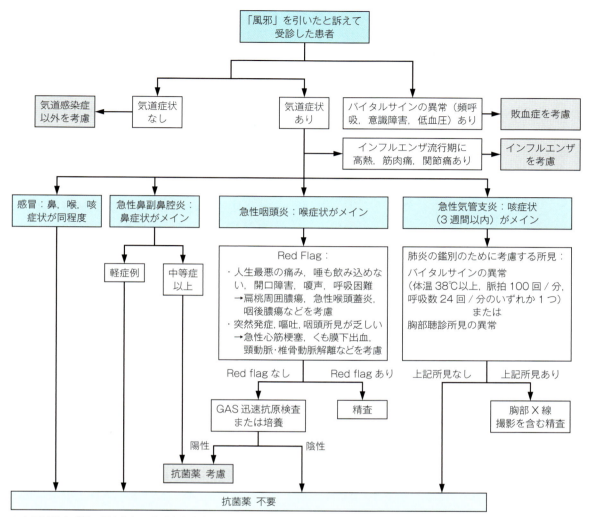

図1 急性気道感染症の診断および治療の手順
〔厚生労働省健康局結核感染症課：抗微生物薬適正使用の手引き，第一版，2017 より引用〕

咽頭炎ではない可能性を考え，精査を行う．

原因微生物の検査には，各種迅速診断キットが有用である．A群溶血性レンサ球菌による急性咽頭炎の鑑別は重要で，Centor の診断基準（発熱，白苔を伴う発赤，咳嗽なし，圧痛を伴う前頸部リンパ節腫脹）を参考に本症を疑い，迅速診断検査を行う．その他，インフルエンザウイルス，RSウイルス，アデノウイルス，ヒトメタニューモウイルスなどの迅速診断キットを利用して，ウイルス疾患の診断に努める．インフルエンザウイルス以外の原因ウイルスに対する抗ウイルス薬は存在しない．一方で，抗菌薬の効果が期待できる百日咳とマイコプラズマ肺炎の診断には血清診断や遺伝子診断が利用できる．百日咳菌の血清診断（抗TP抗体）は迅速性に欠け，臨床現場では使用しにくいが，LAMP法は感度（76.2〜96.6％）・特異度（94.1〜99.5％）とも高く[7]，その診断に有用性が高い．そのため，百日咳患者との接触や長期咳嗽患者では本症を鑑別にあげ，検査を実施する．一方で，肺炎マイコプラズマの血清IgM抗体検査は感度・特異度が低く，IgG検査はペア血清にて判断される必要があり迅速性に欠ける．抗

原検査はやや感度が限られているが，臨床現場で迅速診断法として利用されている．さらに感度が高い LAMP 法も利用でき，迅速に診断を行うことが可能となってきた．また，一般細菌は急性気管支炎への関与は多くはないが，慢性呼吸器疾患の合併を有する患者で，発熱や膿性喀痰を認める場合には，Gram 染色を実施して細菌感染の有無を確認する．

E 治療の実践 ── エンピリック治療として何を行うか

ほとんどの急性気管支炎はウイルス性であるため，原則抗菌薬は不要であるが肺の基礎疾患を有する患者に細菌感染症を合併する症例が存在することも考慮する．表2にウイルス感染（普通感冒，インフルエンザ）と細菌感染の鑑別点を示す．

日本呼吸器学会の「成人気道感染症診療の基本的考え方」[1]では，かぜ症候群と急性気管支炎での抗菌薬の適応として，1)高熱の持続（3日間以上），2)膿性の喀痰，鼻汁，3)扁桃肥大と膿栓・白苔付着，4)中耳炎・副鼻腔炎の合併，5)強い炎症反応（白血球増多，CRP 陽性，赤沈値の亢進），6)ハイリスクの患者（65歳以上の高齢者や感染症に影響を及ぼす基礎疾患を有する患者）をあげている．また，これらの検証試験では，基礎疾患

を有さない若年者の気道感染症に対しての抗菌薬投与は勧められないが，上記6項目中3項目以上が該当する場合には，抗菌薬投与が考慮されるべき症例が含まれるとされる[8]．

一方，スウェーデンでの行政医療データをもとに検討された抗菌薬使用と上気道感染症後細菌合併症との関連を検討した前向きコホート研究では，扁桃炎後の扁桃周囲膿瘍（10,000 発症当たり抗菌薬投与群41.1，非投与群32.4）を除き，抗菌薬投与群・非投与群とも上気道感染後の細菌合併症はまれ（10,000 発症当たり投与群1.5 未満，非投与群1.3 未満）で，抗菌薬は細菌合併症における予防効果がない可能性が示唆されている[9]．

① 検査により原因微生物が確定した場合

成人の気道感染症では，抗菌薬が必要な患者は限られるため，基礎疾患や合併症がない場合には急性気管支炎に対するルーチンの抗菌薬投与は原則として推奨されない．また，抗菌薬を投与する不利益も考慮すべきである．急性気管支炎で抗菌薬の投与が必要なのは，百日咳菌，肺炎マイコプラズマ，肺炎クラミドフィラである．百日咳菌に対してはマクロライド系薬による抗菌薬治療が適応となる．初期1〜2週間のカタル期をすぎてからの抗菌薬治療は咳嗽の程度や持続時間に対する改善効果を有さないが，周囲への感染拡大防止の

表2 ウイルス感染と細菌感染の鑑別

| | | ウイルス感染 | | 細菌感染 |
		普通感冒	インフルエンザ	
臨床症状	発症 症状分布 発熱	緩徐 局所的 通常は微熱	急激 全身的 高熱	通常は緩徐 全身的〜局所的 微熱〜高熱
	咳 痰 咽頭痛	軽度〜高度 白色・粘液性 多い	通常は軽度 白色・粘液性 少ない	軽度〜高度 黄色・膿性 少ない
	悪寒 倦怠感 筋肉痛	少ない 少ない 少ない	高度 高度 あり	あり あり 少ない
臨床検査	白血球数 好中球数 リンパ球数	正常〜減少 正常〜減少 相対的増加	正常〜減少 正常〜減少 相対的増加	増加 増加（桿状核球） 相対的減少
	CRP	陰性〜軽度上昇	陰性〜軽度上昇	中等度〜高度上昇

〔日本呼吸器学会：「呼吸器感染症に関するガイドライン」成人気道感染症診療の基本的考え方，p.6，2003 より許諾を得て抜粋し転載〕

目的で抗菌薬投与を考慮する．その他，肺炎マイコプラズマや肺炎クラミドフィラに対してもマクロライド系薬が第一選択となる．近年，マクロライド耐性肺炎マイコプラズマの増加が報告されているが，本感染症をマクロライド系薬で治療した場合でも，発熱期間が数日延長するものの予後は悪くないことから，第一選択薬はマクロライド系薬が推奨されている[10]．一方，48〜72 時間で解熱しない場合には，キノロン系薬（小児ではトスフロキサシンのみ保険適用あり）やテトラサイクリン系薬（ただし 8 歳未満ではテトラサイクリン（ミノサイクリン）は原則禁忌）を考慮する．また，小児の肺炎マイコプラズマ感染症ではマクロライド系薬による治療が推奨されているが，成人における肺炎を伴わない肺炎マイコプラズマによる急性気管支炎に対する抗菌薬治療には，その必要性を支持する根拠に乏しいとの意見もある[3]．

その他，慢性呼吸器疾患（慢性閉塞性肺疾患（COPD），気管支拡張症，陳旧性肺結核など）を有する患者に合併した急性気管支炎で，二次的に細菌感染を合併した場合には，原因菌に応じた抗菌薬の選択が必要である．原因菌としては，インフルエンザ菌，肺炎球菌，モラクセラ・カタラーリス *M. catarrhalis*，緑膿菌 *P. aeruginosa* の頻度が高い．その治療薬として，上記原因菌に対して優れた抗菌活性を示すレスピラトリーキノロンが第一選択薬としてあげられる．その他，β-ラクタム系薬やマクロライド系薬は，原因菌に応じて選択される．治療期間は通常 5〜7 日間が推奨される．原因菌のなかでも，緑膿菌は持続感染も多いため，臨床症状や臨床検査値等の結果から急性増悪への関与の有無を慎重に検討する．また，抗菌薬の投与歴がある場合には，耐性化も考慮して薬剤感受性を確認する．一方，レスピラトリーキノロンは抗結核作用を有しているため，肺結核では一時的に症状が緩和され，診断の遅れにつながることにも留意する．キノロン系薬のなかでもトスフロキサシンは抗結核作用を有さないため，肺結核が否定できない場合の選択肢の 1 つとして記憶しておきたい．

❷ 重症化した場合

重症化した場合には，肺炎の合併の有無を検討する．また，長期咳嗽が継続する場合には，正確な鑑別診断が抗菌薬適応を決定するうえで重要であるため，遷延性咳嗽（3〜8 週未満），慢性咳嗽（8 週間以上）の鑑別を行う．咳嗽の持続期間が長くなるにつれて感染症の頻度は減るが，結核などの慢性感染症や他の呼吸器疾患の合併の有無を確認する．アレルギー性鼻炎や後鼻漏，喉頭アレルギーなどによる咳嗽もある．その他，咳喘息，気管支喘息，間質性肺炎，過敏性肺炎，肺腫瘍，胃食道逆流症（GRED），アンギオテンシン変換酵素（ACE）阻害薬の副作用などが鑑別にあげられる．

文　献

1) 日本呼吸器学会：「呼吸器感染症に関するガイドライン」成人気道感染症診療の基本的考え方，2003
2) 厚生労働省健康局結核感染症課：抗微生物薬適正使用の手引き，第一版，2017
3) Harris AM, Hicks LA, Qaseem A et al：High Value Care Task Force of the American College of Physicians and for the Centers for Disease Control and Prevention. Appropriate antibiotic use for acute respiratory tract infection in adults：advice for high-value care from the American College of Physicians and the Centers for Disease Control and Prevention. Ann Intern Med **164**(6)：425-434, 2016
4) JAID/JSC 感染症治療ガイド・ガイドライン作成委員会 呼吸器感染症ワーキンググループ：JAID/JSC 感染症治療ガイドライン―呼吸器感染症．日化療会誌 **62**：1-109, 2014
5) Flaherty KR, Saint S, Fendrick AM et al：The spectrum of acute bronchitis. Using baseline factors to guide empirical therapy. Postgrad Med **109**：39-47, 2001
6) Moore M, Stuart B, Littele P et al：Predictors of pneumonia in lower respiratory tract infections：3C prospective cough complication cohort study. Eur Respir J **50**：1700437, 2017
7) Torkaman MRA, Kamachi K, Nikbin VS et al：Comparison of loop-mediated isothermal amplification and real-time PCR for detecting *Bordetella pertussis*. J Med Microbiol **64**(Pt 4)：463-465, 2015
8) Yamamoto Y, Ohmachi M, Watanabe A et al：A study on the management of acute respiratory tract infection in adult. Jpn J Antibiot **67**：223-232, 2014
9) Cars T, Eriksson I, Granath A et al：Antibiotic use and bacterial complications following upper respiratory tract infections：a population-based study. BMJ Open Nov. 15；**7**(11)：e016221, 2017
10) 日本マイコプラズマ学会：肺炎マイコプラズマ肺炎に対する治療指針，2014

Ⅴ. 治療の実際

3. 慢性気道感染症

本項目のポイント

- 慢性気道感染症とは,「主として下気道において慢性的に持続する感染症であり,何らかの契機により急性増悪をきたしうる病態の総称」である.
- わが国における代表的疾患としては,気管支拡張症,肺結核後遺症,びまん性汎細気管支炎,関節リウマチに合併した細気管支炎などがあげられる.
- 咳嗽,膿性喀痰が持続し,さらに発熱とともに症状増悪を繰り返す場合,慢性気道感染症の存在を疑う.
- 慢性安定期では,インフルエンザ菌,肺炎球菌,*M. catarrhalis* などが多く分離され,持続感染が長期化すると緑膿菌や MRSA が分離される.
- 急性増悪時は,主にインフルエンザ菌,肺炎球菌が分離され,病態が進行すると緑膿菌やアシネトバクター属などの関与がみられる.

A 慢性気道感染症を起こす基礎疾患と原因微生物

2003 年に日本呼吸器学会から発刊された「成人気道感染症診療の基本的考え方」[1] において,慢性気道感染症とは「主として下気道において慢性的に持続する感染症であり,何らかの契機により急性増悪をきたしうる病態の総称」と定義している.いわゆる急性疾患から慢性疾患に移行する状態とは異なることに注意が必要である.

慢性気道感染症には,まれな疾患を含めると多くの疾患がある.以前はわが国においては結核感染後による気道病変(肺結核後遺症)やびまん性汎細気管支炎(DPB)などが主体であったが,肺結核の減少に伴い肺結核後遺症は減少傾向である.また,DPB の有病率(人口 10 万対)は,1976～1980 年は 13.8 であったが,1989～1993 年は 6.63,1999～2003 年は 0 と報告[2] されるなど,最近では新規患者に出会う頻度はまれになっている.

このような状況のなか,臨床において慢性気道感染症を疑った場合,原因疾患を鑑別することは重要であるが,代表的なものの 1 つとして気管支拡張症があがる.McShane らは,欧米に多い嚢胞性線維症(CF)以外による気管支拡張症の原因として,表 1 のようにまとめている[3].また,気管支拡張症には副鼻腔炎を合併しやすい疾患(総じて副鼻腔気管支症候群と称される)も多く,気管支拡張症を認めた場合,副鼻腔炎の存在も同時に疑う必要がある.Loebinger らは,その原因疾患と副鼻腔炎合併頻度についてレビューで報告している(表 2)[4].

わが国において減少しているとはいえ,慢性気道感染症を疑った場合,DPB が重要な疾患であることには変わりはなく,DPB 類似の病変を呈する疾患として,関節リウマチ(rheumatoid arthritis:RA)に合併した細気管支炎や,西日本(特に九州)を中心に多いヒト T 細胞白血病ウイルス 1 型(human T-cell lymphotropic virus type 1:HTLV-1)関連細気管支炎(HTLV-1 associated bronchiolitis:HAB)の存在も忘れてはいけない.

慢性気道感染症で持続感染している細菌としては,インフルエンザ菌,肺炎球菌,モラクセラ・カタラーリス *M. catarrhalis* が多いが,持続感染が長くなり抗菌薬投与が繰り返されるとバイオフィルムを形成する緑膿菌やメチシリン耐性黄色ブドウ球菌(MRSA)が分離されるようになる.

表1　嚢胞性線維症以外の気管支拡張症の原因疾患

自己免疫性疾患	関節リウマチ Sjögren 症候群
線毛異常	原発性線毛機能不全症
結合織疾患	気管気管支肥大（Mounier-Kuhn 症候群） Marfan 症候群 軟骨組織異常（Williams-Campbell 症候群）
過敏性疾患	アレルギー性気管支肺アスペルギルス症
免疫不全	免疫グロブリン欠損症 HIV 感染 Job 症候群（高 IgE 症候群）
炎症性腸疾患	潰瘍性大腸炎 Crohn 病
気道傷害	肺炎 / 小児期の感染症 誤嚥 喫煙
悪性疾患	慢性リンパ球性リンパ腫 幹細胞移植後の移植片対宿主病（GVHD）
閉塞に伴う	腫瘍 異物 リンパ節腫脹
その他	α1 アンチトリプシン欠損 黄色爪症候群 Young 症候群

〔McShane PJ et al：Non-cystic fibrosis bronchiectasis. Am J Respir Crit Care Med **188**(6)：647-656, 2013 より引用〕

表2　気管支拡張症の原因と副鼻腔炎

障害	疾患例	副鼻腔炎の頻度
特発性		45～84%
粘膜線毛異常	原発性線毛機能不全症 嚢胞性線維症 Young 症候群	ほぼ 100%
免疫不全	HIV 分類不能型（低ガンマグロブリン血症）	ほぼ 100%
感染後	結核 肺非結核性抗酸菌症（MAC症など） 麻疹 百日咳	50%
過剰免疫反応	アレルギー性気管支肺アスペルギルス症 移植片対宿主病（GVHD） 炎症性腸疾患	40～90% 気管支拡張の程度による
機械的閉塞	腫瘍 異物 リンパ節腫脹	まれ

〔Loebinger MR et al：Upper airway 2：bronchiectasis, cystic fibrosis and sinusitis. Thorax **64**(12)：1096-1101, 2009 より引用〕

　急性増悪の原因は各疾患とも，主にインフルエンザ菌，肺炎球菌であり，病態が進行すると緑膿菌やアシネトバクター*Acinetobacter* 属などの弱毒菌の関与がみられる．さらに，超高齢社会を迎えたわが国では慢性閉塞性肺疾患（COPD）が増加しており，COPD における細菌の下気道への定着や増悪の原因菌にも注意が必要である．COPD 安定時においても他の慢性気道感染症と同様，主にインフルエンザ菌が，また進行症例で緑膿菌が認められ，COPD 増悪時にはインフルエンザ菌（20～30%），肺炎球菌（10～15%），*M. catarrhalis*（10～15%）が関与していると報告されている[5]．

B　症候の特徴

1　症　状

　喀痰・膿性喀痰：喀痰の主成分は粘液であり，その多くはムチン糖タンパクで構成される．

　咳嗽：増加している喀痰，気道分泌物を喀出するために湿性咳嗽を認める．一般には夜間に貯留した喀痰を喀出するために，1 日のうち起床後などの午前中に多い．

　血痰：気管支拡張症や慢性気管支炎増悪は血痰，喀血を起こしやすいことが知られている．特に体循環からの高圧の気管支動脈が気道粘膜に接しており，大量出血には注意が必要である．喀血の原因疾患を調査した報告によると，気管支拡張症 20%，肺がん 19%，気管支炎 18%，肺炎 16% の順であり，また気管支拡張症は中等症以上が 78% であった[6]．

　呼吸不全・肺高血圧：COPD，肺結核後遺症，気管支拡張症など慢性気道感染症を引き起こす原因疾患自体でも呼吸不全をきたすが，さらに慢性気道感染に伴う気道内の喀痰貯留や増加による換気への影響や痰喀出や咳嗽といったエネルギー消費の増大などから，呼吸不全の悪化，ときに二酸化炭素貯留を伴う II 型呼吸不全に注意が必要である．また，Alzeer らによる気管支拡張症患者 94 例のうち，31 例が収縮期肺動脈圧が 40mmHg 以上であったとの報告[7] があるなど，病状が進行すれば低酸素血症とともに肺高血圧や右心不全を生じる．

200 　V．治療の実際

表3　気管支拡張症を起こす疾患のなかで特徴的な症状，身体所見を呈する疾患

気管支拡張症を起こす疾患	特　徴
原発性線毛機能不全症	・精子の鞭毛の微細構造異常⇒不妊の原因 ・Kartagener 症候群：内臓逆位，慢性副鼻腔炎，気管支拡張症を3徴とする
気管気管支巨大症（Mounier-Kuhn 症候群）	・気管，気管支径が正常の平均値＋3SD 以上に拡張している
軟骨組織異常（Williams-Campbell 症候群）	・呼吸性に拡張，虚脱する特殊な気管支拡張症（気管支軟骨の先天性量的欠損）
免疫グロブリン欠損症	・IgG などが低下し，易感染性である
黄色爪症候群	・黄色爪，下腿浮腫，肺病変（気管支拡張症，慢性気管支炎，肺炎など）を3徴とする
Young 症候群	・慢性副鼻腔感染や先天性嚢胞性気管支拡張とともに無精子症併発
嚢胞性線維症	・生直後に胎便性イレウスを起こす（国内患者の40〜50％） ・膵外分泌不全による消化吸収不良により，脂肪便，栄養不良，低体重をきたす ・ほぼ全例，呼吸器感染症を繰り返す ・汗中 Cl^- 濃度の上昇（正常39mmol/L 以下）⇒濃度上昇は診断に用いられている

　急性増悪：慢性安定期の状態から，細菌感染の悪化による咳嗽，喀痰の増加や喀痰の性状の変化（膿性度増強，ときに血痰）を認め，通常，発熱，呼吸困難感の出現や増強を伴う．

② 診察所見

　聴診所見：気道病変の程度，分布による程度の差はあるが，一般に太めの中枢側の気道から発生する吸気時の粗い断続性ラ音（coarse crackles）や低音性連続性ラ音（rhonchi）を聴取する．また吸気時にキュッといった短いスクウォーク（squawk）なども聴取することがある．

　その他注意すべき所見と疾患：表3に示す．

C　確定診断に至る手順

　咳嗽，膿性喀痰が持続し，さらにときおり，発熱とともに症状が増悪するなどの臨床経過を繰り返す場合は慢性気道感染症の存在が疑われる．咳嗽，喀痰が持続する疾患として COPD や慢性気管支炎（慢性気道感染を伴わない），気管支喘息，粘液産生性の肺がんなども鑑別にあがるため，喀痰の Gram 染色や細菌培養，喀痰細胞診を行い，膿性喀痰の確認を行う．また，同時に副鼻腔炎の合併の有無や喫煙歴の確認なども重要である．

　慢性気道感染症が明らかとなったら，表1[3]や表2[4]のような鑑別疾患を念頭にあげ，各疾患の特徴を確認しながら基礎疾患の確定診断を行って

いく．その際に胸部画像所見，特に胸部 HRCTからの情報は重要となることが多い．画像所見から，（A）DPB を中心とした小葉中心性粒状影が主体となる群（細気管支炎），（B）気管支拡張の所見が主体となる群，（C）気腫性変化が主体となる群の3群に分けて鑑別をすると整理しやすい．ただし（A）群でも気管支拡張の所見を有し，進行例ではその所見が目立つようになり，（B）群でも気管支拡張とともに末梢気道周囲に粒状影が散見することも認められる．さらに喫煙者などは（A）群，（B）群であっても気腫性変化を合併することも認めるなど，個人差や疾患のステージの影響で多彩な画像所見を呈する．よって，画像所見は診断補助的な参考所見にすぎないことも理解しておく必要がある．筆者が作成した診断チャートを図1に記す．

　以下，代表的な診断基準や診断の手引きを示す．

　DPB：診断の手引きを表4[8]に示した．

　気管支拡張症：気道の感染や炎症を繰り返すことにより，気管支内腔の不可逆的な拡張をきたした病態と定義されており，その原因疾患は種々に及ぶ．気管支拡張症の診断において HRCT の役割は大きく，気管支拡張の感度は96％，特異度は93％であるとする報告[9]もある．気管支拡張症の診断における特定の HRCT 所見としては，1）気管支内径が随伴する血管径より増大，あるいは2）末梢側における気管支先細りの消失である．そ

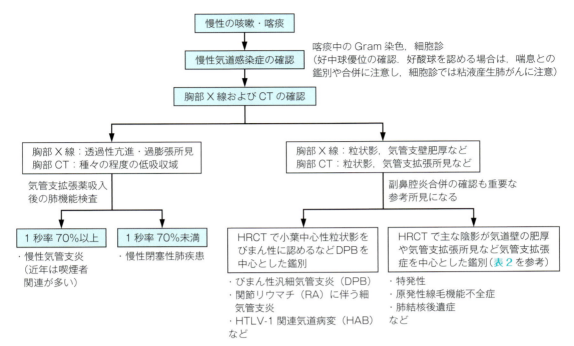

図1 慢性気道感染症の診断チャート（筆者作成）

の他の所見としては，気管支の終末における囊胞形成や粘液栓（mucus plug）である．また，気管支壁の肥厚もよくみられるが，気管支喘息や（慢性気道感染症を認めない）COPDでも認めることから，診断的な画像所見としてはとらえられていない[3]．気管支拡張症の原因となる疾患の診断に関しては他書を参照されたい．

副鼻腔気管支症候群：上気道の慢性副鼻腔炎と下気道の炎症疾患（DPB，気管支拡張症，慢性気管支炎など）を合併した病態である．表5[10]に診断基準を示す．

D 病態と各種検査

慢性気道感染症の病態は，1）気道粘液の過剰分泌，2）緑膿菌など細菌による持続感染，3）好中球性の気道炎症が中心的役割を果たしている．また，この3つの病態が密接に関係し，気道の破壊や変形（気管支拡張）に寄与し，さらに悪循環をきたして気管支拡張症を形成しているという仮説も報告されている（図2）[3]．

1 気道粘液の過剰分泌

喀痰の主成分は粘液であり，主な構成成分はムチン糖タンパクである．DPBやCOPDの気道上皮に存在する杯細胞からムチンのコアタンパクであるMUC5ACが過剰に分泌されている[11,12]．このMUC5ACなどの分泌型ムチンはゲルを形成し，粘液の粘性変化をもたらし，粘液線毛輸送系に障害を誘発し，さらには細菌感染性を増加させる．また，好中球エラスターゼ，Gram陰性桿菌細胞壁を構成するリポ多糖および喫煙は，気道上皮細胞におけるムチンの産生を促進する[13,14]．

2 緑膿菌による持続感染の成立

肺炎球菌やインフルエンザ菌などが感染増悪を繰り返し，抗菌薬を使用するうちに薬剤耐性の緑膿菌に菌交代を起こすこととなる．持続感染に至った緑膿菌は，粘性の高いムコ多糖であるアルギン酸を菌体外に産生し，菌体を覆い包むバイオフィルムを形成する．バイオフィルムを形成した緑膿菌は，白血球による貪食や抗体，補体など宿主免疫による排除機構から逃れやすく，また，抗菌薬投与に対しても抗菌薬の浸透性低下によって

表4 びまん性汎細気管支炎の手引き（1998年12月12日改訂）

1. 概念

    びまん性汎細気管支炎（diffuse panbronchiolitis；DPB）とは，両肺びまん性に存在する呼吸細気管支領域の慢性炎症を特徴とし，呼吸機能障害をきたす疾患である．病理組織学的には，呼吸細気管支を中心とした細気管支炎および細気管支周囲炎であり，リンパ球，形質細胞など円形細胞浸潤と泡沫細胞集簇がみられる．しばしばリンパ濾胞形成を伴い，肉芽組織や瘢痕巣により呼吸細気管支の閉塞をきたし，進行すると気管支拡張を生じる．

    男女差はほとんどなく，発病年齢は40～50歳代をピークとし，若年者から高年齢者まで各年代層にわたる．慢性の咳，痰，労作時息切れを主症状とし，高率に慢性副鼻腔炎を合併または既往にもち，HLA抗原との相関などから遺伝性素因の関与が示唆されている[*1]．従来，慢性気道感染の進行による呼吸不全のための不良の転帰をとることが多かったが，近年エリスロマイシン療法などによって予後改善がみられている．

2. 主要臨床所見
    - （1）必須項目
        - ①臨床症状：持続性の咳，痰および労作時息切れ
        - ②慢性副鼻腔炎の合併ないし既往[*2]
        - ③胸部X線またはCT所見：胸部X線；両肺のびまん性散布性粒状影[*3] または胸部CT像；両肺のびまん性小葉中心性粒状病変
    - （2）参考項目
        - ①胸部聴診所見：断続性ラ音[*5]
        - ②呼吸機能および血液ガス所見：1秒率低下（70％以下）および低酸素血症（80Torr以下）[*6]
        - ③血液所見：寒冷凝集素価高値[*7]

3. 臨床診断
    - （1）診断の判定
        - 確実：上記主要所見のうち必須項目①②③に加え，参考項目の2項目以上を満たすもの
        - ほぼ確実：必須項目①②③を満たすもの
        - 可能性あり：必須項目のうち①②を満たすもの
    - （2）鑑別診断
        - 鑑別診断上注意を要する疾患は，慢性気管支炎，気管支拡張症，線毛不動症候群，閉塞性細気管支炎，嚢胞性線維症などである．病理組織学的検査は本症の確定診断上有用である．

付記
- [*1] 日本人症例ではHLA-B54，韓国人症例ではHLA-A11の保有率が高く，現時点では東アジア地域に集積する人種依存性の高い疾患である．
- [*2] X線写真で確認のこと．
- [*3] しばしば過膨張所見を伴う．進行すると両下肺に気管支拡張所見がみられ，ときに巣状肺炎を伴う．
- [*4] しばしば細気管支の拡張や壁肥厚がみられる．
- [*5] 多くは水泡音（coarse crackle）．ときに連続性ラ音（wheezes, rhonchi）ないし，スクウォーク（squawk）を伴う．
- [*6] 進行すると肺活量減少，残気量（率）増加を伴う．肺拡散能力の低下はみられない．
- [*7] 人赤血球凝集法で64倍以上．

〔日本呼吸器学会：「呼吸器感染症に関するガイドライン」成人気道感染症診療の基本的考え方，p.43，2003より許諾を得て転載〕

表5 副鼻腔気管支症候群の診断基準

1）8週間以上続く呼吸困難発作を伴わない湿性咳嗽
2）次の所見のうち1つ以上を認める
    - ①後鼻漏，鼻汁，咳払いなどの副鼻腔炎様症状
    - ②敷石状所見を含む口腔鼻咽頭における粘液性あるいは粘膿性の分泌物
    - ③副鼻腔炎を示唆する画像所見
3）14，15員環マクロライド系薬や去痰薬による治療が有効

〔日本呼吸器学会：咳嗽に関するガイドライン第2版，p.40，2012より許諾を得て一部改変し転載〕

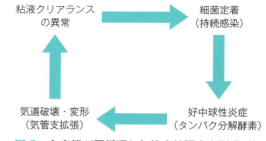

図2 各病態が悪循環し気管支拡張症を形成（仮説）

〔McShane PJ et al：Non-cystic fibrosis bronchiectasis. Am J Respir Crit Care Med 188(6)：647-656, 2013を参考に筆者作成〕

治療抵抗性を獲得することができるため，バイオフィルム内部で生存・増殖することができる．

持続感染に重要な役割を果たすバイオフィルムの産生は quorum-sensing で制御される．quorum-sensing とは，autoinducer と呼ばれる情報伝達物質によりバイオフィルム形成や毒素産生などの細菌の種々の活性に関与する遺伝子の発現が調節される現象をいう．具体的には，緑膿菌は菌数が少ない状況下では指数関数的に増殖するが，菌数がある定常状態まで増加してしまうと周囲の菌数を autoinducer で感知し，それまでわずかしか産生していなかったエラスターゼや緑色色素のピオシアニンなどの病原因子の産生が進み，これらにより細胞や組織障害をきするようになる．

③ 好中球性気道炎症

慢性気道感染症において，気道炎症には好中球の過剰集簇が深くかかわっており，特に DPB では病態の中心にあると考えられている．DPB 患者から回収された BALF 内には大量の好中球が認められる．気道に集簇した好中球による活性酸素の産生や好中球エラスターゼなどのタンパク分解酵素の産生亢進は，気道上皮細胞を傷害する．また，前述したように好中球エラスターゼはムチンを産生を促進させることで細菌貪食への影響やクリアランスの障害をもたらすこととも関係している．この好中球性気道炎症は DPB にとどまらず，気管支拡張症や COPD においても同様に重要な病態と考えられる．

また，慢性気道感染症における好中球性気道炎症において，好中球が気道に存続することが重要である．通常，気道に出現した好中球はアポトーシスを起こし，マクロファージによるアポトーシス細胞の処理（エフェロサイトーシス）によって除去される．しかし，この好中球のアポトーシスやエフェロサイトーシスに障害が起こると気道における好中球存続が遷延し，さらに細菌の定着や感染を容易にさせ，さらに好中球の動員につながる．Vandivier ら[15] は気管支拡張症や CF において，エラスターゼによりアポトーシス細胞外膜に提示されるホスファチジルセリンに対するマクロファージ上の受容体を切除し，気道炎症を持続さ

せると報告している．

E 治療の実践

a. 慢性安定期（非感染増悪時）の管理

喀痰，咳嗽などの減少，QOL 改善といった現在の状態を落ち着かせること，さらには将来の感染増悪の予防，呼吸機能保持を目標に治療を行う．

感染予防：手洗い，うがい，禁煙の徹底などの感染予防は重要である．また，インフルエンザ流行時期のインフルエンザワクチン接種や肺炎球菌ワクチン接種も患者の状況にあわせて行う．

気道クリアランスの維持：貯留した喀痰は細菌増殖する場となり，気道炎症の持続，悪化とつながる．具体的には去痰薬，体位ドレナージ，吸気筋トレーニングなどの理学療法士などによる呼吸リハビリテーションなどがあげられる．

可逆性の気流閉塞を認める場合：気管支拡張薬，長時間・短時間作用型 β 作動薬，抗コリン薬，ときに吸入ステロイドなどが有用であるとの報告もあるが，その治療根拠は乏しいのが現状であり，症例によって適応を慎重に検討する．

マクロライド療法：DPB の場合は，その有効性が確立されており，欧米に多い CF ではアジスロマイシン（AZM）投与の有用性が認められている．近年，CF 以外の気管支拡張症においても，海外でランダム化比較試験（RCT）が施行され，マクロライド系薬投与群で有意に，増悪頻度の抑制，呼吸機能改善，喀痰量減少などが認められたことが報告された[16,17]．HAB，RA に伴う細気管支炎などにおいては，DPB ほど有効性を期待で

表6 慢性気道感染症におけるマクロライド系薬の作用

宿主に対する作用	気道炎症の抑制（炎症性サイトカイン産生抑制，炎症細胞集簇抑制） 気道粘液分泌の抑制 粘液線毛輸送機能の改善
微生物に対する作用	バイオフィルム産生抑制や破壊 酵素・毒素産生の抑制 菌の細胞への付着抑制 quorum-sensing 機構の制御作用

きるものではない．ただしわが国においては，マクロライド療法が有するとされる気道分泌減少，感染増悪減少などを期待し，慢性気道感染症に応用されていることが多い（マクロライド系薬の作用機序については表6を参照）．マクロライド療法のフローチャートを図3[18]に示す．

また，DPBに対してマクロライド療法で改善した自験例のHRCT画像を図4に示す．

その他：抗体産生不全を伴う免疫不全症の患者にとって，免疫グロブリン製剤は必須の薬剤である．血清IgG値を十分に維持する（WHOは500mg/dL以上を保つことを勧告しているが，細菌感染症を起こさないために必要な血清IgGのトラフ値には個人差があり，各個人での検討が必要である）[19]ことで，感染増悪，肺炎の合併を予防し，気管支拡張症の進行を抑えることにつながる．

b. 急性増悪時

細菌感染に伴う急性増悪の際に，検査所見としては白血球やCRPなどの炎症反応は亢進し，しばしば動脈血酸素分圧低下も伴う．ただし，安定期の持続感染時（非急性増悪時）においても，血液検査で軽度の炎症反応がみられることがあるた

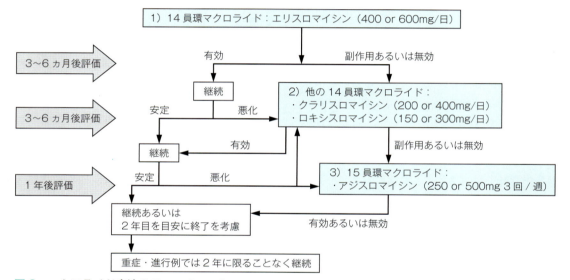

図3 マクロライド療法のフローチャート
〔門田淳一：呼吸器疾患最新の治療2016-2018，南江堂，p.281，2016より引用〕

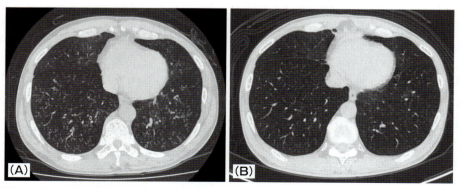

図4 びまん性汎細気管支炎（DPB）症例のHRCT
（A）：マクロライド療法開始前．びまん性に小葉中心性粒状影，分岐状陰影を認め，一部に気管支壁肥厚や気管支拡張も認める．
（B）：治療開始6ヵ月後．淡い小粒状影は残るが明らかな改善を認める．

3. 慢性気道感染症 **205**

表7　慢性呼吸器疾患における感染増悪時に推奨される治療薬

【A】 Empiric therapy（エンピリック治療）

（1）外来治療

▼第一選択

・レボフロキサシン（LVFX）経口 1 回 500mg・1 日 1 回
・ガレノキサシン（GRNX）経口 1 回 400mg・1 日 1 回
・モキシフロキサシン（MFLX）経口 1 回 400mg・1 日 1 回
・シタフロキサシン（STFX）経口 1 回 100mg・1 日 2 回または 1 回 200mg・1 日 1 回[†]

これら 4 薬剤は推定される原因微生物すべてに優れた抗菌活性を有しており，第一選択薬として推奨される．

▼第二選択

・クラブラン酸・アモキシシリン（CVA/AMPC）経口（125mg/250mg）1 回 2 錠・1 日 3～4 回（添付文書最大 4 錠／日）[†]
・スルタミシリン（SBTPC）経口（375mg）1 回 1 錠・1 日 3 回
・アジスロマイシン（AZM）徐放製剤経口 1 回 2g・単回

（2）入院治療

▼軽症例

・セフトリアキソン（CTRX）点滴静注 1 回 2g・1 日 1 回または 1 回 1g・1 日 2 回
・LVFX 点滴静注 1 回 500mg・1 日 1 回
・スルバクタム・アンピシリン（SBT/ABPC）点滴静注 1 回 3g・1 日 3～4 回

▼重症例（*P. aeruginosa*（緑膿菌）を考慮する）

・メロペネム（MEPM）点滴静注 1 回 1g・1 日 2～3 回
・ドリペネム（DRPM）点滴静注 1 回 0.5～1g・1 日 3 回
・ビアペネム（BIPM）点滴静注 1 回 0.3～0.6g・1 日 3～4 回（添付文書最大 1.2g/日）
・イミペネム・シラスタチン（IPM/CS）点滴静注 1 回 0.5～1g・1 日 2～4 回（添付文書最大 2g/日）
・タゾバクタム・ピペラシリン（TAZ/PIPC）点滴静注 1 回 4.5g・1 日 3～4 回[†]
・パズフロキサシン（PZFX）点滴静注 1 回 500～1,000mg・1 日 2 回
・シプロフロキサシン（CPFX）点滴静注 1 回 300mg・1 日 2 回
・セフタジジム（CAZ）点滴静注 1 回 1～2g・1 日 2～4 回（添付文書最大 4g/日）
・セフェピム（CFPM）点滴静注 1 回 1～2g・1 日 2～4 回（添付文書最大 4g/日）
・セフォゾプラン（CZOP）点滴静注 1 回 1～2g・1 日 2～4 回（添付文書最大 4g/日）
・セフピロム（CPR）点滴静注 1 回 1～2g・1 日 2～4 回（添付文書最大 4g/日）
　＊症例に応じてアミノグリコシド系薬の併用を考慮する．
・アミカシン（AMK）点滴静注 1 回 200mg・1 日 2 回
・ゲンタマイシン（GM）点滴静注 1 回 60mg・1 日 2 回
・トブラマイシン（TOB）点滴静注 1 回 90mg・1 日 2 回

（次頁につづく）

め，炎症所見のみで急性増悪と判断し抗菌薬投与を開始することは望ましくない．この感染状態の評価には喀痰の Gram 染色が有用であり，好中球の細菌の貪食像を確認することが重要である．原因菌としては，インフルエンザ菌，緑膿菌，*M. catarrhalis*，肺炎球菌の頻度が高く，他は黄色ブドウ球菌や肺炎桿菌なども考える．ただし，緑膿菌は持続感染している場合が多く，臨床症状や検査所見などから持続感染と急性増悪の区別が必要である．抗菌薬の選択に関しては，エンピリックに使用する場合，レスピラトリーキノロンは原因微生物すべてに優れた抗菌活性を有し，臨床効果も高いことから第一選択である．β-ラクタム系薬やマクロライド系薬の使用は薬剤耐性などに注意

して症例ごとに考慮する．投与期間は一般に 5～7 日間程度で十分である．

2014 年に日本感染症学会と日本化学療法学会が発行したガイドラインで，慢性呼吸器疾患の気道感染症における急性増悪の抗菌薬投与に関して，エンピリック治療（empiric therapy）と原因菌確定後の治療（definitive therapy）に分けて抗菌薬の選択について記述[20]している．

エンピリック治療（empiric therapy）：海外ではβ-ラクタム系薬や AZM 徐放製剤の有用性について支持する報告も認められるが，わが国においては原因菌として頻度が高い肺炎球菌やインフルエンザ菌に対するマクロライド系薬やβ-ラクタム系薬に対する耐性化が進んでおり，緑膿菌も

206   V. 治療の実際

（表7つづき）

【B】Definitive therapy（原因菌確定後の治療）

① *H. influenzae*（インフルエンザ菌）

10〜20％程度の頻度でβ-ラクタマーゼを産生する株が認められ，β-ラクタマーゼ非産生アンピシリン耐性株（β-lactamase negative ampicillin resistant：BLNAR）が20％程度存在する．したがって，薬剤感受性が不明の場合は，経口抗菌薬の第一選択は，ニューキノロン系薬となる．薬剤感受性が判明したら，有効でかつ狭域なものに変更する．注射薬では，ペニシリン系薬，β-ラクタマーゼ阻害薬配合ペニシリン系薬，カルバペネム系薬，ニューキノロン系薬の順に選択する．

② *M. catarrhalis*（モラクセラ・カタラーリス）

β-ラクタマーゼ産生菌がほぼ100％にみられる．経口抗菌薬は，マクロライド系薬，β-ラクタマーゼ阻害薬配合ペニシリン系薬，第二・三世代セフェム系薬，ニューキノロン系薬の順に選択する．注射薬では，β-ラクタマーゼ阻害薬配合ペニシリン系薬，第二・三世代セフェム系薬，ニューキノロン系薬，カルバペネム系薬がよい選択となる．

③ *P. aeruginosa*（緑膿菌）

経口薬としては，ニューキノロン系薬，注射薬では，抗緑膿菌セフェム系薬，モノバクタム系薬，カルバペネム系薬，ニューキノロン系薬を選択する．本菌は菌株間の感受性が大きく異なるので，培養検査結果など参考にして薬剤選択を行う．

④ *S. pneumoniae*（肺炎球菌）

経口薬としては，ペニシリン系薬，ニューキノロン系薬の順に選択する．耐性菌のリスクがある患者に対しては，LVFXやGRNXといったいわゆるレスピラトリーキノロンを選択する．注射薬としては，ペニシリン系薬やCTRXなどが選択されるが，重症例に対してはカルバペネム系薬を考慮する．

⑤ *S. aureus*（黄色ブドウ球菌）

メチシリン感受性黄色ブドウ球菌（MSSA）を想定して治療薬を選択する．β-ラクタマーゼ阻害薬配合ペニシリン系薬，第一・二世代セフェム系薬，カルバペネム系薬などが選択される．メチシリン耐性黄色ブドウ球菌（MRSA）と判明した際は，抗MRSA薬を選択する．

⑥ *K. pneumoniae*（肺炎桿菌）

第二世代セフェム系薬が第一選択となる．第二選択薬としては，β-ラクタマーゼ阻害薬配合ペニシリン系薬，第二・三世代セフェム系薬，カルバペネム系薬，ニューキノロン系薬があげられる．

†印は保険適用外（感染症名，投与量，菌種を含む）を示す．

〔JAID/JSC感染症治療ガイド・ガイドライン作成委員会：JAID/JSC感染症治療ガイドライン —呼吸器感染症—. 日化療会誌 **62**(1)：72-76, 2014 を参考に筆者作成〕

ときおり分離されることから，外来治療などではニューキノロン系薬が第一選択になっている．

原因菌確定後の治療（definitive therapy）：原因菌の確定だけでなく，菌株による薬剤感受性も抗菌薬選択に重要である．薬剤感受性が判明する前や薬剤耐性菌のリスクがある患者に対してはレスピラトリーキノロンを選択することも必要となることもあるが，感受性が判明したら可能な限り有効でかつ狭域なものに変更する．

以上の実際の処方について**表7**[20]に示す．

その他，緑膿菌の治療では特に多剤耐性緑膿菌（MDRP）感染症に対する治療には困難なことが多い．その際に，抗菌薬併用に関しては，抗菌薬のブレイクポイント濃度を組み合わせたブレイクポイント・チェッカーボード法が考案され，その有用性が報告されている[21]．また，嚢胞性線維症における緑膿菌による呼吸器感染に対してわが国においても2012年9月にトブラマイシン吸入（トービイ®）（1回300mg．1日2回28日間噴霧

吸入，その後28日間休薬を1サイクルとし，状況に応じて投与を繰り返す）が承認され，治療選択肢が1つ増えた．

また，臨床において喀痰よりMRSAが分離されることも多いが，肺炎のない患者の喀痰からMRSAが分離されても，ほとんどが咽頭，気管への定着であり，慢性気道感染症の急性増悪などの特別な病態を除き治療の適応にならない．ただし，MRSAによる慢性気道感染症の急性増悪と診断した場合は，治療の適応であり，適切な抗菌薬投与が必要となる．抗MRSA薬のうち，肺炎に対してはバンコマイシン（VCM），リネゾリド（LZD），テイコプラニン（TEIC）は保険適用を有しているが，その一方で気道感染症に対する使用については，「慢性呼吸器病変の二次感染症」としてTEICが適応を有するのみである[22]．しかし，グリコペプチド系抗MRSA薬であるVCM，TEICは気道への移行性が不良としてイギリスのガイドラインではその使用は推奨されておらず，診断お

よび治療には慎重さが求められる[23].

文　献

1) 日本呼吸器学会：「呼吸器感染症に関するガイドライン」成人気道感染症診療の基本的考え方，2003
2) Kono C et al：Historical changes in epidemiology of diffuse panbronchiolitis. Sarcoidosis Vasc Diffuse Lung Dis **29**(1)：19-25, 2012
3) McShane PJ et al：Non-cystic fibrosis bronchiectasis. Am J Respir Crit Care Med **188**(6)：647-656, 2013
4) Loebinger MR et al：Upper airway 2：bronchiectasis, cystic fibrosis and sinusitis. Thorax **64**(12)：1096-1101, 2009
5) Sethi S：Infection as a comorbidity of COPD. Eur Respir J **35**(6)：1209-1215, 2010
6) Hirshberg B et al：Hemoptysis：etiology, evaluation, and outcome in a tertiary referral hospital. Chest **112**(2)：440-444, 1997
7) Alzeer AH et al：Right and left ventricular function and pulmonary artery pressure in patients with bronchiectasis. Chest **133**(2)：468-473, 2008
8) 中田紘一郎：DPB の診断指針改訂と重症度分類策定．厚生省特定疾患呼吸器系疾患調査研究班びまん性肺疾患分科会平成 10 年度報告書，p.109-111, 1999
9) Greier P et al：Bronchiectasis：assessment by thin-section CT. Radiology **161**(1)：95-99, 1986
10) 日本呼吸器学会：咳嗽に関するガイドライン第 2 版，p.39-40, 2012
11) Kaneko Y et al：Overproduction of MUC5AC core protein in patients with diffuse panbronchiolitis. Respiration **70**(5)：475-478, 2003
12) Caramori G et al：MUC5AC expression is increased in bronchial submucosal glands of stable COPD patients. Histopathology **55**(3)：321-331, 2009
13) Voynow JA et al：Neutrophil elastase increases MUC5AC mRNA and protein expression in respiratory epithelial cells. Am J Physiol **276**：L835-843, 1999
14) Baginski TK et al：Cigarette smoke synergistically enhances respiratory mucin induction by proinflammatory stimuli. Am J Respir Cell Mol Biol **35**(2)：165-174, 2006
15) Vandivier RW et al：Elastase-mediated phosphatidyl-serine receptor cleavage impairs apoptotic cell clearance in cystic fibrosis and bronchiectasis. J Clin Invest **109**(5)：661-670, 2002
16) Altenburg J et al：Effect of azithromycin maintenance treatment on infectious exacerbations among patients with non-cystic fibrosis bronchiectasis：the BAT randomized controlled trial. JAMA **309**(12)：1251-1259, 2013
17) Serisier DJ et al：Effect of long-term, low-dose erythromycin on pulmonary exacerbations among patients with non-cystic fibrosis bronchiectasis：the BLESS randomized controlled trial. JAMA **309**(12)：1260-1267, 2013
18) 門田淳一：びまん性汎細気管支炎 / 副鼻腔気管支症候群．杉山幸比古ほか（編），呼吸器疾患最新の治療 2016-2018，南江堂，p.279-281, 2016
19) 山田雅文：免疫グロブリン補充療法の新たな展開．小児科臨床 **66**(6)：1047-1051, 2013
20) JAID/JSC 感染症治療ガイド・ガイドライン作成委員会：JAID/JSC 感染症治療ガイドライン —呼吸器感染症—．日化療会誌 **62**(1)：72-76, 2014
21) Tateda K et al：'Break-point Checkerboard Plate' for screening of appropriate antibiotic combinations against multidrug-resistant *Pseudomonas aeruginosa*. Scand J Infect Dis **38**(4)：268-272, 2006
22) 日本化学療法学会・日本感染症学会：MRSA 感染症の治療ガイドライン—改訂版—2017, p.32-36, 2017
23) 二木芳人：抗 MRSA 薬の使い方，使い分け．日内会誌 **101**(4)：1085-1091，2012

V. 治療の実際

4. 胸膜炎

本項目のポイント

- 肺炎随伴胸水は細菌性肺炎の30〜40%に合併し，0.5〜2%程度は膿胸に進展する．膿胸の原因菌は，市中発症ではレンサ球菌および嫌気性菌が，院内発症では黄色ブドウ球菌や腸内細菌科細菌が多くを占める．網羅的な遺伝子解析法を用いると，培養法よりも嫌気性菌が多く検出され，これまで考えられていた以上に臨床的に重要と考えられ，血液培養用カルチャーボトルを用いた培養法も考慮される．
- 診断のポイントは，発熱や胸膜痛といった症状，胸水貯留所見などから胸膜炎が疑われ，好中球優位の滲出性胸水であるが，結核性胸膜炎の急性期やリウマチ性胸水などと鑑別が必要である．
- 治療のポイントは，多剤耐性菌リスクがない場合はレンサ球菌や嫌気性菌をターゲットに，また多剤耐性菌リスクがある場合は緑膿菌やESBL産生腸内細菌科細菌までカバーした抗菌薬を選択する．
- 細菌性胸膜炎・膿胸と診断された場合，胸水中のグルコース（≦40mg/dL）やLDH（≧1,000U/L）は胸腔ドレナージを考慮し，多房化や胸膜肥厚を伴う場合は，早期にフィブリン溶解療法や外科的治療を検討する．

胸膜炎には，その原因において細菌性胸膜炎，膿胸といった細菌感染関連胸膜炎，結核性胸膜炎，真菌性胸膜炎などの感染性胸膜炎に加えて，癌性胸膜炎や膠原病関連胸膜炎などがある．ここでは，感染性胸膜炎，特に細菌性胸膜炎を中心に述べる．また，細菌感染に関連した胸膜炎として，いわゆる胸腔内感染のみならず，肺炎随伴胸水など感染周囲の炎症性の波及による胸水貯留（細菌の胸腔内侵入までには至っていない）が伴うこともある．本項では，細菌性胸膜炎は「胸腔内感染」として言及する．

A 原因微生物と感染経路

胸膜炎・膿胸といった胸腔内感染症の感染経路は，肺炎随伴胸水などの経気道性感染がもっとも多い．細菌性肺炎の30〜40%に胸水貯留がみられるが，膿胸に至る症例は0.5〜2%とまれである．その他の経路としては敗血症などによる血行性感染，フィラリアなどによるリンパ行性，医原

性（外科的処置や胸腔穿刺後）や外傷性などの直接感染，食道破裂，横隔膜下膿瘍からの炎症の波及などがある．胸膜炎・膿胸の原因菌について，肺炎随伴胸水の場合は合併する細菌性肺炎の原因菌に依存すると考えられる．また，原因菌検索は通常は培養法を中心に行われているが，約半数程度は不明である．

イギリスからの胸膜炎の原因菌336株の解析[1]では，市中発症型ではストレプトコックス・アンギノサス群 Streptococcus anginosus group（S. anginosus, S. intermedius, S. constellatus）が23.8%，肺炎球菌が21.1%とレンサ球菌 Streptococci 群が約半数を占め，嫌気性菌が19.9%であり，院内発症型60株では，黄色ブドウ球菌が35.0%でそのうちメチシリン耐性黄色ブドウ球菌（MRSA）は25.0%を占め，腸内細菌科細菌18%，緑膿菌5%，嫌気性菌8.3%であった．院内発症型のほうが市中発症型と比較して死亡率が高く（47% vs. 17%），relative risk（RR）が4.24（95%CI 2.07-8.68, $p<0.00001$）であり，菌種別の死亡率については，レンサ球菌

群（17％）や嫌気性菌による混合感染（20％）と比較して，Gram 陰性菌（45％），MRSA（45％），好気性菌による混合感染（46％）は死亡率が有意に高かった（$p < 0.00001$）．

膿胸の原因菌に関する国内の報告[2]では，膿胸 48 例から培養された 60 株について，*S. anginosus* group 11 株（22.9％），黄色ブドウ球菌 10 株（20.8％）うち MRSA 2 例（4.2％），肺炎球菌 4 株（8.3％），その他のレンサ球菌 7 株（14.6％），嫌気性菌 17 株（35.4％）であった．また，市中発症型と比較して，医療ケア関連膿胸では MRSA や緑膿菌，基質特異性拡張型 β-ラクタマーゼ（ESBL）産生腸内細菌科細菌などの潜在性薬剤耐性菌（0％ vs. 25％，$p = 0.039$）やブドウ球菌（6％ vs. 38％，$p = 0.036$）が有意に多く検出された．

① 血液培養用カルチャーボトルによる胸水培養の検討

Menzies ら[3]による 62 例の胸水の血液培養用ボトルを用いた好気培養および嫌気培養の検討では，標準培養（37.7％）と比べて，血液培養用ボトルを用いたほう（58.5％）が，約 20％のより高率な原因菌検出が可能であったことや，陰性コントロール 9 例では偽陽性はみられなかったことを報告しており，血液培養用のカルチャーボトルの利用も検討すべきと思われる．

② 網羅的細菌叢解析法[4]

細菌性胸膜炎・膿胸の症例では，胸腔穿刺前に抗菌薬治療がすでに開始されているケースが多いことや，原因菌としてある程度の割合を占めると考えられる嫌気性菌の培養が一般的に困難であることもあり，細菌培養法では感度の高い原因菌の検出は困難である可能性が考えられる．そのため筆者らは，培養に依存しない網羅的細菌叢解析法（☛コラム：肺炎の原因菌の遺伝子診断，p.41 参照）を用いて，好中球優位の片側性滲出性胸水 42 例のうち細菌感染関連胸水と診断した 26 例の胸水の原因菌を検討した[5]．培養では原因菌が 11 例（42％）で検出されたのに対し，網羅的細菌叢解析法では 16 例（62％）で細菌 rRNA 遺伝子の増幅がみられた．網羅的細菌叢解析法で検出され

た 16 例のうち 7 例（43％）に嫌気性菌群が検出され（そのうち 6 例が培養法では陰性例），細菌感染関連胸水の原因菌として嫌気性菌が重要であることが示唆された[5]．その後の同様な検討でも嫌気性菌群や *S. anginosus* group，黄色ブドウ球菌などが主要原因菌として検出されているが，嫌気性菌群検出例では複数の嫌気性菌が検出されることが多く，他の原因菌による胸膜炎と比較して混合感染が多いことや，*S. anginosus* group やその他の一般細菌群では最優占菌種（phylotype）が細菌叢の 80％以上の占有率を示し，単独感染が主であることがわかった．

B 症候の特徴

細菌性胸膜炎の症状は原因微生物やその経過により異なるが，一般的には発熱に加えて，深吸気や咳嗽により誘発・増強する胸痛（胸膜痛）がみられる．また，病変が肺底部や背側にある場合は，支配領域の肋間神経が腹部に達して側腹部痛や背部痛として自覚することがあるため注意を要する．胸水が大量に貯留すれば呼吸困難を伴う．また，肺炎を合併していれば湿性咳嗽や膿性喀痰を，敗血症を合併していれば血圧低下を伴うように，胸腔内感染症に他病変を伴う場合はそれに関連した症状を呈する．

C 確定診断に至る手順

細菌性胸膜炎にかかわらず，胸膜炎・胸水貯留の診断には胸腔穿刺が必要であり，胸部 CT で 10mm 以上の胸水貯留では試験穿刺を検討する．胸水が採取されれば，Light の基準（表 1）を用いて滲出性胸水と漏出性胸水とに分類し[6]，白血球分類から好中球やリンパ球，好酸球などの割合を調べる．細菌感染関連胸水は好中球優位の滲出性胸水を呈するが，リウマチ性胸水やごく早期の結核性胸膜炎などでも好中球優位となることがあるため，注意を要する．なお，リウマチ性胸水は胸水リウマチ因子や抗核抗体の上昇，補体価の低下を伴うことがあり診断に有用である．

細菌感染関連胸膜炎では，好中球優位の滲出性

V. 治療の実際

表1　Lightの基準
・胸水中の LDH が血清 LDH 値上限の 2/3 以上
・胸水中の LDH が血清 LDH 値の 0.6 倍以上
・胸水中のタンパクが血清タンパクの 0.5 以上
臨床的に漏出性胸水を示唆するにもかかわらず，Light の基準上滲出性胸水とされる場合に限り，胸水と血清のアルブミン値の差が 1.2g/dL 以上あれば漏出性胸水と判断する．ただし，アルブミン値のみの単独での使用はしない．

LDH：乳酸脱水素酵素

〔Light RW, Macgregor MI, Luchsinger PC et al：Pleural effusions：the diagnostic separation of transudates and exudates. Ann Intern Med **77**(4)：507-513, 1972 より引用〕

表2　肺炎随伴胸水と膿胸の予後不良因子
1）胸腔内に膿が存在する
2）胸水の Gram 染色が陽性
3）胸水中のグルコースが 40mg/dL 以下
4）胸水中の培養が陽性
5）胸水の pH が 7.0 以下
6）胸水中の乳酸脱水素酵素（LDH）が正常の血清上限の 3 倍以上
7）多房化胸水

重要度の高い順

〔Kawanami T, Fukuda K, Yatera K et al：A higher significance of anaerobes：the clone library analysis of bacterial pleurisy. Chest **139**(3)：600-608, 2011 より引用〕

胸水に加えて，感染の程度によって，胸水グルコースの低下（≦40mg/dL），乳酸脱水素酵素（LDH）の上昇（≧1,000U/L），胸水 pH の低下（pH<7.2）を伴う．

　結核性胸膜炎ではごく早期には好中球優位となりうるが，時間経過とともにリンパ球優位となる．また，細菌性胸膜炎として抗菌薬（特にキノロン系薬）による治療に一見良好な臨床経過をたどることがあり，正確な結核の診断の遅延につながる可能性があり，慎重な対応が必要である．診断には胸水アデノシンデアミナーゼ（ADA）値が補助診断として有用であり，海外の報告ではもっとも汎用されるカットオフ値は ADA≧40U/L とされ，より高値であるほど診断価値が高いと報告されており[7]，63 報のメタ解析では[8]，感度の平均値が 92％，特異度の平均値が 90％であった．ただし，胸水 ADA 値は，膿胸，悪性胸水（リンパ腫など），関節リウマチ（RA）などの膠原病疾患でも高値となることがあり，注意が必要である．他にコープ針を用いた経皮的胸膜生検では 80％に類上皮細胞性肉芽種を認め，生検標本の抗酸菌染色では 25.8％で，培養では 56％で陽性となり，91％ではどちらか 1 つが陽性となり，結核性胸膜炎の診断に有用である[9]．また，胸腔鏡下に壁側胸膜に顆粒状の結節に対して生検を行うことにより診断に至ることもある．

D　病態と各種検査

　細菌性胸膜炎の病態は，感染経路などにより多岐にわたるが，もっとも多い肺炎随伴胸水について述べる．肺炎随伴胸水と膿胸の予後不良因子[10]として，1）胸腔内に膿が存在する，2）胸水の Gram 染色が陽性，3）胸水中のグルコースが 40mg/dL 以下，4）胸水中の培養が陽性，5）胸水の pH が 7.0 以下，6）胸水中の LDH が正常の血清上限の 3 倍以上，7）多房化胸水，があげられている（表2）．また，肺炎随伴胸水および膿胸の分類と対処法については（表3）[10]，胸部側臥位（デクビタス）撮影もしくは胸部 CT で胸水が 10mm 以上あれば試験穿刺を検討する必要があり，胸水 pH<7.0 や胸水グルコースが 40mg/dL 未満，もしくは Gram 染色や培養で胸水中に細菌が確認されれば，抗菌薬投与のうえで胸腔ドレナージを検討する．胸部 CT や経胸壁エコーで胸水の多房化が認められれば，フィブリン溶解薬の使用を考慮し，明らかな膿が認められれば，上記処置をすべて検討したうえで，場合によっては胸腔鏡や被膜剥離術（decortication）などの外科的処置を検討する．

E　治療の実践

　肺炎随伴胸水であれば，合併する細菌性肺炎の臨床背景により推定される原因菌に対して抗菌薬を選択することが望ましい．また，胸水の好気および嫌気培養を行い，可能な限り原因菌を検索する．原因菌が判明した場合は標的治療（target therapy）を行う．胸水培養陰性例や Gram 染色で複数菌（polymicrobial）が確認されれば，嫌気性菌の関与を想定して抗菌薬を検討する．

　また，複雑性肺炎随伴もしくは膿胸を合併した場合（表3の Class Ⅳ 以上），具体的には（前述

4. 胸膜炎　*211*

表3　肺炎随伴胸水と膿胸とそれぞれに対する治療法

Class I	通常胸水	側臥位写真上 10mm 以下の厚さ	胸腔穿刺の適応なし
Class II	典型的肺炎随伴胸水	側臥位写真上 10mm 以上の厚さ グルコース>40mg/dL, pH>7.2 乳酸脱水素酵素（LDH）<正常血清の 3 倍 Gram 染色と培養が陰性	抗菌薬投与のみ
Class III	境界性複雑性肺炎随伴胸水	7.0<pH<7.20 または LDH>正常上限の 3 倍 グルコース>40mg/dL Gram 染色と培養が陰性	抗菌薬投与とそれに続く胸腔穿刺
Class IV	通常複雑性肺炎随伴胸水	pH<7.0 またはグルコース<40mg/dL Gram 染色か培養で陽性 小房化してなく，明らかな膿がない	胸腔ドレナージと抗菌薬投与
Class V	高度複雑性肺炎随伴胸水	pH<7.0 またはグルコース<40mg/dL または Gram 染色か培養で陽性 多房化している	胸腔ドレナージとフィブリン溶解薬，抗菌薬投与
Class VI	通常膿胸	明らかな膿の存在 単房性もしくは流動性あり	胸腔ドレナージ±被膜剥離術 まれに胸腔鏡や被膜剥離術が必要
Class VII	高度膿胸	明らかな膿の存在 多房化している	胸腔ドレナージ±被膜剥離術 しばしば胸腔鏡や被膜剥離術が必要

〔Light RW：Parapneumonic effusion and empyema. Pleural Diseases Fifth Edition, Light RW Eds, Lippincott Williams & Wilkins, 2007 より引用〕

の通り）胸水 pH<7.0 や胸水グルコースが 40mg/dL 未満，もしくは Gram 染色や培養で胸水中に細菌が確認された場合には，抗菌薬投与のみでは改善が見込めず，胸腔ドレナージの適応となる．

① エンピリック治療

　日本感染症学会（JAID）と日本化学療法学会（JSC）が合同で作成した呼吸器感染症の治療ガイドライン[11]では，膿胸に対するエンピリック治療（empiric therapy）として多剤耐性菌のリスクの有無で分けて記載されている．JAID/JSC ガイドラインが示す多剤耐性菌のリスク（表4）として，1)過去 90 日以内の抗菌薬使用の既往，2)現在，入院後 5 日以上経過，3)薬剤耐性菌の多い地域や院内からの入院，4)免疫抑制状態もしくは治療，があげられている．なお，参考として，日本呼吸器学会（JRS）が 2017 年に策定した「成人肺炎診療ガイドライン 2017」[12]で示された肺炎の薬剤耐性菌リスク因子も参考にされたい（☛第 I 章3. 表 12，p.23 参照）．

a. 多剤耐性菌リスクなし

　肺炎球菌やその他のレンサ球菌，黄色ブドウ球菌に加えて嫌気性菌をターゲットに以下の抗菌薬が推奨される．第一選択薬はスルバクタム・アン

表4　JAID/JSC の呼吸器感染症治療ガイドラインにおける多剤耐性菌のリスク因子

1) 過去 90 日以内の抗菌薬使用の既往
2) 現在，入院後 5 日以上経過
3) 耐性菌の多い地域や院内からの入院
4) 免疫抑制状態もしくは治療

〔日本感染症学会・日本化学療法学会：呼吸器感染症治療ガイドライン，p.23，2014 より許諾を得て転載〕

ピシリン（SBT/ABPC）とされ，第二選択薬としてペニシリン系薬に加えて，抗嫌気性菌活性を有するクリンダマイシン（CLDM）もしくはメトロニダゾール（MNZ）が推奨されている．

b. 多剤耐性菌リスクあり

　ESBL 産生性の腸内細菌科細菌や薬剤耐性傾向の強い緑膿菌やアシネトバクター属などが原因菌として想定されるため，カルバペネム系薬を第一選択とし，第四世代セファロスポリン系薬に抗嫌気性菌活性薬（CLDM，MNZ）を併用するか，キノロン系薬に CLDM または SBT/ABPC を併用する．ただし，胸腔への薬剤移行性の問題や膿胸症例では胸水 pH が低下していることが予想され，抗菌活性が低下する可能性のあるアミノグリコシド系薬は使用しない．

212　V. 治療の実際

❷ 難治化，重症化した場合

　膿胸の治療期間については定まったものはなく，肺炎随伴胸水であれば，肺炎が速やかに治療に反応し，胸腔ドレナージも良好にできた場合は10〜14日程度が目安となるが，著明な胸膜肥厚を伴う場合や被包化・隔壁化した膿胸の場合は4週間前後の治療期間が必要になることが多く[11]，前述の通り（表3），フィブリン溶解薬の併用や被膜剥離術を要することがある．

a. フィブリン溶解療法[13]

　胸腔ドレナージチューブからの排液が不十分である場合や，隔壁化・多房化している場合に適応となる．反対に，気管支胸膜瘻，線維胸，巨大膿胸で肺が部分的に隔絶されていた trapped lung の場合は禁忌となる．ダブルルーメンの胸腔ドレナージチューブの側管からウロキナーゼ10万単位を胸腔内に1日1回注入し，500〜1,000mLの生理食塩水で胸腔内を洗浄し，排液が100mL程度になるまで数日間行う．合併症として心室細動や出血，呼吸不全などがあり，注意を要する．

b. 外科的治療

　内科的治療（抗菌薬，胸腔ドレナージ±フィブリン溶解療法）で治療に反応しない場合は，速やかな（数日以内）外科的治療の必要性について検討する．また，気管支胸腔瘻を伴う膿胸（膿気胸）では特定の体位で湿性咳嗽や膿性喀痰の喀出が認められ，胸部画像で胸腔内に air-fluid level が認められれば本疾患が疑われるが，速やかに適切な胸腔ドレナージが行われなければ重篤な肺炎に進展する可能性があるため，気管支胸腔瘻を伴う感染性胸水は緊急性の高い疾患であり，外科的治療も検討する．

文　献

1) Maskell NA, Batt S, Hedley EL et al：The bacteriology of pleural infection by genetic and standard methods and its mortality significance. Am J Respir Crit Care Med **174**(7)：817-823, 2006
2) Asai N, Suematsu H, Hagihara M et al：The etiology and bacteriology of healthcare-associated empyema are quite different from those of community-aquried empyema. J Infect Chemother **23**(10)：661-667, 2017
3) Menzies SM, Rahman NM, Wrightson JM et al：Blood culture bottle culture of pleural fluid in pleural infection. Thorax **66**(8)：658-662, 2011
4) 川波敏則：細菌性肺炎において網羅的細菌叢解析から新たに見えてきたこと．日外感染症会誌 **13**(3)：193-199, 2016
5) Kawanami T, Fukuda K, Yatera K et al：A higher significance of anaerobes：the clone library analysis of bacterial pleurisy. Chest **139**(3)：600-608, 2011
6) Light RW, Macgregor MI, Luchsinger PC et al：Pleural effusions：the diagnostic separation of transudates and exudates. Ann Intern Med **77**(4)：507-513, 1972
7) Light RW：Update on tuberculous pleural effusion. Respirology **15**(3)：451-458, 2010
8) Burgess LJ, Maritz FJ, Le Roux I et al：Use of adenosine deaminase as a diagnosis tool for tuberculous pleurisy. Thorax **50**(6)：672-674, 1995
9) Valdés L, Alvarez D, San José E et al：Tuberculous pleurisy：a study of 254 patients. Arch Intern Med **158**(18)：2017-2021, 1998
10) Light RW：Parapnemonic effusion and empyema. Pleural Diseases Fifth Edition, Light RW Eds, Lippincott Williams & Wilkins, 2007
11) JAID/JSC 感染症治療ガイド・ガイドライン作成委員会呼吸器感染症ワーキンググループ：呼吸器感染症治療ガイドライン，2017
12) 日本呼吸器学会：成人肺炎診療ガイドライン 2017, 2017
13) Davies HE, Davies RJ, Davies CW：Management of pleural infection in adults：British Thoracic Society. Pleural Disease Guideline 2010. Thorax **65**(Suppl 2)：ii41-ii53, 2010

V. 治療の実際

5. 肺膿瘍

本項目のポイント

- 肺膿瘍には誤嚥がかかわっていることが多く，原因微生物として嫌気性菌やレンサ球菌，好気性菌と嫌気性菌の混合感染が多い．
- 肺膿瘍は空洞を呈するため，肺結核や肺がんなどの空洞性病変を呈する疾患が鑑別となる．
- 肺膿瘍の診断には喀痰検査は有効であるが，原因菌の正確な評価には気管支鏡検査などの侵襲的検査が考慮される．
- 治療はβ-ラクタマーゼ阻害薬配合ペニシリン系薬が中心となるが，抗菌薬にて改善が乏しい場合はドレナージが考慮される．

肺膿瘍の定義は，細菌による感染・増殖により肺実質の壊死から空洞を形成し，空洞内部に膿の貯留をきたす疾患とされる．

A 原因微生物と感染経路

肺膿瘍の発症には誤嚥がかかわっていることが多い．そのため，口腔内に存在する嫌気性菌（ペプトストレプトコックス Peptostreptococcus 属，プレボテラ Prevotella 属，フソバクテリウム Fusobacterium 属など）やレンサ球菌（S. anginosus group など）の頻度が高い．S. anginosus group は口腔レンサ球菌の1つであり，S. anginosus, S. intermedius, S. constellatus が含まれる．もともとは口腔内常在菌であるが，呼吸器感染症の原因菌として重要であり，培養は嫌気条件を好む．クレブシエラ Klebsiella 属，黄色ブドウ球菌，肺炎球菌，インフルエンザ菌などの好気性菌も原因菌となる．院内発症の場合では緑膿菌やセラチア Serratia 属，エンテロバクター Enterobacter 属などの薬剤耐性 Gram 陰性菌も原因菌となる．肺炎と比較して好気性菌と嫌気性菌の混合感染が多いことも特徴である．各報告による肺膿瘍の原因菌を表1に示す[1~3]．各施設により原因菌の頻度に多少のばらつきがみられているが，患者背景や検体採取法の違いがかかわっていると考えられる．

また，Mukae らは培養に依存しない 16S rRNA を用いた細菌叢解析による検討を行い，フソバクテリウム属（23.7％），S. anginosus group（15.3％），その他の口腔内レンサ球菌属（11.9％）の頻度が高いことを報告している[4]（☞コラム：肺炎の原因菌の遺伝子診断，p.41 参照）．感染経路として，1）経気道的経路，2）肺外病変からの血行性経路（各種血流感染症や Lémierre 症候群，感染性心内膜炎など）[5]，3）隣接臓器からの直接進展（縦隔炎や横隔膜下膿瘍など）がある．経気道的の経路の要因として口咽頭分泌物の誤嚥，腫瘍や異物による気道閉塞がある．臨床的には誤嚥によるものがもっとも頻度が高い．

B 症候の特徴

肺膿瘍は肺炎と異なり，数週間にわたる亜急性の経過をたどることや症状が軽微な場合があることが特徴である[5,6]．症状としては，発熱，湿性咳嗽，胸痛，血痰などの呼吸器症状のほかに全身倦怠感，食欲低下，体重減少などの全身症状をきたす症例もみられる（表2）[1~4]．合併症として喀血，肺瘻，気管支断端瘻，膿胸，脳膿瘍などがある[1,5]．

表1 肺膿瘍の原因菌

	検出菌	Takayanagi ら（n=122）	Wang ら（n=90）	宇留賀ら（n=43）
Gram 陽性球菌	肺炎球菌	3 (2.5)		
	S. anginosus group	24 (20.0)	19 (21.1)	6 (14.0)
	その他のレンサ球菌属	58 (47.5)	8 (8.9)	5 (11.6)
	黄色ブドウ球菌	3 (2.5)	2 (2.2)	1 (2.3)
	エンテロコックス属	2 (1.6)	1 (1.1)	1 (2.3)
	コリネバクテリウム属	1 (0.8)		
	その他	13 (10.7)	1 (1.1)	
Gram 陰性桿菌	インフルエンザ菌	5 (4.1)	3 (3.3)	1 (2.3)
	大腸菌	2 (1.6)	3 (3.3)	1 (2.3)
	クレブシエラ属	10 (8.2)	30 (33.3)	2 (4.7)
	緑膿菌	6 (4.9)	1 (1.1)	
	エンテロバクター属	1 (0.8)		
	セラチア属	1 (0.8)		
	ナイセリア属	3 (2.5)		
	その他	3 (2.5)	2 (2.2)	1 (2.3)
嫌気性菌	フソバクテリウム属	7 (5.7)	3 (3.3)	
	プレボテラ属	9 (7.4)	8 (8.9)	3 (7.0)
	ペプトストレプトコックス属	10 (8.2)	11 (12.2)	2 (4.7)
	ベイオネラ属	7 (5.7)	1 (1.1)	
	アクチノミセス属	3 (2.5)		
	エイケネラ属	3 (2.5)	3 (3.3)	
	バクテロイデス属	1 (0.8)	6 (6.7)	2 (4.7)
	ポルフィロモナス属	1 (0.8)	1 (1.1)	2 (4.7)
	プロピオニバクテリウム属	1 (0.8)	2 (2.2)	
	その他	4 (3.3)	8 (8.9)	15 (34.9)

〔文献1〜3）を参考に筆者作成〕

表2 肺膿瘍の臨床症状

臨床症状	Takayanagi ら（n=205）	Wang ら（n=90）	Mukae ら（n=59）	宇留賀ら（n=44）
発熱	167 (81.5)		36 (61.0)	33 (75.0)
咳嗽	114 (55.6)	80 (88.9)	32 (54.2)	28 (63.6)
喀痰	114 (55.6)	65 (72.2)	28 (47.5)	29 (65.9)
胸痛	76 (37.1)	21 (23.3)	11 (18.6)	15 (34.1)
血痰	45 (22.0)	30 (33.3)		9 (20.5)
呼吸困難		15 (16.6)		
食欲低下	37 (18.0)			
全身倦怠感	25 (12.2)			
体重減少	17 (8.3)			
無症状	4 (2.0)			

〔文献1〜4）を参考に筆者作成〕

C 確定診断に至る手順

診断は臨床所見と画像検査，そして微生物検査によって行われる．まずは病歴から誤嚥のリスクとなる因子を聴取する．具体的にはアルコール依存，脳血管障害，神経疾患や食道疾患による嚥下障害などの有無を確認することが重要である．その他，糖尿病や慢性肺疾患もリスク因子となる．

先に述べたように症状の経過は週単位と比較的長いことが特徴的であるが，血行性経路で発症する場合は急激な経過をたどることもあり，注意が必要である．身体所見上は呼吸時の悪臭やう歯などの口腔所見を確認することが重要である．検査所見では炎症反応の上昇があるが，特異的ではない．

画像検査としては胸部X線ならびに胸部CTが診断に有用である．CTは単純でも診断に役立つ

```
病歴
・誤嚥のリスク因子の聴取（アルコール依存, 脳血管障害
  など）
・糖尿病, 慢性肺疾患など他のリスク因子の有無
・亜急性の経過
身体所見
・呼吸の悪臭の有無
・う歯の確認
・聴診所見
```

```
血液生化学検査
・胸部 X 線／胸部 CT
・喀痰検査（喀痰 Gram 染色・培養, 抗酸菌検査, 細胞診）
・血液培養
```

```
（可能であれば）気管支鏡検査・経皮的肺穿刺法
```

図 1　肺膿瘍の診断に至る手順

表 3　空洞形成をきたす疾患の鑑別

感染性
　細菌：肺膿瘍, 敗血症性肺塞栓, レジオネラ症
　抗酸菌：肺結核, 非結核性抗酸菌症
　真菌性：クリプトコックス症, アスペルギルス症, ムー
　　　　　コル症, ニューモシスチス肺炎（HIV など）
　その他：放線菌症（ノカルジア属, アクチノミセス属），
　　　　　寄生虫症
非感染性
　腫瘍性：肺がん, 転移性肺腫瘍, 悪性リンパ腫
　その他：血管炎症候群（多発血管炎性肉芽腫症），サル
　　　　　コイドーシス, 肺梗塞など

ことが多いが, 造影 CT が鑑別診断により有用である. 喀痰検査として喀痰 Gram 染色・培養, そして鑑別疾患のために喀痰抗酸菌検査や喀痰細胞診を提出する. 血液培養の提出も忘れてはならない. 原因菌の評価を正確に行うには気管支鏡検査や経皮的肺穿刺などの侵襲的検査を検討する（図 1）. ただし, 気管支鏡検査は呼吸状態が悪化している症例には行わない.

D　病態と各種検査

以下, 主に画像所見と微生物検査について述べる.

胸部 CT では中心の壊死を示唆する低吸収域や空洞性病変が特徴である. 空洞は比較的厚く, 内部に air-fluid level がみられることも多い. 一般的に, 空洞性陰影を呈する疾患が肺膿瘍の鑑別疾患となる. 感染性疾患として抗酸菌症（結核, 非結核性抗酸菌症）, 肺真菌症（アスペルギルス, クリプトコックスなど）, 寄生虫症などが鑑別となり, 非感染性であれば肺がん, 転移性肺腫瘍, 多発血管炎性肉芽腫症, サルコイドーシスなどが鑑別となる（表 3）. しかし, 経過の長さと症状, 頻度から考慮すると, まず鑑別すべき疾患は肺結核と肺がんである. したがって, まず微生物検査として喀痰 Gram 染色・培養に加え, 喀痰抗酸菌検査（3 連痰）と喀痰細胞診を検討すべきである. 喀痰 Gram 染色は検体の質が重要であり, Geckler 5 に相当する良質の検体で菌の貪食像があれば, 肺膿瘍の「診断」には有効と考えられる[6]. しかし, 嫌気性菌や口腔内常在菌が多く関与している肺膿瘍の「原因菌」検索のためには, 喀痰培養検査は十分ではない. 原因菌の正確な評価を行うには気管支鏡検査や経皮的肺穿刺法（エコーや胸部 CT ガイド下に）などの侵襲的検査を検討する必要がある[7]. 過去の肺膿瘍の検討された報告では, いずれも侵襲的検査を行っている[1~4]. ただし, すべての肺膿瘍患者における侵襲的検査の意義については示されていない[8]. また, 実臨床においてはこれらの検査を実施できない施設もあり, 侵襲的検査の適応基準については今後の検討課題である. 血液培養検査は肺膿瘍の病態把握にはきわめて重要であり, 特に敗血症性肺塞栓を疑う場合には有効である.

E　治療の実践

実際の症例を提示し, 治療の実際を概説する.
症例：77 歳, 男性
主訴：湿性咳嗽, 発熱
現病歴：1 週間前から 38℃ 台の発熱ならびに湿性咳嗽が出現し, 近医を受診. クラリスロマイシンと鎮咳薬を処方されるも改善せず, 再診. 胸部 X 線にて異常陰影を認め当院紹介となった.
既往歴：8 年前に脳梗塞

生活歴：飲酒；焼酎2杯／日，喫煙；10年前まで50本×40年（以後禁煙）

内服薬：高血圧に対してカンデサルタン，バルサルタン，高脂血症に対してアトルバスタチン，脳梗塞に対してバイアスピリン使用

入院時現症：身長164.1cm，体重77.3kg，意識清明，体温；37.2℃，呼吸数；16回／分，脈拍；96／分，血圧；126/71mmHg，SpO$_2$；95%（室内気）口腔内にう歯はなし，心音；異常なし，呼吸音；左中肺野の呼吸音減弱，神経学的には左上下肢に軽度麻痺あり．

検査所見：WBC 11,100/μL，Hb 13.9g/dL，Plt 39.5×10^4/μL，CRP 18.97mg/dL，Na 140mEq/L，K 3.9mEq/L，Cl 105mEq/L，BUN 13mg/dL，Cr 0.87mg/dL，T-Bil 1.2mg/dL，AST 89IU/L，ALT 99IU/L，HbA1c 6.2%，プロカルシトニン 0.51ng/mL，IGRA陰性，MAC抗体陰性，β-D-グルカン 12.1pg/mL，アスペルギルス抗原陰性，クリプトコックス抗原陰性，CEA 2ng/mL，CYFRA 2.7ng/mL，PR3-ANCA，MPO-ANCAともに陰性

喀痰Gram染色：Miller&Jones；P3，Geckler；G5，Gram陽性球菌，Gram陽性桿菌，Gram陰性菌を認め，Gram陽性菌（ブドウ状）は貪食像あり．

喀痰細胞診：陰性

血液培養：2セット陰性

画像所見：胸部X線；左上肺野に空洞影がみられる（図2），胸部CT；左上葉に空洞影あり，周囲に浸潤影とすりガラス陰影がみられる（図3）

脳梗塞の既往歴や1週間前からの発熱と湿性咳嗽，炎症反応高値，Gram染色所見，空洞影から肺膿瘍をもっとも疑ったが，鑑別として抗酸菌症（結核，非結核性抗酸菌症），真菌症（アスペルギルス，クリプトコックス），寄生虫症，肺がん，多発肉芽腫性血管炎などを鑑別診断とした．全身状態が安定したことやGram染色上ブドウ球菌の貪食像を認めていたため，エンピリック治療としてアンピシリン／スルバクタム（ABPC/SBT）1回3g1日4回投与を開始した．開始後解熱し，湿性咳嗽，炎症反応も改善した．喀痰培養の結果は黄色ブドウ球菌（MSSA）と口腔内細菌が複数（パラインフルエンザ菌 H. parainfluenzae, α-Streptococcus, γ-Streptococcus）培養で検出された．緑膿菌やメチシリン耐性黄色ブドウ球菌（MRSA）などの薬剤耐性菌は検出されなかった．そのためSBT/ABPCを継続し，計3週間の投与を行った．この時点で空洞影も著明に改善したため，経口薬のクラブラン酸・アモキシシリン（CVA/AMPC）に切り替え，退院した．1週間内

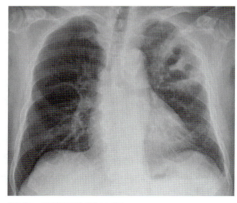

図2 症例の胸部X線

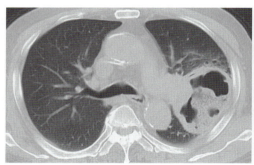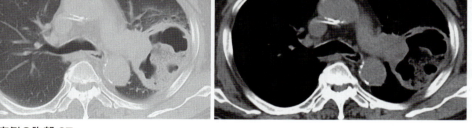

図3 症例の胸部CT

服治療し，計4週間で抗菌薬投与終了となった．

一般的に肺膿瘍の治療は抗菌薬が中心となる．本症例のように市中発症例や中等症例の場合，口腔内嫌気性菌やレンサ球菌の頻度が高いため，治療薬としては下記が考慮される．

〈市中発症例 / 中等症例までの処方例[5,9]〉
1. アンピシリン / スルバクタム（AMPC/SBT）1回3g，1日4回
2. セフトリアキソン（CTRX）1回2g　1日1回＋クリンダマイシン（CLDM）1回600mg，1日3～4回 or メトロニダゾール1回500mg，1日3～4回

本症例のように経過が良好であり，内服が可能であれば CVA/AMPC や抗嫌気活性を有するキノロン系薬などへの切り替え（スイッチ療法）が考慮される．

一方，院内発症 / 重症例では緑膿菌やエンテロバクターなどの Gram 陰性菌も想定し，タゾバクタム / ピペラシリン（TAZ/PIPC）やカルバペネム系薬が考慮される．また，喀痰 Gram 染色から MRSA が原因菌として想定される場合はバンコマイシン（VCM）やリネゾリド（LZD）などの抗 MRSA 薬の使用を検討する．

〈院内発症 / 重症例までの処方例[5,6]〉
1. タゾバクタム / ピペラシリン（TAZ/PIPC）1回4.5g，1日3～4回
2. メロペネム（MEPM）1回1g，1日3回

抗菌薬の投与期間は臨床症状や画像上の改善にもよるが，一般的に点滴治療5～21日間，その後内服治療を含め，計28～42日間の治療期間とされている[5]．

抗菌薬治療のみで改善が乏しい難治例においては，経皮ドレナージや気管支鏡を用いたドレナージ，外科的切除が考慮される．抗菌薬不応性の肺膿瘍に対して経皮ドレナージにより約80%の有効率が報告されている[10,11]．手術適応は喀血，長引く敗血症，気管支胸膜瘻，気胸や膿胸の合併，6週間以上の抗菌薬治療不応例，肺がん合併疑い例，保存的治療でも 6cm 以上の膿瘍残存例などがある[5,6]．

文　献

1) Takayanagi N et al：Etiology and outcome of community-acquired lung abscess. Respiration **80**(2)：98-105, 2010
2) Wang JL et al：Changing bacteriology of adult community-acquired lung abscess in Taiwan：*Klebsiella pneumoniae* versus anaerobes. Clin Infect Dis **40**(7)：915-922, 2015
3) 宇留賀公紀ほか：肺膿瘍44例の臨床的検討．日呼吸会誌 **1**(3)：171-174, 2012
4) Mukae H et al：The importance of obligate anaerobes and the *Streptococcus anginosus* group in pulmonary abscess：anclone library analysis using bronchoalveolar lavage fluid. Respiration **92**(2)：80-89, 2016
5) Kuhajda I et al：Lung abscess-etiology, diagnostic and treatment options. Ann Transl Med **3**(13)：183, 2015
6) 斎藤　翔，大曲貴夫：肺膿瘍．呼吸器疾患最新の治療 2016-2018，門田淳一（編），南江堂，p.230-232, 2016
7) 矢寺和博，野口真吾：肺膿瘍．呼吸器感染症，三嶋理晃，藤田次郎（編），中山書店，p.253-257, 2017
8) Yazbeck MF et al：Lung abscess：update on microbiology and management. Am J Ther **21**(3)：217-221, 2014
9) Bartlett JG：Anaerobic bacterial infection of the lung. Anaerobe **18**(2)：235-239, 2012
10) Duncan C et al：Understanding the lung abscess microbiome：outcomes of percutaneous lung parenchymal abscess drainage with microbiologic correlation. Cardiovasc Intervent Radiol **40**(6)：902-906, 2017
11) Yang PC et al：Lung abscesses：US examination and US-guided transthoracic aspiration. Radiology **180**(1)：171-175, 1991

V. 治療の実際

6. 肺結核症・結核性胸膜炎

本項目のポイント

- わが国における結核症をみると，2017 年では新登録結核患者数は 16,789 人，罹患率 13.3（人口 10 万対），新登録患者数に占める 60 歳以上の割合は 71.1％であった．また，近年は外国生まれの若年者の結核患者の増加が目立っている．
- 2 週間以上続く咳嗽は肺結核を疑うサインである．しかし，高齢者では必ずしも咳嗽が表に出てくる症状ではないこともある．
- 結核症の診断は，臨床検体から結核菌を証明することでなされる．結核菌が検出されない場合は，画像所見，遺伝子検査，インターフェロンγ遊離試験，病理組織学的検査法などの結果を総合的に判断する．
- 結核症の治療は「結核医療の基準」に従って行う．標準的治療法は INH＋RFP＋PZA＋EB（または SM）を 2 ヵ月の投与後，INH＋RFP を 4 ヵ月投与する．
- 抗結核薬には序列があり，副作用や薬剤耐性などで薬剤が使用できない場合は，序列に従って薬剤を選択する．
- 原因不明の胸水では常に結核性胸膜炎を鑑別する．
- 結核性胸膜炎では，胸水はリンパ球優位の滲出性胸水を呈する．
- 胸水抗酸菌検査の感度は低いため，ADA 値を含めた胸水検査結果にて総合的に臨床診断することが多い．
- 結核性胸膜炎と他疾患との鑑別や確定診断のために胸膜生検も考慮する．
- 結核性胸膜炎の治療は肺結核症に準じるものの，胸腔ドレーン留置は行わない．

結核症は，かつてはわが国で猛威をふるった感染症であるが，戦後の高度経済成長に伴う社会資本の整備や，さまざまな抗結核薬の開発などによってその罹患率は順調に低下してきた．これに伴い，全国的に結核病床数も減少しているのは周知のことであろう．このように，わが国において現在では結核症は過去の病気と誤解されがちな側面がみられ，ともすると臨床の場でも結核症が鑑別疾患にも上がらないことも懸念されるような状況である．しかし，高齢者人口の増加もあり結核症はわが国でもいまだ重要な感染症であることに疑いはなく，肺結核症のみならず肺外結核症に臨床現場で遭遇することもまれではない．本項では，結核症のなかでも重要な肺結核症と肺外結核症である結核性胸膜炎について解説する．

A 肺結核症

1 結核症の疫学

「感染症の予防及び感染症の患者に対する医療に関する法律」，いわゆる感染症法では結核症は 2 類感染症に位置づけられ，確定診断例はもとより無症状病原微生物保有者や擬似症患者も含め全例報告することが義務づけられている（図 1）[1]．

わが国における結核症の発生動向をみると，罹患率は戦後一貫して減少傾向をみせ，1997 年に一時増加したが，その後は再び堅調に低下傾向で推移している[2]．2017 年のデータでは，新登録結核患者数は 16,789 人，罹患率 13.3（人口 10 万対），うち菌喀痰塗抹陽性肺結核の患者数は 6,359 人となっている[2]．これはすなわち全国で 1 日当たり約 17 人の他者への感染性のある肺結核患者が発

6. 肺結核症・結核性胸膜炎　　**219**

別記様式2－2

結　核　発　生　届

都道府県知事（保健所設置市長・特別区長）　殿

感染症の予防及び感染症の患者に対する医療に関する法律第12条第1項（同条第6項において準用する場合を含む。）
の規定により、以下のとおり届け出る。

報告年月日　平成　　年　　月　　日

医師の氏名　　　　　　　　　　　　　　　　　　　印
（署名又は記名押印のこと）

従事する病院・診療所の名称
上記病院・診療所の所在地（※）
電話番号（※）　　　　（　　　　）　　　－
（※病院・診療所に従事していない医師にあっては、その住所・電話番号を記載）

1　診断（検案）した者（死体）の類型
・患者（確定例）　・無症状病原体保有者　・疑似症患者　・感染症死亡者の死体　・感染症死亡疑い者の死体

2　当該者氏名	3 性別	4　生年月日	5 診断時の年齢(0歳は月齢)	6　当該者職業
	男・女	年　月　日	歳（　　か月）	

7　当該者住所
電話（　　　）　－

8　当該者所在地
電話（　　　）　－

9　保護者氏名	10　保護者住所　　（9、10は患者が未成年の場合のみ記入）
	電話（　　　）　－

	病　型	18　感染原因・感染経路・感染地域	
	1）肺結核　　2）その他の結核（　　）		
11 症 状	・せき　・たん　・発熱　・胸痛 ・呼吸困難 ・その他（ 　　　　　　　　　　　　　） ・なし	①感染原因・感染経路（　確定・推定　） 　1　飛沫核・飛沫感染（感染源の種類・状況： 　　　　　　　　　　　　　　　　　　　　） 　2　その他（　　　　　　　　　　　） ②　感染地域（　確定・推定　） 　1　日本国内（　　　都道府県　　　市区町村） 　2　国外（　　　　　　　国） 　　詳細地域	この届出は診断後結核直ちに行ってください
12 診 断 方 法	・塗抹検査による病原体の検出 　　検体：喀痰・その他（　　　　） ・分離・同定による病原体の検出 　　検体：喀痰・その他（　　　　） ・核酸増幅法による病原体遺伝子の検出 　　検体：喀痰・その他（　　　　） ・病理検査における特異的所見の確認 　　検体：（　　　　　　　　　　） 　　所見：（　　　　　　　　　　） ・ツベルクリン反応検査 　（発赤・硬結・水疱・壊死） ・リンパ球の菌特異蛋白刺激による放出インターフェロンγ試験 ・画像検査における所見の確認 　　　　　　　　　　　　　（　　　） ・その他の方法（　　　　　　　　） 　　検体（　　　　　　　　　　　） 　　結果（　　　　　　　　　　　） ・臨床決定 　（　　　　　　　　　　　　　　）		
		19　その他感染症のまん延の防止及び当該者の医療のために医師が必要と認める事項	

13 初診年月日	平成　年　月　日
14 診断（検案（※））年月日	平成　年　月　日
15 感染したと推定される年月日	平成　年　月　日
16 発病年月日（＊）	平成　年　月　日
17 死亡年月日（※）	平成　年　月　日

（1, 3, 11, 12, 18 欄は該当する番号等を○で囲み、4, 5, 13から17欄は年齢、年月日を記入すること。
（※）欄は、死亡者を検案した場合のみ記入すること。（＊）欄は、患者（確定例）を診断した場合のみ記入すること。
11, 12 欄は、該当するものすべてを記載すること。）

図1　結核発生届
結核症は感染症法で2類感染症に指定されている。

生していることを意味する。また、新登録患者数に占める60歳以上の割合は71.1%であり、高齢者の感染症との側面が見受けられる。また、近年では結核高蔓延国などの外国生まれの若年者の患者数が増加していることは注意を要する。なお、外国人の結核患者を診断した場合でも、居住地を管轄する保健所へ届出・申請を行うことで公費負担での治療が可能である。

一方，世界的には結核症はいまだ重要な感染症であることに疑いはなく，全世界の人口の1/3は結核に感染している（いわゆる潜在性結核感染症）とされる．また，2017年のデータでは，結核症は死因のトップ10に入り，世界中で1,000万人以上が結核症を発病し，160万人が結核症で死亡したと報告されている[3]．結核症の主な発生地はインド，インドネシア，中国，ナイジェリア，パキスタンなどであり，他方，欧米諸国での罹患率（人口10万対）はアメリカ2.7，ドイツ7.0，フランス7.2，イタリア6.4（2016年）と「低蔓延」の状態である[2]．また，結核症はHIV陽性者における死因の1位を占め，35％のHIV感染者が結核で死亡している．

このように，地球規模で考えると結核症は今でも三大感染症の1つといえるかもしれない．

② 原因微生物と感染経路

結核症の原因微生物は結核菌群 *M. tuberculosis* complex に属する抗酸菌，すなわち結核菌 *M. tuberculosis*，ウシ型結核菌 *M. bovis*，*M. africanum* などであるが[4]，ヒトでの原因微生物はほとんどが結核菌である．なお，結核菌は細胞内寄生菌であることは忘れてはならない．

この結核菌の主な感染経路は空気感染（飛沫核感染）である．これは，肺結核症患者などから結核菌を含む飛沫が咳嗽などの際に放出されるが，放出後に飛沫の水分が速やかに蒸発し，結核菌だけが飛沫核として長時間空中を浮遊する．その空間を浮遊する結核菌を他者が呼吸時に肺内に吸入することで感染が成立する．一般的に，床に落下するなど環境に付着した結核菌による感染はないと考えられている．

結核菌にはじめて感染することを初感染と呼ぶが，吸入され肺胞に到達した結核菌は肺胞マクロファージにまず貪食される．結核菌はマクロファージ内で増殖し，細胞が死滅すれば別のマクロファージに貪食されるということを繰り返すが，一部は肺のリンパ管に入り，リンパ節へ移動する．マクロファージに貪食された結核菌は抗原として認識され，T細胞を主体とする細胞性免疫を誘導する．その後，肺や肺門リンパ節では滲出性壊死性反応が起こるが，これを初期変化群と呼ぶ．また，結核菌を貪食したマクロファージは，リンパ球から放出されたサイトカインにより活性化され殺菌能が高まる．初感染に引き続き発病した結核症を一次結核症と呼び，結核性胸膜炎，肺門リンパ節結核，粟粒結核などの病態で発病する[5]．

一方，初期変化群のなかでは結核菌は分裂を停止し冬眠状態となる．これを休眠菌（persister）と呼び，たとえ数十年経過しようが，宿主の免疫が低下した場合に再度分裂を繰り返すようになり，結核症を発病することとなる．これを二次結核症（内因性再燃）と呼び，わが国の高齢者の結核症によくみられるものである．しかし，一般的に免疫正常者（HIV感染がないなど）の結核菌感染者では，90％以上は生涯発病することはないとされている[5]．

③ 症候の特徴

肺結核症は細菌である結核菌による肺感染症であるが，他の肺炎球菌やインフルエンザ菌などの通常の細菌性肺炎の原因微生物と比較するといくつか特徴的な部分がある．

まず，1)結核菌感染から発病までに数十年と長い期間の例がある，2)一般的に発病から進行が緩序な慢性感染症である（HIV感染者などを除く），3)生体の防御に関与する細胞がT細胞であり，細胞性免疫が主に関与する，4)病理組織学的に乾酪壊死を伴う肉芽腫性組織が病変の主体である，5)一般的な抗菌薬は無効であることが多い，6)抗結核薬の多剤併用が必須で，かつ6ヵ月以上の抗結核薬の投与が必要，などが特徴的なものとしてあげられる．感染や生体防御に関しては一部②項でも触れたが，通常の細菌性肺炎では好中球が生体防御の主役であるのに対し，肺結核症ではマクロファージやT細胞が中心となる．したがって，細胞性免疫能が障害される病態（表1）[5]では肺結核症を合併する危険性が高くなるため，基礎疾患に十分注意を払う．

一方，5)に関して，他の細菌感染症に用いられる抗菌薬のうち，キノロン系薬やオキサノリジノン系薬（リネゾリド）は，抗結核作用が認められ

表1 活動性結核発病リスク要因

HIV/AIDS
臓器移植（免疫抑制薬使用）
珪肺
慢性腎不全による血液透析
最近の結核感染（2年以内）
胸部X線画像で線維結節影（未治療の陳旧性結核病変）
生物学的製剤使用
副腎皮質ステロイド使用
その他の免疫抑制薬使用
コントロール不良の糖尿病
低体重
喫煙
胃切除
医療従事者

〔日本結核病学会予防委員会・治療委員会：潜在性結核治療指針．結核 88：504，2013 を参考に筆者作成〕

るので注意を要する．特にキノロン系薬の安易な投与により，肺結核症の診断が遅れる可能性があるため注意を払う必要がある．なお，キノロン系薬（レボフロキサシン：LVFX）は抗結核薬として現在承認されている[6]．

④ 確定診断に至る手順

肺結核症の診断においては，まず肺結核症を疑う，もしくは鑑別疾患にあげられるかどうかが重要となる．患者の訴える症状は診断の入り口となる．

肺結核症の症状は以下のようである．肺結核症では初期には無症状のことがほとんどであるため，症状からよりはむしろ健康診断などで撮影された胸部X線で異常影を指摘されて発見に至ることがある．また，病勢の進行に伴い種々の症状が出現し，呼吸不全を呈する症例も認められるが，肺結核症に特異的な症状はない．通常，肺結核症を疑う場合として「2週間以上持続する咳嗽」があげられる[5]．しかし，これも咳喘息や百日咳，胃食道逆流症（GERD）などでも認められることから鑑別する必要がある．肺結核症の全身症状として，発熱，盗汗（寝汗），全身倦怠感，体重減少，食思不振などが認められるが，これらは肺結核症以外の疾患でも認められる．また，呼吸器症状としては咳嗽，喀痰（血痰），胸痛，呼吸困難などが認められるが[5]，肺結核症に特異的なものではない．一方，高齢者ではかなり進行した肺結核症

でも咳嗽など呼吸器症状の訴えが乏しい例も少なくない．むしろ食欲低下や活気の低下など全身的な症状のみのこともあるため，高齢者でこのような訴えがある場合は肺結核症の存在も疑う．

症状や次項⑤で述べる画像所見から肺結核症が疑われたり，鑑別する必要が生じた場合，診断のための検査に進む．肺結核症の診断のためには，細菌学的検査として喀痰などの臨床検体の抗酸菌検査法，遺伝子検査法，免疫学的検査法であるインターフェロンγ遊離試験（IGRA法），病理組織学的検査法などを組み合わせて行うが，なかでも抗酸菌検査法による結核菌の証明が確定診断には必須で，かつ肺結核症における診断のゴールドスタンダードである．また，遺伝子検査法やIGRA法はあくまでも補助的診断法である．

診断，ならびに各種検査法の実施の流れとして一例を図2に示すが[7]，実際の臨床現場ではこれらの検査法を同時に行うことも多いと考えられるため，それぞれの検査法の結果を組み合わせて最終的に診断する．

⑤ 病態と各種検査

a. 病態

先にも述べたが，結核症の病態は慢性の肉芽腫性炎症が本態である．宿主の免疫能が正常であれば，結核菌感染後，結核菌体タンパクを抗原とする遅延型過敏反応の結果，組織の乾酪壊死を生じる．肺結核症における空洞は，この乾酪物質が液化して破れ，所属する気管支（誘導気管支）に向かって排泄されることによって形成される[5]．菌はこの開放性空洞内ではきわめて増殖能が高く，大量の排菌を生じる．このため，他のヒトに対する感染源として重要であるのみでなく，自己の健常組織に対する感染源としても働く．すなわち，肺内の病巣から他の健常肺組織への進展において菌の供給源となり，この進展は管内性（経気道的）であり，段階的に進行する（シューブ）[5]．一方，HIV感染など細胞性免疫能に障害があれば，空洞形成が起こりにくくなることも知られている．

このようにして，肺内での病巣の進展に伴い，前項の呼吸器症状や全身症状が認められるようになる．

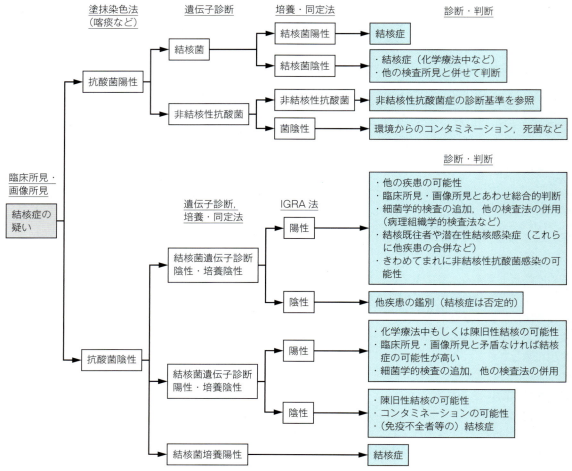

図2 結核症診断のフロー例
抗酸菌陽性の場合も適宜IGRA法を行ってもよい.
〔大野秀明：7. 結核菌検査の進め方―結核症が疑われる患者をどのように診断するか. 臨床感染症ブックレット, 柳原克紀ほか（編）, 文光堂, p.37-42, 2011 を参考に筆者作成〕

b. 画像検査

肺結核症の場合も，他の呼吸器疾患と同様に画像検査は重要である．一般的には，胸部X線や胸部CTが行われる．

肺結核症の画像所見として，浸潤影，結節影，空洞影，胸膜肥厚，肺門リンパ節腫脹胸水，胸膜肥厚などが認められ，これらに加え胸部CTでは"木の芽サイン"，いわゆるtree-in-bud appearanceなどが認められる（図3, 4）[5]．肺結核の好発部位として教科書的にはS1, S2, S6とされているが，下肺野にも発病することもまれではないため，あまりとらわれすぎないほうがよい．この際に注意したいのは，肺結核症に特徴的な陰影は存在せず，どのような陰影も呈しうることである．このため，陰影の性状から肺結核症を否定するようなことを行ってはならない．また，発病初期の肺結核症では胸部X線では明らかな陰影を指摘できないこともある．このため，IGRA陽性者で最近の結核菌感染が疑われる場合や若年者では胸部CT（低線量CT）を考慮する（ときに胸部CTで陰影が認められることがある）．

なお，肺結核症の胸部X線所見の分類として，日本結核病学会病型分類（学会分類）（表2, 図5）[8]があり，結核症治療の公費負担申請時には必要となるので注意する．

c. 抗酸菌検査法

結核症は，臨床検体から結核菌を証明することで診断が確定する．したがって，肺結核症においても喀痰などの呼吸器由来の臨床検体から結核菌を証明することが必要である．肺結核症が疑われる場合は3日連続の喀痰抗酸菌検査が推奨されている[5,9]．喀痰提出が困難である場合では胃液を採取し検査を行う．これは診断の感度を高めるためである．

提出された喀痰や臨床検体は，まず塗抹染色法を行う[10]．特に，集菌法により塗抹染色法の感度を高めることができる．塗抹染色法には，Ziehl-Neelsen法（図6）のほか，蛍光法（オーラミンO染色など）が用いられている．いわゆる他者への感染源となる排菌陽性肺結核症とは，喀痰の塗抹染色法で菌が観察された症例である．ただし注意したいのは，この塗抹染色法では結核菌か非結核抗酸菌かの区別はできないことである．

一方，培養検査法としては，固形培地（小川培地など）および液体培地（MGIT）が使用される（図7）[11]．一般的に，液体培地のほうが陽性になるまでの期間が短い．また，培養された抗酸菌の同定法としては，生化学的同定法のほか，キャピリア®TBなどの抗MPB64抗体を用いたイムノク

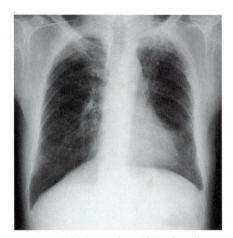

図3　肺結核症の胸部X線像（bIII2）
右上肺野ならびに左上肺野に淡い浸潤影を認める．喀痰からは抗酸菌1+（Gaffky2号相当）が検出され，結核菌と同定された．

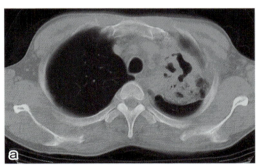 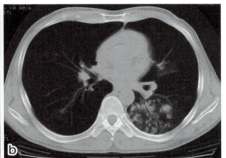

図4　肺結核症の胸部CT画像
a：左上肺に浸潤影と空洞影が観察される．
b：左肺野の一部でtree-in-bud appearanceを呈している．

コラム　院内感染対策上の注意点

結核菌は空気感染で伝播するため，肺結核症が疑われる場合，喀痰採取は採痰ブースがあればそのなかで，ない場合は（陰圧）個室などで行うことが推奨される．また，診断のために気管支鏡を用いて気管内採痰や気管支肺胞洗浄（BAL），経気管支肺生検（TBLB）検査を行うときも，可能な限り陰圧のかかる検査室内で検査を行い，検査スタッフはN95マスクを装着するなど空気感染予防策をしっかりと行う．

表2　日本結核病学会病型分類（学会分類）

a．病巣の性状
　0：病変が全く認められないもの
　Ⅰ型（広汎空洞型）：空洞面積の合計が拡り1（後記）を越し，肺病変の拡りの合計が一側肺に達するもの.
　Ⅱ型（非広汎空洞型）：空洞を伴う病変があって，上記Ⅰ型に該当しないもの.
　Ⅲ型（不安定非空洞型）：空洞は認められないが，不安定な肺病変があるもの.
　Ⅳ型（安定非空洞型）：安定していると考えられる肺病変のみがあるもの.
　Ⅴ型（治癒型）：治癒所見のみのもの.
　以上のほかに次の3種の病変があるときは特殊型として，次の符号を用いて記載する.
　H　（肺門リンパ節腫脹）
　Pl（滲出性胸膜炎）
　Op（手術のあと）
b．病巣の拡り
　1：第2肋骨前端上縁を通る水平線以上の肺野の面積をこえない範囲.
　2：1と3の中間.
　3：一側肺野面積をこえるもの.
c．病側
　r：右側のみに病変のあるもの.
　l：左側のみに病変のあるもの.
　b：両側に病変のあるもの.
d．判定に際しての約束
　ⅰ）判定に際し，いずれに入れるか迷う場合には，次の原則によって割り切る.
　　ⅠかⅡはⅡ，ⅡかⅢはⅢ，ⅢかⅣはⅢ，ⅣかⅤはⅣ
　ⅱ）病側，拡りの判定は，Ⅰ〜Ⅳ型に分類しうる病変について行い，治癒所見は除外して判定する.
　ⅲ）特殊型については，拡りはなしとする.
e．記載の仕方
　ⅰ）（病側）（病型）（拡り）の順に記載する.
　ⅱ）特殊型は（病側）（病型）を前記の記載の次に付記する. 特殊型のみのときは，その（病側）（病型）のみを記載すれば
　　よい.
　ⅲ）Ⅴ型のみのときは病側，拡りは記載しないでよい.

〔新しい結核用語事典，日本結核病学会用語委員会（編），南江堂，p.118，2008 より許諾を得て転載〕

ロマトグラフィがあげられる[4,12].

　肺結核症の治療を行っていくうえで，結核菌の薬剤感受性の情報は重要である. 薬剤感受性検査を行うには培養菌が必要なため，このことからも抗酸菌培養検査は決して怠ってはならない.

d. 遺伝子検査

　遺伝子検査は迅速性，検出感度，特異度を適度に兼ね備えた検査法であるが，あくまでも補助的診断法であることに注意する. 肺結核症の診断のためには，前述の抗酸菌検査法と並行して遺伝子検査も行う（ただし保険診療の範囲内で1回だけ実施可能であることに留意する）のが現実的で，喀痰塗抹陽性であればそれが結核菌か非結核性抗酸菌かの鑑別が培養同定結果を待たずに得られること，塗抹陰性であっても遺伝子検査の感度以上の結核菌が存在すれば診断に有用であるなどの利点がある.

　遺伝子検査は，培養された菌の同定にも用いら

れるが，臨床検体から直接，結核菌の遺伝子を検出可能であることが臨床的に有用な点である. 遺伝子検査では PCR 法（アンプリコア法，TaqMan 法など）が一般的であるが，最近普及してきた遺伝子検査として，LAMP 法や TRC（transcription-reverse transcription concerted reaction）法があげられ，比較的安価に導入でき，操作も容易であるという特徴をもつ（表3）[13]. また近年では，結核菌の遺伝子検出だけでなく，抗結核薬のリファンピシン（RFP）の耐性遺伝子の検出も同時に行える方法（GeneXpert®システム）や，イソニアジド（INH），ピラジナミド（PZA）に対する薬剤耐性の遺伝子検査が臨床応用可能となっている[14].

　遺伝子検査で注意しなければならない点は，培養検査結果と相違する場合である. 培養陽性で遺伝子検査が陰性であっても診断に関しては問題ないが，培養陰性で遺伝子検査陽性の場合は症状や画像所見，病理組織学的所見などと総合的に判断

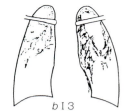
bI3
多房性の巨大空洞が両側にあり，その面積の合計は明らかに拡1をこえ，全体の病変も一側肺をこえている。

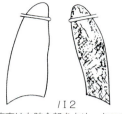
/I2
病変は左肺全部を占め，かつ空洞部分の面積の合計が拡1をこえている。

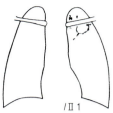
/II1
明らかな空洞を認めるが，病変の範囲も空洞面積もI型の条件の該当しない。

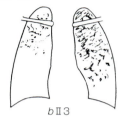
bII3
病変は一側肺以上に達しているが空洞はI型の条件を満たさない。

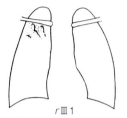
rIII1
周辺がぼやけた病影のみからなり不安定と考えられる。

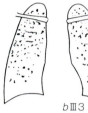
bIII3
広く散布した細葉性病変で空洞はみえないのでIII。粟粒結核も同様に扱う。

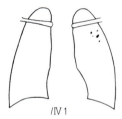
/IV1
小さい安定した結核腫と数個の石灰沈着を認める。

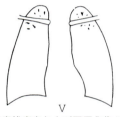
V
瘢痕状病変および石灰化像のみよりなり，治癒したものと考えられる。

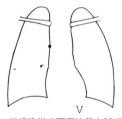
V
初感染巣の石灰沈着もVである。

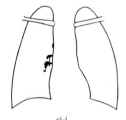
rH
肺門リンパ節腫のみ。もしリンパ節と対応して肺野にも浸潤巣を認めればrIII1rHとなる。

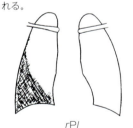
rPl
滲出性胸膜炎の像のみで肺野の病変はみえない。

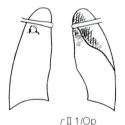
rII1/Op
右に空洞，左に成形のあとがある。もし成形術で虚脱した部分に空洞がみえたらbII1/Opとなる。

図5　日本結核病学会病型分類（学会分類）の例示
〔新しい結核用語事典，日本結核病学会用語委員会（編），南江堂，p.119，2008より許諾を得て転載〕

し診断するべきである．

e．インターフェロンγ遊離試験（IGRA法）[15]

IGRA法もあくまでも肺結核症においては補助的診断法である．IGRA法として，クオンティフェロン®TBゴールド（QFT-3G）やTスポット®.TB（T-SPOT）が今日では広く普及してきた（表4）[16]．

いずれも，結核既感染の患者リンパ球は，結核菌特異抗原（ESAT-6，CFP-10に加えQFT-3GにはTB7.7も加わる）刺激によりIFN-γを多量に産生しやすい状態にあることを利用した検査である．

IGRA法は血液検査にて結核菌感染の既往が診断できる画期的な検査であるが，あくまでも既往

の有無をみるのみで陽性の結果は必ずしも活動性結核の存在を意味しない．その他，*Mycobacterium kansasii* や *M. szulgai* など一部の非結核性抗酸菌（NTM）では結核菌抗原の一部を保有するため，偽陽性の原因となりうること，治療後に QFT 値の低下例は半数程度とされ，治療経過のマーカーには適さないこと，IGRA が陽性でも外因性感染か，内因性に再燃したか判定できないこと，などさまざまな問題がある．また，高齢者，免疫不全者では感度が低下することから，陽性であれば結核感染の既往と判断できるが，陰性であっても完全に結核菌感染を否定できないため結果の解釈

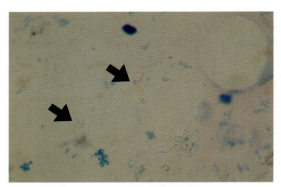

図6　Ziehl-Neelsen 法で染色された結核菌
青い背景の中に抗酸菌（黒矢印）は赤色の桿菌として観察される．

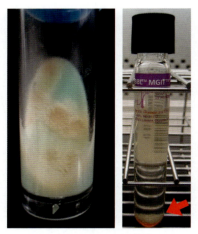

図7　培地に発育した結核菌
左：小川培地，右：液体培地（管底部分矢印が結核菌）

表3　わが国で使用可能な結核菌遺伝子検査

製品名	発売元	対象菌種（耐性遺伝子）	検出原理	検査対象臨床検体
コバス TaqMan MTB	ロシュ・ダイアグノスティックス	結核菌群	TaqMan PCR	○
コバス TaqMan MAI		*M. avium*, *M. intracellulare*		○
TRCRapid M.TB/TRCReady M.TB	東ソー	結核菌群	TRC	○
TRCRapid MAC/TRCReady MAC		MAC		○
Loopamp 結核菌群検出試薬キット	栄研化学	結核菌群	LAMP 法	○
ジーンキューブ MTB	東洋紡	結核菌群	Qprobe 法	○
ジーンキューブ MAC		MAC		○
DNA プローブ「FR」-MTD	富士レビオ	結核菌群	TMA+HPA	○
DNA プローブ「FR」-MAC ダイレクト		MAC		○
アキュプローブ結核菌群同定	極東製薬工業	結核菌群	HPA	×
アキュプローブ マイコバクテリウム アビウムコンプレックス		MAC		×
DDH マイコバクテリア'極東'	極東製薬工業	結核菌群を含む 18 菌種	DDH	×
ジェノスカラー・Rif TB Ⅱ	ニプロ	結核菌群 RFP 耐性遺伝子	PCR+LiPA	○
ジェノスカラー・PZA TB		結核菌群 PZA 耐性遺伝子		○
ジェノスカラー・INH TB		結核菌群 INH 耐性遺伝子		○

*：2014 年 11 月現在
DDH：DNA-DNA hybridization, TRC：transcription-reverse transcription concerted reaction, Qprobe：quenching probe, HPA：hybridization protection assay, LiPA：line probe assay
〔赤松紀彦ほか：抗酸菌の遺伝子検査．抗酸菌検査ガイド 2016，日本結核病学会抗酸菌検査法検討委員会（編），南江堂，p.68，2016 より引用〕

表4 QFT-3G と T-SPOT の比較

	QFT-3G	T-SPOT
原理	末梢血を結核菌特異抗原 ESAT-6, CFP-10, TB7.7 で刺激（16～20時間） Tリンパ球から遊離される IFN-γ を ELISA 法で測定	末梢血より単核球を分離，数を調整 結核菌特異抗原 ESAT-6, CFP-10 を添加して20時間培養．IFN-γ 産生細胞数を ELISPOT 法で測定
採血	3本の専用採血管（陽性/陰性コントロール，特異抗原）に血液を直接静脈穿刺により各1mL ずつ採取	1本の通常のヘパリン採血管に，成人は6mL，2～9歳の小児は4mL，2歳未満の小児は2mL 採血
検体保存	採血後培養までは 22±5℃ で保存し，16時間以内に37℃のインキュベーターに入れる．培養後の採血管は遠心分離まで 2～8℃ で3日間保存可能	採血後 18～25℃ で保存する．8時間を超える場合には T-Cell Xtend を添加することにより32時間まで検査を行うことができる
計測	IFN-γ を ELISA 法で測定	マイクロプレート上のウエルに発現したスポットを，目視またはスポットリーダーで計測

は慎重に行う．

　なお，2018年6月に QFT-3G に代わる，いわゆる第4世代のクオンティフェロン製品（QuantiFERON® TB ゴールドプラス：QFT プラス）が発売された．この製品は，QFT-3G と比較すると使用する結核菌特異抗原が ESAT-6, CFP-10 の2種類となったものの，従来の CD4+T 細胞から産生される IFN-γ の測定のみでなく，CD8+T 細胞から産生される IFN-γ も検出することで，より感度・特異度の上昇を図ったものである．これにより，HIV 感染者など免疫能低下者においても有用性が期待されている．さらに，検査結果において判定保留の項目がなくなっているのが特徴的である．今後の QFT 検査は，この QFT プラスを使用したものに変更される予定である．

　一方，IGRA 法と同様に，結核菌の感染の既往をみる検査法としてツベルクリン反応がある．これは遅延型過敏反応の典型であるが，BCG 接種者で陽性となることや，接種手技の問題，感度の問題などから今日では小児の場合を除いて施行することが少なくなってきている．

f. 病理組織学的検査法

　結核症の診断においては補助的診断法となりうる検査法である．典型的な結核結節では，類上皮細胞肉芽腫とその中に乾酪壊死を認め（図8）[17]，また Langhans 巨細胞も認めることがある．ただし，類上皮細胞肉芽腫は結核症に特異的ではなく，真菌症やサルコイドーシスでも認められることがあるため注意を要する．一般的な肺結核症では病理組織学的検査まで行うことは少ないと考え

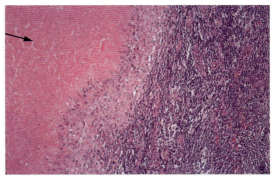

図8　結核結節の病理組織像（結核性リンパ節炎例）
肉芽腫の中に乾酪壊死（矢印）が認められる．
〔大野秀明：結核感染症の病態—結核発症の危険因子とは？．治療 95(6)：1160, 2013 より許諾を得て転載〕

られるが，結核腫などの結節性陰影を呈し，肺がんと鑑別が困難な場合では胸腔鏡下などで肺生検を行い，病理組織学的検討が必要な症例もある．一方，結核性リンパ節炎や結核性胸膜炎など肺外結核症では，病変部のリンパ節や胸膜の生検組織の病理組織学的検査が診断に有用となる．

6 治療の実践

　肺結核症のみならず結核症全般的に，その治療は抗結核薬による化学療法が主体であり，原則として「結核医療の基準」に従って行う[5,6]．ただし，2018年1月に日本結核病学会治療委員会から「結核医療の基準」の改訂が提言され，主な変更点として，高齢者での PZA を含む治療の見解，新規抗結核薬としてベダキリン（BDQ）の追加などがあげられている[18]．したがって，近い将来改訂

228　V．治療の実際

表5　抗結核薬のグループ化と使用の原則

	特　性	薬剤名	
First-line drugs（a）	もっとも強力な抗菌作用を示し，菌の撲滅に必須の薬剤	リファンピシン*1	RFP
		リファブチン*1	RBT
		イソニアジド	INH
		ピラジナミド	PZA
First-line drugs（b）	First line drugs（a）との併用で効果が期待される薬剤	ストレプトマイシン*2	SM
		エタンブトール	EB
Second-line drugs	First line drugs に比して抗菌力は劣るが，多剤併用で効果が期待される薬剤	レボフロキサシン*3	LVFX
		カナマイシン*2	KM
		エチオナミド	TH
		エンビオマイシン*2	EVM
		パラアミノサリチル酸	PAS
		サイクロセリン	CS
Multi-drug resistant tuberculosis drugs	使用対象は多剤耐性肺結核のみ	デラマニド*4	DLM
		ベダキリン*4	BDQ

表は上から下に優先選択すべき薬剤の順に記載されている．ただし，DLM と BDQ については，優先選択の順位づけはない．なお，RFP と RBT，また SM，KM，EVM の併用はできない．
本表は抗結核薬として保険収載されている薬のみを記載したが，WHO[19] ではこのほか，リネゾリドおよびクロファジミンを second-line drugs のなかに記載している．
*1 RBT は RFP が使用できない場合に選択する．特に HIV 感染者で抗ウイルス薬投与を必要とする場合に RFP は薬物相互作用のために使用できない場合がある．
*2 アミノ配糖体は同時併用できない．抗菌力や交差耐性等から SM → KM → EVM の順に選択する．なお，KM と同等の薬剤としてアミカシンがあり結核菌に有効であるが，KM と完全な交差耐性があり，また結核に対する保険適用はない．カプレオマイシンも結核に有効であるが，日本では販売されていない．
*3 LVFX はモキシフロキサシンと換えることができるが，モキシフロキサシンは結核に対する保険適用はない．
*4 DLM と BDQ については，優先選択の順位づけはない．
〔日本結核病学会治療委員会：「結核医療の基準」の改訂―2018 年．結核 **93**：61-68, 2018 より許諾を得て転載〕

されるものと思われ，本項ではそれも考慮した．
　結核症の治療においては細菌性肺炎と異なり，抗結核薬の多剤併用療法が鉄則である．これは，単剤治療による薬剤耐性菌の出現を抑えるためである．また，結核症の化学療法においては INH，RFP はきわめて重要な薬剤である．そのため，この2剤は可能な限り併用することを心がけ，安易に中止しないことが強く望まれる．
　一方，肺結核症の治療においても，その原因菌である結核菌の薬剤感受性成績がきわめて重要となってくる．すなわち，薬剤感受性菌か耐性菌かで使用する抗結核薬のレジメンが変わってくる．これに関連して，抗結核薬には抗結核作用などをもとに序列があり（**表5**）[18]，後述する薬剤耐性結核菌であった場合，使用する抗結核薬はこの序列にしたがって選択することになる．
　さらに，結核症の治療において重要なのは抗結核薬の確実な服用であり，可能な限り医療従事者などが患者の薬剤の服用を直接観察して確認する

直接監視下短期治療（direct observation therapy, short-course：DOTS）も取り入れながら治療を進める[5]．
　肺結核症の治療において，薬剤耐性のない初回治療はきわめてシンプルであるが，薬剤耐性結核や副作用などで薬剤が使用できない場合などには，レジメンがやや複雑になる傾向がある．本項では記載に限りがあるため，細部にわたっては記載できないが，必要に応じて他書や海外のガイドライン[20,21] なども参考にしていただければ幸いである．

a. 肺結核症が確定した場合（結核菌が検出された場合）

1）初回治療例

　実際の治療として，初回治療で薬剤耐性結核が否定的である場合，INH，RFP，PZA，ストレプトマイシン（SM）またはエタンブトール（EB）の4剤併用での治療開始が基本レジメンとなる（**表6**）[18]．上記4剤を2ヵ月間投与したのち，

表6　結核初回治療例の標準的治療法

原則として RFP，INH，PZA を用いる下記の治療法を用いる．

RFP＋INH＋PZA に EB（または SM）の4剤併用で初期強化期2ヵ月間治療後，維持期は RFP＋INH を4ヵ月継続し，全治療期間6ヵ月（180日）とする．

なお，下記の条件がある場合には維持期を3ヵ月延長し，維持期を7ヵ月，全治療期間9ヵ月（270日）とすることができる．
(1) 結核再治療例
(2) 治療開始時結核が重症：有空洞（特に広汎空洞型）例，粟粒結核，結核性髄膜炎
(3) 排菌陰性化遅延：初期2ヵ月の治療後も培養陽性
(4) 免疫低下を伴う合併症：HIV 感染，糖尿病，塵肺，関節リウマチ等の自己免疫疾患など
(5) 免疫抑制薬等の使用：副腎皮質ステロイド，その他の免疫抑制薬
(6) その他：骨関節結核で病巣の改善が遅延している場合など

薬剤略号は本文参照．
〔日本結核病学会治療委員会：「結核医療の基準」の改訂―2018年．結核 **93**：64, 2018 より許諾を得て転載〕

INH と RFP の2剤にて4ヵ月間加療する（標準治療）．殺菌力は EB より SM のほうが高いが，薬剤耐性率が低いのは EB である．高齢者などで食事摂取が困難である場合，末梢神経障害予防のため，ビタミン B_6（ピドキサール®）などの追加投与が推奨される．また，現行の「結核医療の基準」では，高齢などの理由で PZA が使用できない場合は，INH，RFP，SM（もしくは EB）の3剤併用を行い，治療期間は3剤併用療法を2ヵ月ないし6ヵ月間行う．その後 INH と RFP の2剤併用療法を3剤併用療法開始から9ヵ月を経過するまで行うとされていたが[6]，2018年の「結核医療の基準」の改訂案ではその投与法が標準治療から削除された[18]．なお，主な抗結核薬の推奨されている投与量については**表7**に示す[18]．

一方，結核菌の薬剤感受性が判明し，薬剤耐性がないと判断された場合は上記治療法を継続す

表7　主な抗結核薬の標準投与量と最大量

薬剤	標準量（mg/kg/日）	最大量（mg/body/日）	備　考
RFP	成人10 小児10〜20	600	薬物相互作用が考えられる場合は RBT で可
RBT	5	300	RFP 不可の場合に使用
INH	成人5 小児10〜20	300	
PZA	25	1,500	
EB	15（20）	750（1,000）	初期2ヵ月は20mg/kg/日で可だが3ヵ月目以降は15mg/kg/日，最大量750mg
SM	15	750（1,000）	初期2ヵ月は連日投与可だが，最大投与量は750mg/日とする
LVFX	8	500	体重40kg 未満は375mg，小児・妊婦は禁忌

※投与は1日1回を原則とする（その他の抗結核薬，注意事項については文献18）を参照）
薬剤略号は本文参照．

コラム　初期悪化

　肺結核症の治療開始後，喀痰中の結核菌は減少もしくは陰性化しているにもかかわらず，胸部 X 線所見の悪化（陰影の増大，新陰影出現，縦隔リンパ節の腫脹，胸水の出現など）が認められることを指す[8]．これは死滅した大量の結核菌の菌体に対するアレルギーや免疫反応が原因と考えられており，治療開始後3ヵ月以内が多いとされている．この場合，治療を変更することなく継続することで陰影は改善する．したがって，治療開始後いったん陰影の悪化を認めても，喀痰の結核菌検査で増悪がない場合は初期悪化を考え治療を継続する．

る．一部薬剤に耐性を認めた場合は，当然ながら感受性のある薬剤を数種類（3～4剤以上），表5の序列にしたがって選択し投与する．この場合，結核治療のカギとなる INH，RFP のどちらかが使用可能，またはそのどちらも使用できない場合など，その状況に応じた治療法を選択することになる．

2）再治療例の場合

以前に抗結核薬による治療歴がある場合，薬剤耐性を獲得している場合も考えられる．このため，可能な限り過去の治療に関する情報（使用した経験のある薬剤，過去の薬剤耐性の有無，服薬コンプライアンス状況など）を収集し，できるだけ過去に使用歴のない薬剤による多剤併用を行う[5,6]．また，前回の治療で薬剤耐性がなく，標準治療が完遂されていれば再度標準治療から導入し，薬剤感受性が判明した後，再度抗結核薬について検討する．

b. 難治の場合

一般的に，初回治療で薬剤耐性がなければ肺結核症の化学療法に対する反応は良好である．したがって，難治例ではまず服薬コンプライアンスを確認することが重要である．一方，確実な抗結核薬の服用にもかかわらず難治である場合は薬剤耐性結核が考えられる．特に，以前治療歴のある再治療例では，結核菌が薬剤耐性を獲得している可能性があるため，結核菌の薬剤感受性を必ず確認する．薬剤耐性結核菌であった場合，原則として感受性の残った抗結核薬を表5の序列に従って4剤以上を組み合わせて投与するが，投与期間は標準治療より長期化する[5,6,18]．

一般的に，INH，RFP の両薬剤に同時に耐性の結核を多剤耐性結核（multi-drug resistant tuberculosis：MDR-TB）と呼び，MDRTB がさらにキノロン系薬と，カナマイシン（KM）もしくはエンビオマイシン（EVM）に耐性となった結核を超多剤耐性結核（extensively drug resistant tuberculosis：XDR-TB）と呼ぶ．この MDR-TB や XDR-TB では化学療法の成績はきわめて不良となる．

1）INH は使用できないが RFP は投与可能な場合

① PZA が投与可能な場合

RFP＋PZA にレボフロキサシン（LVFX），SM（または KM，EVM），EB のなかから使用できる2剤以上を選び合計4～5剤を使用する．

② PZA が投与できない場合

RFP＋LVFX＋SM（または KM または EVM）＋EB の計4剤で6ヵ月，その後 RFP＋EB の2剤で治療する．なお，投与期間については文献[18]を参考されたい．

2）RFP は使用できないが INH は投与可能な場合

① PZA が投与可能な場合

INH＋PZA に LVFX，SM（または KM または EVM），EB のなかから2剤以上を選び合計4～5剤を6ヵ月使用する．その後 LVFX，INH，EB のなかの2～3剤で治療する．

② PZA が投与できない場合

INH＋LVFX＋SM（または KM または EVM）＋EB の計4剤で6ヵ月，その後 INH，LVFX，EB の3剤で治療する．なお，投与期間については文献[18]を参考されたい．

3）INH，RFP どちらも使用できない場合（MDR-TB，XDR-TB など）

典型的には MDR-TB がこの例としてあげられる．わが国における MDR-TB の頻度をみると，2016年では 0.6％であり，ここ数年大きな変動はない[22]．割合としては大きな問題ではないように感じられるが，抗結核薬の主軸をなすこの2剤に耐性を示すことは，治療がきわめて困難なものになることを銘記しておく．MDR-TB などの場合，実際の治療においては結核治療の専門家に紹介，もしくは相談することが強く推奨され，陰圧室病室など院内感染防止対策が整った施設で行うべきである．

治療レジメンとしては，表5の優先順位に従い感受性の残った薬剤を4～5剤選択することになる（たとえば INH，RFP 耐性のみであれば PZA＋EB＋SM＋LVFX＋エチオナミド（TH）の5剤を使用する．このうち薬剤耐性があればパラアミノサリチル酸（PAS），サイクロセリン（CS）の

表6　結核初回治療例の標準的治療法

原則として RFP，INH，PZA を用いる下記の治療法を用いる．

　RFP＋INH＋PZA に EB（または SM）の4剤併用で初期強化期2ヵ月間治療後，維持期は RFP＋INH を4ヵ月継続し，全治療期間6ヵ月（180日）とする．

　なお，下記の条件がある場合には維持期を3ヵ月延長し，維持期を7ヵ月，全治療期間9ヵ月（270日）とすることができる．
(1) 結核再治療例
(2) 治療開始時結核が重症：有空洞（特に広汎空洞型）例，粟粒結核，結核性髄膜炎
(3) 排菌陰性化遅延：初期2ヵ月の治療後も培養陽性
(4) 免疫低下を伴う合併症：HIV 感染，糖尿病，塵肺，関節リウマチ等の自己免疫疾患など
(5) 免疫抑制薬等の使用：副腎皮質ステロイド，その他の免疫抑制薬
(6) その他：骨関節結核で病巣の改善が遅延している場合など

薬剤略号は本文参照．
〔日本結核病学会治療委員会：「結核医療の基準」の改訂―2018年．結核 93：64, 2018 より許諾を得て転載〕

INH と RFP の2剤にて4ヵ月間加療する（標準治療）．殺菌力は EB より SM のほうが高いが，薬剤耐性率が低いのは EB である．高齢者などで食事摂取が困難である場合，末梢神経障害予防のため，ビタミン B_6（ピドキサール®）などの追加投与が推奨される．また，現行の「結核医療の基準」では，高齢などの理由で PZA が使用できない場合は，INH，RFP，SM（もしくは EB）の3剤併用を行い，治療期間は3剤併用療法を2ヵ月ないし6ヵ月間行う．その後 INH と RFP の2剤併用療法を3剤併用療法開始から9ヵ月を経過するまで行うとされていたが[6]，2018年の「結核医療の基準」の改訂案ではその投与法が標準治療から削除された[18]．なお，主な抗結核薬の推奨されている投与量については表7に示す[18]．

　一方，結核菌の薬剤感受性が判明し，薬剤耐性がないと判断された場合は上記治療法を継続す

表7　主な抗結核薬の標準投与量と最大量

薬剤	標準量（mg/kg/日）	最大量（mg/body/日）	備　考
RFP	成人10 小児10～20	600	薬物相互作用が考えられる場合は RBT で可
RBT	5	300	RFP 不可の場合に使用
INH	成人5 小児10～20	300	
PZA	25	1,500	
EB	15（20）	750（1,000）	初期2ヵ月は20mg/kg/日で可だが3ヵ月目以降は15mg/kg/日，最大量750mg
SM	15	750（1,000）	初期2ヵ月は連日投与可だが，最大投与量は750mg/日とする
LVFX	8	500	体重40kg 未満は375mg，小児・妊婦は禁忌

※投与は1日1回を原則とする（その他の抗結核薬，注意事項については文献18）を参照）
薬剤略号は本文参照．

コラム　初期悪化

　肺結核症の治療開始後，喀痰中の結核菌は減少もしくは陰性化しているにもかかわらず，胸部 X 線所見の悪化（陰影の増大，新陰影出現，縦隔リンパ節の腫脹，胸水の出現など）が認められることを指す[8]．これは死滅した大量の結核菌の菌体に対するアレルギーや免疫反応が原因と考えられており，治療開始後3ヵ月以内が多いとされている．この場合，治療を変更することなく継続することで陰影は改善する．したがって，治療開始後いったん陰影の悪化を認めても，喀痰の結核菌検査で増悪がない場合は初期悪化を考え治療を継続する．

る．一部薬剤に耐性を認めた場合は，当然ながら感受性のある薬剤を数種類（3～4剤以上），表5の序列にしたがって選択し投与する．この場合，結核治療のカギとなるINH，RFPのどちらかが使用可能，またはそのどちらも使用できない場合など，その状況に応じた治療法を選択することになる．

2）再治療例の場合

以前に抗結核薬による治療歴がある場合，薬剤耐性を獲得している場合も考えられる．このため，可能な限り過去の治療に関する情報（使用した経験のある薬剤，過去の薬剤耐性の有無，服薬コンプライアンス状況など）を収集し，できるだけ過去に使用歴のない薬剤による多剤併用を行う[5,6]．また，前回の治療で薬剤耐性がなく，標準治療が完遂されていれば再度標準治療から導入し，薬剤感受性が判明した後，再度抗結核薬について検討する．

b. 難治の場合

一般的に，初回治療で薬剤耐性がなければ肺結核症の化学療法に対する反応は良好である．したがって，難治例ではまず服薬コンプライアンスを確認することが重要である．一方，確実な抗結核薬の服用にもかかわらず難治である場合は薬剤耐性結核が考えられる．特に，以前治療歴のある再治療例では，結核菌が薬剤耐性を獲得している可能性があるため，結核菌の薬剤感受性を必ず確認する．薬剤耐性結核菌であった場合，原則として感受性の残った抗結核薬を表5の序列に従って4剤以上を組み合わせて投与するが，投与期間は標準治療より長期化する[5,6,18]．

一般的に，INH，RFPの両薬剤に同時に耐性の結核を多剤耐性結核（multi-drug resistant tuberculosis：MDR-TB）と呼び，MDRTBがさらにキノロン系薬と，カナマイシン（KM）もしくはエンビオマイシン（EVM）に耐性となった結核を超多剤耐性結核（extensively drug resistant tuberculosis：XDR-TB）と呼ぶ．このMDR-TBやXDR-TBでは化学療法の成績はきわめて不良となる．

1）INHは使用できないがRFPは投与可能な場合

①PZAが投与可能な場合

RFP＋PZAにレボフロキサシン（LVFX），SM（またはKM，EVM），EBのなかから使用できる2剤以上を選び合計4～5剤を使用する．

②PZAが投与できない場合

RFP＋LVFX＋SM（またはKMまたはEVM）＋EBの計4剤で6ヵ月，その後RFP＋EBの2剤で治療する．なお，投与期間については文献[18]を参考されたい．

2）RFPは使用できないがINHは投与可能な場合

①PZAが投与可能な場合

INH＋PZAにLVFX，SM（またはKMまたはEVM），EBのなかから2剤以上を選び合計4～5剤を6ヵ月使用する．その後LVFX，INH，EBのなかの2～3剤で治療する．

②PZAが投与できない場合

INH＋LVFX＋SM（またはKMまたはEVM）＋EBの計4剤で6ヵ月，その後INH，LVFX，EBの3剤で治療する．なお，投与期間については文献[18]を参考されたい．

3）INH，RFPどちらも使用できない場合（MDR-TB，XDR-TBなど）

典型的にはMDR-TBがこの例としてあげられる．わが国におけるMDR-TBの頻度をみると，2016年では0.6％であり，ここ数年大きな変動はない[22]．割合としては大きな問題ではないように感じられるが，抗結核薬の主軸をなすこの2剤に耐性を示すことは，治療がきわめて困難なものになることを銘記しておく．MDR-TBなどの場合，実際の治療においては結核治療の専門家に紹介，もしくは相談することが強く推奨され，陰圧室病室など院内感染防止対策が整った施設で行うべきである．

治療レジメンとしては，表5の優先順位に従い感受性の残った薬剤を4～5剤選択することになる（たとえばINH，RFP耐性のみであればPZA＋EB＋SM＋LVFX＋エチオナミド（TH）の5剤を使用する．このうち薬剤耐性があればパラアミノサリチル酸（PAS），サイクロセリン（CS）の

順に入れ替える）．使用可能な薬剤が4剤以下であればデラマニド（DLM）やBDQも使用されるが[18,23]，その使用は専門家に委ねるべきである．一方，MDR-TBで病巣が限局している例では外科的切除も選択肢となるが，適応については結核専門家と相談する．

なお，XDR-TBに対する化学療法においても，基本的にはMDR-TB同様，DLM，BDQを含め感受性の残った薬剤を4～5剤選択し使用することになるが，実際は専門家に委ねるべきである．

c. 重症化した場合

肺結核症で呼吸不全が進行し重症となった場合や，肺外結核ではあるが粟粒結核など重症結核例においても治療の基本は化学療法の継続である．内服困難であれば経鼻胃管からの薬剤注入を行うが，それも不可である場合は注射剤のINH，SM（もしくはKM），LVFXを組み合わせて使用する．

d. 結核菌が証明できない場合

種々の検査を行っても臨床検体から結核菌が証明できない場合，画像所見，遺伝子検査やIGRA法などの結果を参考にし，総合的に判断する[7]．遺伝子検査も陰性であった場合，可能な限り他の疾患を除外し，それでもなお活動性の肺結核症が考えられる場合は，エンピリックに抗結核薬を投与することも検討する．いたずらに治療開始を引き延ばすのは得策ではない．治療が開始しても経過に十分注意を払い，同時に他の疾患の可能性も常に考慮しておく．治療によって臨床症状や画像所見などの改善が認められれば治療を継続し，レジメンに従い治療を完遂する．一方，治療開始から1～2ヵ月程度経過しても臨床所見や検査所見に変化がみられない場合は，積極的に他の疾患を鑑別していく．

e. 主な副作用発現時

1）肝障害出現時の対応

肝障害をきたしやすい抗結核薬としてINH，RFP，PZAが知られており，このため標準治療を行う際にもよく遭遇する主な副作用である．軽度の肝機能異常は20～30％程度にみられ，大半は一過性といわれているが，ときに劇症化など重篤な状態も認められることがあるため注意を要する．抗結核薬の投与を開始した場合，当初は2週間に1回程度の肝機能検査を行うことが望ましく，また注意深く患者の状態を確認することが必要である．肝障害が認められた場合，薬剤の継続，中止を判断することになるが，一般的には以下のように判断することが推奨されている[5,24]．

①薬剤中止の判断

自覚症状がない場合：ASTまたはALT値が基準値上限の5倍以上となった場合には全抗結核薬を中止する．

自覚症状がある場合：ASTまたはALTが基準値上限の3倍以上となった場合には全抗結核薬を中止する．3倍未満であっても，その患者の治療前値から3倍以上になっている場合，数値の上昇が急な場合にもすべての薬剤を中止することが安全とされる．

さらに，いずれの場合もAST，ALT値にかかわらず，明らかな原因がなく総ビリルビン値が2mg/dL以上となった場合には薬剤を中止する．

②中止後の対応

1週ごとに肝機能検査を行う．一般的には薬剤中止で自然に肝機能は改善するが，薬剤中止後も症状が悪化する場合や，総ビリルビン値が5mg/dL以上となる場合は早急に肝臓の専門医に相談する．

③抗結核薬の再開

肝機能検査値が正常化もしくは治療開始前値に回復した後に抗結核薬を再開することが可能である．ただし，結核症の病態が重篤な場合は肝機能検査値の改善を待たずに肝毒性が低いとされているEB，SM，LVFXによる治療を行う．

一方，肝機能安定化後にINH，RFPを開始することになるが，実際はどちらか1剤から開始し，1週間後の肝機能検査で悪化がみられなければ次の薬剤を開始する．INH，RFPのどちらから開始するかは以下のように考える．

総ビリルビン値，ALP値の上昇が主で，AST，ALT値が軽度上昇の場合：RFPによる胆汁うっ滞型肝障害と考え，INH，EB，SMの2～3剤を同時に開始する．1週間後の肝機能検査で悪化がなければPZAを追加し，肝機能検査を行いながら経過を観察する．

総ビリルビン値やALP値の上昇がみられな

かった場合：肝細胞障害型と考え，RFP を優先して使用することが勧められている．1週間後の肝機能検査で悪化がなければ INH を追加する．さらに1週間後の肝機能検査でも安定していれば，PZA による肝炎の可能性が高いと考え，INH，RFP，EB もしくは SM の3剤併用を続ける．肝機能検査のフォローは1ヵ月に1回以上とされている．

薬剤追加の後の肝機能検査で悪化がみられた場合は，その薬剤が原因薬剤と考え，再使用は行わず，使用可能な他の薬剤を3剤以上併用する．肝障害の原因としてアレルギー性の反応の一部が考えられる場合は，減感作を行うとする向きもある[25]．減感作については次項でも触れる．

2）アレルギー性反応

アレルギー性反応には発熱，発疹，好酸球増多症，高熱，筋肉痛などを伴うインフルエンザ様症状などがある．インフルエンザ様症状は RFP の間欠投与時に多いとされている[5]．アレルギー性反応が疑われる場合，原因薬物同定のために薬剤リンパ球刺激試験（DLST）を行ってもよいが，感度は一般的に低く，必ずしも原因薬物が同定できるとは限らない．アレルギー症状が消失後，INH，RFP については減感作を試み，可能な限りこれら薬剤が使用できるようにする．減感作の方法としては，INH，RFP とも 5～25mg/日から開始し，3日ごとに倍量とし，最終投与量へと増量する[25]．症状が再出現した場合は中止する．

3）腎機能障害時の抗結核薬投与[18]

腎機能障害時には腎排泄型の抗結核薬は減量する必要がある．結核治療の中心をなす INH，RFP については腎機能障害が認められても減量の必要はないが，PZA や EB などは障害の程度に応じて減量投与することが求められる（表8）．

f．潜在性結核感染症（LTBI）

IGRA 陽性で，肺結核症をはじめ結核症を発症していない場合，"結核菌感染はあるが結核発病なし"ということで潜在性結核感染感染症（latent tuberculosis infection：LTBI）と診断される[5]．LTBI の状態でも，最近の感染である場合や HIV 感染，血液透析など結核発病のリスクが高い場合，また医療従事者や教員などは治療を積極的に考慮する．

具体的には INH を 6～9ヵ月使用するのが一般的であるが，INH が使用できない場合は RFP を 4～6ヵ月使用する[5]．

肺結核症はわが国ではいまだ比較的よく遭遇する感染症であり，特に高齢者に多く認められる．また，若い年齢層では外国人の肺結核症もみすごすことができなくなっている．この事実をしっかりと念頭に入れることが重要である．したがって，高齢者で胸部異常陰影を認める例では肺結核症を鑑別の上位におくことが重要であり，決して診断の遅れや，それに続く集団感染事例が生じな

表8 腎不全および血液透析時の主な抗結核薬の用法・用量

体重 60kg の場合の標準的投与量．体重および年齢を考慮して用量を調整する．

薬　剤	主な排泄経路	1 日投与量，投与間隔（時間）				透析外液への移行
		正常時	Ccr 30mL/min 以上	Ccr 30mL/min 未満	透析時	
RFP	肝	毎日 600mg	正常時と同じ	正常時と同じ	正常時と同じ	一部[*1]
INH	腎（肝代謝）	毎日 300mg	正常時と同じ	正常時と同じ	正常時と同じ	一部[*1]
PZA	腎（肝代謝）	毎日 1,500mg	毎日減量	隔日または週3回 1,500mg	透析後 1,500mg	あり[*1]
EB		毎日 1,000mg	毎日減量	隔日または週3回 1,000mg	透析後 750mg	一部[*1]
SM，KM	腎	週2～3回 1g	使用は勧めない	使用は勧めない	透析後 750mg	あり
LVFX	腎	毎日 500mg	Ccr 50 以下で減量[*2]	隔日または週3回 500mg	透析後 500mg	なし

[*1] 透析外液への移行は RFP 1.8～7.8％，INH 2.4～18.4％，PZA 30.5～76.5％，EB 0.9～4.2％である．
[*2] 結核患者における検討のデータはなく，添付文書による．
薬剤略号は本文参照．

〔日本結核病学会治療委員会：「結核医療の基準」の改訂—2018 年．結核 93：61-68, 2018 より許諾を得て転載〕

いように注意を払うことが医療者側に求められている．

B 結核性胸膜炎

結核性胸膜炎は，肺外結核症のなかではリンパ節結核に次ぎ比較的遭遇頻度の高い肺外結核症である[21,27〜29]．しかしながら他の肺外結核症と同様に，抗酸菌塗抹検査や核酸検査の感度は高くないため，しばしば確定診断が困難であり，adenosine deaminase（ADA）値を含めた胸水検査結果を参考にエンピリックに治療されることも多い．一般的に，抗結核治療の選択，治療期間は前出の肺結核症と同様である．

結核性胸膜炎はまれに一次結核として発症することもあるが，成人における多くは二次結核として発症する[21]．発症機序としては，胸膜の結核菌抗原に対する遅発性過敏反応や結核症の胸膜下病変が破裂して発症することが一般的であり，その際には胸水以外に肺野病変はない[27]．その他，肺結核症に合併したり，近隣臓器（心膜，脊椎，腹膜など）からの波及や播種性結核症から血行性に発症することもある．

1 臨床像

多くは喀痰を伴わない咳嗽と急性の発熱，胸部痛で発症する．無症状であったり，突然発症〜亜急性経過までさまざまな発症様式をとりうる．呼吸困難，寝汗，体重減少もしばしば伴う[26]．

身体所見では特異的な所見は乏しいが，患側の呼吸音の減弱や左右差に注意する．また，表在リンパ節腫脹や皮膚所見も含め結核症は全身疾患であるという認識で確認するとよい．血液検査所見は非特異的であるが，白血球数は典型的には正常範囲内である．

胸部画像所見では，多くは片側性胸水であり（図9，10），しばしば自然軽快する[28,29]．ゆえに，経過観察中に自然軽快した原因不明の胸水では，結核性を考慮する必要がある．胸水は非HIV患者では右優位が多いが，HIV患者では左右差はないとされ，粟粒結核やリンパ腫大を合併しやすい[27,29]．肺野病変はおよそ半数に合併し，肺結核症に準じた上葉陰影が多いが，一次結核に合併した場合やHIVなど免疫抑制状態の患者では下葉病変も生じやすいため注意が必要である[5]．

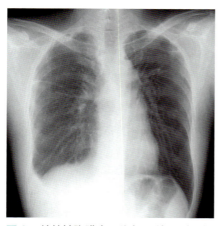

図9　結核性胸膜炎の胸部X線像（rPl）

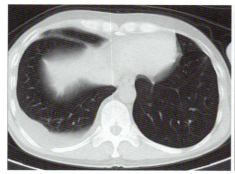 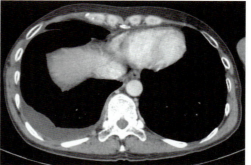

図10　結核性胸膜炎の胸部CT像（図1と同一症例）
胸水の培養検査法で結核菌が認められ，また遺伝子検査法でも結核菌陽性であった．

❷ 診　断

　胸腔穿刺による胸水や胸膜生検による組織片より，結核菌の存在を証明することが診断のゴールドスタンダードであるが，実際に確定診断を得ることはむずかしい[21,28]．胸水検査の抗酸菌塗抹検査，培養検査，核酸遺伝子検査の感度が低く，また組織生検による培養の感度は比較的高いものの，その侵襲の高さから全例には実施できないためである．

　結核性胸膜炎の診断については以下のa.～d.の順にアプローチしていくとよい．結核性胸膜炎では肺野陰影がなくても10～20％で喀痰培養が陽性となりうるため，喀痰や胃液培養検査を提出するとよい[6]．

a. いつ結核性胸膜炎を疑い胸腔穿刺をするべきか？

　喀痰検査により結核菌が検出され肺結核症が明らかな症例で胸水を合併していても，特に肺がんなどの合併を疑わなければ胸水検査なしで結核性胸膜炎を考慮してよいと考える．しかしながら，肺結核症が判明しておらず心不全や低アルブミン血症のような明らかな漏出性胸水と判断できない場合に穿刺可能な胸水があれば，胸水穿刺を行うべきである．また，肺結核症の診断がすでに得られていても，膿胸や肺がんなどの合併を疑う際には胸腔穿刺による胸水検査を実施したほうがよいだろう．

　胸水検査の解釈については，結核性胸膜炎を疑い胸腔穿刺を実施した場合には，胸水の外観を観察し，滲出液か漏出液かの判断ができるようLightの基準（4.項 表1, p.210参照）に必要なLDH, 総タンパクに加え，細胞数分画，糖，pHはルーチンに提出する．加えて一般細菌塗抹検査と培養検査（嫌気培養含む），抗酸菌塗抹検査と培養検査，細胞診，ADA値を提出する．

　結核性胸膜炎の胸水の典型的な検査は以下の通りである[21,28,31]．

- 外観は麦わら色～ときに血性となる．
- 滲出性胸水になるが，総タンパクはしばしば3g/dLを超える．LDHも75％以上で上昇し，500IU/Lを超えることもまれではない．
- pHは7.4以下となり，糖も一般に低下する．

細胞数は1,000～6,000/mm³程度の上昇が多く，60～90％の症例でリンパ球が優位になる．注意すべきは初期には胸膜の炎症のために好中球優位となるが，次第に（1週間程度で）リンパ球優位と変化することである[28,30,31]．リンパ球の比率は9割以上であることが多いが，5割程度やそれ以下のこともある．HIV症例を除き，胸膜中皮細胞が5％を超えることはまれである．好酸球増多については，気胸や血胸の合併がなければ10％を越える場合は結核性胸膜炎を疑いにくい所見であるとされている[32]．

b. 胸水の抗酸菌検査

　胸水の抗酸菌塗抹検査法の陽性率はまれであり，遺伝子検査法は特異的ではあるが感度は低く，GeneXpert®システムであっても46％と報告されている[33]．よくある誤解であるが，決して抗酸菌塗抹検査法や遺伝子検査法の陰性結果をもって結核性胸膜炎を否定してはならない[27,28]．むしろ塗抹検査が陰性であることが普通である．

　培養検査法も20～30％の陽性率であり[29]，培養には時間がかかり迅速診断できないうえに，培養陰性であっても結核性胸膜炎が否定できないことにも注意が必要である．胸水検査はリンパ球優位の滲出性胸水であるが，抗酸菌塗抹法，遺伝子検査法が陰性で結核性胸膜炎の確定が得られない場合には，さらなる精査を検討する必要がある．

c. その他の補助検査について

　結核性胸膜炎は迅速診断はもちろん，胸水検査のみでは確定診断に至らないことが多い．侵襲的な検査に踏みきる前に期待されるのは，非侵襲的な補助診断検査であり，胸水ADA，ツベルクリン反応やT-SPOT，QFT-3G検査のようなIGRA法があげられる．

　Jiménezらによれば，胸水のADA値は胸水リンパ球比率が75％かつADA値40unit/Lをカットオフにすると陰性的中率が高い[34]とされている．他の報告でも比較的良好な感度と特異度が証明されていることから，ADA値40unit/L以下が結核性胸膜炎の除外診断に有用といえる．しかしながら，まれにADA値が低くとも結核性胸膜炎であることも経験される[31]．また，胸水ADA値は細菌性膿胸，リウマチ性胸水，悪性リンパ腫や

胸膜中皮腫などでも上昇するため注意が必要である[28,31]．一般に HIV 陰性患者であれば，胸水総タンパク 5g/dL 以上，かつ胸水リンパ球比率が80％以上で，胸水 ADA 値が 45unit/L を超えていれば結核性胸膜炎と臨床診断する[21,28]．

ツベルクリン反応や IGRA 法は，肺結核症と同様に活動性結核と潜在性結核感染症の区別ができず，感度も低いため，決してこれらが陰性でも結核性胸膜炎を否定してはならない[28]．また逆に，陽性でも結核性胸膜炎とは確定しないことにも注意する．

d. 胸膜生検を行うべきか

胸膜生検を行うことは，結核性胸膜炎の確定診断にもっとも有用である．胸膜生検により病理組織学的に結核症を疑う乾酪性肉芽種が 50〜97％で証明され，40〜80％で抗酸菌が証明できる[35]．結核菌が証明できれば，確定的であるばかりか薬剤感受性も確認できるメリットがある．また他疾患との鑑別にもきわめて有用である．しかし，侵襲的であるためすべての症例に行うことは現実的にむずかしいため，一般的には，ADA 値を含む胸水所見で臨床診断されることが多い．

胸膜生検は薬剤耐性結核のリスクが高い患者や胸水検査が診断的ではないものの確定診断が得られない患者，自己免疫疾患や悪性リンパ腫など，他に ADA 値が上昇する疾患と鑑別する必要性が高い場合などで実施が望まれる．胸水の IGRA 法についてはメタアナリシス[36]を含めいくつかの研究があるが，いずれも感度・特異度が低く現時点での有用性は乏しいと考えられる．

❸ 治　療

抗結核薬による治療については肺結核症と同様であり，原則として INH（H），RFP（R），PZA（Z），EB（E）による 4 剤多剤併用治療を標準とする．治療期間も同様に 2HRZE → 4HR（E）の 6ヵ月の治療を行う[28]．

そもそも結核性胸膜炎は無治療でも 2〜4ヵ月で自然治癒することもある疾患である．一般抗菌薬で軽快しても結核性胸膜炎は否定できず，また自然治癒してもその後に 40〜60％で肺結核症を発症すると報告されている[31]．

一般的な治療経過は治療開始後 2 週間以内に解熱を認め，次第に胸水も減少し 6 週以内程度には軽快するが，なかには 4ヵ月程度にわたり，かなりの長期間胸水が軽快しないこともある．治療開始後に一過性に胸水の増加や新規の肺病変が出現することもあるが，多くは初期悪化であり，治療の変更や追加は必要ない[31]．胸水の吸収が遅れたり，胸膜の肥厚が残存しても，同様に治療失敗を強く疑う所見ではないため，治療の変更や治療期間の延長も必要ない．しかしながら，胸膜の肥厚や胸膜が残存することで呼吸機能に障害を残すケースでは，外科的除去の適応となることがある．

補助治療としてのステロイドの併用については，初期の解熱や胸水の吸収は促進する可能性があるものの，明確な結論には至っていない[28]ため，ルーチンな併用は推奨されない．

ドレナージについては，ドレナージにより呼吸器症状が緩和されるが，長期予後は改善しない[37]．呼吸器症状が強い場合には穿刺による間欠的ドレナージを行うが，胸腔ドレーン留置は一般的には行わない．

結核性胸膜炎に対するアプローチは基本的には肺結核症と同じであるが，胸水検査や胸膜生検などが必要となってくる．これらを行っても確定診断に苦慮する例もまれではない．また，胸水にばかり目を奪われず，肺結核症の合併がないかを慎重に画像を判断することも忘れてはならない．

謝辞：本稿を執筆するにあたり，貴重な資料を頂きました埼玉医科大学総合医療センター呼吸器内科に深謝いたします．

文　献

1) 感染症法に基づく医師の届出のお願い，https://www.mhlw.go.jp/stf/seisakunitsuite/bunya/kenkou_iryou/kenkou/kekkaku-kansenshou/kekkaku-kansenshou11/01.html（2019 年 2 月 5 日アクセス）
2) 平成 29 年 結核登録者情報調査年報集計結果について，http://www.mhlw.go.jp/stf/seisakunitsuite/bunya/0000175095_00001.html（2019 年 2 月 5 日アクセス）
3) World Health Organization (WHO)：Tuberculosis, http://www.who.int/en/news-room/fact-sheets/detail/tuberculosis（2019 年 2 月 5 日アクセス）

4）大楠清文：抗酸菌の同定．抗酸菌検査ガイド2016，日本結核病学会抗酸菌検査法検討委員会（編），南江堂，p.47-66，2016

5）日本結核病学会：結核診療ガイド，2018

6）「結核医療の基準」の一部改正について．厚生労働省健感発0129第1号，2016

7）大野秀明：7．結核菌検査の進め方―結核症が疑われる患者をどのように診断するか．臨床感染症ブックレット，柳原克紀ほか（編），文光堂，p.37-42，2011

8）新しい結核用語事典，日本結核病学会用語委員会（編），南江堂，2008

9）山本　剛：検査材料．抗酸菌検査ガイド2016，日本結核病学会抗酸菌検査法検討委員会（編），南江堂，p.29-32，2016

10）樋口武史ほか：抗酸菌塗抹検査．抗酸菌検査ガイド2016，日本結核病学会抗酸菌検査法検討委員会（編），南江堂，p.33-38，2016

11）青野昭男：抗酸菌分離培養．抗酸菌検査ガイド2016，日本結核病学会抗酸菌検査法検討委員会（編），南江堂，p.39-45，2016

12）樟本憲人ほか：肺結核（症）．呼吸器疾患最新の治療2016-2018，杉山幸比古ほか（編），南江堂，p.243-246，2016

13）赤松紀彦ほか：抗酸菌の遺伝子検査．抗酸菌検査ガイド2016，日本結核病学会抗酸菌検査法検討委員会（編），南江堂，p.67-77，2016

14）御手洗　聡：薬剤感受性試験①結核菌．抗酸菌検査ガイド2016，日本結核病学会抗酸菌検査法検討委員会（編），南江堂，p.87-97，2016

15）日本結核病学会予防委員会：インターフェロンγ遊離試験使用指針．結核 89：717-725, 2014

16）日本結核病学会予防委員会・治療委員会：潜在性結核治療指針．結核 88：504, 2013

17）大野秀明：結核感染症の病態―結核発症の危険因子とは？治療 95(6)：1159-1163, 2013

18）日本結核病学会治療委員会：「結核医療の基準」の改訂―2018年．結核 93：61-68, 2018

19）WHO：WHO treatment guidelines for drug-resistant tuberculosis 2016 update, 2016

20）Nahid P et al：Official American Thoracic Society/Centers for Disease Control and Prevention/Infectious Diseases Society of America Clinical Practice Guidelines：Treatment of drug-susceptible tuberculosis. Clin Infect Dis **63**：853-867, 2016

21）World Health Organization：WHO Treatment Guidelines for Drug-resistant Tuberculosis, 2016 update, 2016

22）内村和広：結核サーベイランスからみた日本の薬剤耐性結核と結核患者の治療成績の現状．病原微生物検出情報 **38**：235-237, 2017

23）日本結核病学会治療委員会：ベダキリンの使用について．結核 **93**：71-74, 2018

24）日本結核病学会治療委員会：抗結核薬使用中の肝障害への対応について．結核 **82**：115-118, 2007

25）日本結核病学会治療委員会：抗結核薬の減感作療法に関する提言．結核 **72**：697-700, 1997

26）Zhai K, Lu Y, Shi HZ：Tuberculous pleural effusion. J Thorac Dis **8(7)**：E486-494, 2016, doi：10.21037/jtd.2016.05.87.

27）Light RW：Update on tuberculous pleural effusion. Respirology **15(3)**：451-458, 2010, doi：10.1111/j.1440-1843.2010.01723.x.

28）Lewinsohn DM et al：Official American Thoracic Society/Infectious Diseases Society of America/Centers for Disease Control and Prevention Clinical Practice Guidelines：Diagnosis of tuberculosis in adults and children. Clin Infect Dis **64(2)**：e1-e33, 2017, doi：10.1093/cid/ciw694.

29）Gopi A et al：Diagnosis and treatment of tuberculous pleural effusion in 2006. Chest **131(3)**：880-889, 2007, doi：10.1378/chest.06-2063.

30）Tshibwabwa-Tumba E et al：Radiological features of pulmonary tuberculosis in 963 HIV-infected adults at three Central African hospitals. Clin Radiol **52(11)**：837-841, 1997

31）伊藤邦彦：結核診療プラクティカルガイドブック，南江堂，p.206，2008

32）Light RW：Chapter 10. In：Pleural Diseases, 2nd Ed, Lea & Febiger, 1990

33）Denkinger CM et al：Xpert MTB/RIF assay for the diagnosis of extrapulmonary tuberculosis：a systematic review and meta-analysis. Eur Respir J **44(2)**：435-446, 2014, doi：10.1183/09031936.00007814.

34）Jiménez CD, Díaz NG, Pérez-Rodríguez E et al：Diagnostic value of adenosine deaminase in nontuberculous lymphocytic pleural effusions. Eur Respir J **21(2)**：220-224, 2003

35）Gopi A et al：Diagnosis and treatment of tuberculous pleural effusion in 2006. Chest **131(3)**：880-889, 2007, doi：10.1378/chest.06-2063.

36）Aggarwal AN et al：Interferon gamma release assays for diagnosis of pleural tuberculosis：a systematic review and meta-analysis. J Clin Microbiol **53(8)**：2451-2459, 2016, doi：10.1128/JCM.00823-15.

37）Bhuniya S et al：Role of therapeutic thoracentesis in tuberculous pleural effusion. Ann Thorac Med **7(4)**：215-219, 2012 doi：10.4103/1817-1737.102176.

Ⅴ. 治療の実際

7. 非結核性抗酸菌症

本項目のポイント

- 非結核性抗酸菌は肺だけでなく皮膚・軟部組織，骨髄など多彩な臓器に感染し近年増加傾向にある．
- 肺 MAC 症に対する初回薬物治療はクラリスロマイシン，リファンピシン，エタンブトールの3剤の内服を中心としたレジメンを標準治療とするが，副作用などで薬剤変更を余儀なくされる場合も多い．
- 治療は早期診断・早期治療が望ましいと思われるが，副作用や治療効果を考慮すると現行の薬物治療の適切な開始時期は今後の検討課題である．

A 原因微生物と感染経路

　非結核性抗酸菌（NTM）は結核菌群（*M. tuberculosis*, *M. bovis*, *M. africanum*, *M. microti*）以外の培養可能な抗酸菌の総称であり，約130種類が知られている．このうちヒトに感染し，NTM症を引き起こす菌は30種類以上存在するとされ，肺だけでなく皮膚・軟部組織，骨髄など多彩な臓器に感染し，しばしば治療に難渋することがある．加えて NTM 症は近年増加傾向にあり（☞第Ⅰ章2. 図7，p.13 参照），注目すべき感染症となっている．

　2014 年に行われた肺 NTM 症に関するアンケート方式による全国疫学調査では，肺 NTM 症は肺結核の罹患率を超えていることが判明し，10万人対 14.7 人であった[1]．わが国では肺 NTM 症のうち肺 *M. avium* complex（肺 MAC 症）が多くを占め，次いで *M. kansasii*, *M. abscessus* が続く[1]．なお，菌種については地域性が指摘されており，韓国では *M. abscessus* の頻度がわが国と比較して高い傾向にある[2]．わが国における肺 MAC 症に占める *M. intracellulare* の割合は，東日本と比較して西日本で高い傾向が指摘されている[1]．NTM は *M. tuberculosis* と異なり通常土壌や水系などの環境に生息する環境常在菌であるが，*M. intracellulare* の分布は土壌深度によって異なることや，アフリ

カとアメリカでは水系から検出する *M. avium* の割合が異なるなどの報告があり，環境によって NTM の生息状況は異なることが予想される[3,4]．

　感染経路として，まれに経皮的に感染し軟部組織感染を呈することがあるが，肺 NTM 症の場合は環境に常在する NTM が気道および消化管を介して感染する．通常，ヒト免疫応答宿主では生体内に侵入した菌は排除されるか限局された呼吸器病変を形成するにすぎないが，慢性閉塞性肺疾患や囊胞性線維症などの既存の肺病変を有する場合には呼吸器病変が波及しやすい[1,5]．肺結核と異なりヒトからヒトへの感染はないとされているが，*M. abscessus* に関してはヒト-ヒト感染が否定できない報告もあるため今後さらなるデータの蓄積が望まれる[6]．

B 症候の特徴

　肺 NTM 症の症状はさまざまで非特異的である．一般的には慢性または反復性の咳嗽を認めることが多い．感染初期は無症状のことが多く健診異常で指摘されることもあるが，肺 NTM 症が進行するに従い気道の器質的変化を伴い，咳嗽，喀痰，さらには慢性的な易疲労感や喀血などが生じる．加えて肺炎などの肺疾患の併発により，急性の発熱や呼吸困難などが引き起こされる場合もある．

C 確定診断に至る手順

環境に常在するNTMが水道水などを介して口腔，気道に定着することも少なくないため，喀痰から1度検出しただけではコンタミネーションの可能性は否定できない．通常，肺NTM症の確定診断には，胸部X線および胸部CTによりNTM感染症に相当する病変（結節性陰影，空洞性病変，気管支拡張所見など）を認め，異なった喀痰で複数回，気管支洗浄液もしくは肺組織で1回以上培養陽性であることが必要条件である（表1）[7]．近年，わが国では健診や人間ドックにて画像診断により臨床症状が出現する前に診断されるケースもあることから，臨床症状の有無は問わない．

D 病態と各種検査

① 病 態

肺NTM症の臨床病態は，主として結節性病変と気管支拡張病変を示す結節・気管支拡張型と空洞形成性の結核類似型に分類される．NTM感染症が発症する要因として，宿主免疫能の低下や慢性閉塞性肺疾患，気管支拡張症，嚢胞線維症など

表1 肺非結核性抗酸菌症の診断基準（日本結核病学会・日本呼吸器学会基準）

A. 臨床的基準（以下の2項目を満たす）
 1. 胸部画像所見（HRCTを含む）で，結節性陰影，小結節性陰影や分枝状陰影の散布，均等性陰影，空洞性陰影，気管支または細気管支拡張所見のいずれか（複数可）を示す．ただし，先行肺疾患による陰影がすでにある場合は，この限りではない．
 2. 他の疾患を除外できる．
B. 細菌学的基準（菌種の区別なく，以下のいずれか1項目を満たす）
 1. 2回以上の異なった喀痰検査での培養陽性．
 2. 1回以上の気管支洗浄液での培養陽性．
 3. 経気管支肺生検または肺生検組織の場合は，抗酸菌症に合致する組織学的所見と同時に組織，または気管支洗浄液，または喀痰での1回以上の培養陽性．
 4. まれな菌種や環境から高頻度に分離される菌種の場合は，菌体種類を問わず2回以上の培養陽性と菌種同定検査を原則とし，専門家の見解を必要とする．

以上のA，Bを満たす．

〔日本結核病学会非結核性抗酸菌症対策委員会：肺非結核性抗酸菌症診断に関する指針—2008年．結核 83(7)：525，2008より許諾を得て転載〕

の肺構造の変化，生物学的要因などさまざまな因子があげられている[2,5]．宿主免疫能としてIFN-γやIL-12が関与する免疫系の反応経路が重要とされている[8]．そのため，IFN-γ受容体欠損，IL-12受容体欠損，STAT1欠損など遺伝的素因や抗TNF-α阻害薬，抗IFN-γ抗体などの医原的素因によりNTM感染症に対する防御機能低下をきたしうる．また，HIV患者におけるNTM症はCD4+T細胞数が50/μL以下の症例に多く認めることから，特異的なT細胞産生もしくは活性がNTMへの耐性に必要と考えられている[9,10]．一方で，近年基礎疾患のない中年以降の女性に結節・気管支拡張型の肺MAC症が増加している．日常の家事を行う際，環境菌であるNTMに接する機会が多いことや，閉経に伴う女性ホルモン低下が関与している可能性が指摘されている[11,12]．

② 検 査

a. 画像検査

画像検査として，診断基準にあるように結節性陰影や気管支拡張，空洞性病変が特徴的である．結節性病変や気管支拡張所見は肺NTM症に感染した正常免疫患者の20～30％に認め，右中葉および左舌区に生じることが多い[13]．M. kansasiiやM. abscessusを含むその他のNTMによって引き起こされることもあるが，特に肺MAC症に多く認める．典型的なX線所見は，両側性に存在する複数の辺縁不明瞭な斑状影や粒状影・結節影，気管支拡張や壁肥厚などがあげられる．病理所見として気道に及ぶ気管支拡張や肉芽腫形成，細気管支炎が典型的であり，CT所見としては気管支拡張，細気管支炎，小葉中心性病変の結節影が特徴的である（図1a）．また陰影の分布は，病変が同一肺葉内である必要はない．一方，空洞性病変は慢性閉塞性肺疾患（COPD）などの基礎疾患をもつ男性に多く，菌種ではM. kansasii感染症に特に多く認めるが，X線，CT所見は肺結核と類似し，典型的には上葉，肺尖部の空洞性病変であるが，肺結核と比較すると空洞は薄壁であることが多い（図1b）．その他，特殊な病態としてhot tub lungもあがる．Hot tub lungは1997年にはじめて報告され，NTMを含むエアロゾルを吸入す

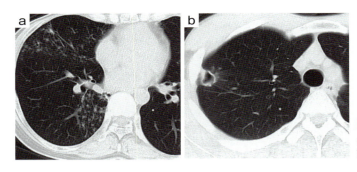

図1 肺非結核性抗酸菌症のCT画像
a：結節・気管支拡張型（肺 M. avium 症）
b：結核類似型（肺 M. kansasii 症）

ることによる過敏性肺炎様の病態を呈する．病理的特徴として，リンパ球浸潤を伴う胞隔炎および非乾酪性肉芽腫があり，画像所見としては両側のびまん性すりガラス陰影，浸潤影，小葉中心性粒状影を認める．

b．同定検査

同定検査として，大きく分けて塗抹検査，分離培養検査，核酸増幅検査があげられる．抗酸菌検査は検査所要時間に長期を要するが，塗抹検査は迅速性が高く，また排菌量の把握や治療経過の一助となるため有用である（表2）[14]．迅速法では直接塗抹検査が行われるが，結核菌検査指針では検体を集菌法により処理したものに対して行うことを標準法としている．その方法として光学顕微鏡で検査する Ziehl-Neelsen 法や Kinyoun 法，蛍光顕微鏡で検査する蛍光法が通常の病院検査室で行われている．蛍光法は検出感度が高い一方，混入物などの抗酸菌以外のものを偽陽性として判断する場合があるため注意が必要である．

培養法は卵培地を用いる方法や液体培地が広く用いられている．2％小川培地などの卵培地は検出感度，菌発育の迅速性において液体培地に劣るが，液体培地と比較して安価であり特別な機械を必要としない点が利点である．前述のように抗酸菌は長時間の培養が必要であり，MACでは可視集落出現までの期間は2～3週，迅速発育型である M. fortuitum, M. chelonae, M. abscessus などでは3日ほど時間を要する．周知のように，結核菌群は感染制御上迅速な同定は非常に重要であるため，早期の菌種同定が不可欠と思われる．核酸増幅検査は患者検体から直接検出・同定できる迅速法として非常に有用だが，同定できるのは結核菌

表2 塗抹染色の記載法

記載法	蛍光法 （200倍）	Ziehl-Neelsen 法 （1,000倍）	備考 （Gaffky 号数）
−	0/30 視野	0/300 視野	G0
±	1～2/30 視野	1～2/300 視野	G1
1＋	1～9/10 視野	1～9/100 視野	G2
2＋	≧20/10 視野	≧10/100 視野	G5
3＋	≧100/1 視野	≧10/1 視野	G9

〔日本結核病学会教育委員会：結核症の基礎知識（改訂第4版）−II．結核の診断．結核 89(4)：2, 2014 より許諾を得て転載〕

群の1菌種とMACの2菌種の3菌種に限定されるため，その他の菌種においては培養検査が重要となる．

c．検体採取方法

以上のように，検査指針の普及や液体培地，核酸増幅検査など検査方法の発展により，以前と比較してより早期に診断確定が可能となった．しかしながら，環境に常在するNTMは常にコンタミネーションの可能性があるため，検査結果の解釈，特に喀痰の場合は十分注意が必要である．

一方で，画像上肺NTM症を強く疑う症例でも実際には良質な臨床検体が得られないなどの理由から，細菌学的診断基準を満たすまでに数ヵ月以上を要する症例を多く経験する．気管支鏡検査について塗抹，培養，PCR，経気管支肺生検の意義についてわが国においても検証された報告は数報存在する．田村らは，喀痰塗抹陰性の肺NTM症を対象とした後方視的検討で肺MAC症92例のうち，培養は気管支鏡検体100％（92/92例）に対して喀痰50％（45/90例），PCRではそれぞれ87％（72/83例），27％（22/82例）で陽性であったと報告している[15]．喀痰，気管支鏡検査の感度，特異度を示した前向き比較試験は少ないが，気管

支鏡検査は早期の診断には有用と思われる．

胃液培養については肺結核診断における意義は確立しているが，肺NTM症については不明である．胃液を喀痰と同等の検体として扱い，暫定診断した肺MAC症77例を対象とした後方視的検討では，47例で観察期間中に2回以上喀痰検査が施行され34例（72.3％）が確定診断に至ったとし，その症例は有意に結核類似型に多かったと報告している[16]．今後十分な検討が必要と思われるが，肺NTM症が強く疑われる診断未確定症例で胃液培養陽性の場合は慎重な経過観察が必要と思われる．

d. 抗MAC抗体

わが国では2012年に血清中の抗glycopeptido-lipid（GPL）core IgA抗体を測定する「キャピリア®MAC抗体ELISA」（抗MAC抗体）が保険収載され，すでに臨床現場で活用されている[17]．本検査の原理は，MACの細胞壁を構成する糖脂質抗原に対するGPL core IgA抗体をELISA法で検出するものである．北田らは，肺MAC症70例，MAC-contamination 18例，肺結核37例，その他の呼吸器疾患45例，健常者76例を対象に抗MAC抗体を測定し，感度84％，特異度100％と報告している（図2）[18]．また，Shuらの報告では，感度60％，特異度91％であり，対象患者の約32％が悪性腫瘍や糖尿病など基礎疾患を有していたことから，免疫抑制状態の場合，本検査法の感度が低下する可能性も指摘されている[19]．抗MAC抗体の偽陽性，偽陰性因子や，陽性率と患者背景との関連性について検討した報告は少ないため，今後さらなる報告が期待される．

E 治療の実践

1 肺MAC症

a. 初回薬物治療

肺MAC症に対する初回薬物治療は，HIV感染症での播種性MAC症に対するランダム化比較試験の結果に基づき，クラリスロマイシン（CAM），リファンピシン（RFP），エタンブトール（EB）の3剤の内服を中心としたレジメンを標準治療としている（表3）[20]．単剤での治療と比較して，多剤併用はより高い治療効果を認めるため，多剤併用での治療が基本である．薬剤投与期間につい

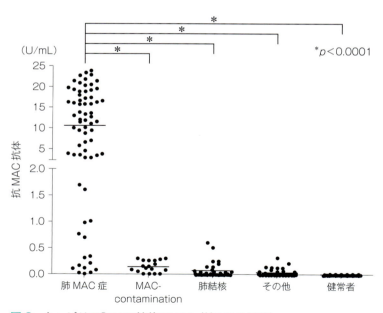

図2 キャピリア®MAC抗体ELISA（抗MAC抗体）

〔Kitada S et al：Serodiagnosis of *Mycobacterium avium*-complex pulmonary disease using an enzyme immunoassay kit. Am J Respir Crit Care Med 177(7)：793-797, 2008より引用〕

表3　肺 MAC 症化学療法の用量と用法

リファンピシン	10mg/kg（600mg まで）/日 分1
エタンブトール	15mg/kg（750mg まで）/日 分1
クラリスロマイシン	600～800mg/日（15～20mg/kg）分1 または分2（800mg は分2とする）
ストレプトマイシンまたはカナマイシン	各々15mg/kg 以下（1,000mg まで）を週2回または3回筋注

〔日本結核病学会非結核性抗酸菌症対策委員会：肺非結核性抗酸菌症化学療法に関する見解—2012 年改訂．結核 87(2)：83, 2012 より許諾を得て転載〕

ては，日本結核病学会およびアメリカ胸部疾患学会・アメリカ感染症学会（ATS/IDSA）のガイドラインでは菌陰性化後約1年，イギリス胸部学会（BTS）ガイドラインでは2年としているが，明確なエビデンスはない．根治が期待できる標準治療が確立されていない現状では，慢性の経過をたどる肺 NTM 症，特に肺 MAC 症については治療開始後長期間の治療が必要である．

一方で，肺 MAC 症の治療では治療効果だけではなく，薬剤の有害事象や相互作用が問題になることが少なくない．皮疹や味覚障害，胃腸障害などさまざまな有害事象が報告されているが，RFP による肝障害は比較的頻度が高い．高齢者に多くみられるため，治療開始時は1剤ごとの開始や，有害事象が出現した場合は，減感作などが推奨されている．また EB による視神経障害ついては，治療期間が肺結核と比較して長期間になるためにより注意が必要であり，眼科医による定期的な検診が望ましい．薬剤相互作用については，RFP においてアタザナビルなどの HIV 感染症治療薬やボリコナゾールなどの薬剤が代謝酵素の問題で併用禁忌となっている．NTM 感染症の基礎疾患として HIV 感染や関節リウマチなどの膠原病は重要であり，また近年，肺アスペルギルス症との合併症例の報告が散見される[21]．併用禁忌の薬剤以外に相互作用として注意すべき薬剤は複数あり，治療開始時は薬剤相互作用の確認が重要である．

リファブチン（RBT）については抗菌力が RFP より強力とされているが，有害事象が多いため，RFP が有害事象または薬剤相互作用などで投与できない，もしくは RFP の効果が不十分なときに投与することが推奨されている．特に注意すべき有害事象としてブドウ膜炎がある．RBT は CAM 併用により血中濃度が上昇し，ブドウ膜炎発症頻度が高くなると報告されており，CAM 併用時は150mg/日で開始し，6ヵ月以上副作用がない場合300mg に増量することが推奨されている[20]．

CAM 以外の薬剤については，治療効果と薬剤感受性には相関がみられないとされる．CAM の場合，Tanaka らは HIV 非感染の肺 MAC 症例46例に対する検討で，6ヵ月間の治療後の喀痰陰性化率は CAM 感受性良好群（MIC≦8μg/mL）が耐性群（≧32μg/mL）に対し有意に高かったと報告している[22]．CAM 耐性菌の特徴として，6ヵ月以上の薬物治療を受けている例が大多数であること，CAM 単剤もしくは CAM＋ニューキノロン系薬の前治療例が多いことなどがあげられている[23]．また結節・気管支拡張型と比較して空洞形成型が耐性化しやすいことも報告されており，臨床病型にも注意が必要である[24]．CAM は肺 MAC 症の治療成績に大きな変化をもたらした非常に重要な薬剤であり，CAM 併用の薬剤療法中で MIC 判定保留（8～16μg/mL）の場合は定期的な薬剤感受性検査の実施が推奨されている．

b. 治療開始時期について

空洞形成型は，通常未治療の場合1～2年の間に進行する一方，結節・気管支拡張型は進行が緩徐で，5～10年という単位で進行することが多い[25]．一方で，現在治療開始時期については明確な基準はない．従来の診断基準では基準合致が治療開始時期と考えられてきたが，日本呼吸器学会感染症・結核学術部会の見解は，基準合致が即薬物治療開始ではないことを表明している．一般論としては早期診断・早期治療がより望ましいと思われるが，副作用を考慮すると，現行の薬物治療の適切な開始時期は今後の検討課題である．空洞形成型は結節・気管支拡張型と比較して予後不良であるため，診断後は手術適応も考慮した早期の治療を考慮する必要がある．また，近年生物学的製剤の使用が増加しているなか，そのような患者における肺 MAC 症を含めた NTM 症の治療開始時期について問題になることも少なくない．原則早期の治療開始であり，*M. abscessus* のような予

後不良の菌種であればより積極的な治療が望まれる．しかし，生物学的製剤を中断することにより日常生活に支障を与えることが危惧される症例や結節・気管支拡張型など，患者背景や病型によっては経過観察も選択肢にあがる．

c. 手術適応について

肺非結核性抗酸菌症に対する外科治療の指針によると，薬物治療でも排菌が停止しない症例や排菌が停止しても画像上再発や再燃が危惧される症例，喀血や気道感染を繰り返す症例に外科的手術が推奨されている[26]．区域切除以上の肺切除術が基本であり，主病巣である空洞や気管支拡張病変が切除可能であれば，対側肺や同側他肺葉の小結節や粒状影は残存してもよいとされている．治療効果や術後合併症について検討した報告は少ないが，手術が施行された肺NTM症125例を対象に行われた後方視的検討では，片肺全摘術は微生物学的再発率が他の術式と比較して有意に低い一方，術後合併症発生率が高値であったと報告されている[27]．また，肺切除術後の残存空洞病変の存在は微生物学的再発率に影響することが指摘されており，手術適応，術式については肺構造の変化や病巣の範囲を十分検討したうえで選択する必要がある．

d. 標準治療でも効果が乏しい場合

肺MAC症に対する確実に有効な治療法は現時点では存在しない．治療開始6ヵ月後の喀痰培養陰性化が治療効果判定の1つの目安となるが，過去の報告では標準治療による菌陰性化率は60～92％程度とされている[23,28,29]．肺病変の広がりやCAMの投与量によって差が生じる可能性が指摘されており，また，複数菌感染や菌交代なども問題となっている点が肺MAC症の難治化要因の1つと考えられる[30]．現在の標準治療は3剤が基本とされるが，RFP併用によりCAMの血中濃度が低下することが問題となる．近年，RFPを除いたCAM+EBの2剤治療と，RFPを含む3剤治療の菌陰性化率は差がみられないとの報告もみられるため，有害事象や相互作用を考慮して2剤での治療も1つの選択肢にあがる[31]．またストレプトマイシン（SM）などのアミノグリコシド系薬の追加は治療効果の上乗せが期待されるため，治療効果が乏しい症例においては有効と考えられる[20]．しかしながら，投与期間については耳障害などの有害事象があるため十分検討する必要がある．

その他の薬剤として，Sanoらは *M. avium* に対する各キノロン系薬（シタフロキサシン，モキシフロキサシン，ガチフロキサシン，レボフロキサシン）の治療活性について報告している[32]．Sanoらは *in vitro* および *M. avium* 感染マウスを用いて検討し，シタフロキサシン，モキシフロキサシンがその他のキノロン系薬と比較して *in vitro*，*in vivo* ともに治療活性が高く，レボフロキサシンがもっとも活性が低かったとした．キノロン系薬は肺MAC症に対して保険適用外であるが，実際にはCAMが使用できない症例などにその他の薬剤と併用されることが多い．今後さらなるデータの蓄積が進み治療薬として十分な検討が行われることが望まれる．

2 *M. kansasii*

他の肺NTM症と違い，肺 *M. kansasii* 症は薬剤効果がもっとも高く，薬物治療で完治可能な唯一のNTM症とされる．標準治療はイソニアジド（INH），RFP，EBの3剤の内服薬を組み合わせたレジメンであるが，RFPの薬剤感受性のみ注意が必要である（表4）[20]．治療期間は，排菌陰性化から1年間投与が目安であり，標準治療が完遂できれば再発率5％未満の治療効果が十分期待できる．

3 *M. abscessus*

肺 *M. abscessus* 症は肺MAC症同様，中年以降の女性に多い．画像的特徴として，肺MAC症以

表4 肺 *M. kansasii* 症化学療法の用量と用法

イソニアジド	5mg/kg（300mgまで）／日 分1
リファンピシン	10mg/kg（600mgまで）／日 分1
エタンブトール	15mg/kg（750mgまで）／日 分1

結核よりも投与期間が長いのでこの投与量でも視力障害の発生に注意を要する．
〔日本結核病学会非結核性抗酸菌症対策委員会：肺非結核性抗酸菌症化学療法に関する見解—2012年改訂．結核 **87(2)**：85, 2012 より許諾を得て転載〕

上に気管支拡張が目立ち，喀血しやすい傾向がある．経過としては，比較的進行が速くさらに抗結核薬に対して耐性であるため，その他の肺 NTM 症より難治性である．2007 年の ATS/IDSA ガイドラインにおいて，「他の薬剤においても，たとえ個々の薬剤感受性に準拠し，経口薬のみならず注射薬を併用しても現時点で治療可能な信頼出来る化学療法レジメンはない」とされ，現在確実に有効といえる薬剤がない状況にある[2]．イミペネム・シラスタチン（IPM/CS），アミカシン（AMK），CAM，リネゾリド（LZD）などについては感受性があり，それらの薬剤を組み合わせた多剤併用療法行われることが多いが，保険適用外である（具体例：IPM/CS 4g/日 4 回に分割，AMK 15mg/kg/日，2 回に分割，CAM 800mg/日 分 2 を 2 ヵ月間その後マクロライド系薬に LZD 1,200mg/日 分 2 もしくはキノロン系薬を加え培養陰性化 12 ヵ月まで）．

　近年，遺伝子同定法の進歩により，従来 *M. abcessus* と同定されていた菌種は *rpo*B，*hsp65*，*secA* のシークエンス解析を用いて，*M. abscessus*，*M. massiliense*，*M. bolletii* の 3 菌種に再分類され，*M. abscessus* complex と位置づけられた[33]．Koh らの報告では，*M. abscessus* complex 症 145 例を対象とした検討で *M. massiliense* は *M. abscessus* と比較して治療反応（臨床症状の改善，培養陰性化率，画像上の改善）は良好であり，培養陰性持続率も高かったとしている[34]．さらに *M. abscessus* において CAM の誘導耐性は *erm* 遺伝子に関与し，過去の予後良好であった症例は *M. massiliense* によるものであった可能性を示している．近年 *M. massiliense* に対する治療として，多剤併用療法 2 週間後，マクロライド系薬単剤へ変更するレジメンの有効性も報告されている[35]．多くの *M. abscessus* に対する研究が *M. abscessus* complex に対する結果であるため，菌種分類が可能となった現在では解釈に注意を要するとともに，それぞれの菌種に対する治療効果に対しさらなるデータの蓄積が望まれる．

文　献

1) 倉島篤行，南宮　湖．厚生労働省研究班の疫学調査から．日胸臨 **74**：1052-1063，2015
2) David E et al：An Official ATS/IDSA Statement：Diagnosis, treatment, and prevention of nontuberculous mycobacterial diseases. Am J Respir Crit Care Med 15 **175**(4)：367-416, 2007
3) Chou MP et al：A spatial epidemiological analysis of nontuberculous mycobacterial infections in Queensland, Australia. BMC Infect Dis **14**：279, 2014
4) von Reyn CF et al：Isolation of *Mycobacterium avium* complex from water in the United States, Finland, Zaire, and Kenya. J Clin Microbiol **31**(12)：3227-3230, 1993
5) Olivier KN et al：Nontuberculous Mycobacteria in Cystic Fibrosis Study Group. Nontuberculous mycobacteria. I：multicenter prevalence study in cystic fibrosis. Am J Respir Crit Care Med **167**：828-834, 2003
6) Bryant JM et al：Emergence and spread of a human-transmissible multidrug-resistant nontuberculous mycobacterium. Science **354**(6313)：751-757, 2016
7) 日本結核病学会非結核性抗酸菌症対策委員会：肺非結核性抗酸菌症診断に関する指針—2008 年．結核 **83**(7)：525-526，2008
8) Wu UI et al：Host susceptibility to non-tuberculous mycobacterial infections. Lancet Infect Dis **15**(8)：968-980, 2015
9) Horsburgh CR Jr：Epidemiology of disease caused by nontuberculous mycobacteria. Semin Resir Infect **11**(4)：244-251, 1996
10) American Thoracic Society：Mycobacterious and the acquired immunodeficiency syndrome. Joint Position Paper of the American Thoracic Society and the Centers for Disease Control. Am Rev Respir Dis **136**(2)：492-496, 1987
11) Nishiuchi Y et al：The recovery of *Mycobacterium avium*-intracellulare complex (MAC) from the residential bathrooms of patients with pulmonary MAC. Clin Infect Dis **45**(3)：347-351, 2007
12) Tsuyuguchi K et al：Effect of oestrogen on *Mycobacterium avium* complex pulmonary infection in mice. Clin Exp Immunol **123**(3)：428-434, 2001
13) Miller WT Jr：Spectrum of pulmonary non tuberculous mycobacterial infection. Radiology **191**(2)：343-350, 1994.
14) 日本結核病学会教育委員会：結核症の基礎知識（改訂第 4 版）－Ⅱ．結核の診断．結核 **89**(4), 2014
15) 田村厚久ほか：肺非結核性抗酸菌症の診断における気管支鏡検査の有用性．結核 **83**(12)：785-791, 2008
16) 高佐顕久ほか：胃液培養陽性で暫定診断した肺 *Mycobacterium avium* complex 症の臨床的検討．結核 **89**(4)：489-493, 2014
17) Kobayashi K：Serodiagnosis of *Mycobacterium avium*

complex disease in humans：translational research from basic mycobacteriology to clinical medicine. Jpn J Infect **67**(5)：329-332, 2014

18）Kitada S et al：Serodiagnosis of *Mycobacterium avium*-complex pulmonary disease using an enzyme immunoassay kit. Am J Respir Crit Care Med **177**(7)：793-797, 2008

19）Shu CC, Ato M, Wang JT et al：Sero-diagnosis of *Mycobacterium avium* complex lung disease using serum immunoglobulin A antibody against glycopeptidolipid antigen in Taiwan. Manganelli R, Ed, PLoS ONE **8**：e80473, 2013

20）日本結核病学会非結核性抗酸菌症対策委員会：肺非結核性抗酸菌症化学療法に関する見解—2012 年改訂. 結核 **87**(2)：83-86, 2012

21）Kunst H et al：Nontuberculous mycobacterial disease and *Aspergillus*-related lung disease in bronchiectasis. Eur Respir J **28**(2)：352-357, 2006

22）Tanaka E：Effect of clarithromycin regimen for *Mycobacterium avium* complex pulmonary disease. Am J Respir Crit Care Med **160**(3)：866-872, 1999

23）David E et al：Clinical and molecular analysis of macrolide resistance in *Mycobacterium avium* complex lung disease. Am J Respir Crit Care Med **174**(8)：928-934, 2006

24）桑原括弘ほか：肺 MAC 症におけるクラリスロマイシン感受性と治療歴・臨床病型の関連. 日呼吸会誌 **45**(8)：587-592, 2007

25）Diagnosis and treatment of disease caused by nontuberculous mycobacteria. This official statement of the American Thoracic Society was approved by the Board of Directors, March 1997. Medical Section of the American Lung Association. Am J Respir Crit Care Med **156**(2)：S1-25, 1997

26）日本結核病学会非結核性抗酸菌症対策委員会：肺非結核性抗酸菌症に対する外科治療の指針. 結核 **83**(7)：527-528, 2008

27）Asakura T et al：Long-term outcome of pulmonary resection for nontuberculous mycobacterial pulmonary disease. Clin Infect Dis **65**(2)：244-251, 2017

28）小橋吉博ほか：ガイドラインに沿った治療が行われた肺 *Mycobacterium* complex 症の長期追跡調査. 結核 **83**(12)：779-784, 2008

29）Wallace RJ et al：Clarithromycin regimens for pulmonary *Mycobacterium avium*-intracellulare complex disease；the first 50 patients. Am J Respir Crit Care Med **153**(6)：1766-1772, 1996

30）Wallace RJ et al：Polyclonal *Mycobacterium avium* complex infections in patients with nodular bronchiectasis. Am J Respir Crit Care Med **158**(4)：1235-1244, 1998

31）Miwa S et al：Efficacy of clarithromycin and ethambutol for *Mycobacterium avium* complex pulmonary disease. A preliminary study. Ann Am Thorac Soc **11**(1)：23-29, 2014

32）Sano C et al：Comparative *in vitro* and *in vivo* antimicrobial activities of sitafloxacin, gatifloxacin and moxifloxacin against *Mycobacterium avium*. Int J Antimicrob Agents **37**(4)：296-301, 2011

33）Zelazny AM et al：Cohort study of molecular identification and typing of *Mycobacterium abscessus*, *Mycobacterium massiliense*, and *Mycobacterium bolletii*. J Clin Microbiol **47**(7)：1985-1995, 2009

34）Koh WJ et al：Clinical significance of differenriation of *Mycobacterium massiliense* from *Mycobacterium abscessus*. Am J Respir Crit Care Med **183**(3)：405-410, 2011

35）Koh WJ et al：Oral macrolide therapy following short-term combination antibiotic treatment of *Mycobacterium massiliense* lung disease. Chest **150**(6)：1211-1221, 2016

V. 治療の実際

8. 肺真菌症

本項目のポイント

- 早期診断するうえで，各疾患のリスク因子を把握し，症候や画像所見から肺真菌症を疑うことが重要である．
- 診断には臨床経過や画像所見に加え，血清学的検査，培養検査，病理学的検査が必要である．
- 肺真菌症の治療では，基礎疾患を有する場合が多く，宿主の免疫状態や疾患の病勢だけでなく，薬剤の副作用・相互作用の理解が必要である．

近年，臓器移植や免疫抑制療法の進歩による易感染性宿主の増加に伴い，深在性真菌症への対策はきわめて重要な課題となっている．なかでも肺真菌症は，深在性真菌症の半数以上を占め，治療に難渋することも少なくない[1]．本項では，罹患頻度の高いアスペルギルス症とクリプトコックス症，近年増加傾向にあるムーコル症の病態，診断，治療について概説する．

A アスペルギルス症

1 原因微生物と感染経路

アスペルギルス *Aspergillus* 属は土壌や塵埃，植物，穀物など世界中の環境に幅広く生息する糸状真菌である．100種以上の菌種があるが，ヒトへの病原性を有するのは約10菌種で，一般に *Aspergillus fumigatus* がもっとも多く，その他 *A. niger*，*A. terreus*，*A. flavus*，*A. versicolor* などがある[2]．大気中を浮遊している直径2〜5μm程度の胞子（分生子）が経気道的に吸入されヒトの体内へ侵入する．健常者では，気道粘液や線毛運動による物理的排除機構や肺胞マクロファージを中心とする貪食細胞により排除され，感染は成立しない[3]．しかし，肺の構造破壊や宿主の免疫低下により排除機構が機能しなければ腐生ないし感染し，さまざまな病態を呈する．

2 アスペルギルス症の病態と分類

基礎疾患や宿主の免疫状態から，肺アスペルギルス症は急性型（侵襲型），慢性型，アレルギー型に大別される．急性型（侵襲型）では化学療法や骨髄移植など好中球減少が著しい場合，定着したアスペルギルス属が肺胞や血管など周囲の肺実質へ組織侵襲性に増殖し，侵襲性肺アスペルギルス症（invasive pulmonary aspergillosis：IPA）の病態を呈する．一方，陳旧性肺結核や囊胞，気管支拡張症など慢性呼吸器疾患による形態的変化や，それに伴う気道クリアランスの低下など，局所免疫機能の障害がある場合にアスペルギルス属の腐生性増殖をもたらし，単純性肺アスペルギローマ（simple pulmonary aspergilloma：SPA）や慢性進行性肺アスペルギルス症（chronic progressive pulmonary aspergillosis：CPPA）の病態を呈する．さらにアスペルギルスに対するアレルギー性炎症を生じた場合，アレルギー性気管支肺アスペルギルス症（allergic bronchopulmonary aspergillosis：ABPA）の病態を呈する．

慢性型はこれまでアスペルギローマ（aspergilloma）と慢性壊死性肺アスペルギルス症（chronic necrotizing aspergillosis：CNPA）に分類されていた．ところが，このCNPAは，Binderら[4]が提唱した組織侵襲を伴う病理学的に定義された概念と，Denningら[5]が臨床的に提唱した慢性空洞性肺アスペルギルス症（chronic cavitary aspergillosis：CCPA）を含めた幅広い疾患概念で

あった．両者間には，組織侵襲の有無など定義上差異を認めるが，臨床的に鑑別困難であり，治療方針も変わらない．これらに鑑み，わが国の「深在性真菌症の診断・治療ガイドライン 2014」[6] と日本医真菌学会「アスペルギルス症の診断・治療ガイドライン 2015」[7] は，1）SPA，2）CPPA，3）IPA，4）ABPA の 4 つに分類している（**表 1**）．なお，2016 年に公表されたアメリカ感染症学会（IDSA）のガイドライン[8] では，慢性型を aspergilloma，CNPA/SAIA（sub-acute invasive aspergillosis），CCPA/CFPA（chronic fibrosing pulmonary aspergillosis）の 3 つに，ヨーロッパ呼吸器学会のガイドライン[9] では，simple aspergilloma，SAIA/CNPA，CCPA，CFPA，アスペルギルス結節の 5 つに分類している（**表 1**）．

③ 各アスペルギルス症の症候，診断，治療
a. 単純性肺アスペルギローマ（SPA）

結核性遺残空洞，気管支拡張症，慢性閉塞性肺疾患，蜂巣肺を呈する間質性肺炎，塵肺，胸部外科術後など器質的肺疾患を有する患者に発症する．原則として，単一の空洞に真菌球を呈するものを SPA と診断する．複数の空洞内に菌球を認める場合，CCPA に含まれ，CPPA に分類される．

1）症候

通常，非活動性であり，臨床症状は認められな

い．しかし，症状が出る場合は，咳嗽や血痰などを認め，喀血で死亡する症例もまれながら経験される．

2）診断

胸部画像所見では，器質的肺疾患で破壊された空洞内に類円形の菌球を認め，空洞壁および胸膜の肥厚を呈する（**図 1**）．血液検査所見では，赤沈の上昇以外は正常の場合が多く，ときに WBC や CRP の上昇を認める．慢性的な経過でアスペルギルス属に対する抗体が産生されるため，抗アスペルギルス沈降抗体（保険適用外）は臨床診断に有用である．喀痰や気管支肺胞洗浄液（BALF）からアスペルギルス属が分離培養できれば確定診断される（**図 2**）．

3）治療（**表 2**）

SPA 治療の最大の目的は，喀血の予防あるいは治療であり，根治には外科的切除が必要である．術中の真菌球の胸腔内播種によるアスペルギルス膿胸を予防するため，ボリコナゾール（voriconazole：VRCZ）やミカファンギン（micafungin：MCFG）を投与する場合もある[8]．

一方，高齢や低肺機能，基礎疾患などで手術適応がない場合，効果は限定的であるが CPPA 治療に準じて内科的治療が行われる．無症状の場合や 6〜24 ヵ月以上空洞と真菌球の径の増大がなければ，経過観察する場合もある[8]．

表 1　肺アスペルギルス症の分類

	IPA	CPA				ABPA
		CPPA			SPA	
		CNPA (sub-acute IPA)	CCPA			
組織侵襲	あり				なし	
患者背景	全身性免疫不全，遷延する好中球減少	ステロイド治療など軽度〜中等度の免疫不全	器質的肺病変（陳旧性肺結核，COPD など）		基礎疾患がない場合もある	気管支喘息，気管支拡張症嚢胞性線維症
症状	急性の発熱，呼吸器症状	1 ヵ月以上持続する発熱，呼吸器症状など			無症状の場合も多い	発作性呼吸困難
画像所見	halo sign air-crescent sign	結節影，浸潤影，空洞形成	空洞（± fungus ball）周囲の浸潤影		孤立性の空洞に fungus ball	浸潤影中枢性気管支拡張
経過	1 ヵ月以内	1〜3 ヵ月	3 ヵ月以上			長期

CPA：chronic pulmonary aspergillosis（慢性肺アスペルギルス症），他の略号は本文参照．
〔Izumikawa K et al：Management of chronic pulmonary aspergillosis. Ann N Y Acad Sci **1272**：41, 2012，深在性真菌症のガイドライン作成委員会：深在性真菌症の診断・治療ガイドライン 2014，p.10, 12 を参考に筆者作成〕

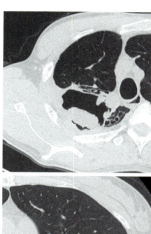
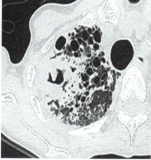
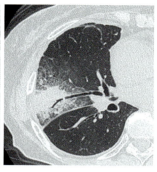
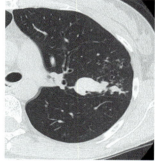
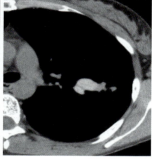

a	b	c
d	e	

a：SPA
b：CPPA
c：IPA
d, e：ABPA

図1　肺アスペルギルス症の画像所見（自験例）

SPA

リスクを有する基礎疾患
・陳旧性肺結核症　・間質性肺炎
・肺囊胞　・COPD
・胸部外科手術後　・気管支拡張症
など肺構造の器質的構造変化がある疾患

発症を疑う所見
臨床症状：通常ないが，ときに血痰，喀血
胸部画像検査：単一の空洞，菌球
血液検査：正常（ESRは上昇）
　　　　　ときにWBC上昇，CRP上昇

必要な検査
血清診断：抗アスペルギルス沈降抗体
病理組織学的診断：BALF鏡検で菌糸確認
培養検査：喀痰，気管内採痰，BALF

CPPA

リスクを有する基礎疾患
・陳旧性肺結核症，肺非結核性抗酸菌症　・間質性肺炎
・肺囊胞を含む空洞性病変　・糖尿病　・COPD
・肺炎の既往あり　・アスペルギルス症の病歴あり
・胸部外科手術後　・気管支拡張症

発症を疑う所見
臨床症状：1ヵ月以上続く咳嗽・喀痰（血痰，喀血）
　　　　　発熱，体重減少，呼吸困難
抗微生物薬に対する不応性：広域抗菌薬，抗抗酸菌薬を投
　　　　　与しても改善しない
胸部画像検査：新たな空洞性病変の出現，
　　　　　空洞性陰影の拡大，胸膜肥厚の進行
　　　　　空洞壁の肥厚（空洞周囲浸潤影拡大）
　　　　　鏡面形成，真菌球様の陰影の増悪
血液検査：WBC上昇，CRP上昇，ESR上昇

必要な検査
血清診断：抗アスペルギルス沈降抗体
　　　　　アスペルギルスGM抗原，β-D-グルカン
病理組織学的診断：BALF鏡検で菌糸確認，TBLBなど
培養検査：喀痰，気管内採痰，BALF

図2　慢性肺アスペルギルス症（CPA）の診断フローチャート
〔深在性真菌症のガイドライン作成委員会：深在性真菌症の診断・治療ガイドライン2014，p.10より許諾を得て一部改変し転載〕

248 V. 治療の実際

表2 アスペルギルス症の推奨治療

	SPA	CPPA	IPA	ABPA
予防投与	一般に行わない			
エンピリック治療	一般に行わない		標的治療に準じる	一般に行わない
標的治療	【第一選択】 根治のためには肺切除 【第二選択】 注射薬 ・MCFG 150～300mg/回 1日1回点滴静注 ・VRCZ 4mg/kg/回（loading dose：初日のみ6mg/kg/回）1日2回点滴静注 ・CPFG 50mg/回（loading dose：初日のみ70mg/回）1日1回点滴静注 内服治療 ・VRCZ 200mg/回（loading dose：初日のみ300mg/回）1日2回経口投与 ・ITCZ 内用液またはカプセル剤 200mg/回 1日1～2回経口投与	■初期治療（導入） 【第一選択】 ・MCFG 150～300mg/回 1日1回点滴静注 ・VRCZ 4mg/kg/回（loading dose：初日のみ6mg/kg/回）1日2回点滴静注 【第二選択】 ・CPFG 50mg/回（loading dose：初日のみ70mg/回）1日1回点滴静注 ・ITCZ 200mg/回 1日1回点滴静注（loading dose：200mg/回 1日2回点滴静注を2日間） ・L-AMB 2.5～5mg/kg/回 1日1回点滴静注 ■維持治療 ・VRCZ 200mg/回 1日2回経口投与 ・ITCZ 内用液またはカプセル剤 200mg/回 1日1～2回経口投与	【第一選択】 ・VRCZ 4mg/kg/回（loading dose：初日のみ6mg/kg/回）1日2回点滴静注，あるいは200mg/回（loading dose：初日のみ300mg/回）1日2回経口投与 ・L-AMB 2.5～5mg/kg/回 1日1回点滴静注 【第二選択】 ・ITCZ 200mg/回 1日1回点滴静注（loading dose：200mg/回 1日2回点滴静注を2日間） ・CPFG 50mg/回（loading dose：初日のみ70mg/回）1日1回点滴静注 ・MCFG 150～300mg/回 1日1回点滴静注 重症例でMCFGやCPFGは他薬剤との併用で使用	■ステロイド治療 【第一選択】 ・プレドニゾロン 0.5mg/kg/日で開始．改善傾向に応じて漸減，再燃が認められない場合は中止する． ■抗真菌薬 ・ITCZ 内用液またはカプセル剤 200mg/回 1日2回経口投与 16週間 ・VRCZ 200mg/回（loading dose：初日のみ300mg/回）1日2回経口投与

薬剤略号は本文参照.

〔深在性真菌症のガイドライン作成委員会：深在性真菌症の診断・治療ガイドライン2014, p.10, 12を参考に筆者作成〕

b. 慢性進行性肺アスペルギルス症（CPPA）

CNPAとCCPAを統合した疾患群である．SPA同様，陳旧性肺結核など器質的肺疾患を有する患者に発症し，増悪，寛解を繰り返すことが多い．近年，非結核性抗酸菌（NTM）症が増加し，NTM症に使用する治療薬との相互作用から治療に難渋する症例もある[10]．活動期に診断される典型的な症例では，リスクファクターを有する患者で，1ヵ月以上続く呼吸器症状や全身症状，画像所見の増悪，一般抗菌薬や抗抗酸菌薬に反応しない，炎症性マーカーの上昇を伴う場合，本症を疑う．

1）症候

1ヵ月以上続く咳嗽，喀痰（血痰を含む）などの呼吸器症状と発熱，体重減少などの全身症状を伴う．

2）診断

SPAと同様に，胸部画像所見や血清学的検査で臨床診断し，さらに病理組織学的診断あるいは呼吸器検体からのアスペルギルス属の分離培養により確定診断される（図2）．炎症反応の上昇を認め，胸部画像所見では，空洞壁の肥厚（空洞周囲浸潤影の拡大）や胸膜肥厚を認める（図1）．血清診断では，抗アスペルギルス沈降抗体陽性例が88.6%と高く有用であるが，罹病期間が短い場合や寛解例では抗体陰性となる．アスペルギルスガラクトマンナン（galactomannann：GM）抗原，β-D-グルカンの上昇例もあるが，陽性率はそれぞれ27.3%，23.0%と低い[11]．

3）治療

本症は増悪，寛解を繰り返すため，症状や検査

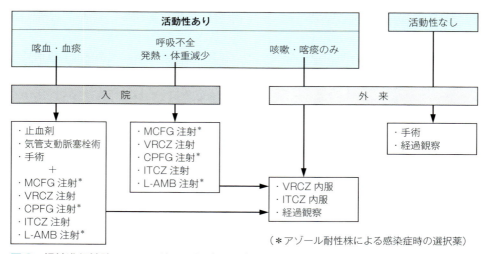

図3 慢性進行性肺アスペルギルス症（CPPA）治療のフローチャート
薬剤略号は本文参照.
〔深在性真菌症のガイドライン作成委員会：深在性真菌症の診断・治療ガイドライン2014, p.253より許諾を得て一部改変し転載〕

所見から活動性を評価し，治療方針を選択する（図3）．

喀血や呼吸不全，全身状態不良な重症患者は入院治療とし，注射薬による治療を行う．第一選択薬はMCFGまたはVRCZである．MCFGとVRCZのランダム化比較試験で，有効率は60.0％，53.2％と有意差を認めなかったが，副作用発現率はMCFG群で有意に低頻度であった[11]．また，カスポファンギン（CPFG）もMCFGと同等の有効性（第Ⅲ相試験のサブ解析による非劣勢）が報告されている．

初期治療は2週間以上を目安に行い，症状が安定すれば内服薬へ変更して維持治療を行う．維持治療では，VRCZ，またはイトラコナゾール（ITCZ）の内服を行う．日本人の約15〜20％はVRCZのpoor metabolizerであり，肝障害や一過性の視覚障害など副作用発現率が高いため，血中濃度モニタリング（TDM）が必要である[12]．初期治療が無効な場合や副作用により治療薬を変更する場合，原則として初期治療薬と別系統の薬剤を選択する．現在のところ，併用療法の有用性は確立されていない．

投与期間に明確なエビデンスはなく，通常6ヵ月以上の長期投与が必要である[8]．しかし，1〜3ヵ月ごとに症状を確認し，安定していれば積極的に中止も検討し，中止後は慎重に経過観察を行う．

c. 侵襲性肺アスペルギルス症（IPA）

白血病や抗がん治療による骨髄抑制，ステロイド大量長期療法，免疫抑制薬や生物学的製剤投与，抗菌薬長期投与，低栄養状態，肝不全，COPD，間質性肺炎，慢性肉芽腫症，臓器移植後などの免疫不全宿主，慢性肺アスペルギルス症を有する患者で，一般抗菌薬が無効な胸部異常陰影を認める場合，IPAを考慮する．

1）症候

急激な発熱，全身倦怠感などの全身症状を認める．基礎疾患の状態により症状は非特異的であり，咳嗽，喀痰，呼吸困難などの呼吸器症状を伴う場合もある．

2）診断（図4）

炎症反応の上昇を認め，胸部画像では単発性あるいは多発性の結節影，浸潤影，あるいは空洞性陰影を認める．結節影や浸潤影の周囲のhalo signは早期診断に有用であり（図1），好中球回復期のair-crescent sign（中心部の凝固壊死巣の辺縁で壊死組織の吸収・排泄により形成される三日月型透亮像）も特徴的な所見であるが，いずれも疾患特異的ではない．

血清診断では，β-D-グルカンやアスペルギルス

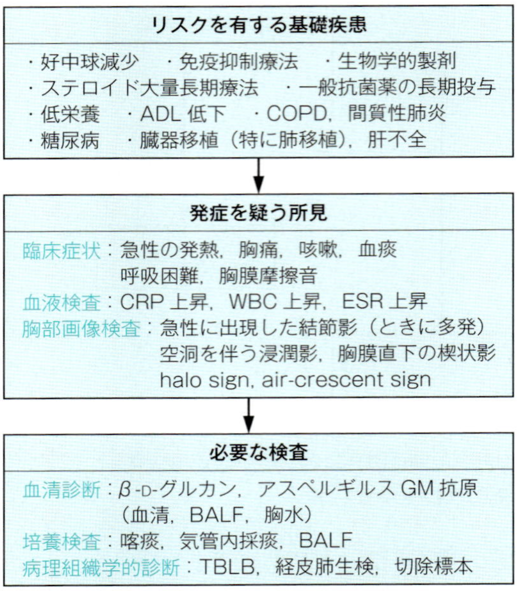

250　Ⅴ. 治療の実際

```
┌─────────────────────────────┐
│      リスクを有する基礎疾患       │
├─────────────────────────────┤
│ ・好中球減少　・免疫抑制療法　・生物学的製剤 │
│ ・ステロイド大量長期療法　・一般抗菌薬の長期投与 │
│ ・低栄養　・ADL 低下　・COPD, 間質性肺炎 │
│ ・糖尿病　・臓器移植（特に肺移植）, 肝不全 │
└─────────────────────────────┘
                 ↓
┌─────────────────────────────┐
│         発症を疑う所見          │
├─────────────────────────────┤
│ 臨床症状：急性の発熱, 胸痛, 咳嗽, 血痰 │
│ 　　　　　呼吸困難, 胸膜摩擦音 │
│ 血液検査：CRP 上昇, WBC 上昇, ESR 上昇 │
│ 胸部画像検査：急性に出現した結節影（ときに多発） │
│ 　　　　　空洞を伴う浸潤影, 胸膜直下の楔状影 │
│ 　　　　　halo sign, air-crescent sign │
└─────────────────────────────┘
                 ↓
┌─────────────────────────────┐
│          必要な検査           │
├─────────────────────────────┤
│ 血清診断：β-D-グルカン, アスペルギルス GM 抗原 │
│ 　　　　　（血清, BALF, 胸水） │
│ 培養検査：喀痰, 気管内採痰, BALF │
│ 病理組織学的診断：TBLB, 経皮肺生検, 切除標本 │
└─────────────────────────────┘
```

図4　侵襲性肺アスペルギルス症（IPA）の診断
　　　　フローチャート

〔深在性真菌症のガイドライン作成委員会：深在性真菌症の
診断・治療ガイドライン 2014, p.12 より許諾を得て一部改
変し転載〕

GM 抗原が有用である. アスペルギルス GM 抗原検査は IPA の診断において, カットオフ値 0.5 に設定し, 感度 97.4％, 特異度 90.5％と比較的高い精度が得られている[13]. 血清中のアスペルギルス GM 抗原陰性例でも BALF 中で上昇する症例もあり, 可能な限り気管支鏡検査を行う. IPA 発症リスク因子を有する患者を対象にした後ろ向き研究で, BALF 中のアスペルギルス抗原のカットオフ値 0.5 における感度は 93％, 特異度は 87％であった[14]. 血液や BALF 中の PCR 診断が多数試みられているが, いまだ検査法の標準化がなされていない. 病理組織では, halo sign に一致した融解壊死や周囲の出血に加え, アスペルギルス属の組織浸潤を認める.

　臨床症状, IPA に特徴的な画像所見を認めれば疑い例, さらに血清診断陽性もしくは呼吸器検体（喀痰や BALF）で菌体が証明されれば臨床診断例とする. 病理組織学的診断または無菌検体や肺生検組織からの培養陽性で確定診断される.

3）治療（表2）

①エンピリック治療

　臨床症状と IPA に特徴的な画像所見を認める疑い例に対しては, エンピリック治療を行う. 疑い例を対象にした臨床研究はなく, 臨床診断例, 確定診断例を対象としたランダム化比較試験では VRCZ 群がアムホテリシン B（AMPH-B）群を上回る有効性が示された[15]. また, 侵襲性肺真菌症を対象としたアムホテリシン B リポソーム製剤（L-AMB）高用量（10mg/kg/日）と標準用量（3mg/kg/日）の比較試験で, 標準用量の L-AMB でも VRCZ と同等の有効性が報告された[16]. これらの試験結果から, IPA を疑うエンピリック治療の場合, VRCZ または L-AMB が第一選択薬として推奨される.

②標的治療

　臨床診断例, 確定診断例に対する標的治療には前述のランダム化比較試験[15]のエビデンスに基づき, VRCZ を第一選択薬として使用する. L-AMB も第一選択薬として推奨されるが, 前述の比較試験[16]のエビデンスにとどまる. A. terreus が分離されれば L-AMB に対し低感受性であるため, VRCZ を選択する. ITCZ, MCFG, CPFG の有効性も期待されるが, サルベージ治療でのエビデンスが多く, 第二選択薬に位置づけられている. IPA 患者には骨髄移植や臓器移植により免疫抑制薬（タクロリムス, シクロスポリン）を使用している場合があり, 薬剤相互作用が問題となる. VRCZ 併用に伴い, 免疫抑制薬の血中濃度が上昇するため, 双方に TDM が必要である. 難治の場合や重症化した場合は, キャンディン系薬と VRCZ または L-AMB との併用療法が有効であったとの報告があり[17,18], 期待される抗真菌薬の組み合わせであるが, エビデンスはいまだ乏しい.

　治療期間として定められたものはなく, 最低 6〜12 週間, 免疫抑制状態が続く場合にはそれ以上の期間治療を要する. 治療終了の目安として, 臨床所見の改善, 画像所見の改善もしくは安定, 免疫不全状態からの回復があげられる.

d. アレルギー性気管支肺アスペルギルス症（ABPA）

　気管支喘息や気管支拡張症を背景に, アスペル

ギルス属に対するⅠ型，Ⅲ型，Ⅳ型アレルギーで生じる気道の炎症性破壊を伴うアレルギー疾患である．アスペルギルス属以外でも，カンジダ *Candida* 属，カーブラリア *Curvularia* 属，スエヒロタケ *Schizophyllum commune* などの真菌でも発症し，これらは，アレルギー性気管支肺真菌症（allergic bronchopulmonary mycosis：ABPM）と称される．

1）症候

コントロール不良の喘息症状（発作性の咳嗽や喘鳴，呼吸困難）を伴う．重症例では，発熱や食欲不振，血痰などを認める．

2）診断

わが国では Rosenberg の診断基準を用いて診断される場合が多い（表3）．しかし，皮膚反応などの検査が困難な施設も多く，また病期により各検査の陽性率が異なるなど問題点も多い．2013 年，国際医真菌学会（International Society for Human and Animal Mycology：ISHAM）ワーキンググループにより提唱された新たな診断基準では，必須項目としてアスペルギルス抗原に対する即時型皮膚反応または特異的 IgE 抗体陽性，血清総 IgE＞1,000 IU/mL の 2 つを，加えて *A. fumigatus* に対する沈降抗体陽性，ABPA に合致する胸部画像所見（図1d,e），末梢血好酸球数＞500/μL の 3 項目中 2 項目を満たすことで診断可能とし，より実践的な内容となっている．ところが，近年では喘息を伴わない ABPA 症例あるいは末梢血好酸球増多や気管支拡張所見を認めない ABPA 症例など，上記診断基準では診断できない症例も報告されている．

3）治療（表2）

ステロイド治療が基本である．通常，プレドニゾロン 0.5mg/kg/日を 2～4 週間経口投与し，以後症状に応じて漸減中止を検討する．再燃例では長期投与が必要となる場合もある．急性期の治療として，気管支鏡による粘液塞栓の除去は効果的であるが，喘息症状に注意しながら施行する．難治例では，抗 IgE モノクローナル抗体による治療成功例も報告されている[19]．喀痰や気管支検体からアスペルギルス属が検出された場合，ステロイドに ITCZ や VRCZ の経口投与を併用する．ITCZ 経口薬併用群（1 回 200mg 1 日 2 回 16 週投与）とプラセボ併用群のランダム化比較試験では，ITCZ 併用群でステロイド投与量の減量や投与間隔の拡大，好酸球性炎症，IgE 濃度，運動耐容能および肺機能の改善効果を認めた[20]．この試験結果から，ITCZ 併用期間は 16 週間とされているが，

表3 アレルギー性気管支肺アスペルギルス症の診断基準

Rosenberg の診断基準	ISHAM の診断基準
一次基準	発症素因
1. 発作性の気道閉塞（喘息）	気管支喘息，囊胞性線維症
2. 末梢血好酸球増多	必須基準
3. アスペルギルス抗原に対する即時型皮膚反応陽性	1. アスペルギルス抗原に対する即時型皮膚反応陽性または
4. アスペルギルス抗原に対する沈降抗体陽性	*A. fumigatus* の特異的 IgE の上昇
5. 血清総 IgE 値上昇	2. 血清総 IgE の上昇（＞1,000 IU/mL）[*1]
6. 胸部 X 線で肺浸潤影の既往（一過性または固定性）	その他基準（3 項目中，最低 2 項目）
7. 中枢性気管支拡張	1. *A. fumigatus* に対する沈降抗体陽性またはアスペルギルス特
二次基準	異的 IgG 抗体陽性
1. 喀痰中に *A. fumigatus* を証明	2. ABPA に合致する胸部陰影[*2]
2. 褐色の粘液栓あるいは喀痰を喀出した既往	3. ステロイド非存在下で末梢血好酸球数＞500/μL
3. アスペルギルス抗原に対する Arthus 型皮膚反応陽性	[*1] その他基準をすべて満たせば，＜1,000 IU/mL でも可．
	[*2] ABPA に合致する胸部陰影
一次基準の 6 つを満たせば，ほぼ確実，7 つすべてを満たせば確実．さらに二次基準を満たせば確実性が増す．	一過性（consolidation，結節影，tram-track opacities，toothpate/finger-in-glove opacities，fleeting opacities） 永続性（parallel line，輪状影，気管支拡張と胸膜・肺の線維化）

〔Rosenberg M et al：Clinical and immunologic criteria for the diagnosis of allergic bronchopulmonary aspergillosis. Ann Intern Med 86(4)：405-414, 1977, Agarwal R et al：Allergic bronchopulmonary aspergillosis：review of literature and proposal of new diagnostic and classification criteria. Clin Exp Allergy 43：850-873, 2013 を参考に筆者作成〕

併用するタイミングや対象症例，VRCZ の投与期間についてはコンセンサスが得られていない．

B　クリプトコックス症

①　原因微生物と感染経路

クリプトコックス症は担子菌類に属する酵母状の真菌クリプトコックス属による感染症である．主な病原真菌は *Cryptococcus neoformans*，*C. gattii* であり，樹木や土壌などの環境中に広く生息する．わが国では大半が *C. neoformans* であり，腐食した樹木や鳥類の糞などで増殖し，塵埃とともに飛散した真菌を吸入することで感染する．免疫能の低下した患者のみならず，健常者にも発症する．

一方，*C. gattii* はオセアニアや東南アジアなどに局在していたが，1999 年北アメリカでアウトブレイクし，世界的な広がりが懸念されている．わが国でも数例であるが感染例が確認されており，今後の発生動向には注意が必要である[21]．

②　クリプトコックス症の病態と分類

クリプトコックス症は基礎疾患の有無にかかわらず発症する疾患であり，肺クリプトコックス症，クリプトコックス脳髄膜炎，播種性クリプトコックス症の病態を呈する．基礎疾患がない場合，肺に限局した肺クリプトコックス症が多く，通常は髄膜脳炎にまで至ることは少ない．一方，細胞性免疫能低下をきたす基礎疾患を有する場合，感染を局所に封じ込めることができず，中枢神経系や全身への播種性感染を起こす．

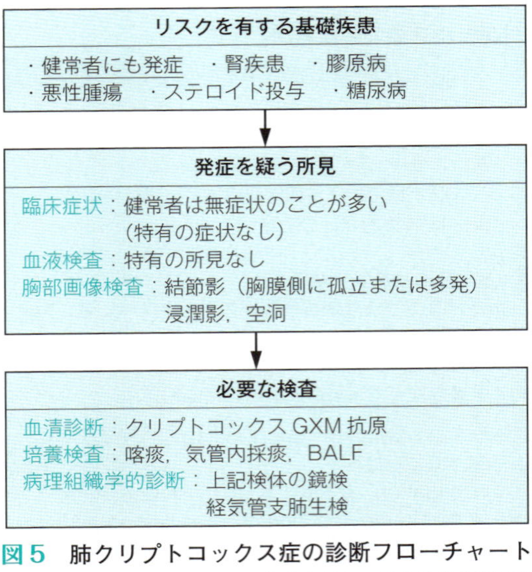

図 5　肺クリプトコックス症の診断フローチャート
〔深在性真菌症のガイドライン作成委員会：深在性真菌症の診断・治療ガイドライン 2014，p.14 より許諾を得て一部改変し転載〕

③　肺クリプトコックス症の症候，診断，治療

肺クリプトコックス症は，悪性腫瘍や腎疾患，膠原病，血液疾患などの基礎疾患を有する患者のほか，あきらかな基礎疾患のない健常者にも発症しうる疾患である．

1）症候

健常者では無症状のことが多い．基礎疾患を有する場合，咳嗽，喀痰，呼吸困難などの呼吸器症状や発熱，全身倦怠感などを認める．

2）診断（図 5）

血清診断が有用であり，クリプトコックス属の莢膜抗原であるグルクロノキシロマンナン（glucuronoxylomannan：GXM）抗原が陽性で，臨床所見が合致すれば臨床診断とする．ただし，肺病変が 15mm 未満では偽陰性となる場合があること，担子菌に属するトリコスポロン属感染でも陽性となることには注意が必要である[22]．一般的に血清中の β-D-グルカンは陰性だが，クリプトコックス属は β-D-グルカンを有しており，クリプトコックス血症では上昇することがある．気道由来の臨床検体（喀痰，気管内採痰，BALF など）の鏡検（墨汁法）（図 6）・培養や病理組織学的検

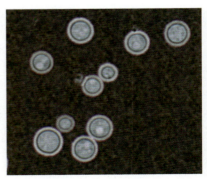

図 6　クリプトコックス属（墨汁法）

査でクリプトコックス属を証明すると確定診断される.

胸部画像所見では，胸膜直下に孤立性あるいは多発性結節影を認めることが多いが（図7），細胞性免疫能が低下した患者では，浸潤影やすりガラス陰影など多彩な所見を呈する．結節状の陰影では spicula や胸膜陥入像を認めることもあり，肺がんとの鑑別が困難である．肺クリプトコックス症と診断した場合，脳髄膜炎合併の有無を確認するため，脳脊髄液（cerebrospinal fluid：CSF）検査を検討する．基礎疾患がなく呼吸器症状も神経学的症状もみられず，かつ，血清抗原価が低い臨床診断例では CSF 検査を省略可能との考えもあるが[23]，明確な基準はない．

3）治療（表4）

治療はホスフルコナゾール（(F-)FLCZ）または ITCZ を選択する．経口投与できない症例や有症状で広範な陰影を認める症例には（F-)FLCZ の静注を行う．基礎疾患がなければ3ヵ月，あれば6ヵ月を目安に治療を行う．基礎疾患のない患者で，症状や画像所見から経過良好と判断できる場合には，肺病変の消失を待つことなく3ヵ月程度でいったん内服を中止し，経過観察することも可能と考えられる[24]．重症例や難治例では，L-AMBの点滴静注にフルシトシン（5-FC）経口投与を併用する．また，VRCZ や ITCZ の点滴静注による代替療法も選択される．

C　その他の真菌症

1　ムーコル症（接合菌症）

a. 原因微生物と感染経路

ムーコル症の原因真菌は，リゾプス *Rhizopus*，カニングハメラ *Cunninghamella*，ムーコル *Mucor*，リゾムーコル *Rhizomucor* など土壌を中心に環境中に生息する環境真菌である．無性生殖環で形成される胞子嚢由来の胞子嚢胞子を経気道的に吸入し感染する．

コントロール不良の糖尿病，長期間の好中球減少，ステロイド投与，骨髄移植，輸血後鉄過剰症治療に対する除鉄剤デフェロキサミンの投与などが発症のリスク因子である．これまでにヒト-ヒト感染の報告はない．近年では，VRCZ 投与下でのブレイクスルー感染症としても注目されている．

b. ムーコル症の病態と分類

病型として，肺型，鼻脳型，消化管型，皮膚型，播種型があり，発症した場合，病勢の悪化が極めて早く致死率が高い（鼻脳型で25〜62％，肺型で50〜70％）．糖尿病患者や白血病患者などでは鼻脳型，好中球減少患者では肺型や播種型の頻度が多い．

c. ムーコル症（肺型）の症候，診断，治療
1）症候

肺病変が急激に増悪する病型であり，好中球減

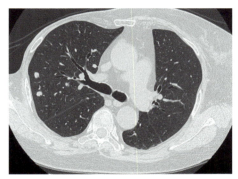

図7　肺クリプトコックス症（自験例）
右上葉に2個の小結節を認める．

表4　肺クリプトコックス症の推奨治療

第一選択薬	治療抵抗性や重症例
・(F-)FLCZ 400mg/回 1日1回静脈内投与（F-FLCZ のみ loading dose：800mg/回 1日1回静注を2日間）あるいは FLCZ 200〜400mg/回 1日1回経口投与 ・ITCZ 200mg/回 1日1回点滴静注（loading dose：200mg/回 1日2回点滴静注を2日間），あるいは内用液またはカプセル剤 200mg/回 1日1回経口投与	・左記＋5-FC 25mg/kg/回 1日4回経口投与を併用 ・VRCZ 200mg/回（loading dose：初日のみ 300mg/回）1日2回経口投与 ・L-AMB 2.5〜6mg/kg/回 1日1回点滴静注

薬剤略号は本文参照．
〔深在性真菌症のガイドライン作成委員会：深在性真菌症の診断・治療ガイドライン 2014, p.14 を参考に筆者作成〕

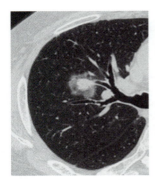

図8 肺ムーコル症（自験例）
右上葉に halo sign を伴う結節を認める．

少時に好発する．血管侵襲性が強く，血栓形成，肺梗塞，肺出血を伴い，発熱，呼吸困難，血痰，胸痛などの症状を呈する．

2）診断

画像所見は IPA に類似するが（図8），10個以上の多発結節，胸水貯留，reversed halo sign，肺梗塞巣に隣接した胸壁の蜂窩織炎などがムーコル症に比較的特徴的とされる[25,26]．特異的な抗原，抗体検査法がなく，β-D-グルカンも上昇せず，血液培養も通常陰性である．喀痰，BALF，胸水，鼻汁分泌物や副鼻腔吸引物などの培養陽性率も低い．生検標本の病理組織学的検査で診断される場合があるが，患者の状態が悪く侵襲的な検査は困難な場合が多い．遺伝子検査は可能だが，一般に普及していない．

3）治療

病巣の切除あるいはデブリドマンに加えて，L-AMB による治療を行う．AMPH-B 製剤での治療が遅れることで死亡率が増加し，5日以内に AMPH-B による治療を開始しなければ，12週時点での死亡率が約2倍になるとの報告もある[27]．したがって，副鼻腔炎合併など本症を否定できない場合，早期に治療を開始する必要がある．ムーコル症ではアスペルギルス症より抗真菌薬への反応が不良であることが多く，L-AMB 5〜10mg/kg/日の高用量を投与する．アゾール系薬では posaconazole の有効性が報告されているが[28]，2018年10月現在，わが国では未承認である．

文献

1) Yuhko S et al：Epidemiology of visceral mycoses in autopsy cases in 2011. Med Mycol J **56**J：J99-J103, 2015
2) Kradin RL et al：The pathology of pulmonary disorders due to *Aspergillus* spp. Arch Pathol Lab Med **132**：606-614, 2008
3) Philippe B et al：Killing of *Aspergillus fumigatus* by alveolar macrophages is mediated by reactive oxidant intermediates. Infect Immun **71**(6)：3034-3042, 2003
4) Binder RE et al：Chronic necrotizing pulmonary aspergillosis：a discrete clinical entity. Medicine (Baltimore) **61**(2)：109-124, 1982
5) Denning DW et al：Chronic cavitary and fibrosing pulmonary and pleural aspergillosis：case series, proposed nomenclature change, and review. Clin Infect Dis **37** (Suppl 3)：S265-280, 2003
6) 深在性真菌症のガイドライン作成委員会：深在性真菌症の診断・治療ガイドライン 2014, p.143-147, 2014
7) 日本医真菌学会：アスペルギルス症の診断・治療ガイドライン 2015, p.25-46, 2015
8) Patterson TF et al：Practice guidelines for the diagnosis and management of aspergillosis：2016 Update by the Infectious Diseases Society of America. Clin Infect Dis **63**(4)：e1-e60, 2016
9) Denning DW et al：Chronic pulmonary aspergillosis：rationale and clinical guidelines for diagnosis and management. Eur Respir J **47**：45-68, 2016
10) 佐々木結花：肺非結核性抗酸菌症と肺真菌症の合併について．呼吸 **34**(7)：658-663, 2015
11) Kohno S et al：Intravenous micafungin versus voriconazole for chronic pulmonary aspergillosis：a multicenter trial in Japan. J Infect **61**(5)：410-418, 2010
12) 日本化学療法学会・日本 TDM 学会（編）：抗菌薬 TDM ガイドライン改訂版, p.39-41, 2016
13) Maertens JA et al：Optimization of the cutoff value for the *Aspergillus* double-sandwich enzyme immunoassay. Clin Infect Dis **44**(10)：1329-1336, 2007
14) D'Haese J et al：Detection of galactomannan in bronchoalveolar lavage fluid samples of patients at risk for invasive pulmonary aspergillosis：analytical and clinical validity. J Clin Microbiol **50**(4)：1258-1263, 2012
15) Herbrecht R et al：Voriconazole versus amphotericin B for primary therapy of invasive aspergillosis. N Engl J Med **347**：408-415, 2002
16) Cornely OA et al：Liposomal amphotericin B as initial therapy for invasive mold infection：a randomized trial comparing a high-loading dose regimen with standard dosing (AmBiLoad trial). Clin Infect Dis **44**(10)：1289-1297, 2007
17) Marr KA et al：Combination antifungal therapy for invasive aspergillosis. Clin Infect Dis **39**：797-802, 2004
18) Caillot D et al：Liposomal amphotericin B in combi-

nation with caspofungin for invasive aspergillosis in patients with hematologic malignancies : a randomized pilot study (Combistrat trial). Cancer **110**(12) : 2740-2746, 2007

19) Tillie-Leblon I et al : Allergic bronchopulmonary aspergillosis and omalizumab. Allergy **66** : 1254-1256, 2011

20) Stevens DA et al : A randomized trial of itraconazole in allergic bronchopulmonary aspergillosis. N Engl J Med **342** : 756-762, 2000

21) Okamoto K et al : *Cryptococcus gattii* genotype VGIIa infection in man, Japan, 2007. Emerg Infect Dis **16**(7) : 1155-1157, 2010

22) 道津安正ほか：肺クリプトコッカス症 16 例の臨床的検討―血清クリプトコッカス抗原価の推移に着目して―. 感染症誌 **79** : 656-663, 2005

23) Perfect JR et al : Clinical practice guidelines for the management of cryptococcal disease : 2010 update by the Infectious Diseases Society of America. Clin Infect Dis **50**(3) : 291-322, 2010

24) Kohno S et al : Clinical features of pulmonary cryptococcosis in non-HIV patients in Japan. J Infect Chemother **21**(1) : 23-30, 2015

25) Chamilos G et al : Predictors of pulmonary zygomycosis versus invasive pulmonary aspergillosis in patients with cancer. Clin Infect Dis **41**(1) : 60-66, 2005

26) Wahba H et al : Reversed halo sign in invasive pulmonary fungal infections. Clin Infect Dis **46**(11) : 1733-1737, 2008

27) Chamilos G et al : Delaying amphotericin B-based frontline therapy significantly increases mortality among patients with hematologic malignancy who have zygomycosis. Clin Infect Dis **47**(4) : 503-509, 2008

28) Tobon AM et al : Mucormycosis (Zygomycosis) in a heart-kidney transplant recipient : recover after posaconazole therapy. Clin Infect Dis **36** : 1488-1491, 2003

Ⅴ．治療の実際

9. ウイルス性肺炎

本項目のポイント

- 原因ウイルスとしてインフルエンザウイルスのほか，RS ウイルスやヒトメタニューモウイルス，麻疹ウイルス，サイトメガロウイルスなどがあげられる．
- 診断には皮膚所見のほか，迅速診断キットが有用である．
- 対症療法が中心となるが，インフルエンザやヘルペス肺炎では抗ウイルス薬による治療が有用である．

A 原因ウイルスと感染経路

　肺炎を惹起するウイルスの多くは，インフルエンザウイルスに代表されるいわゆる呼吸器系ウイルスであり，RS ウイルスやヒトメタニューモウイルス（human metapneumovirus）が，近年注目されている[1~3]．そのほかにも，パラインフルエンザウイルス，エンテロウイルス，アデノウイルスやライノウイルスなど，どちらかといえば飛沫感染が主な感染経路で，感冒（夏かぜを含む）の原因として知られるウイルスもあげられるであろう[3]．

　また，麻疹ウイルス measles virus やムンプスウイルス mumpsvirus など，一般には皮疹など全身症状を惹起する，血行性感染を主体とするウイルスも肺炎を起こすことが知られている[4]（図1）．これらのウイルス肺炎患者は多くが若年者で，年齢が上がるほど，細菌性肺炎を合併症として重症化することが多い．サイトメガロウイルス cytomegalovirus（CMV）に代表されるヘルペスウイルス科も肺炎を惹起することが知られており，水痘も含めて，日和見感染症の 1 つとしてもきわめて重要である[5]（図2，3）．

B 症候の特徴

　前述のように，細菌性肺炎と異なり喀痰が少なく，比較的若年者（多くが 65 歳未満）に発症することが多く，細菌感染との鑑別が比較的容易である[6]．白血球増多や CRP などの炎症反応の上昇

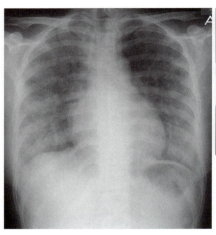
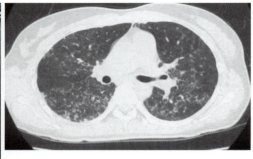

図1　麻疹肺炎
33 歳，男性．重症肺炎．LDH の上昇，SpO$_2$ の低下（低酸素，死亡の可能性）のため ICU 管理となった．

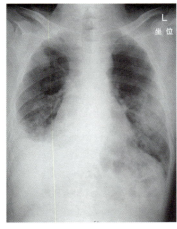
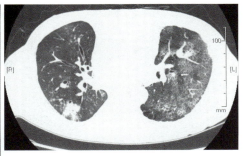

図2 水痘肺炎の画像所見（肺移植後）
6×歳，男性．両側生体肺移植の1年後に帯状疱疹と呼吸困難感を主訴に来院し，CTにて水痘肺炎を疑った．

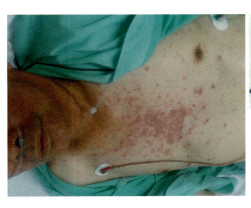
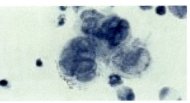

図3 水痘肺炎患者の身体所見と水疱液の染色所見（播種性帯状疱疹）
左：患者皮膚．水疱が散在している．
右：Tzanck染色により，特有の多核巨細胞が見られる．

も軽度である．胸部X線写真やCT画像では，細菌性肺炎でみられる浸潤影ではなく，すりガラス陰影が主になる点も特徴的である（図2）．一方で酸素化が悪化し，重篤な呼吸不全を呈することがあるため，各ウイルス性疾患に特徴的な皮疹や紅斑などの皮膚所見がみられる場合や，その流行期などには，各々のウイルスによる肺炎の存在を念頭において肺炎診療に当たるべきであろう．

また，一般に，ウイルス感染と細菌感染の合併（図4）[2]や，ウイルス感染後の二次性細菌性肺炎の惹起が知られており，特にインフルエンザウイルス感染症関連では，肺炎球菌や黄色ブドウ球菌の重複感染による重症化を常に念頭におくべきであろう（図5）[1,7,8]．

C 確定診断に至る手順 ── 原因ウイルスの診断法

前述のような特徴的な皮膚所見を中心とした身体所見や検査データ，そして流行状況や家族内での伝播状況（たとえば子どもや孫からのウイルス感染が考えられる場合など）からウイルス肺炎が疑われる症例では，可能な限り確定診断を行うことが望まれる．

ウイルス性肺炎の原因ウイルス確定には，迅速診断キットが簡便かつ有用である[1,3,7]．インフルエンザの迅速診断キットがもっとも汎用されているが，その他にRSウイルスやヒトメタニューモウイルスも小児科領域を中心に広く施行されている．これらは主に鼻腔ぬぐい液を材料とするイムノクロマトグラフィで，特異度も比較的高いが，感度は60％程度であり，手技や採取時期にも左

258 V．治療の実際

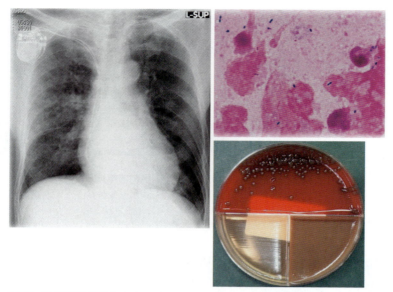

図4 肺炎球菌感染にヒトメタニューモウイルスが重複感染していた症例
次世代シークエンサー法による解析．著明な低酸素（酸素10Lで対応）と肺炎球菌陽性の割りに，細菌感染特有の浸潤影もなく，ウイルス感染の合併が疑われた．
〔Seki M et al：Severe respiratory failure due to co-infection with human metapneumovirus and *Streptococcus pneumoniae*. Respir Med Case Rep **12**：13-15, 2014 より引用〕

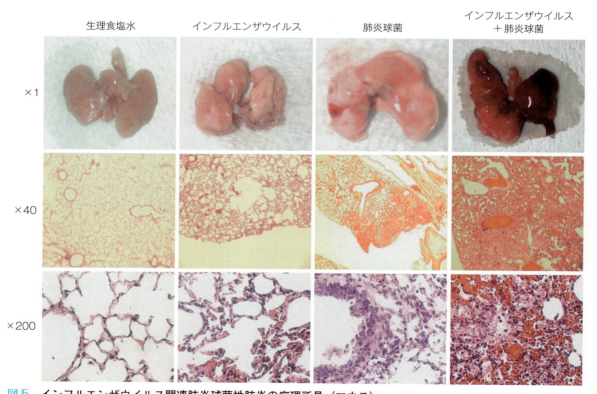

図5 インフルエンザウイルス関連肺炎球菌性肺炎の病理所見（マウス）
〔Seki M et al：Immunokinetics in severe pneumonia due to influenza virus and bacteria coinfection in mice. Eur Respir J **24**(1)：143-149, 2004 より引用〕

表1　近年の抗インフルエンザ薬と特徴

一般名 （開発名）	ラニナミビル （CS-8958）	ペラミビル水和物 （S-021812）	ファビピラビル （T-705）	バロキサビル マルボキシル （S-33188）
compound originator	第一三共	BioCryst	富山化学	塩野義
開発・販売	第一三共	塩野義 BioCryst（アメリカ）	富山化学	塩野義
投与方法	吸入	注射	経口	経口
投与回数	1回	1回	1日2回×5日間	1回
作用機序	ノイラミニダーゼ阻害 （LANI）*	ノイラミニダーゼ阻害 （LANI）*	RNA ポリメラーゼ阻害	CAP エンドヌクレアーゼ阻害
今後の予定	2010年10月に上市 （イナビル®）	2010年1月に上市 （ラピアクタ®）	2014年3月条件付承認 （アビガン®）	2018年3月に上市 （ゾフルーザ®）

*LANI：long acting neuraminidase inhibitors（長時間作用型ノイラミニダーゼ阻害薬）

右されるため，偽陰性に注意する．したがって，インフルエンザや麻疹などの流行期や地域では，あきらかな接触歴や突然の高熱など特徴的な症状や所見から，臨床的にウイルス肺炎と診断し，治療をはじめるのが妥当である．

このほかに，ペア血清による抗体価での診断が一般的によく行われる．PCR法などによる遺伝子検査も広く行われつつある[2]．また，鼻腔や咽頭ぬぐい液からのウイルス分離はもっとも有用であるが，時間や設備の煩雑さから，わが国では一般的に行われない．

D　治療の実際

本来は原因ウイルスに特異的な抗ウイルス薬を使用するべきであるが，実際にはインフルエンザウイルス以外に特異的な抗ウイルス薬があるのはヘルペスウイルス herpesvirus くらいであり，ほとんどのウイルス肺炎では，酸素吸入や解熱薬，二次性の細菌感染を予防・治療するための抗菌薬投与などの対症療法が中心となっている．

インフルエンザに関しては，治療法，治療方針が比較的確立しており，他のウイルス肺炎でも，インフルエンザに準じた対応を行うとよいだろう．すなわち，ポイントとしては，

・発症48時間以内を目安に，早期の抗ウイルス薬（抗インフルエンザ薬：表1）の投与が望ましい．
・治療開始後から3日ほどはウイルスが残存して

いる可能性があり，解熱後2日・発症後5日を治癒の目安とする．
・小児ではウイルス脳症，高齢者では二次性細菌性肺炎の合併に注意する．
・解熱薬としてはアセトアミノフェンの使用が望ましい．

などである．

重症例では，ステロイド，マクロライド系薬の併用は一定の評価もあるものの[1,9]，スタチンや好中球エラスターゼ阻害薬，免疫グロブリンなどと同様に，決定的なエビデンスに欠けるのが現状である[1]．

したがって，薬剤耐性化防止の観点から抗菌薬の予防投与が慎重に議論されていることと同様に，重症になる前の「早期発見・早期診断からの，早期の治療導入開始」やワクチンをはじめとする「予防や感染制御的対応」から，重症化や薬剤耐性化をあらかじめ抑制しておく方策を打っておくことが重要となる[10]．

文　献

1) 新型インフルエンザ治療ガイドライン，第2版，平成28〜29年度 日本医療研究開発機構 新興・再興感染症に対する革新的医薬品等開発推進研究事業 新型インフルエンザ等への対応に関する研究（研究開発代表者：森島恒雄），2017
2) Seki M et al：Severe respiratory failure due to co-infection with human metapneumovirus and *Streptococcus pneumoniae*. Respir Med Case Rep **12**：13-15, 2014
3) Kurai D et al：Pathogen profiles and molecular epidemiology of respiratory viruses in Japanese in-

patients with community-acquired pneumonia. Respir Invest **54**：255-263, 2016

4）関　雅文：麻疹肺炎　感染症症候群 2，p.99-102, 1999

5）関　雅文：水痘肺炎　呼吸器症候群 1，p.136-139, 2008

6）日本呼吸器学会：成人肺炎診療ガイドライン 2017, 2017

7）関　雅文：インフルエンザでひきおこされる肺炎球菌感染症の高感受性と重症化．呼吸器内科 **26**：16-21, 2014

8）Seki M et al：Immunokinetics in severe pneumonia due to influenza virus and bacteria coinfection in mice. Eur Respir J **24**(1)：143-149, 2004

9）Kakeya H, Seki M et al：Efficacy of combination therapy with oseltamivir phosphate and azithromycin for influenza：A multicenter, open-label, randomized study. PLoS ONE **9**(3)：e91293. 2014

10）日本化学療法学会：抗菌薬適正使用支援プログラム（ASP）実践のためのガイダンス，2017

V. 治療の実際

10. 寄生虫性肺疾患

本項目のポイント

- 末梢血好酸球増多を認めた際には，寄生虫疾患の可能性を考える必要がある．
- 寄生虫疾患が疑われる際には，居住地，旅行，食歴などに関する詳細な問診が有用である．
- 寄生虫感染であっても，ステロイド使用中や免疫不全の患者では末梢血好酸球増多を認めないこともあるので注意を要する．

寄生虫感染による胸膜，呼吸器疾患は，熱帯・亜熱帯の発展途上国に多く，先進国では比較的患者は少ない．しかしながら，寄生虫疾患が流行している地域への旅行が容易になってきたこと，感染流行地域からの人々の移動が増えてきたこと，後天性免疫不全症候群や臓器移植など免疫不全者の増加などの社会的状況の変化により，呼吸器疾患の鑑別を考えるうえでも寄生虫疾患は重要になってきている．

A 寄生虫疾患を疑うきっかけ

多くの場合において，寄生虫疾患は末梢血好酸球増多を認めた際に強く示唆され，さらに寄生虫疾患が流行している地域での居住や旅行，寄生虫感染リスクの高い食材の調理や食歴などの病歴があれば，寄生虫感染の可能性を強く疑わなければならない．ここで，末梢血好酸球増多は副腎皮質ステロイドを服用している患者や，免疫不全の患者などでは必ずしも認められないことがあることを念頭においておく必要がある[1]．したがって，寄生虫感染の診断においては，詳細な病歴聴取が大切になってくる（表1）．特に食歴の問診は非常に重要で，多種多様な生鮮食料品が海外から輸入され，また，グルメブームや自然食ブームに伴い，そういった食品摂取による寄生虫感染が頻発している．

たとえば，川ガニはウェステルマン肺吸虫の中間宿主であり，感染した川ガニの摂取や川ガニを

食べたイノシシが感染し，感染したイノシシ肉の摂取によりウェステルマン肺吸虫症を発症する．川ガニやイノシシを直接摂取しなくても，調理に用いた包丁などを介しての感染例もあり，南九州地域では特に注意を要する．また，トリやウシの肝臓生食が感染原因と疑われるイヌ回虫症例[2]や，有機野菜，低農薬・無農薬野菜の生野菜サラダ摂取による回虫症などもあり，食材を問わず，生食歴の確認は重要である．必ずしも呼吸器感染に限らないが，獣肉以外でも魚類，爬虫類，両生

表1 特に注意すべき問診事項

	問　診	疑うべき肺寄生虫症
食歴	カニ汁（モクズガニ，サワガニ）の摂食 イノシシ肉の摂食 モクズガニ，サワガニ，イノシシ肉の調理	ウェステルマン肺吸虫症
	生野菜の摂食	鉤虫症（若菜病）
環境	養豚業の盛んな地域への居住	ブタ回虫症
	北海道への旅行既往	エキノコックス症
	動物の糞などで汚染された土壌との接触	鉤虫症
臨床的状況	免疫不全者（特に成人T細胞白血病）	糞線虫症
	免疫不全者（特にヒト免疫不全ウイルス感染者） 肺膿瘍と肝膿瘍の合併	腸管外アメーバ症
その他	イヌ（特に仔イヌ），ネコとの濃厚な接触（キスや口移しなど）	トキソカラ症

類の生食による寄生虫感染が知られている．このような汚染された食物摂取以外にも，虫卵や虫体を含んだ土壌で手が汚染されよく洗わなかった場合や，水などを介して感染する場合などは問診にも注意を要する．エキノコックスはキタキツネの糞に含まれる感染子虫が渓流中にばらまかれ，飲水によって感染することがある．このため，職業や旅行地，居住地，衛生面に関する問診も重要である．

これら以外にも問診で重要なものとしては，感染した動物との接触である．ペット飼育や家畜の有無の確認が重要であり，輸入された外来動物もあるので詳細な確認が必要とされる．

呼吸器疾患の鑑別を考えるうえで，寄生虫疾患に関する特に重要な問診事項を表1に示す．

B 肺寄生虫症の診断

肺寄生虫症の診断確定は一般的に，喀痰や糞便，尿，気管支洗浄液中などに虫卵を直接確認する，あるいは糞便や病変部の生検組織で虫体を確認するなどによって行われる．また，皮内反応法，Ouchterlony法，ELISA法，免疫電気泳動法，間接蛍光抗体法などの免疫学的診断法も頻用されるようになってきた．さらに最近では，遺伝子解析による診断も行われている．各々の寄生虫症によって効率のよい診断法が異なるため，次項で紹介する．

C 肺寄生虫症各論

肺病変をきたすヒト寄生虫疾患としては，肺吸虫症，エキノコックス症，鉤虫症，回虫症，イヌ糸状虫症，糞線虫症，腸管外アメーバ症，住血吸虫症などが主なものとして知られている．また，肺寄生虫症の分類を簡単に図1に示す．寄生虫は単細胞の原虫と多細胞の蠕虫に大きく分けられ，さらに蠕虫は，ヒトを固有宿主としヒトの体内で成熟するものと，ヒトを固有宿主とせずヒトの体内では幼虫のままであるものに分けられる．

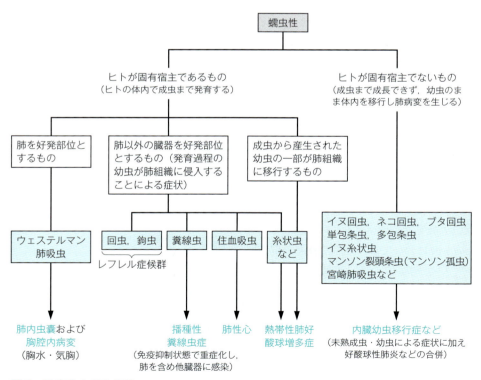

図1 肺寄生虫症の分類

ヒトを固有宿主として主に肺を好発部位とする寄生虫としては、ウェステルマン肺吸虫がよく知られている。以下、それぞれの寄生虫症についてその臨床像を中心に述べる。

1 肺吸虫症

a. 生活史と感染経路

わが国における肺吸虫症は、ウェステルマン肺吸虫 Paragonimus westermani と宮崎肺吸虫 P. miyazakii の感染によるものが多い。肺吸虫症は日本を含む韓国、フィリピン、台湾などの東南アジアでよくみられるが、中南米や西アフリカなどにも症例が多く、これらの地域への渡航者では注意が必要である[3]。ヒトや動物の肺内で肺吸虫のメタセルカリアは成虫となり、肺実質内に産卵する。虫卵は咳嗽などにより喀出されるが（図2）、その際嚥下されると便中に排泄される。

図3にウェステルマン肺吸虫の生活史を示す。適切な環境のもとで虫卵はふ化、成長し、第二中間宿主であるモクズガニ、サワガニ、アメリカザリガニ体内でメタセルカリアとなる。第二中間宿主であるモクズガニやサワガニなどの川ガニをヒトが過熱不十分な調理で食べることにより、メタセルカリアを経口摂取し感染する。これらの川ガニは、わが国の特に南九州地域でカニ汁として潰して調理されていることが多く、調理の際に用いた包丁などを介して他の料理から感染を生じることも知られている。また、野生のイノシシは川ガニを食べた際に肺吸虫のメタセルカリアを摂取

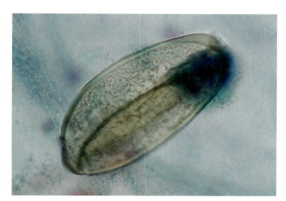

図2　ウェステルマン肺吸虫の虫卵
気管内採痰にて検出された虫卵．

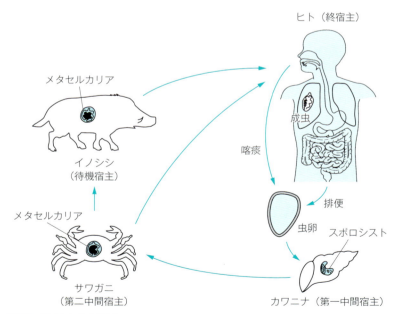

図3　肺吸虫の生活史
ウェステルマン肺吸虫は第二中間宿主であるサワガニや待機宿主であるイノシシがメタセルカリアを保有しており、不十分な加熱で調理し摂食することで感染する。成虫は主に肺で産卵すると虫卵が喀出されたり、嚥下により糞便中に排泄される。

し，メタセルカリアはイノシシの筋肉中に移行する．イノシシの体内ではこれ以上成長しないため，待機宿主となる．ヒトがイノシシを不十分な調理，特に生食することによってメタセルカリアを経口摂取し感染する．

経口摂取されたメタセルカリアは小腸壁を貫通して腹腔に入り，さらに横隔膜を貫いて胸腔内に入る．最終的に胸膜を通って肺内へ侵入し，そこで成虫となる．胸膜を貫いた際に気胸を生じるとされている．

b．臨床症状と検査所見

主な臨床症状は咳嗽，血痰で，気胸を生じると胸痛をきたすこともある．まれに寄生虫が脳へ異所寄生することがあり，そのような際には頭痛，嘔吐，全身けいれん，片麻痺，視野障害など神経症状をきたす．

血液検査では，約2/3の症例で末梢血好酸球増多[3]，血清IgE上昇[4]が認められる．胸水貯留をきたした症例では，胸水中の好酸球増多，pH値と糖値の低下，タンパクとLDHの上昇が報告されている[3]．

胸部画像検査では，肺がんや肺結核と鑑別を要するような孤立結節陰影であることが多いが，多彩な陰影を呈することもある．筆者らの検討では，92%で肺実質陰影を呈し，62%では胸水を認めた．全体の62%は2〜3cm大の孤立結節陰影またはコンソリデーション様陰影であった[5]．コンソリデーション内には低吸収の円形嚢胞や気胸の合併を認めることもある．また，比較的特徴的な所見として，寄生虫が肺内を通った跡（虫道，図4）や移動する陰影（図5 A, B）を認める．

c．診断

診断は喀痰，糞便，気管支洗浄液などから虫卵を検出することにより確定する．また，本症ではOuchterlony法やELISA法などによる免疫学的手法による診断も用いられる．ELISA法により特異的抗体を測定して診断した場合には，治療効果の判定が容易である．

d．治療

治療はプラジカンテルを内服する．通常，1回25mg/kgを1日3回，3日間継続する[6]．内服後一過性に発疹やじんま疹，末梢血好酸球増多を認めることがある．これらは虫体の破壊に伴って内容物が放出されることにより生じると考えられて

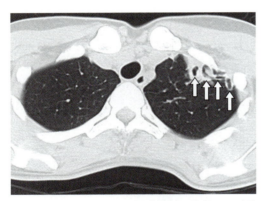

図4 ウェステルマン肺吸虫症例の胸部CT所見
左上葉に虫道（矢印）を伴ったコンソリデーションを認める．

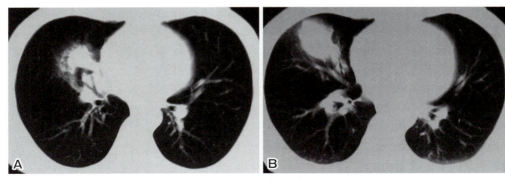

図5 ウェステルマン肺吸虫症例における移動する浸潤影
A：右中葉にコンソリデーションを認める．
B：Aと同一患者で20日後の胸部CT所見．浸潤影が末梢側へ移動している．

いる.

② エキノコックス症

a. 生活史と感染経路

包虫症は主に *Echinococcus granulosus* や *E. multilocularis*（多包条虫）の感染によって生じる. わが国では *E. multilocularis* による感染が重要である. わが国におけるエキノコックス症の報告は, ほとんどが北海道地域を中心としているが, 近年本州への拡大が懸念されている[7]. エキノコックスはイヌやキツネなどイヌ科の動物を終宿主とし, 消化管内に成虫が生存しており, これらの終宿主の糞中に虫卵が排泄され, 環境中にばらまかれる. ヒトが虫卵に汚染された食物や水を介して経口感染すると, 虫卵はふ化し, 幼虫が消化管から循環血流に侵入し, 主に肝臓や肺に到達する. 数ヵ月から数年の経過で肝臓や肺内に包虫嚢を形成する.

b. 臨床症状と検査所見

感染初期には通常無症状であり, 患者は何年間も無症状のままであることが多い. 嚢胞が大きくなり隣接した組織を圧迫するようになると腹部膨満感, 胸痛, 咳嗽, 喀血などの症状をきたす. 脳へ寄生するとけいれんなどの神経症状を生じ, 嚢胞内容物が放出されると, 発熱や喘鳴, じんま疹などのアレルギー様症状をきたすこともある[8].

血液検査では約半数の症例で末梢血好酸球増多を認めるとされる[8]. 進行した患者では肝機能障害, 黄疸を認める. 胸部画像検査では, 境界明瞭で内部が均一の孤立性あるいは多発性嚢胞を認める. 嚢胞の大きさは1〜20cmほどで下葉, 背側優位で右側に多いとされる[9].

c. 診断

診断は ELISA 法などの免疫学的手法を用い, 特異的抗体を測定するのが一般的である.

d. 治療

病巣の外科的切除が第一選択である. 早期に診断し根治的に切除できなければ治癒はむずかしいとされる. 切除後の病巣遺残や切除不能の場合, アルベンダゾールの経口投与が行われる[10].

③ 鉤虫症

a. 生活史と感染経路

鉤虫症は主にズビニ鉤虫 *Ancylostoma duodenale* とアメリカ鉤虫 *Nector americanus* の感染によるとされるが, 呼吸器症状をきたすのは主にズビニ鉤虫とされている. 両種鉤虫ともに世界の広い領域に分布し, ズビニ鉤虫は温帯, やや高地, アメリカ鉤虫は熱帯, 亜熱帯に多いとされる[11]. 感染経路は経口感染と経皮感染が知られている. これらの鉤虫は土壌中で虫卵からふ化し, 感染幼虫となる. 幼虫はヒトの皮膚から侵入, 主に血流を介して肺胞に到達し, 気管支, 気管, 食道, 胃を経て小腸で成熟する. 経口感染は感染幼虫に汚染された生野菜などを食べることで幼虫が小腸に到達する. この際小腸粘膜に達した幼虫の一部が腹腔を介して, あるいは血流に入って肺, 気管支へ移行し, 後述する若菜病を生じる. 上部から中部小腸に寄生した幼虫はそこで成熟, 産卵し, 糞便とともに虫卵が排泄される. このため, 暖かい気候, 湿潤な土壌, 不衛生, 裸足などが鉤虫の生活環に適している.

b. 臨床症状と検査所見

鉤虫感染の主な症状は貧血であるが, これは, 腸粘膜に咬着した鉤虫が吸血することによるものである. 鉤虫が経皮的に侵入した際には皮膚炎や皮膚爬行症をきたすことがある. 一方, 鉤虫感染による主な呼吸器症状は乾性咳嗽, 喘鳴, 呼吸困難と発熱などで, 幼虫が肺内を移動する際に生じると考えられている[8]. 血液検査では末梢血好酸球増多を認め, 前述のように貧血をきたしていることがある. 胸部画像検査では非区域性コンソリデーションを認める症例がある.

わが国では以前から大根葉などの若菜浅漬けを食べた後に悪心, 嘔吐が出現, その後に咽頭掻痒感と乾性咳嗽をきたすことが知られていた. これを若菜病といい, のちにズビニ鉤虫経口感染によって生じるものであることが明らかとなった[11].

c. 診断

本症の診断は糞便中からの虫卵検出によって行われる. 血清学的検査は他の寄生虫との交差反応が多く, あまり有用とされていない[8].

d. 治療

パモ酸ピランテル 10mg/kg を食事に関係なく単回内服がわが国では保険適用である．アルベンダゾール 1 回 400mg，1 日 1 回，2～3 日間，またはメベンダゾール 1 回 100mg，1 日 2 回，3 日間の内服などが行われることもある[12]．

④ 回虫症

a. 生活史と感染経路

回虫症は回虫 *Ascaris lumbricoides* の感染により生じる．*A. lumbricoides* は世界中に広く分布し，土壌や食物が糞便で汚染されるような不衛生な地域に特に多いとされる．回虫症はいわゆる糞口感染によって発症する．成熟した回虫は小腸に寄生し，そこで産卵し，虫卵が糞便中に排泄される．虫卵は乾燥や寒冷に強く，何年間も生き続け，経口的にヒトへ入ると小腸でふ化する．幼虫は門脈や腸管のリンパ路へ侵入し，そこから肺へ到達し肺胞毛細血管領域から肺胞内へ侵入する．肺胞内から気道を通って咽頭に入り，嚥下されて小腸へ達し，そこで成熟する．

b. 臨床症状と検査所見

回虫の幼虫が肺へ到達した際に，咳嗽，喘鳴，呼吸困難感，胸痛，発熱や血痰などの呼吸器症状を呈することがある．このとき，血液検査では末梢血好酸球と IgE の増多を認め，画像検査では散在性のコンソリデーションを呈することが多い[13]．

c. 診断

診断は糞便中に虫卵を検出することで確定する．回虫は 1 日に 25 万個もの虫卵を産卵するとされているので，直接塗抹によって検出できる．

d. 治療

パモ酸ピランテル 10mg/kg を食事に関係なく単回内服する[14]．

e. まれな回虫症

ヒトへ寄生する回虫のほかにも固有の宿主をもつ回虫があり，その幼虫がヒトへ寄生することがある．

1）ブタ回虫による幼虫移行症

ブタに寄生するブタ回虫 *A. suum* の感染によると考えられる多数の幼虫移行症が，丸山らにより報告されている[15]．筆者らもブタ回虫幼虫移行症

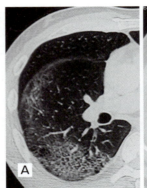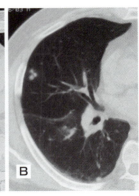

図 6 ブタ回虫症の胸部 CT 所見
A：右下葉に非区域性に広がるすりガラス陰影を認める．
B：右中葉胸膜下に小結節の集簇を認める．

と考えられる 6 例を経験している．6 例中 5 例は自覚症状はなく，末梢血好酸球増多は 5 例，血清 IgE 上昇は全症例で認められた．胸部画像所見は 1～2cm 大の結節陰影または広範なすりガラス陰影であった（図 6）．

診断は ELISA 法による血清抗体測定にて確定し，治療はアルベンダゾール 600mg/日を 1 週間から 1 ヵ月間内服した．

2）イヌ回虫による幼虫移行症（トキソカラ症）

ヒトにおけるトキソカラ症は主にイヌを宿主とするイヌ回虫 *Toxocara canis* の感染によって生じる．イヌ回虫の成虫は仔イヌの小腸にのみ寄生し，虫卵は糞便中に排泄される．ヒトが偶発的に虫卵を経口的に摂取すると虫卵は胃でふ化し，幼虫となる．この幼虫が肝臓，眼，肺に移行して臨床症状を呈する．本症は小児に多いとされていたが，成人例の報告も増えている．呼吸器症状としては，咳嗽，呼吸困難，喘鳴などで，ほかにも発育不良，発熱，顔色不良などがある．末梢血好酸球増多が認められ，胸部画像所見としては一過性の局所的な陰影や散在性のコンソリデーションが報告されている[16]．幼虫移行症では寄生虫が成虫に成熟しないため，虫卵の排泄は認めない．

診断は血清学的に確定し，治療はアルベンダゾール 10～15mg/kg/日，分 3 を 4～8 週間内服する．

5 イヌ糸状虫症

a. 生活史と感染経路

イヌ糸状虫症はイヌ糸状虫 *Dirofilaria immitis* の感染により発症する．イヌ糸状虫は世界中に分布しており，わが国でも成犬の寄生率は30～50％とされている[17]．イヌ糸状虫は皮下からイヌの右心室へ移動し寄生して，ミクロフィラリアを産生，血流中へ放出する．アカイエカ，トウゴウヤブカ，シナハマダラカ，コガタアカイエカ，ヒトスジシマカなどがイヌを吸血しミクロフィラリアを摂取する．ミクロフィラリアを摂取した蚊がヒトを吸血する際に刺口からミクロフィラリアが侵入し感染する．

b. 臨床症状と検査所見

ほとんどの感染患者では無症状である．ヒトへ侵入したイヌ糸状虫は右室を通り抜け，成熟することができずに末梢の肺動脈へ到達する．肺梗塞をきたした場合，胸痛，咳嗽，血痰を呈することがあり，また，喘鳴，発熱，悪寒，倦怠感なども報告されている．血液検査では末梢血好酸球増多をきたす．胸部画像では1～3cm大の境界明瞭な結節陰影であることが多いとされる[18]．

c. 診断

文献的には，悪性疾患を疑われ，外科的切除により診断を確定することが多いとされているが[19]，ELISA法やOuchterlony法などの免疫学的手法も有用である．

d. 治療

通常，薬物療法は有効ではなく，適応があれば外科的切除が行われる．

6 糞線虫症

a. 生活史と感染経路

糞線虫症の主な病原体は糞線虫 *Strongyloides stercoralis* である．熱帯から亜熱帯の地域にかけて分布し，わが国では沖縄，奄美，南九州に症例の報告が多い．糞線虫の生活環は複雑である．成虫はヒトの小腸に寄生し成熟，産卵する．虫卵は腸管内でふ化し幼虫となる．幼虫は糞便とともに排泄され，土壌中で感染性を有する幼虫（フィラリア型幼虫）となる．または，糞便とともに排泄された幼虫が土壌中で自由生活世代の成虫に成熟

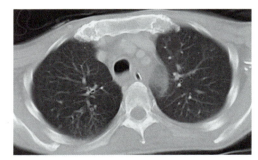

図7 播種性糞線虫症の胸部CT所見
右上葉背側に粒状陰影を認める．

し，産卵する．産卵された虫卵は土壌中でふ化し，フィラリア型幼虫となる．腸管内で産卵された虫卵が腸管内でふ化してフィラリア型幼虫となり，腸管壁を通過，あるいは肛門周囲皮膚から経皮的に再感染する場合もある（自家感染）．土壌中に生存するフィラリア型幼虫は接触により経皮的にヒトへ侵入し，血流を介して肺へ到達する．肺毛細血管から肺胞，気道を通って咽頭から消化管に嚥下され，小腸に寄生する．

b. 臨床症状と検査所見

糞線虫症の主な臨床症状は消化器症状で，腹痛，下痢を認める．呼吸器症状としては，咳嗽，喀血，呼吸困難などがあり，喘息様症状をきたした報告もある[20]．わが国では成人T細胞白血病ウイルス感染者に本症が多く，全身に播種する重症例が知られている．そのような重症例では細菌感染の合併により，髄膜炎，敗血症などを併発する．このため成人T細胞白血病ウイルス感染者に限らず，ステロイドや免疫抑制薬の投与など免疫力が低下していると思われる患者では，本症は要注意である．また，重症糞線虫症患者では致死的な消化管出血，急性呼吸促迫症候群，重篤な肺胞出血などもみられる[21～23]．

血液検査ではステロイドを内服していなければ，末梢血好酸球増多を認めることが多く，貧血も認められる．

胸部画像所見は軽症例の場合，肺を通過する幼虫に対する反応を反映して非区域性散在性のコンソリデーションであるとされる[24]．重症感染例では，出血，二次性細菌感染，膿瘍形成などを反映して，多中心性の粒状陰影（図7）や網状陰影，

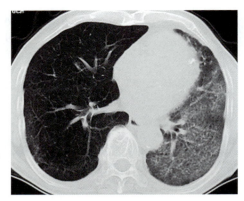

図8　糞線虫症の胸部CT所見
左下葉にびまん性にすりガラス陰影を認める．

すりガラス陰影（図8），コンソリデーションを呈し，急性呼吸促迫症候群様のびまん性陰影を認めることもある[8]．

c. 診断
糞便中や腸液から幼虫を確認することで診断が確定する．また，ELISA法により免疫学的診断もなされる．

d. 治療
イベルメクチン0.2mg/kg/日，分1を1日内服し，2週間後に同量服用する．宿主の免疫状態によってはさらに繰り返して投与されることもある[25]．

7 腸管外アメーバ症

a. 生活史と感染経路
アメーバ症は赤痢アメーバ Entamoeba histolytica の感染により発症し，熱帯，亜熱帯の不衛生で経済的に貧しい地域で流行している．アメーバ症の感染形式は糞口感染であり，ヒトは成熟囊子を経口摂取して感染する．嚥下された囊子は活発に運動する栄養型虫体となり，大腸内に寄生しながら増殖し，囊子となって糞便中に排泄される．排泄された囊子は環境に対して抵抗力が非常に強く，数週間感染力を維持するとされている[26]．

大腸に寄生した栄養型の一部は大腸粘膜下へ侵入し，粘膜の壊死や潰瘍形成をきたす．さらに大腸の血流から門脈へ侵入し，肝臓へ到達すると肝膿瘍が生じる．胸膜肺病変は主に肝膿瘍からの炎症の波及によって生じることが多く，胸水貯留を生じる．また，肝膿瘍や横隔膜下膿瘍からの直接浸潤により，膿胸をきたすこともある．肝臓病変がなく胸膜肺病変をきたした場合，直腸からの血流や胸管，横隔膜のリンパ路を介して感染が広がったと考えられる．

b. 臨床症状と検査所見
腸アメーバ症の主症状は，腹痛，発熱，下痢，粘血便である．胸膜肺病変をきたすと，咳嗽，胸痛，右上腹部痛を認め，肝気管支瘻をきたすと「チョコレートソース」あるいは「アンチョビペースト」様の喀痰や胆汁の喀出を認める．胸膜肺病変をきたした場合，胸部画像検査では胸水貯留や右下葉を中心としたコンソリデーション，膿瘍形成を認める．アメーバ症では，通常末梢血好酸球増多は認められない．

c. 診断
腸アメーバでは粘血便中に栄養型虫体を検出することができる．膿胸をきたした場合には穿刺液から栄養型虫体を検索することが可能であるが，それ以外の胸膜肺病変では虫体を検出することはむずかしく，Ouchterlony法やELISA法などの免疫学的手法が用いられる．

d. 治療
胸膜肺病変は肝膿瘍からの波及であることが多いため，肝膿瘍の治療を要し，メトロニダゾール1,000～2,000mg/日，分3で7～10日間内服を行い，その後囊子に対してパロモマイシン1,500mg/日，分3で10日間内服する．膿胸に対してはドレナージが施行される．

8 住血吸虫症

a. 生活史と感染経路
住血吸虫症は主にマンソン住血吸虫 Schistosoma mansoni，ビルハルツ住血吸虫 S. haematobium，日本住血吸虫 S. japonicum の感染により発症し，熱帯地域を中心に2億人の感染者がいるとされる[27]．日本住血吸虫とマンソン住血吸虫の成虫は門脈系静脈に寄生し，ビルハルツ住血吸虫は肛門，膀胱周囲の静脈叢に寄生する．血管内で産卵された虫卵は，血管を塞栓し，塞栓された血管の周囲組織は壊死して虫卵が膀胱内や腸管内に脱落し，尿中あるいは糞便中に排泄される．排泄された虫卵は水中でふ化し，中間宿主となる貝類に侵

入，セルカリアとなり水中へ出る．水中のセルカリアはヒトの皮膚から経皮的に侵入し血流に入る．肺循環，大循環を介して，日本住血吸虫とマンソン住血吸虫は門脈系静脈，ビルハルツ住血吸虫は肛門，膀胱周囲静脈叢へ寄生する．

b. 臨床症状と検査所見

セルカリアがヒトの皮膚を貫いて侵入した際に皮膚炎が生じる．皮膚から侵入した虫体が肺循環を通る際に，発熱，咳嗽，下痢，関節痛，食思不振や全身倦怠感を生じ，この時期には一過性陰影を胸部画像検査で認めることがある．成虫が産卵し虫卵による血管塞栓が生じる時期には咳嗽，呼吸困難，動悸，低酸素血症，肺水腫などを認めることがある．これらの症状は多量の虫卵が肺へ流入し，免疫反応が生じるためと考えられている[28]．また，日本住血吸虫症とマンソン住血吸虫症では発熱，腹痛，水様便や粘血便，肝腫大を，ビルハルツ住血吸虫症では血尿，排尿痛を生じる．

感染が慢性的になると虫卵が血流を介して諸臓器に塞栓し，さまざまな症状を引き起こすが，もっとも顕著なのは肝臓で，肉芽腫形成，線維化進行により肝硬変をきたす．この時期に重要な肺病変は，肺高血圧の進行である．感染の急性期には境界不明瞭な結節陰影や網状陰影を一過性に認めることがある[29]．胸部画像所見は，慢性期になると肺動脈の虫卵塞栓による肉芽腫形成や間質性変化を反映し，結節陰影やすりガラス陰影を呈するとされる[30]．約6割の症例で末梢血好酸球増多を認める．感染の急性期には虫卵を証明することはむずかしいが，成虫が産卵するようになると糞便や尿中に虫卵を検出する．

c. 診断

日本住血吸虫症，マンソン住血吸虫症では糞便や直腸生検にて虫卵を証明し，ビルハルツ住血吸虫症では尿中に虫卵を証明する．感染6〜12週後であればELISA法などによるIgG抗体検索も有用とされる．

d. 治療

プラジカンテル40mg/kg/日，分2服用で2日間行われる．3〜6ヵ月後にプラジカンテルの再投与が行われることもある[31]．

呼吸器病変をきたしやすい寄生虫疾患について記載した．寄生虫疾患の診断においてはまず疑うことが重要であるため，特に末梢血好酸球増多を認める患者では，生活，職業，旅行歴，居住地などについて詳細な問診を行うことが重要である．治療については，診断が確定した際に治療効果の指標なども含め，寄生虫治療のエキスパートへ相談したうえで実施することを勧める．

文 献

1) 飯干宏俊ほか：末梢血の好酸・IgE 増多を伴わなかったウェステルマン肺吸虫症の一例．日胸臨 **60(5)**：451-456, 2001
2) Akao N et al：Toxocariasis in Japan. Parasitol Int **56(2)**：87-93, 2007
3) Fraser RS et al：Trematodes (flatworms) in Protozoa, Helminth, Arthropods, and Leeches. Diagnosis of Diseases of the Chest, 4th Ed, Fraser RS et al Ed, WB Saunders, p.1047-1052, 1999
4) 床島眞紀ほか：ウェステルマン肺吸虫症 23 例の臨床的検討．日呼吸会誌 **39(12)**：910-914, 2001
5) Mukae H et al：Clinicoradiologic features of pleuro-pulmonary *Paragonimus westermani* on Kyusyu Island, Japan. Chest **120(2)**：514-520, 2001
6) 中村（内山）ふくみ：肺吸虫症（宮崎肺吸虫症を含む）．寄生虫症薬物治療の手引き，改訂第 9.2 版，丸山治彦ほか，日本医療研究開発機構熱帯病治療薬研究班，p.39-40, 2017
7) 吉田幸雄ほか：単包条虫および多包条虫．図説 人体寄生虫学，改訂第 9 版，吉田幸雄ほか（編），南山堂，p.200-203, 2016
8) Kunst H et al：Parasitic infections of the lung：a guide for the respiratory physician. Thorax **66(6)** 528-536, 2011
9) Fraser RS et al：Cestodes (tapeworms) in Protozoa, Helminth, Arthropods, and Leeches. Diagnosis of Diseases of the Chest, 4th Ed, Fraser RS et al ed, WB Saunders, p.1053-1059, 1999
10) 佐藤直樹：エキノコックス症（包虫症）．寄生虫症薬物治療の手引き，改訂第 9.2 版，丸山治彦ほか，日本医療研究開発機構熱帯病治療薬研究班，p.49-50, 2017
11) 吉田幸雄ほか：鉤虫．図説 人体寄生虫学，改訂第 9 版，吉田幸雄ほか（編），南山堂，p.108-119, 2016
12) 大前比呂思：鉤虫症．寄生虫症薬物治療の手引き，改訂第 9.2 版，丸山治彦ほか，日本医療研究開発機構熱帯病治療薬研究班，p.53-54, 2017
13) Gelpi AP, Mustafa A：Ascaris pneumonia. Am J Med **44(3)**：377-389, 1968
14) 濱田篤郎：回虫症．寄生虫症薬物治療の手引き，改訂第 9.2 版，丸山治彦ほか，日本医療研究開発機構熱帯病治療薬研究班，p.51-52, 2017

15) Maruyama H et al：An outbreak of visceral larva migrans due to *Ascaris suum* in Kyushu, Japan. Lancet **347**(9017)：1766-1767, 1996

16) Barrett-Connor E：Parasitic pulmonary disease. Am Rev Respir Dis **126**(3)：558-563, 1982

17) 吉田幸雄ほか：イヌ糸状虫症．図説 人体寄生虫学，改訂第9版，吉田幸雄ほか（編），南山堂，p.140-141, 2016

18) Bielawski BC et al：A solitary pulmonary nodule with zoonotic implications. Chest **119**(4)：1250-1250, 2001

19) Chitkara RK, Sarinas PS：Dirofilaria, visceral larva migrans, and tropical pulmonary eosinophilia. Semin Respir Infect **12**(2)：138-148, 1997

20) Higenbottam TW, Heard BE：Opportunistic pulmonary strongyloidiasis complicating asthma treated with steroids. Thorax **31**(2)：226-233, 1976

21) Powell RW et al：Strongyloidiasis in immuno-suppressed hosts. Presentation as massive lower gastrointestinal bleeding. Arch Intern Med **140**(8)：1061-1063, 1980

22) 高嶋伸幹ほか：Ivermectin の皮下投与が奏功した重症播種性糞線虫症の1剖検例．臨神経 **48**(1)：30-35, 2008

23) Woodring JH et al：Pulmonary strongyloidiasis：clinical and imaging features. Am J Roentgenol **162**(3)：537-542, 1994

24) Fraser RS et al：Nematodes (roundworms) in Protozoa, Helminth, Arthropods, and Leeches. Diagnosis of Diseases of the Chest, 4th Ed, Fraser RS et al Ed, WB Saunders, p.1039-1047, 1999

25) 平田哲生：糞線虫症．寄生虫症薬物治療の手引き，改訂第9.2版，丸山治彦ほか，日本医療研究開発機構熱帯病治療薬研究班，p.58-59, 2017

26) 吉田幸雄ほか：赤痢アメーバ．図説 人体寄生虫学，改訂第9版，吉田幸雄ほか（編），南山堂，p.26-31, 2016

27) van der Werf MJ et al：Quantification of clinical morbidity associated with schistosome infection in sub-Saharan Africa. Acta Trop **86**(2-3)：125-139, 2003

28) Kagan IG et al：A clinical, parasitologic, and immunologic study of schistosomiasis in 103 Puerto Rican males residing in the United States. Ann Intern Med **46**：787-792, 1962

29) Schwartz E et al：Pulmonary manifestations of early schistosome infection among nonimmune travelers. Am J Med **109**(9)：718-722, 2000

30) Waldman AD et al：Subacute pulmonary granulomatous schistosomiasis：high resolution CT appearances—another cause of the halo sign. Br J Radiol **74**(887)：1052-1055, 2001

31) 太田伸生：住血吸虫症．寄生虫症薬物治療の手引き，改訂第9.2版，丸山治彦ほか，日本医療研究開発機構熱帯病治療薬研究班，p.34-35, 2017

V. 治療の実際

11. 特殊な病態下における呼吸器感染症

本項目のポイント

- 細胞性免疫不全や慢性呼吸器疾患を有する患者において，亜急性から慢性の経過で進行する肺炎や肺膿瘍がみられた場合には，肺ノカルジア症を鑑別疾患において喀痰等の培養期間を延長（1〜2週間）するなどの工夫を行う．治療薬として基本的にST合剤が有効であるが，特に重症例においてはカルバペネム系薬とアミノグリコシド系薬の併用療法を考慮する．
- ニューモシスチス肺炎の補助診断として，血中β-D-グルカン値の測定はきわめて有用である．遺伝子検査は非常に高感度であるが保菌のみの場合も少なくないため，診断は臨床像や他の検査所見などと総合的に行う必要がある．基礎疾患にかかわらず，ニューモシスチス肺炎に対する第一選択薬はST合剤である．アトバコンは副作用が少なく使いやすい薬剤であるが，特に重症例の場合には初期治療薬として用いないほうがよい．
- サイトメガロウイルス肺炎の確定診断は，病理学的に感染細胞核内の"フクロウの眼"様の巨細胞封入体を証明する必要があるが，実臨床では胸部画像所見やCMV-pp65抗原血症検査の結果などから臨床的に診断することが多い．ガンシクロビルが第一選択薬であるが，骨髄抑制などの副作用にも注意が必要である．
- 慢性閉塞性肺疾患（COPD）患者では易感染性が認められる．
- COPDに合併しやすい呼吸器感染症の原因微生物として，インフルエンザ菌，モラクセラ・カタラーリス，肺炎球菌，さらに重症例では緑膿菌の頻度が高く，エンピリック治療ではレスピラトリーキノロンが選択される．
- COPD患者の感染予防としてマクロライド系薬少量長期投与，インフルエンザワクチン，肺炎球菌ワクチンが推奨される．
- 腎障害患者への抗菌薬投与に際しては，感染症・腎機能の重症度評価，患者状態の評価を正確に行う必要がある．
- 腎排泄型の抗菌薬は，腎機能により薬物投与量を調節しなければならない．抗真菌薬，抗ウイルス薬の場合も同様である．投与開始後も副作用の出現がないか注意を要する．
- 抗菌薬投与による薬剤性腎障害は，臨床的に尿細管間質障害型を呈することが多い．該当薬剤を早期に同定し，中止することが重要である．

A 免疫不全患者にみられる感染症

　免疫不全患者とは，病原微生物に対する感染防御機能がさまざまな要因により障害されている患者の総称である．疾病自体に起因するものとしては，白血病や悪性リンパ腫などの血液系悪性腫瘍，固形がん末期の悪液質状態，HIV感染症，膠原病，糖尿病，肝不全，重度の熱傷などがある．治療に伴う医原性のものとしては，臓器移植・造血幹細胞移植後や膠原病などの自己免疫疾患，間質性肺炎などに対してステロイドや免疫抑制薬を使用している場合，悪性腫瘍に対して抗がん化学療法や放射線治療を行っている場合などがあげられる．

　免疫不全の種類としては，好中球数の減少や機能低下による自然免疫（非特異的免疫）不全，Bリンパ球の減少などに伴い抗体産生能が障害される液性免疫不全，Tリンパ球の減少や機能障害による細胞性免疫不全などがあり，タイプにより好発する日和見感染症の原因微生物も異なってく

る．他項との重複を避け，本項では主に細胞性免疫不全患者に好発する，肺ノカルジア症，ニューモシスチス肺炎およびサイトメガロウイルス肺炎について解説する．

① 肺ノカルジア症

a. 原因微生物と感染経路

放線菌目に属する好気性 Gram 陽性桿菌であるノカルジア Nocardia 属が原因微生物である．菌糸状に発育し，感染様式も真菌症と共通点が多いことから慣例的に医真菌分野で取り扱われることもあるが，細菌と同じ原生微生物に属する．ヒトに病原性を示す菌種としては，*N. asteroides*，*N. farcinica*，*N. nova*，*N. cyriacigeorgica*，*N. brasiliensis* など約 30 種が知られている[1,2]．

本菌は，土壌や水環境などの自然界に広く遍在しており，感染経路としては，皮膚創部からの侵入により皮膚ノカルジア症を発症する場合と，気道内に吸入されて肺ノカルジア症を発症する場合がある．特に免疫不全患者においては，肺病巣から血行性に播種されて，脳や腎臓，皮膚・軟部組織などに膿瘍を形成することがある[3]．

b. 症候の特徴

肺ノカルジア症では，発熱，咳嗽，膿性喀痰，まれに血痰，胸痛，呼吸困難などの症状が，多くは亜急性から慢性の経過で出現する．本症は，気管支拡張症や間質性肺炎などの慢性呼吸器疾患も発症因子となるが，膠原病や血液疾患，臓器移植患者におけるステロイドの長期服用や免疫抑制薬，HIV 感染症などの細胞性免疫不全を背景に有する患者にみられることが多い[4]．近年では，抗 TNF-α 抗体などの生物学的製剤のリスクも報告されている[5]．

肺ノカルジア症ではしばしば中枢神経系病変（脳ノカルジア症）を合併し，その場合は脳圧亢進や巣症状がみられる[4]．播種性に皮膚・軟部組織病変を形成した場合は，局所の腫脹や瘻孔を形成する．

c. 病態と各種検査

肺病変の病態は，肺炎，肺膿瘍，胸膜炎および膿胸など多彩である．胸部 X 線像では，しばしば多発性の浸潤影や結節影を呈し，特に病巣が大きい場合には内部に空洞がみられる．胸水貯留を伴うこともある．胸部 HRCT 画像では，周囲と

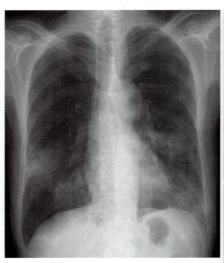
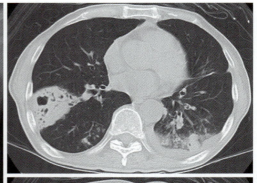
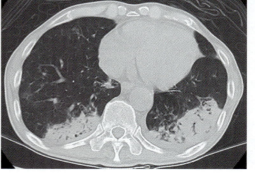

図1 肺ノカルジア症の胸部画像所見
ネフローゼ症候群に対して高用量ステロイドおよびシクロスポリン投与中に発症．右中葉と両側下葉にコンソリデーションを認め，その内部には空洞形成がみられる．

の境界が明瞭な濃い結節影や塊状影，コンソリデーション（浸潤影）がみられ，しばしば中心部に空洞を形成する（図1）．病巣周囲の小葉間隔壁の肥厚やすりガラス陰影を伴うこともある[6]．CD4＋細胞が著明に低下したHIV感染者においては，空洞を伴う結節性病変よりも浸潤影を呈することが多い[7]．

診断に有用な迅速検査や血清診断法はなく，喀痰もしくは気管支肺胞洗浄液（BALF）などの検体のGram染色で，微細なフィラメント状のGram陽性桿菌をみつけるのが診断の第一歩である[3]．Kinyoun染色を用いると抗酸性を示し，菌体が赤く染まる（図2A）．培養は，通常の血液寒天培地でコロニー形成がみられるが（図2B），一般細菌に比べて発育速度がきわめて遅く，少なくとも48〜72時間を要するため[3]，本症を疑う場合には微生物検査室にその旨を伝えて1〜2週間程度培養を継続してもらう必要がある．菌種の同定は，従来から生化学的性状と薬剤感受性を利用した方法が用いられているが，より正確な同定のためには遺伝子解析が必要であるため[8]，専門の研究室などへの依頼も考慮する．

d. 治療の実践

多くのテキストなどには，ノカルジアに対する第一選択薬はほとんどの菌種に感受性を有し中枢神経系への移行も優れているST（スルファメトキサゾール・トリメトプリム）合剤と記載されている．しかしながら，細胞性免疫不全患者における肺ノカルジア症は多くの場合重症であり，また，N. farcinicaなど菌種によってはST合剤の感受性が低いことや培養・薬剤感受性検査にも時間がかかることなどから，初期治療にはより強力に多剤併用で治療を行うことが多い．「サンフォード感染症治療ガイド2017」では，肺ノカルジア症に対する第一選択はST合剤（トリメトプリムとして1日15mg/kg，分2〜4回）とイミペネム（1回0.5gを1日4回点滴静注）の併用，第二選択はイミペネム1回0.5gを1日4回点滴静注とアミカシン1回7.5mg/kgを1日2回点滴静注となっている[9]．イミペネムの代わりにメロペネム1回1gの1日3回点滴静注を用いてもよい．筆者は，メロペネム＋アミカシンを第一選択にしてもよいと考えている．

初期治療が奏効している場合，3〜4週間後にST合剤にスイッチして，トリメトプリム（バクタ錠®1錠，バクタ顆粒®1g，バクトラミン注®1アンプル中に80mg含有）として1日5〜10mg/kgを2〜4回に分けて投与する．体重が60kgの患者の場合，バクタ錠®であれば1日投与量は4〜8錠となり，病巣の範囲などに応じて調整する．腎機能障害がある場合，クレアチニンクリアランスが15〜30mL/分では半量に，15mL/分未満では他剤を選択する．治療期間は，免疫正常者では3ヵ月間，免疫不全患者では6〜12ヵ月間が目安であり，治療期間が不十分な場合は再燃のリスクが高い．免疫不全がないか軽度で，病変が肺に限

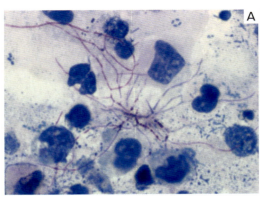
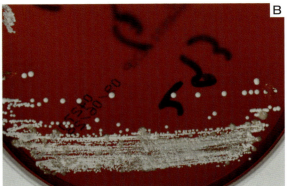

図2　ノカルジアの微生物学検査所見
ニューモシスチス肺炎と肺ノカルジア症を合併したAIDS患者．喀痰塗抹染色（Kinyoun染色）で，分岐したフィラメント状の桿菌を認める（A）．培養7日目に血液寒天培地に白色のコロニーが形成された（B）．

局している場合などでは，最初から同量の ST 合剤の内服もしくは点滴静注で治療を行ってもよいと思われる.

ノカルジア属に有効なその他の経口抗菌薬としては，ミノサイクリン，アモキシシリン・クラブラン酸，リネゾリドなどがある. 維持療法において ST 合剤が副作用のために継続できない場合は，ミノサイクリン 100mg を 1 日 2 回内服へ変更する. アモキシシリン・クラブラン酸は菌種によっては耐性を示すことがあるため，感受性結果を確認して使用することが望ましい. リネゾリドは肺ノカルジア症の原因となるほぼすべての菌種に感受性を有しており，中枢神経系への移行性も優れている[10]. しかしながら，本症に対しては保険適用外であり，長期使用は血液毒性などの副作用が出現する可能性があるため，他剤が無効ないし不耐性な場合のサルベージ薬として考慮する.

② ニューモシスチス肺炎

a. 原因微生物と感染経路

子嚢菌門・タフリナ亜門に属する真菌の一種であるニューモシスチス・イロベチイ *P. jirovecii* が原因微生物である. かつては寄生虫（原虫）の一種と考えられていたが，1980 年代後半に 18S リボゾーム RNA 遺伝子塩基配列による系統解析結果などから真菌であることが証明された[11]. また以前は，カリニ肺炎という呼称が一般的であったが，ニューモシスチス・カリニ *P. carinii* はラット由来のものとして区別されるようになったため，現在ではニューモシスチス肺炎（PCP）と呼ぶのが一般的である. なお，ニューモシスチス属には宿主特異性があり，ヒトに感染するものはラットやマウスなどほかの哺乳類には感染しない.

幼小児の大部分が *P. jirovecii* の不顕性感染を受けて抗体を有していることなどから，従来は肺内に潜伏していたものが免疫能低下時に増殖して PCP を発症すると考えられていた. しかし最近では，ヒトが唯一のリザーバーとしてヒト-ヒト間で伝播し，健常者では自然に菌体が排除されるが，免疫不全状態では排除できずに顕性感染となるという考え方が主流となっている[12]. 近年，医療施設内での免疫不全患者における PCP のアウ

トブレイク事例も多数報告されている[13].

b. 症候の特徴

HIV 感染者における PCP（HIV-PCP）と HIV 感染症以外の細胞性免疫不全患者における PCP（non HIV-PCP）とでは臨床像が多少異なっている. PCP の 3 主徴は発熱，乾性咳嗽，呼吸困難であるが，non HIV-PCP ではこれらの症状が急激に出現するのに対し，HIV-PCP では亜急性（数日～数週間）の経過で徐々に悪化することが多い[14]. 診断時の低酸素血症の程度や気管内挿管率などの重症度は non HIV-PCP のほうが高く，死亡率は HIV-PCP では 10～20％，non HIV-PCP では約 30～60％である[15]. 胸部聴診所見は正常であることが多いが，吸気終末に捻髪音を聴取する場合もある. 比較的軽症の HIV-PCP 患者では，安静時に呼吸苦を訴えていない場合でも歩行負荷により息切れの出現と動脈血酸素飽和度（SpO_2）の低下を認めることがある.

c. 病態と各種検査

典型的な胸部 X 線所見は，両側対称性のびまん性すりガラス陰影であり，肺門周辺および中下肺野に優位であることが多い（図3）. 病初期などで胸部 X 線上は異常を指摘できない症例が約 10％程度あるが，胸部 HRCT ではほぼ確実に陰影を検出できる. 病状が進行すると，陰影の範囲は肺野末梢まで広がり，濃度が上昇して浸潤影を形成することもある. 胸部 HRCT で観察されるすりガラス陰影の分布に関しては，肺門側に優位で胸膜側に正常部位を残した像や，モザイク状もしくは地図状のすりガラス陰影を呈することが比較的特徴的であるが，すりガラス陰影に混じて，嚢胞形成や結節影，空洞影など多彩な陰影を呈することも少なくない[16]. HIV 感染症が判明している場合には，画像所見だけからニューモシスチス肺炎を疑うことは比較的容易であるが，HIV 感染が不明で市中肺炎（CAP）として遭遇した場合には，診断に難渋することも少なくない. また，本症の病態には過剰な免疫応答が関与しているため，ステロイド投与のみで一時的に臨床所見が改善することがある点にも注意が必要である.

一般的な末梢血検査において，血清 LDH 値はほとんどの症例で上昇しており，血清 CRP 値は

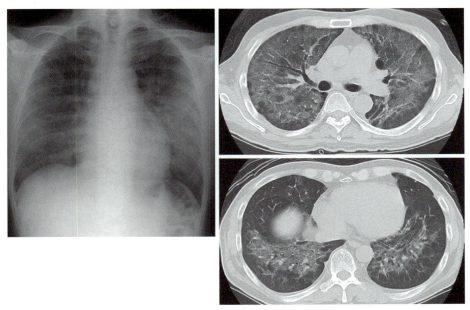

図3 ニューモシスチス肺炎の胸部画像所見
ニューモシスチス肺炎で発症したAIDS患者．胸部X線像では両側中下肺野を中心にびまん性のすりガラス陰影がみられる．胸部HRCT所見では，分布が均一ではなく肺小葉単位で濃淡がみられるモザイク状のすりガラス陰影がびまん性に広がっており，内部には囊胞形成もみられる．特に肺底部に近いところでは，肺門側に優位で胸膜側に正常部位を残した像，いわゆるperihilar distribution with peripheral sparing（末梢肺野がスペアされた所見）の所見を認める．

軽度〜中等度に上昇している場合が多い．血中のβ-D-グルカン値の測定は，基礎疾患にかかわらずPCPの非侵襲的補助診断法としてきわめて有用である．メタ解析ではPCP診断における血中β-D-グルカンの測定感度は94.8％（91〜97％），特異度は86.3％（82〜90％）であることが示されている[17]．

P. jiroveciiは基本的に人工培地で増殖することができない．このため，確定診断には誘発喀痰やBALF，肺組織などを用いて，Diff-Quik染色やGiemsa染色で栄養体を，Grocott染色や蛍光抗体法などでシストを，鏡検によって直接検出する必要がある（図4）．一般に，HIV-PCPでは菌量が多いため比較的容易に菌体を検出できるが，non HIV-PCPの場合は病変部の菌量が少なく，また，呼吸状態が不良で気管支鏡などの侵襲的な検査が躊躇されることもあるため，鏡検による確定診断が困難な場合が少なくない．

PCR法やLAMP法などを用いた遺伝子検査はきわめて高感度であり，鏡検によって菌体が確認できない場合には微生物学的な診断根拠となりうる．しかしながら，P. jiroveciiの保菌率は，HIV感染者では10〜68.8％，non HIV免疫不全患者では15.9〜58.8％，COPDなどの既存の肺疾患がある患者では4.4〜33.8％と高いため[18]，遺伝子検査のみが陽性の場合は，画像所見や血中β-D-グルカン値などから総合的に診断する必要がある．最近では，定量的PCR法を用いて菌量の違いにより診断する方法の有用性も示されている[19]．

d. 治療の実践

PCPは基本的に重篤な呼吸器感染症であるため，必ずしも確定診断が得られていなくても，臨床的に診断できる場合には速やかに治療を開始する．

第一選択薬はST合剤（バクタ錠®）であり，トリメトプリムとして15〜20mg/kg/日，通常は1回3〜4錠を1日3回経口投与する[20]．人工呼吸を要するような重症例や腸管の吸収障害がある場合は，ST合剤の注射製剤（バクトラミン注®）を1回3〜4アンプル，1日3回点滴静注を用い

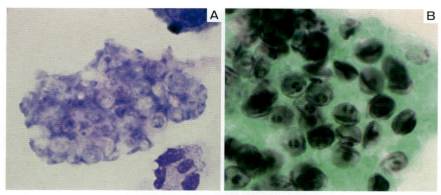

図4 ニューモシスチス肺炎患者の気管支肺胞洗浄液の塗抹標本
A：Giemsa 染色により *P. jirovecii* の栄養体の集塊がみられる．内部に白く抜けてみえる類円形構造物はシストである．
B：Grocott 染色によって黒灰色の類円形に染まったシストの内部には，2ヵ所の肥厚部が濃く染め出され，括弧状構造物と呼ばれる特徴的な所見がみられる．

る．腎障害がある場合は減量する．治療期間の目安は HIV-PCP では 21 日間，non HIV-PCP では 14 日間であるが，免疫不全が重篤な場合や難治例では 1〜2 週間程度の治療延長を考慮する．軽症例では治療期間を短縮できるというエビデンスはない．特に HIV-PCP 患者では，発疹や発熱，骨髄抑制，肝機能障害，電解質異常（高カリウム血症），消化器症状（悪心・嘔吐）などの副作用がしばしば出現し，薬剤変更が必要となることがある．

ST 合剤が副作用などで継続できない場合，ペンタミジン（ベナンバックス注用®）の 3〜4mg/kg/日・1 日 1 回点滴静注，もしくは，アトバコン（サムチレール内用懸濁液®）1 回 750mg（1 包）・1 日 2 回（食後）経口投与に切り替えて，残りの治療期間投与する．ペンタミジンにも発熱，腎障害，肝機能障害，骨髄抑制，膵内分泌異常（高血糖・低血糖），急性膵炎，低血圧などの副作用が多い．アトバコンは，ST 合剤やペンタミジンに比べて副作用が少なく使いやすい薬剤であるが，有効性が劣るため第一選択薬としては用いないほうがよい[21]．治療開始時に軽症〜中等症であった症例や，治療変更の時点で病状が安定している場合には，アトバコンを第二選択薬として使用してもよいと思われる．

HIV-PCP の場合，室内気での $PaO_2<70mmHg$ もしくは $AaDO_2≧35mmHg$（中等症以上）には，ステロイドを治療開始と同時，もしくはできるだけ速やかに併用する．補助的ステロイドの併用によって，1ヵ月死亡率を 44％，3〜4ヵ月死亡率を 32％ 低下させることが示されている[22]．一方，non HIV-PCP に対するステロイド併用の有用性についてはいまだに結論が出ていない．しかしながら，中等症以上の場合は non HIV-PCP でもステロイドの併用を提案するというエキスパートオピニオンも示されている．

特に non HIV-PCP では急速に呼吸状態が悪化することがあるため，基本的には集中治療室などでの管理が望ましい．呼吸不全が著しい場合に非侵襲的換気療法（noninvasive ventilation：NIV）の導入が，気管内挿管や死亡のリスクを減少させるというデータが示されているが，一方で NIV の失敗後に気管内挿管を行った場合は，死亡率が高まるという報告もある．このため，NIV を使用する場合には，6 時間以内に症状や血液ガス所見の改善がみられるかなどを注意深く観察し，効果が乏しい場合は速やかに気管内挿管による人工呼吸管理に切り替えることが推奨されている[23]．

③ サイトメガロウイルス肺炎
a．原因微生物と感染経路

サイトメガロウイルス（CMV）は，β ヘルペスウイルス亜科・サイトメガロウイルス属の 2 本鎖 DNA ウイルスで，学名はヒトヘルペスウイル

ス5型（HHV-5）である．種特異性が強く，ヒトCMVはヒト以外の動物には感染しないためヒトが唯一の感染源であり，ヒトの体内では広汎な組織に親和性がある．通常，幼小児期に家族内や園児間などで唾液や尿を介する水平感染によって不顕性に初感染し，その後は無症候性の持続感染ないし潜伏感染状態となる．かつてはわが国における成人のCMV感染率は90％以上といわれていたが，近年では70％程度となっている．思春期以降に初感染を受けた場合には，伝染性単核症様の急性感染症状を呈する場合もあるが，通常は一過性で自然治癒し，その後病原性を呈することはない．しかし，血液悪性腫瘍や造血幹細胞・臓器移植患者，HIV感染症などによって細胞性免疫が低下した患者では，CD14＋単球やCD34＋骨髄球系前駆細胞に潜伏感染しているCMVが組織内に侵入してマクロファージや樹状細胞への分化に伴い再活性化を起こし，肺，網膜，消化管，肝臓，副腎，中枢神経などさまざまな臓器に病変を引き起こす[24,25]．

b. 症候の特徴

CMV肺炎の症状は，発熱や全身倦怠感，乾性咳嗽などの非特異的な初期症状に引き続き，急速に呼吸困難が進行して著明な低酸素血症を呈する．

c. 病態と各種検査

細胞性免疫不全宿主においてCMVは高頻度に再活性化を生じるが，その一部で臓器特異的な病理所見を呈し，いわゆるCMV感染症（CMV disease）として肺炎のほか，網膜炎，食道炎，大腸炎，脳炎などを発症する．すなわち，CMV感染（CMV infection）とCMV感染症は異なる病態としてとらえる必要がある．CMV肺炎を含めたCMV感染症の発症リスクは，免疫抑制の程度に応じて高くなり，臓器移植後より造血幹細胞移植後のほうがよりリスクは高い．CD4細胞が著明に低下したHIV感染者では，CMV網膜炎や消化管病変はしばしば出現するが，CMV肺炎を発症することはまれである[26]．

CMV感染およびCMV感染症の臨床検査には，CMV分離・同定およびCMV抗原検査（酵素抗体法，シェルバイアル法），CMV抗体（IgM，IgG）検査，CMV-pp65抗原血症検査法（CMVアンチゲネミア法），血中CMV-DNA定量検査（real-time PCR法）などがあるが，日常臨床における早期診断のためのモニタリングや重症度の指標，治療効果判定にはCMVアンチゲネミア法が頻用されている．本法は末梢血中のCMV-pp65抗原陽性白血球数をカウントする検査であり，その陽性所見は活動的なCMV感染を示唆する．ただし，あくまでCMVの活動性の指標であるため，CMV感染症の診断は臨床所見と合わせて総合的に判断する必要があり，陽性細胞数がいくつになったら治療を開始すべきであるかというcut off値も定まっていない．また，白血球数が著明に低下している患者では検出が困難である点にも注意が必要である．そのほかに，直接免疫法（C7-HRP）および間接免疫法（C10，C11）の2つの方法があり，両者の検出感度はほぼ同等であるが，C7-HRPのほうが非特異的な偽陽性反応は少ない．血中CMV-DNA定量はCMVアンチゲネミア法と同等もしくはより有用な検査法であるが，現在のところ保険未収載である．

CMV肺炎の胸部画像所見の特徴は，両側性のびまん性もしくは斑状のすりガラス陰影が基本である．HRCT所見では下肺野優位に小結節影を伴う境界不鮮明なすりガラス陰影がみられ，早期に浸潤影（コンソリデーション）を伴いやすいと報告されている（図5）[27]．鑑別疾患としてはPCPがもっとも重要である．

CMV肺炎の診断には，BALFや経気管支肺生検組織を用いて病理組織診もしくは細胞診でCMVに特徴的な感染細胞核内の"フクロウの眼"様の巨細胞封入体を証明する（図6）．

d. 治療の実践

CMV肺炎に対する治療の第一選択薬はガンシクロビルであり，点滴注射薬（デノシン®）を1回5mg/kgを1日2回，2〜3週間投与し，治療効果がみられたら維持療法として，デノシン®点滴注射を1回5mg/kgを1日1回連日（もしくは，1回6mg/kgを1日1回週5日），あるいは，バルガンシクロビル（バリキサ®）内服を1回900mg（450mg錠2錠）1日1回で継続する．副作用として骨髄抑制（発現率30〜50％）や神経

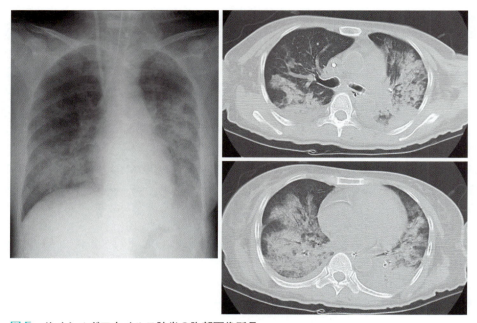

図5 サイトメガロウイルス肺炎の胸部画像所見
腎移植後の約2ヵ月後に急激な呼吸困難で発症．両側の中下肺野を中心に，広範囲にすりガラス陰影とコンソリデーションが混在している．

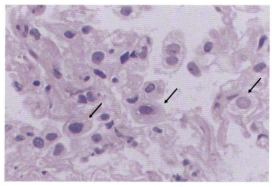

図6 サイトメガロウイルス肺炎の経気管支肺生検組織像
CMV肺炎に特徴的な感染細胞核内の"フクロウの眼"様の巨細胞封入体を認める．

毒性などがあり，長期使用により耐性ウイルスが出現することがある．静注用免疫グロブリンの併用は，造血幹細胞移植および腎移植のガイドラインにおいて補助療法として推奨されているが，高用量の使用については保険適用外となっており，高力価CMV抗体免疫グロブリン製剤（cytogam）も未承認である．副腎皮質ステロイド大量療法の有用性は確立していないが，抗炎症作用による肺障害を抑制する目的で使用されることもある．

ガンシクロビルによる治療が無効で，ガンシクロビル耐性ウイルスの可能性が考えられる場合には，ホスカルネット（ホスカビル®）の1回60mg/kgを1日3回（もしくは1回90mg/kgを1日2回）点滴静注を考慮する．ただし，本剤の保険適用は，AIDS患者におけるCMV網膜炎と造血幹細胞移植患者におけるCMV感染症に限られている．また，副作用として重篤な腎障害が出現することがあり，嘔気や発熱なども比較的多くみられるため，注意が必要である．ガンシクロビルもホスカルネットも使用できない場合は，国内未承認薬であるcidofovirの使用を検討する必要がある．

CMV肺炎はいったん発症するときわめて予後が不良であり，造血幹細胞移植後や臓器移植後にはCMV感染に対するガンシクロビルの予防投与（prophylaxis）や，CMVアンチゲネミアでモニタリングを行う先制治療（preemptive therapy）が推奨されているが，それらの詳細については各ガイドライン等を参照されたい[28〜30]．HIV感染症においては，CD4細胞数がきわめて低い場合や

ニューモシスチス肺炎などの AIDS 指標疾患を発症している場合には，しばしば CMV アンチゲネミアが陽性となるが，予防投与や先制治療は推奨されておらず，基本的には網膜病変や消化管病変などの臓器病変を確認後に標的治療を行うのが一般的である[26]．

B COPD 患者にみられる感染症

1 COPD と呼吸器感染症

慢性閉塞性肺疾患（COPD）では加齢と喫煙により病理学的に末梢気道を主座とする慢性気道炎症と肺胞壁の破壊が認められ，感染免疫が低下している．また COPD 患者では，喫煙の影響による線毛上皮の機能障害や粘液産生亢進，マクロファージや好中球の貪食能低下のために，安定期においても気道に慢性的に細菌が定着している場合がある．この細菌の定着は COPD 患者において増悪の頻度や重症度を増加させ，COPD の病態の進行にも関与していると考えられている．このように COPD では肺炎などの呼吸器感染症が発症しやすく，かつ重症化しやすい状態にある．閉塞性障害が進行するに伴って，ほとんどすべての呼吸器感染症の発症頻度が増加する（表1）[31]．さらに治療薬の影響として，高用量の吸入ステロイドを使用している COPD 患者では肺炎の発症頻度が増加することも報告されている（図7）[32]．特に肺炎を発症しやすい COPD 患者の特徴として，閉塞性障害が強い，呼吸困難感が強い，高齢，過去の増悪歴，やせ，などがある．

表1 COPD 患者の感染症相対危険度

	GOLD の重症度ステージ		
	I	II	III〜IV
下気道感染	1.2	2.0	3.3
上気道感染	0.95	1.98	5.26
インフルエンザ	0.93	1.27	1.89
肺膿瘍・膿胸	0.93	1.38	6.17
結核	1.11	2.28	3.11

〔Benfield T et al：COPD stage and risk of hospitalization for infectious disease. Chest 134：46-53, 2008 より引用〕

2 原因微生物と感染経路

呼吸器感染症は COPD のもっとも頻度の高い増悪の誘因である．気道に常在する細菌と増悪期の新たな感染を厳密に区別する試みによって，COPD 増悪の約 80％に感染が関与しており，そのうちの 40〜50％が一般細菌，30％がウイルス，5〜10％が非定型病原微生物であり，さらに 10〜20％の症例で 2 種類以上の原因菌が感染しているとする報告がある[33]．COPD に合併しやすい呼吸器感染症の原因微生物として，一般細菌ではインフルエンザ菌，モラクセラ・カタラーリス M. catarrhalis，肺炎球菌，さらに重症例では緑膿菌の頻度が高い．分子生物学的手法を用いて市中肺炎（CAP）と医療・介護施設関連肺炎（NHCAP）患者の BALF 中の微生物を同定した報告によると，CT 上の気腫化が中等症以上の患者では M. catarrhalis が同定される頻度が高くなる傾向があることが報告されている[34]．

COPD に合併する細菌感染の特徴として，薬剤耐性菌の頻度が高いことがあげられる．肺炎球菌性肺炎患者から検出された肺炎球菌のペニシリン感受性の検討によると，基礎疾患として COPD を有する患者では，COPD を有さない患者に比較して薬剤耐性菌の頻度が有意に高率であった[35]．

ウイルスに関しては，インフルエンザウイルスを除けば，成人において呼吸器系ウイルスの同定

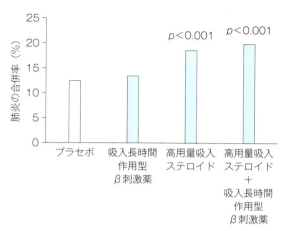

図7 高用量吸入ステロイドによる COPD の肺炎発症
〔Calverley PM et al：Salmeterol and fluticasone propionate and survival in chronic obstructive pulmonary disease. N Engl J Med 356：775-789, 2007 より引用〕

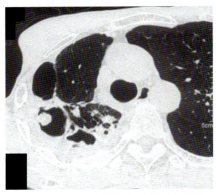

図8 COPDに合併した慢性進行性肺アスペルギルス症
COPDのブラ内にアスペルギローマと肺実質内に浸潤影が認められる.

表2 COPD増悪時の重症度を示す病歴と徴候・身体所見

重症度を示す病歴	重症度を示す徴候・身体所見
・安定期に比し悪化した症状の強さやその期間 ・安定期の気流制限の程度 ・年間の増悪回数の既往歴 ・肺合併症や全身併存症 ・現在の治療内容 ・人工呼吸器の使用歴	・チアノーゼ ・呼吸補助筋の使用や奇異性呼吸 ・右心不全徴候や血行動態の不安定などの心不全徴候 ・意識レベルの低下などの精神状態変化の徴候

〔日本呼吸器学会:COPD(慢性閉塞性肺疾患)診断と治療のためのガイドライン2018,第5版,p.134より許諾を得て一部改変し転載〕

検査が積極的に行われることはまれであり,COPD増悪の原因ウイルスの頻度は報告者によって大きく異なる.一般的には,インフルエンザウイルス,パラインフルエンザウイルス,アデノウイルスなどの頻度が高いとされるが,感冒の原因としてもっとも頻度の高いライノウイルスも中等症〜重症のCOPD増悪患者から高頻度に検出される.細菌やウイルス以外にも,COPD患者のブラ内に単純性肺アスペルギローマ(SPA)や慢性進行性肺アスペルギルス症(CPPA)などの深在性肺真菌症が発生することがある(図8).吸入ステロイド使用中のCOPD患者に最重症の侵襲性肺アスペルギルス症(IPA)が発症することもある[36].ほかにも,COPD患者は非COPD患者に比較して,約3倍肺結核を発症しやすいことも報告されている.

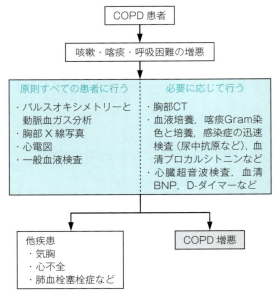

図9 COPD増悪の診断チャート
〔日本呼吸器学会:COPD(慢性閉塞性肺疾患)診断と治療のためのガイドライン2018,第5版,p.135を参考に筆者作成〕

3 症候の特徴

COPDに発症するそれぞれの呼吸器感染症に関しては本書の各項で述べられているので,ここでは主にCOPDの感染増悪について述べる.

わが国のCOPDガイドライン[37]では,COPD増悪は「息切れの増加,咳や喀痰の増加,胸部不快感・違和感の出現あるいは増強などを認め,安定期の治療の変更あるいは追加が必要となる場合をいう」と定義されている.特に重症度を示す病歴や徴候・身体所見(表2)に留意する[37].

4 確定診断に至る手順

COPD患者に増悪を示唆する症状が認められた場合,患者の状況に応じて,原則すべての患者に行う検査と必要に応じて行う検査を組み合わせ(図9),他疾患(気胸,心不全,肺血栓塞栓症など)の除外と原因の検索を行う[37].

5 病態と各種検査

感染症による増悪を疑い膿性喀痰を有する症例では,できるだけ抗菌薬投与前に喀痰のGram染色と培養を行う.また,発熱がある患者では血液培養も行う.肺炎球菌の尿中または喀痰中の抗原

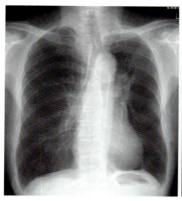 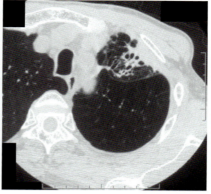

図10　COPDに合併した気管支肺炎
胸部X線（左）では明らかではないが，胸部CT（右）では左上葉に軽微な肺炎像が認められる．

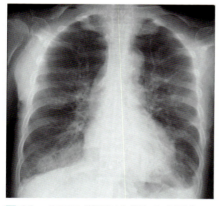

図11　COPD増悪に合併した心不全
心拡大と胸水が認められる．

検査も実施する．胸部X線で異常がない場合でも，CTを撮影すると浸潤影が認められる場合がある（図10）．感染による増悪時には高率に心不全を合併するため，胸部X線で心拡大と胸水の有無などにも注意する（図11）．

6　治療の実際

a. 外来でのエンピリック治療

かつては，COPD増悪の際には一般細菌による気道感染を考慮して抗菌薬が第一に投与されていた時期もあったが，最近では喀痰の膿性化を伴う症例や入院の適応のある重症例を除き，はじめから安易に抗菌薬を投与することに異論も多い．無用な抗菌薬投与により薬剤耐性菌を蔓延化させないためにも，増悪の原因菌の検索を最大限行った後に，できる限り原因菌を想定した抗菌治療を行うことが望ましい．

実際的には，入院加療を要さない程度の軽症増悪例で膿性喀痰を認めない場合は，はじめから抗菌薬を投与せずに気管支拡張薬の増量か追加，または全身性ステロイド投与などを行い，3～5日後の再診を指示する．もし症状が改善せず増悪する場合には，可能な限り原因菌の検索を行った後に抗菌薬投与を開始する．臨床症状に基づいた感染性増悪の重症度分類として用いられ，Anthonisenらの分類[38]では，呼吸困難の増加，喀痰量の増加，喀痰の膿性化の主症状のうち，2つがみられる中等症では喀痰の膿性化があれば抗菌薬の使用を考慮し，3つの主症状すべてがみられる重症では抗菌薬を使用するように推奨される．先述したように原因微生物としてはインフルエンザ菌，*M. catarrhalis*，肺炎球菌の頻度が高く，これらを考慮した抗菌薬を選択する．入院の適応がない症例では外来での経口投与を行う．海外ではβ-ラクタム系薬の有用性を支持する報告も散見されるが，わが国ではインフルエンザ菌と肺炎球菌のβ-ラクタム系薬やマクロライド系薬への耐性化が進んでおり，重症例では緑膿菌もときに検出されるため，以上の推定原因微生物に対して優れた抗菌活性を有する経口レスピラトリーキノロンが第一選択薬となり，副作用などによってレスピラトリーキノロンが使用できない場合にβ-ラクタム系薬

かマクロライド系薬を使用する（**表3**）[39]．投与期間は通常5〜7日間である．わが国では，安定期においても常時膿性喀痰を有し，インフルエンザ菌や緑膿菌による持続感染が成立している患者に対してはマクロライド長期療法が行われていることが多いが，このような患者における増悪も基本的に同じ原因菌による．この場合，肺炎球菌はマクロライド耐性となっており，β-ラクタム系薬やレスピラトリーキノロンに対する感受性は残っていることが多い．

b. 検査により原因微生物が判明した場合

別項のCAPと同様に，原因菌に応じた最適の抗菌薬を薬剤感受性検査の結果もみながら選択する．

c. 重症の場合

表4[37,40]に示す入院やICU入室の適応がある症例では，エンピリックに抗菌薬を点滴で投与する．重症例ではカルバペネム系薬など緑膿菌を考慮した抗菌薬を選択する．また，症例に応じてアミノグリコシド系薬の併用を考慮する（**表5**）[39]．

d. 増悪の予防

COPD増悪は患者のQOLを低下させ，入院加療により医療経済に悪影響を与えるのみでなく，患者の生命予後を悪化させる．したがって，増悪の予防が重要である．感染性増悪の予防法として，マクロライド療法とインフルエンザおよび肺炎球菌ワクチン投与が行われる．

1）マクロライド療法

マクロライド系薬の少量長期投与によりCOPD

表3　外来でCOPD感染増悪に使用される抗菌薬

第一選択			
レボフロキサシン	経口	1回500mg	1日1回
ガレノキサシン	経口	1回400mg	1日1回
モキシフロキサシン	経口	1回400mg	1日1回
シタフロキサシン	経口	1回100mg	1日1〜2回

これら4剤は推定される原因微生物すべてに優れた抗菌活性を有しており，第一選択薬として推奨される．

第二選択			
アモキシシリン／クラブラン酸	経口	1回2錠（125mg/250mg）	1日3〜4回（添付文書最大4錠/日）*
スルタミシリン	経口	1回1錠（375mg）	1日3回
アジスロマイシン	徐放製剤経口	1回2g	単回

*保険適用外
〔日本感染症学会・日本化学療法学会：JAID/JSC感染症治療ガイドライン―呼吸器感染症―, p.73, 2014を参考に筆者作成〕

表4　COPD増悪時の入院の適応とICUへの入室の適応

入院の適応	ICUへの入室の適応
・低酸素血症の悪化や急性の呼吸性アシドーシス ・呼吸困難の増加，膿性喀痰，痰量の増加などの症状の著明な悪化 ・安定期の気流閉塞の重症度 ・初期治療に反応しない場合 ・重篤な併存症（左・右心不全，肺塞栓症，肺炎，気胸，胸水，治療を要する不整脈など）の存在 ・頻回の増悪 ・高齢者 ・不十分な在宅サポート	・初期治療に対して不応性の重症の呼吸困難や不安定な精神状態など ・非常に重症で生命を脅かすような場合 ・酸素投与やNIPPV（非侵襲的陽圧換気療法）により低酸素血症が改善しない場合（$PaO_2<40Torr$）や呼吸性アシドーシス（pH<7.25）・侵襲的陽圧換気療法（IPPV）が必要な場合 ・血行動態が不安定で血管収縮薬等が必要な場合

〔日本呼吸器学会：COPD（慢性閉塞性肺疾患）診断と治療のためのガイドライン2018，第5版，p.135より許諾を得て一部改変し転載〕

表5　入院でCOPD感染増悪に使用される抗菌薬

軽症例			
セフトリアキソン	点滴	1回2g 1回1g	1日1回 1日2回
レボフロキサシン	点滴	1回500mg	1日1回
スルバクタム／アンピシリン	点滴	1回3g	1日3〜4回

重症例（緑膿菌を考慮する）			
メロペネム	点滴	1回1g	1日2〜3回
タゾバクタム／ピペラシリン	点滴	1回4.5g	1日3〜4回*
パズフロキサシン	点滴	1回500〜1,000mg	1日2回
セフタジジム	点滴	1回1〜2g	1日2〜4回（添付文書最大4g/日）
セフェピム	点滴	1回1〜2g	1日2〜4回（添付文書最大4g/日）

症例に応じてアミノグリコシド系薬の併用を考慮する．

アミカシン	点滴	1回200g	1日2回
ゲンタマイシン	点滴	1回60mg	1日2回
トブラマイシン	点滴	1回90mg	1日2回

*保険適用外
〔日本感染症学会・日本化学療法学会：JAID/JSC感染症治療ガイドライン―呼吸器感染症―, p.73, 74, 2014を参考に筆者作成〕

増悪が有意に抑制される（図12）[41]．一方で，マクロライド耐性菌を誘導する可能性も示されており，患者の選択が重要となる．COPDのなかでも，マクロライド系薬による増悪予防効果が期待できる患者は，禁煙できている，高齢，閉塞性障害が軽度な患者である[42]．薬剤の選択に際してはエリスロマイシンを使用することが望ましいが，副作用などでクラリスロマイシンを選択する場合には，事前に喀痰培養を行い，クラリスロマイシンがキードラッグとなる肺MAC症を除外する必要がある．マクロライド系薬のCOPD増悪予防機序として，近年では肺内のmicrobiomeの変化を介した抗炎症作用が着目されている[43]．

2）インフルエンザワクチンと肺炎球菌ワクチン

両方とも高齢者の多いCOPDにおいてはよい適応となる．ワクチンの詳細は別項（☞第Ⅵ章4．p.309）にゆずるが，インフルエンザワクチンはすべてのCOPD患者に接種すべき高いエビデンスを有している．現在わが国では，肺炎球菌ワクチンとして，23価莢膜多糖体型肺炎球菌ワクチン（pneumococcal polysaccharide vaccine；PPSV23）と13価タンパク結合型肺炎球菌ワクチン（pneumococcal conjugate vaccine；PCV13）が使用可能である．（表6）にCOPDに対するPPSV23の効果を示す．インフルエンザワクチンと肺炎球菌ワクチンの併用は，単独接種よりも感染性の増悪がさらに予防できることも報告されている[47]．

C 腎障害がある患者での抗菌薬投与の実際

多くの抗菌薬は腎排泄性であり，腎障害がある患者では排泄遅延から体内蓄積をきたし，副作用の発現を招く危険性がある．そのため，その腎機能に応じて抗菌薬の投与方法，投与量を変更する必要がある．また，高齢者では腎機能が生理的に低下している場合が多く，その腎機能評価は重要である．以下に，腎障害患者への抗菌薬投与について解説する．

1 感染症の評価

まず，感染症の評価を正確に行い，そのうえで抗菌薬の選択を慎重に行うべきである．感染症と類似した症状や検査所見を呈する疾患として，悪性腫瘍や膠原病，血管炎などがあり，それらの疾患が否定され，感染症が疑わしい場合には，感染臓器や重症度の判定，培養による原因菌の同定と薬剤感受性の確認を行い，適正な抗菌薬を選択する．

2 腎機能評価方法

腎での薬物やその代謝物の排泄は糸球体濾過量

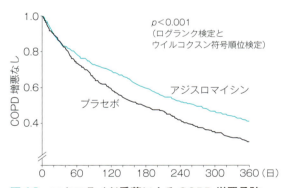

図12 マクロライド系薬によるCOPD増悪予防
〔Albert RK et al：Azithromycin for prevention of exacerbations of COPD. N Engl J Med 365：689-698, 2011 より引用〕

表6 COPDに対する肺炎球菌ワクチン（主な報告）

著者	対象	結論
Nicholら[44]	慢性呼吸器疾患（含COPD）を有する65歳以上の高齢者	COPDなどの慢性呼吸器疾患を有する高齢者に対するPPSV23接種によって肺炎による入院，死亡，医療コストを減らすことができる．
Alfagemeら[45]	COPD患者（平均年齢65.8歳）	対象患者全体でみると，PPSV23接種によって市中肺炎の発生頻度に有意な差は認められなかった．PPSV23は65歳以下で高度の閉塞性肺機能障害を有するCOPD患者の市中肺炎予防に有効である．
Schembriら[46]	データベースにCOPDとして登録されている患者（平均年齢65歳）	インフルエンザワクチンはCOPDの全死亡率低下に関連するが，PPSV23に同様の効果は認められなかった．

（GFR）に比例するため，薬剤を処方するに当たり，GFRをできるだけ正確に評価する必要がある．GFRの評価はイヌリンクリアランスやクレアチニンクリアランス（Ccr）の測定が正確だが，測定困難な場合は推算GFR（eGFR）が用いられる．18歳以上では，血清クレアチニン（Cr）値に基づくGFR推算式を用いてGFRを推定する（eGFRcreat）[48]．

〈血清Cr値に基づくGFR推算式（eGFRcreat）〉

$$eGFRcreat（mL/分/1.73m^2）$$
$$= 194 \times Cr^{-1.094} \times 年齢（歳）^{-0.287}$$
$$（女性は \times 0.739）$$

Cr：血清Cr濃度（mg/dL）

（注：酵素法で測定されたCr値を用いる．血清Cr値は小数点以下2桁表記を用いる．18歳以上に適用する）

GFR推算式は簡易法であり，75%の症例が実測GFR±30%の範囲に入る程度の正確度である[48]．ただし，GFR推算式は四肢欠損，筋疾患など筋肉量の減少している症例では高く推算されうるため，必要に応じて，イヌリンクリアランス，Ccrの実測を行う必要がある．また，GFR推算式では体表面積が1.73m²の標準的な体型（170cm，63kg）に補正した場合のGFR（mL/分/1.73m²）が算出される[48]．体格の小さな症例でeGFR（mL/分/1.73m²）をそのまま用いると過剰投与の危険があることから，薬物投与量の設定では患者個々のGFR（mL/分）を用いる．以下に体表面積を補正しないGFR推算式を示す[48]．

〈体表面積を補正しないGFR推算式〉

体表面積を補正しないeGFR（mL/分）
$$= eGFR（mL/分/1.73m^2） \times BSA/1.73$$
$$BSA（m^2） = （体重 kg）^{0.425}$$
$$\times（身長 cm）^{0.725} \times 0.007184$$

BSA：体表面積

③ 患者の状態の評価

浮腫や腹水など細胞外液量の増加がある場合，水溶性の薬剤やタンパク結合率の高い薬剤の体内の分布量は高くなり，血中濃度が低下することが考えられる[49]．逆に脱水では体内の薬剤分布量は低くなるので，細胞外液量の評価も重要である[50]．

④ 抗菌薬投与方法の決定

抗菌薬は腎排泄性のものが多いため，GFR低下例では薬物投与量の調節が必要である．投与量の調節は，投与量を少なくするか投与間隔を延長するかにより行うが，多くの抗菌薬は投与間隔を延長することにより投与量を調節する．個々の薬剤の投与量の目安は，腎機能の程度や透析との関係についてはガイドラインを参照して投与計画を立てる（表7）．中毒域と治療域の近い薬物を使用する場合は，薬物血中濃度モニタリングを行うことが望ましい．治療域の狭い薬物として，アミノグリコシド系薬，グリコペプチド系薬（バンコマイシン塩酸塩（VCM））がある．以下に，特に注意を有する薬物について解説を示す．

a. 安全域の狭い抗菌薬（アミノグリコシド系薬，VCM）

アミノグリコシド系薬による腎障害は急性尿細管壊死が知られており，投与患者の10〜20%に発症する[51]．アミノグリコシド系薬は陽性荷電を有しており，細胞膜の構成成分であり陰性荷電を有するリン脂質と結合することで，糸球体で濾過されたアミノグリコシド系薬が尿細管上皮細胞に取り込まれた後に尿細管障害を起こすとされる[51]．また，薬物の濃度と腎障害との関連性が指摘され，特にトラフ値の上昇との関連性が指摘されている[51]．アミノグリコシド系薬は，短時間でも高い血中濃度になることで抗菌作用を示し，最小発育阻止濃度以下の濃度になっても抗菌力が持続するpost-antibiotic effectがあるため，複数回投与よりも1日1回投与のほうが殺菌作用が高まるとともに，尿細管の取り込みが減少することでトラフ値が低下し，急性尿細管障害を予防することが期待される[51]．

グリコペプチド系薬のVCMによる腎障害は，急性尿細管壊死や間質性腎炎が知られているが，腎障害が惹起される詳細な機序については十分に解明されていない[48]．VCMによる腎障害も濃度依存的と考えられ，トラフ値との関連性が指摘されている[51]．VCMは低感受性株の増加防止のためトラフ値を10μg/mL以上にすることが推奨されるが，20μg/mL以上では腎障害が起こりやすくなることから血中濃度のモニタリングが重要で

表7 腎機能低下時の薬剤投与量

薬剤名 一般名	商品名	製薬会社	Ccr (mL/分) >50	Ccr (mL/分) 10~50	Ccr (mL/分) <10	HD（透析）	透析性	濃度測定
アミカシン硫酸塩（AMK）	硫酸アミカシン	日医工	1回300mg 24時間ごと	腎毒性あり要注意		1回225mg ごとHD後	○	○
		（サンフォード）	7.5mg/kg 12時間ごと	7.5mg/kg 24時間ごと	7.5mg/kg 48時間ごと	HD後に通常の1/2用量を追加	○	○
イセパマイシン硫酸塩（ISP）	イセパシン/エクサシン	MSD/旭化成ファーマ	200~300mg 24~48時間ごと	腎毒性あり要注意		200~300mg ごとHD後	○	○
カナマイシン硫酸塩（KM）	カナマイシン内	Meiji Seika ファルマ	2~4g 分4	内服は腎機能正常者と同じ（腎障害のある患者で重篤な腸疾患では吸収されて腎障害が増悪するおそれがあるので注意）			○	
	硫酸カナマイシン		1~2g 分1	腎毒性あり要注意		1回0.5g 72~96時間ごと，HD	○	○
ゲンタマイシン硫酸塩（GM）	ゲンタシン	MSD	1.6mg/kg 24~48時間ごと	腎毒性あり要注意		1.6mg/kg ごとHD後	○	○
		（サンフォード）	1.7mg/kg 8時間ごと	1.7mg/kg 12~24時間ごと	1.7mg/kg 48時間ごと	HD後に通常の1/2用量を追加	○	○
ストレプトマイシン硫酸塩（SM）	硫酸ストレプトマイシン	Meiji Seika ファルマ	1~2g 分1~2	腎毒性あり要注意		1回0.5g 72~96時間ごと，HD後	○	○
		（サンフォード）	15mg/kg （最大1g） 24時間ごと	15mg/kg （最大1g） 24~72時間ごと	15mg/kg （最大1g） 72~96時間ごと	HD後に通常の1/2用量を追加	○	○
トブラマイシン（TOB）	トブラシン	東和	60~90% 8~12時間ごと	20~60% 12時間ごと	20%以下 24~48時間ごと	1.0~1.5mg/kg ごとHD後	○	○
		（サンフォード）	1.7mg/kg 8時間ごと	1.7mg/kg 12~24時間ごと	1.7mg/kg 48時間ごと	HD後に通常の1/2用量を追加	○	○
各種アミノグリコシド1日1回投与法	ゲンタマイシン/トブラマイシン	（サンフォード）	Ccr>80：5.1, 60~80：4, 40~60：3.5, 30~40：2.5（24時間ごと），20~30：4, 10~20：3（48時間ごと），<10：2（72時間ごとおよびHD後）単位はすべてmg/kg				○	○
	アミカシン/カナマイシン/ストレプトマイシン	（サンフォード）	Ccr>80：15, 60~80：12, 40~60：7.5, 30~40：4（24時間ごと），20~30：7.5, 10~20：4（48時間ごと），<10：3（72時間ごとおよびHD後）単位はすべてmg/kg				○	○
	イセパマイシン	（サンフォード）	Ccr>80：8, 60~80：8, 40~60：8（24時間ごと），30~40：8, 20~30：8（48時間ごと），10~20：8（72時間ごと），<10：8（96時間ごとおよびHD後）単位はすべてmg/kg				○	○
ホスホマイシンカルシウム水和物（FOM）	ホスミシン内	Meiji Seika ファルマ	2~3g 分3~4	2g 分4	1~2g 分2	0.5g 分1	○	
ホスホマイシンナトリウム（FOM）	ホスミシンS 静注用	Meiji Seika ファルマ	2~4g 分2~4	1g 分1	1回1~2g 週3回	1回1~2g 週3回 透析日，HD後	○	
リネゾリド（LZD）	ザイボックス	ファイザー	1,200mg 分2	腎機能正常者と同じ 血小板減少症が発現した場合は，投与間隔を延長するか中止する		1,200mg 分2 HD後 血小板減少症が発現した場合は，投与間隔を延長するか中止する	○	

286　　V．治療の実際

（表7つづき）

薬剤名		製薬会社	Ccr（mL/分）			HD（透析）	透析性	濃度測定
一般名	商品名		>50	10～50	<10			
アルベカシン硫酸塩（ABK）	ハベカシン	Meiji Seika ファルマ	1回 4mg/kg 24～36時間ごと	1回 4mg/kg 36～48時間ごと	初回 4mg/kg，2回目以降 3mg/kg 48時間ごと	初回 4mg/kg，2回目以降 3mg/kg ごとHD後	○	○
ST合剤（SMX/TMP）	バクタ顆粒/錠	塩野義	4g／4錠 分2／分2	2～4g／2～4錠 分2／分2	2g／2錠 分1／分1		○	
ダプトマイシン	キュビシン	MSD	Ccr≧30 1回 4～6mg/kg 24時間ごと	Ccr<30：1回 4～6mg/kg 48時間ごと		×	
テイコプラニン（TEIC）	タゴシッド	アステラス/サノフィ・アベンティス	初日 800mg分2，2～3日は400mg分1，4日以降は①Ccr>60mL/分では400mg分1，②60≧Ccr>40mL/分では200mg分1か400mg分1隔日，③40≧Ccr>10mL/分では133mg分1か400mg3日ごと，TDMが望ましい			初日 800mg 分2 2～3日 400mg 分1 4日以降 80mg分1 または400mg（5日ごと）	△	○
バンコマイシン塩酸塩（VCM）	塩酸バンコマイシン注	塩野義	1～2g 分2～4	1g 1～4日ごと	TDMが望ましい	初回 30mg/kg，以後はごとHD後に10mg/kgを追加	△	○
	塩酸バンコマイシン内	塩野義	0.5～2g 分4	内服は腎機能正常者と同じ			×	○
スルバクタムナトリウム・セフォペラゾンナトリウム配合（SBT/CPZ）	スルペラゾン	ファイザー	1～4g 分2	腎機能正常者と同じ			×	
セファクロル（CCL）	ケフラール	塩野義	750～1,500mg 分3	750mg 分3	500mg 分2	500mg分2，HD日はHD後投与	○	
セファゾリンナトリウム（CEZ）	セファメジンα	アステラス	1～5g 分2～3	1～2g 分2	1回 1g 24～48時間ごと	1回 0.5～1g ごとHD後，HD日はHD後投与	○	
	（サンフォード）		1～2g 8時間ごと	1～2g 12時間ごと	1～2g 24～48時間ごと	0.5～1g HD後追加		
セファレキシン（CEX）	ケフレックス	塩野義	1回 250～500mg 1日4回	1回250mgを1日4回	1回250mgを1日2～3回	HD日はHD後	○	
セフェピム塩酸塩（CFPM）	マキシピーム	ブリストル	1～4g 分2	1g 分2	0.5g 分1	0.5g分1，HD日はHD後投与	○	
	（サンフォード）		2g 8時間ごと	2g 12～24時間ごと	1g 24時間ごと	1g HD後追加	○	
セフォゾプラン塩酸塩（CZOP）	ファーストシン	武田	1～4g 分2～4	0.75～1g 分1～2	0.5g 分1	0.5g分1，HD日はHD後投与	○	
セフォチアム塩酸塩（CTM）	パンスポリン	武田	0.5～4g 分2～4	1～2g 分1～2	0.5～1g 分1	0.5～1g分1，HD日はHD後投与	○	

（表7つづき）

薬剤名		製薬会社	Ccr（mL/分）			HD（透析）	透析性	濃度測定
一般名	商品名		>50	10~50	<10			
セフカペンピボキシル塩酸塩水和物（CFPN-PI）	フロモックス	塩野義	300~450mg 分3	200mg 分2	100~200mg 分1~2	100mg 分1, HD日はHD後投与	○	
セフジトレンピボキシル（CDTR-PI）	メイアクト	Meiji Seika ファルマ	300~600mg 分3	200~300mg 分2~3	100~200mg 分1~2		×	
セフジニル（CFDN）	セフゾン	アステラス	300mg 分3	200~300mg 分2~3	100~200mg 分1~2	100~200mg 分1~2, HD日はHD後投与	○	
セフタジジム水和物（CAZ）	モダシン	グラクソ・スミスクライン	1~4g 分2~4	1~2g 分1~2	1gを 24~48時間ごと	1回1g 週3回ごと HD後	○	
		（サンフォード）	2g 8時間ごと	2g 12~24時間ごと	2g 24~48時間ごと	1g 透析後追加		
セフトリアキソンナトリウム水和物（CTRX）	ロセフィン	中外	1回1~2g 1日1~2回		1~2g 分1	1~2g 分1	×	
セフピロム硫酸塩（CPR）	ケイテン／プロアクト	日医工／サノフィ・アベンティス	1~4g 分2~4	1~2g 分2	0.5~1g 分1	0.5~1g 分1, HD日はHD後投与	○	
セフポドキシムプロキセチル（CPDX-PR）	バナン	第一三共／グラクソ・スミスクライン	200~400mg 分2	1回 100~200mg 12時間ごと	1回 100mg 24時間ごと	100mg 分1, HD日はHD後投与	○	
セフメタゾールナトリウム（CMZ）	セフメタゾン	第一三共	1~2g 分2	1回1g 24時間ごと	1回1g 24~48時間ごと	1回1g 24~48時間ごと, HD日はHD後投与	○	
フロモキセフナトリウム（FMOX）	フルマリン	塩野義	1~4g 分2~4	1g 分2	0.5g 分1	0.5g 分1, HD日はHD後投与	○	
ラタモキセフナトリウム（LMOX）	シオマリン	塩野義	1~4g 分2	2g 分2	1g 分1	1g 分1, HD日はHD後投与	○	

〔日本腎臓学会：CKD 診療ガイド 2012．日腎会誌 **54**：1034-1191, 2012 より許諾を得て一部抜粋し転載〕

ある[51]．また，VCM を他の抗菌薬と併用する場合には，その選択に注意を要する．VCM とピペラシリン・タゾバクタムを併用した場合は，VCM 単剤やセフェピムなど他の β-ラクタマーゼ阻害薬と併用した場合と比べて，急性腎障害のオッズ比がおよそ 3 倍だったことが報告されている[52]．

なお，安全域が比較的広いとされるセフェム系薬などの抗菌薬でも，腎機能低下時には体内蓄積により副作用発現を招くことがあり，注意を要する[53]．

b. 抗真菌薬，抗ウイルス薬について

抗真菌薬のアムホテリシン B は腎毒性が強いが，リポソーム製剤では腎毒性が軽減する[48]．ガンシクロビルやアシクロビルなどの抗ウイルス薬は中枢神経障害や腎障害が出現しやすいため，腎機能に応じた減量が必要である．抗インフルエン

表8　薬剤性腎障害の分類

発症機序による	障害部位による
中毒性腎障害	薬剤性糸球体障害
アレルギー機序による急性間質性腎炎	薬剤性尿細管障害
間接毒性〈電解質異常 　　　　　腎血流減少	薬剤性腎間質障害
	薬剤性腎血管障害
結晶や結石形成による尿路閉塞	

ザ薬も腎障害に応じて減量が必要である.

⑤ 投与開始後の評価

抗菌薬開始後も，血清 Cr や電解質，血液ガスなどの測定を経時的に繰り返し行い，腎機能に合わせた投与量に調整し，副作用の出現にも注意することが重要である.

⑥ 薬剤性腎障害の診断と対応

抗菌薬投与により薬剤性腎障害が生じた場合の診断と対応について述べる.薬剤性腎障害は発症機序や腎の障害部位に基づいて**表8**のように分類される.臨床的によくみられるものとして，急性腎障害を呈し，腎の尿細管と間質の障害により発症する尿細管間質障害型があげられる[51].腎障害の判定は，急性腎障害や慢性腎臓病の指針に準じる.eGFR 低下の傾きも腎障害進行の程度を判断するのに有用である.また，尿細管障害の早期発見には尿 N-acetyl-β-D-glucosaminidase や尿 liver-type fatty acid-binding protein などが参考になる[51].アレルギー機序による急性間質性腎炎では，尿中好酸球が検出される場合があるが偽陰性率が高く，有用なバイオマーカーとはいえない[51].

薬剤性腎障害への対応は，該当薬剤を早期に同定し，中止することである.当該薬剤中止後も回復しない腎機能障害の場合に，ネフローゼ症候群や血尿・タンパク尿の合併例，および尿所見が乏しくとも腎機能障害が強い例では腎生検の施行を検討する必要がある.アレルギー機序による急性間質性腎炎の場合，当該薬剤中止後も腎障害が遷延する際にはステロイド投与を考慮する[51].

以上，腎障害のある患者での抗菌薬投与について述べた.腎障害のある患者での感染症治療は難

渋することが多く，抗菌薬使用についても注意すべき点が多くあるため，より慎重に対応する必要がある.

文　献

1) Uhde KB, Pathak S, McCullum I Jr. et al：Antimicrobial-resistant *Nocardia* isolates, United States, 1995-2004. Clin Infect Dis **51**：1445-1448, 2010

2) Valdezate S, Garrido N, Carrasco G et al：Epidemiology and susceptibility to antimicrobial agents of the main *Nocardia* species in Spain. J Antimicrob Chemother **72**：754-761, 2017

3) Brown-Elliott B, Brown JM, Conville P et al：Clinical and laboratory features of the *Nocardia spp.* based on current molecular taxonomy. Clin Microbiol Rev **19**：259-282, 2006

4) Beaman BL, Beaman L：*Nocardia* species：host-parasite relationships. Clin Microbiol Rev **7**：213-264, 1994

5) Abreu C, Rocha-Pereira N, Sarmento A et al：*Nocardia* infections among immunomodulated inflammatory bowel disease patients：A review. World J Gastroenterol **21**：6491-6498, 2015

6) Sato H, Okada F, Mori T et al：High-resolution computed tomography findings in patients with pulmonary nocardiosis. Acad Radiol **23**：290-296, 2016

7) Uttamchandani RB, Daikos GL, Reyes RR et al：Nocardiosis in 30 patients with advanced human immunodeficiency virus infection：clinical features and outcome. Clin Infect Dis **18**：348-353, 1994

8) 石黒　卓，高柳　昇，五ノ井　透ほか：肺ノカルジア症 12 例の臨床的検討—単一施設の後方視的研究．日呼吸会誌 **4**：133-138, 2015

9) The Sanford Guide, To Antimicrobial Therapy 2017, 47th Ed, p.41, 2017

10) Jodlowski TZ, Melnychuk I, Conry J：Linezolid for the treatment of *Nocardia spp.* infections. Ann Pharmacother **41**：1694-1699, 2007

11) Edman JC, Kovacs JA, Masur H et al：Ribosomal RNA sequence shows *Pneumocystis carinii* to be a member of the fungi. Nature **334**：519-522, 1988

12) Krajicek BJ, Limper AH, Thomas CF et al：Advances in the biology, pathogenesis and identification of *Pneumocystis pneumonia*. Curr Opin Pulm Med **14**：228-234, 2008

13) Goto N, Futamura K, Okada M et al：Management of *Pneumocystis jirovecii* pneumonia in kidney transplantation to prevent further outbreak. Circ Respir Pulm Med **9** (Suppl 1)：81-90, 2015

14) Roux A, Canet E, Valade S et al：*Pneumocystis jirovecii* pneumonia in patients with or without AIDS, France. Emerg Infect Dis **20**：1490-1497, 2014

15) Tasaka S：Pneumocystis pneumonia in human

immunodeficiency virus-infected adults and adolescents：current concepts and future directions. Clin Med Insights Circ Respir Pulm Med **9**：19-28, 2015

16）Fujii T, Nakamura T, Iwamoto A：Pneumocystis pneumonia in patients with HIV infection：clinical manifestations, laboratory findings, and radiological features. J Infect Chemother **13**：1-7, 2007

17）Karageorgopoulos DE, Qu JM, Korbila IP et al：Accuracy of beta-D-glucan for the diagnosis of *Pneumocystis jirovecii* pneumonia：a meta-analysis. Clin Microbiol Infect **19**：39-49, 2013

18）Morris A, Wei K, Afshar K et al：Epidemiology and clinical significance of pneumocystis colonization. J Infect Dis **197**：10-17, 2008

19）Alanio A et al：ECIL guidelines for the diagnosis of *Pneumocystis jirovecii* pneumonia in patients with haematological malignancies and stem cell transplant recipients. J Antimicrob Chemother **71**：2386-2396, 2016

20）Principles and Practice of Infectious Disease. Mandell, Douglas, and Bennett's 8th Ed, Elsevier, p.3016-3030, 2014

21）Hughes W, Leoung G, Kramer F et al：Comparison of atovaquone (566C80) with trimethoprim-sulfamethoxazole to treat *Pneumocystis carinii* pneumonia in patients with AIDS. N Engl J Med **328**：1521-1527, 1993

22）Briel M, Bucher HC, Boscacci R et al：Adjunctive corticosteroids for *Pneumocystis jirovecii* pneumonia in patients with HIV-infection. Cochrane Database Syst Rev. 2006 Jul 19：CD006150

23）Maschmeyer G, Helweg-Larsen J, Pagano L et al：ECIL guidelines for treatment of *Pneumocystis jirovecii* pneumonia in non-HIV-infected haematology patients. J Antimicrob Chemother **71**：2405-2413, 2016

24）Bhat V, Joshi A, Sarode R, Chavan P：Cytomegalovirus infection in the bone marrow transplant patient. World J Transplant **5**：287-291, 2015

25）Principles and Practice of Infectious Disease. Mandell, Douglas, and Bennett's 8th Ed, Elsevier, p.1738, 2014

26）National Institutes of Health, AIDSinfo：Guidelines for prevention and treatment of opportunistic infections in HIV-infected adults and adolescents, Cytomegalovirus disease. www.aidsinfo.nih.gov（2019 年 2 月 5 日アクセス）

27）Vogel MN, Brodoefel H, Hierl T et al：Differences and similarities of cytomegalovirus and pneumocystis pneumonia in HIV-negative immunocompromised patients thin section CT morphology in the early phase of the disease. Br J Radiol **80**：516-523, 2007

28）飯沼由嗣：臓器移植後の感染制御．日臨微会誌 **26**：11-21, 2016

29）日本臨床腎移植学会：腎移植後サイトメガロウイルス感染症の診療ガイドライン 2011, 2011

30）日本造血細胞移植学会：造血細胞移植ガイドライン（第 1 巻）：サイトメガロウイルス感染症 第 3 版, 2014

31）Benfield T et al：COPD stage and risk of hospitalization for infectious disease. Chest **134**：46-53, 2008

32）Calverley PM et al：Salmeterol and fluticasone propionate and survival in chronic obstructive pulmonary disease. N Engl J Med **356**：775-789, 2007

33）Stehi S：Infectious etiology of acute exacerbations of chronic bronchitis. Chest **117**：380S-385S, 2000

34）Naito K et al：Bacteriological incidence in pneumonia patients with pulmonary emphysema：a bacterial floral analysis using the 16S ribosomal RNA gene in bronchoalveolar lavage fluid. Int J Chron Obstruct Pulmon Dis **12**：2111-2120, 2017

35）Yanagihara K et al：Clinical characteristics of pneumonia caused by penicillin resistant and sensitive *Streptococcus pneumoniae* in Japan. Intern Med **43**：1029-1033, 2004

36）Bulpa P et al：Invasive pulmonary aspergillosis in patients with chronic obstructive pulmonary disease. Eur Respir J **30**：782-800, 2007

37）日本呼吸器学会：COPD（慢性閉塞性肺疾患）診断と治療のためのガイドライン 2018, 第 5 版, 2018

38）Anthonisen NR et al：Antibiotic therapy in exacerbations of chronic obstructive pulmonary disease. Ann Intern Med **106**：196-204, 1987

39）日本感染症学会・日本化学療法学会：JAID/JSC 感染症治療ガイドライン―呼吸器感染症―, 2014

40）Global Initiative for Chronic Obstructive Lung Disease (GOLD). GOLD 2017 Global Strategy for the Diagnosis, Management and Prevention of COPD. 2017. http://goldcopd.org/gold-2017-global-strategy-diagnosis-management-prevention-copd/（2019 年 2 月 5 日アクセス）

41）Albert RK et al：Azithromycin for prevention of exacerbations of COPD. N Engl J Med **365**：689-698, 2011

42）Han MK et al：Predictors of chronic obstructive pulmonary disease exacerbation reduction in response to daily azithromycin therapy. Am J Respir Crit Care Med **189**：1503-1508, 2014

43）Dicson RP, Morris A：Macrolides, inflammation and the lung microbiome：untangling the web of causality. Thorax **72**：10-12, 2017

44）Nichol KL et al：The efficacy and cost effectiveness of vaccination against influenza among elderly persons living in the community. N Engl J Med **331**：778-784, 1994

45）Alfageme I et al：Clinical efficacy of anti-pneumococcal vaccination in patients with COPD. Thorax **61**：189-195, 2006

46）Schembri S et al：Influenza but not pneumococcal vaccination protects against all-cause mortality in patients with COPD. Thorax **64**：567-572, 2009

47）Furumoto A et al：Additive effect of pneumococcal vaccine and influenza vaccine on acute exacerbation in patients with chronic lung disease. Vaccine **26**：4284-4289, 2008

48）日本腎臓学会：CKD 診療ガイド 2012. 日腎会誌 **54**：1034-1191, 2012

49）吉田　敦：高齢者に対する抗菌薬投与の注意点. Medical Practice **22**(12)：2143-2145, 2005

50）谷口茂夫：腎障害時の抗菌薬投与法. Medical Practice **22**(12)：2121-2123, 2005

51）日本腎臓学会：薬剤性腎障害診療ガイドライン 2016. 日腎会誌 **58**：477-555, 2016

52）Hammond DA et al：Systematic review and meta-analaysis of acute kidney injury associated with concomitant vancomycin and piperacillin/tazobactam. Clin Infect Dis **64**：666-674, 2017

53）堀　誠治：高齢者，肝障害，妊婦，腎機能低下患者などへの抗菌薬投与方法. 診断と治療 **100**(3)：367-373, 2012

VI. 呼吸器感染症と感染制御

VI. 呼吸器感染症と感染制御

1. 標準予防策と呼吸器衛生・咳エチケット

本項目のポイント

- 標準予防策は感染対策の基本である.
- マスクは正しく着けてこそ,効果が期待できる.
- 咳エチケットの啓発は重要である.

A 標準予防策

感染対策において,標準予防策(standard precautions)はすべての対策の基本となる.特定の微生物についてはその感染経路に基づいて,標準予防策に感染経路別予防策である空気感染対策,飛沫感染対策,接触感染対策を上乗せして対策を行う.

標準予防策とは,「全ての患者の血液,汗を除く体液,分泌物,排泄物,健常でない皮膚,粘膜は,感染性があるものとして対応すること」である[1].その目的は当然のことながら,病原微生物の感染・伝播リスクを減少させることにあるが,これはすべての感染症の原因を特定できないこと,あるいは検査を行わない限り,患者,医療従事者がどのような微生物を保有しているかわからないことに起因している.この考え方は,1980年代に欧米をはじめとした各国で,AIDSが蔓延したことをふまえ,医療従事者をHIV感染から守るために出てきた方法に基づいている.標準予防策の概念は容易に理解しうるが,実際の対策は多岐にわたり(表1),すべてを完全に実践することが求められるがむずかしい点もある.

標準予防策のなかで特に重要な項目として,「個人防護具の使用」がある.個人防護具とは,手袋,マスク,エプロン,ガウン,ゴーグル,フェイスシールドなどで,基本的に自らへの感染を予防するために使用するものであり,血液や体液,分泌物,排泄物,粘膜,健常ではない皮膚に接触する際に,状況に応じて適切な個人防護用具を選択して使用する.

インフルエンザや結核をはじめとするすべての呼吸器感染症の院内伝播を防ぐためには,感染が疑われる患者とかかわった瞬間から次の1)〜3)のような対策を標準予防策として講じることが重要となる.1)院内での掲示物などを利用した啓発,2)呼吸器衛生・咳エチケット,3)マスク着用と患者隔離である.

1 標準予防策におけるマスク使用

日常臨床で使用される主なマスクには,サージカルマスクとN95マスクがある.標準予防策で使用されるマスクはサージカルマスクであり,N95マスクは空気感染対策に使用される個人防護具である.ここで注意すべきは,サージカルマスクは飛沫感染対策にも使用される点である.すなわち,標準予防策でサージカルマスクを使用する場合は,患者の有する微生物は不明であるが,くしゃみや咳嗽などの気道症状があり,その飛沫を浴びて感染することを防ぐ目的で使用する.一方,インフルエンザに罹患していることが自明の

表1 標準予防策の内容

手指衛生
個人防護具の使用
呼吸器衛生・咳エチケット
患者ケアに使用した器材・器具・機器の取り扱い
周辺環境整備およびリネンの取り扱い
患者配置
安全な注射手技
腰椎穿刺時の感染予防策
血液媒介病原微生物曝露防止

場合は，インフルエンザウイルス influenza virus が含まれた飛沫からの感染を予防する目的で使用することになり，飛沫感染対策ということになる．同じようにサージカルマスクを使用する場合でも，意味合いが異なることに留意する．

また，普段何気なく使用しているマスクであるが，サージカルマスク，N95マスクとも正しい使用方法があり，正しく装着し，使用が終了した場合は速やかに破棄することが求められる（図1）．特にN95マスクは，結核菌や麻疹ウイルスなどの空気感染をする微生物からの防護具であり，装着方法に誤りがある場合は，当然のことながら感染の予防は不可能となる．したがって，定期的なフィットテストを行う．また，これらのマスクを外す際にも，マスクの前面は微生物で汚染されていると考え，マスク部を触らずに耳にかけてあるゴムあるいはヒモ部分をつかんで外すようにする．

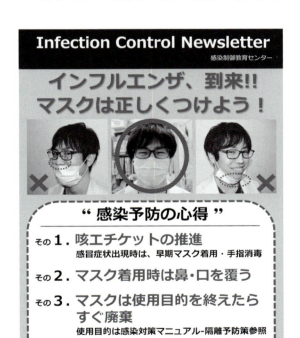

図1　マスクの正しい使い方を啓発するポスター

B　呼吸器衛生・咳エチケット

2003年の重症急性呼吸器症候群（severe acute respiratory syndrome：SARS）の流行時に，患者やその家族が各医療機関の救急部を受診し飛沫感染による感染が拡大した．これを受け，これらの患者が病院を受診した際に，病院受付，救急部，外来などで即座に感染対策をはじめる必要があることが認識された[2,3]．この対策を呼吸器衛生・咳エチケット（respiratory hygiene/cough etiquette）と呼び，標準予防策の一環と認識されるようになった[4,5]．呼吸器衛生・咳エチケットは，咳嗽，鼻汁などの呼吸器分泌物が多く伝播しうる呼吸器感染症を有する可能性がある患者とその家族，友人などを対象に，医療機関に入る際に行う．咳エチケットとは，本来は，特に肺結核の対策に使用されていた用語である[6]．

1　呼吸器衛生・咳エチケットの実施内容

呼吸器衛生・咳エチケットについて，医療機関では次のことを遵守する必要がある．

1）患者に遵守させるべき呼吸器衛生
・来院時に，気道症状を有することを申告してもらう
・咳嗽やくしゃみをする場合には，口や鼻を覆う
・呼吸器分泌物に接触した後は手指衛生を行う
・呼吸器分泌物を封じ込めるためにティッシュを使用する
・使用後のティッシュは速やかに最寄りのごみ箱に廃棄する

2）上記を遵守してもらうために医療機関が環境整備として実施すること
・ティッシュをすぐに使用できるように待合室などに適切に配置する
・使用後のティッシュを速やかに破棄できる足踏みで開閉できるごみ箱を待合室などに準備する
・速乾式手指衛生剤のディスペンサーや，シンクがある場合は石けん・ペーパータオルなどを適切に配置する

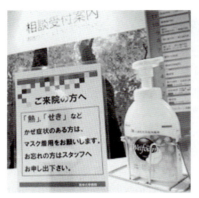
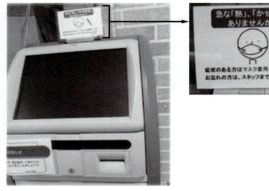

図2 外来などにおける有呼吸器症状者へのサイン

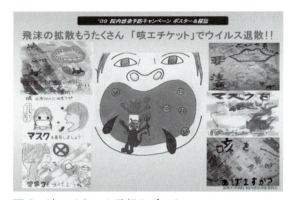

図3 咳エチケット励行のポスター

3）マスク使用や隔離の遵守

市中において呼吸器感染症が流行しているような場合は，院内において気道症状がある患者にマスク着用を積極的に勧める．さらに，待合室などにスペースや椅子などの余裕がある場合は，呼吸器症状を有する患者を少なくとも1m程度他の患者から離して座らせる，などの対策を行うことを推奨する．これらの対策については，呼吸器感染症が流行している時期だけではなく，通年で行うことも有用である．

4）医療機関における啓発活動

医療機関を受診した患者が上記の咳エチケットを遵守するために，患者，あるいは患者の同行者，家族，訪問者に対して，呼吸器症状を有する場合に申し出る（図2），あるいは病院玄関入り口，救急外来を含む外来の入り口に，咳エチケットの励行を促す掲示を行うことも推奨される（図3）．

文　献

1) Garner JS：Hospital Infection Control Practices Advisory Committee. Guideline for isolation precautions in hospitals. Infect Control Hosp Epidemiol **17**：53-80, 1996
2) Varia M, Wilson S, Sarwal S et al：Investigation of a nosocomial outbreak of severe acute respiratory syndrome (SARS) in Toronto, Canada. CMAJ **169**：285-292, 2003
3) Chung YC, Huang LM, Chan CC et al：SARS in hospital emergency room. Emerg Infect Dis **10**：782-788, 2004
4) Srinivasan A, McDonald LC, Jernigan D et al：Foundations of the severe acute respiratory syndrome preparedness and response plan for healthcare facilities. Infect Control Hosp Epidemiol **25**：1020-1025, 2004
5) Respiratory Hygiene/Cough Etiquette in Healthcare Settings, https://www.cdc.gov/flu/professionals/infectioncontrol/resphygiene.htm（2019年2月5日アクセス）[Current version of this document may differ from original.]
6) CDC：Guidelines for Preventing the Transmission of *Mycobacterium tuberculosis* in Health-care Facilities, 1994. MMWR Recomm Rep **43** (RR-13)：1-132, 1994

Ⅵ. 呼吸器感染症と感染制御

2. 感染経路別予防策

本項目のポイント

- 接触予防策では手袋・ガウン・エプロンといった個人防護具を着用する.
- 飛沫感染対策にはマスクの着用が重要である.
- 空気感染対策には医療者に対して N95 マスクが用いられる.

感染経路別予防策とは，病原微生物の感染経路を遮断するための特別な予防策である．すべての患者に実施される標準予防策に，微生物や病態の種類によって「接触予防策」「飛沫予防策」「空気予防策」が追加される[1]．複数の感染経路をもつ病原微生物に対しては，複数の経路別予防策を同時に組み合わせる．適切な標準予防策の実施を前提として，経路別予防策を加えることで感染リスクを減らすことが可能となる[2]．各経路別予防策の概略は表 1 に示し[3]，詳細を以下に説明する．「対象となる病原微生物・疾患」「病室管理」「個人防護具と患者ケア」の 3 つの観点からアプローチすると整理しやすい．

A 接触感染対策

1 特 徴

直接接触感染と間接接触感染に分けられる．直

表 1 経路別予防策の概要

対策の概要	接触予防策	飛沫予防策	空気予防策
標準予防策	○	○	○
手袋	○	−	−
エプロン・ガウン	○	−	−
マスク	−	○	○ (N95)
病室管理	個室またはコホーティング	個室またはコホーティング	陰圧個室

〔Siegel JD et al：2007 Guideline for Isolation Precautions：preventing transmission of infectious agents in healthcare settings. Am J Infect Control **35**：S65-165, 2007 を参考に筆者作成〕

接接触感染は患者への処置や診療，また患者同士の触れ合いによる直接的な接触による伝播である．一方，間接接触感染は患者に使用した物品や環境表面などを介しての間接的な接触による伝播である．

2 対象となる病原微生物・疾患

呼吸器感染症のなかで接触予防策の対象となる病原微生物は，メチシリン耐性黄色ブドウ球菌（MRSA）をはじめ，多剤耐性緑膿菌（MDRP），多剤耐性アシネトバクター（multidrug-resistant *Acinetobacter*：MDRA），基質特異性拡張型 β-ラクタマーゼ（ESBL）産生菌，カルバペネム耐性腸内細菌科細菌（CRE），バンコマイシン耐性腸球菌（VRE）などの薬剤耐性菌が主である．なお，呼吸器感染症のなかでも RS ウイルス感染症やヒトメタニューモウイルス感染症も接触感染が主な伝播経路のため，接触感染対策の対象となる点に注意が必要である．

3 病室管理

個室隔離が基本となるが，特別な空調設備やドアの閉鎖は不要である[4]．ドアを閉鎖している場合は，ドアノブを介した交差感染に注意が必要である．病棟内に同一病原微生物による接触感染対策対象患者が複数存在する場合は，同じ病室に集めて管理を行うコホーティングを検討する．個室への収容やコホーティングが困難な場合は，病原微生物の感染力の強さや排菌量，同室者の易感染性，日常生活動作（ADL），病院あるいは病棟の

実情などを考慮し，患者の配置を行う．

④ 個人防護具と患者ケア

標準予防策では，患者の体液に触れる可能性がある際に手袋・ガウン・エプロンといった個人防護具を着用する．接触感染対策を加える場合は，さらに患者エリアに入る際に手袋・ガウン・エプロンの着用が推奨されている．患者エリア内は汚染エリアと考えるため，個人防護具の着用をエリア外で行い，個人防護具を外す際はエリア内で廃棄してエリア外に出ることが原則である．なお，標準予防策に含まれる手指衛生の実施は基本であり，接触感染の対象感染症となる病原微生物の多くは速乾性アルコール製剤による手指衛生が効果的である．

患者が使用した物品には病原微生物が付着しているため，聴診器や血圧計といった医療器具は患者専用とし，接触感染対策中は患者エリア外に持ち出さないようにする．患者退室後の医療器具およびベッドやマットレスを患者エリア外に持ち出す際は，物品表面の消毒ないしは密封が必要である．物品表面の消毒には，消毒用エタノールや第4級アンモニウム塩を用いる．便や尿などの排泄物は標準予防策に準じ，特別な処理は不要である．廃棄物の処理法については，環境省が示している「廃棄物処理法に基づく 感染性廃棄物処理マニュアル」（2017年3月）を参考に，感染性廃棄物の適応を判断する．カルテは病室内への持ち込みを避け，極力エリア内に持ち込む物品を減らす工夫が求められる．

病室の清掃は通常の方法で行い，ドアノブやベッド柵など高頻度接触面は消毒用アルコールや第4級アンモニウム塩により1日1回以上消毒する．患者の退室時も高頻度接触面の消毒が必要である．

患者自身にも，エリア外に出るときは手指衛生を十分行うよう指導する．

B 飛沫感染対策

① 特　徴

飛沫とは5μmを超える大きさの粒子のことを指し，感染者の咳嗽，くしゃみ，会話，吸引処置，気管内挿管，心肺蘇生などにより発生する．これらが粘膜面に接触することで発症する感染様式を飛沫感染と呼ぶが，飛沫感染を起こす病原微生物の一部は接触感染によっても伝播する点に注意が必要である[3]．飛沫の大きさは，飛沫内の病原微生物の量，飛沫の飛行距離，宿主気道への到達深度など種々の特徴にかかわる．たとえば，飛沫が大きいものであるほど多量の病原微生物を含み感染性が高くなる一方で，飛距離が短くなるため，感染は近距離でしか起こらなくなると考えられる．また，粒子径の小さな飛沫はヒトに吸入されると気管支内に到達しうるが，肺胞領域までは到達しない．飛沫のなかでも20μmを超える粒子の落下速度は30〜80cm/秒のため数秒以内に空気中で落下してしまうが，20μmを下回る粒子は数分にわたって空気中を漂い続ける[5]．飛沫の一部は落下前に空気中で水分が蒸発し飛沫核となり，さらに浮遊し続けるが，飛沫感染により伝播する病原微生物のほとんどは飛沫核となった時点で感染性を失う．飛沫核となっても感染性を失わない病原微生物が空気感染の原因となる．

② 対象となる病原微生物・疾患

飛沫感染の感染様式を示す病原微生物を**表2**に示す（呼吸器感染症以外の病原微生物は除く）．呼吸器感染症の多くは外部から病原微生物が気道上に付着することから感染が成立するため，飛沫感染の感染様式を示すものが多い．ただし必ずしもヒト-ヒト感染を起こすわけではないため，レジオネラ感染症や通常の市中肺炎では飛沫感染対策は必要としない．まれに肺炎球菌性肺炎では院内伝播が報告されているため，院内発症例が連続した場合は飛沫感染対策を考慮することもある[3]．中東呼吸器症候群（Middle East respiratory syndrome：MERS）では接触感染対策も必要であり，重症急性呼吸器症候群（SARS）では可能であれば空気感染対策および接触感染対策も推奨されている．

③ 病室管理

入院患者であれば個室収容が望ましいが，特別

表2　飛沫感染する呼吸器感染症病原微生物

	病原微生物		感染症	感染対策	感染対策の期間
細菌	百日咳菌		百日咳	飛沫感染対策	5日間の適切な抗菌薬治療を受けるまで
	肺炎クラミドフィラ		肺炎	飛沫感染対策	急性期の症状が改善するまで
	ジフテリア菌[*1]		咽頭ジフテリア	飛沫感染対策	抗菌薬療法が中止され，培養の陰性が2回異なる提出日で確認されるまで
	A群溶血性レンサ球菌		咽頭炎，肺炎，重篤な侵襲性疾患，猩紅熱	飛沫感染対策	24時間の適切な抗菌薬治療が行われるまで
	インフルエンザ菌		喉頭蓋炎，髄膜炎	飛沫感染対策	24時間以上の適切な抗菌薬治療を受けるまで
	レジオネラ属		肺炎	標準予防策のみ	ヒト-ヒト伝播はしないと考えられている
	肺炎マイコプラズマ		肺炎	飛沫感染対策	急性期の症状が消失するまで
	髄膜炎菌[*2]		髄膜炎，肺炎，菌血症	飛沫感染対策	24時間の適切な抗菌薬治療が行われるまで
	肺炎球菌		肺炎，髄膜炎，その他	飛沫感染対策	通常は不要だが，施設内で連続した伝播が疑われる場合は検討する．その場合は，24時間の適切な抗菌薬治療が行われるまで
	ペスト菌[*3]		肺ペスト	飛沫感染対策	48時間の適切な抗菌薬治療が行われるまで
ウイルス	アデノウイルス ライノウイルス コロナウイルス（SARS以外） パラインフルエンザウイルス RSウイルス		上気道炎±下気道炎	飛沫感染対策	呼吸器症状が改善するまで MERSコロナウイルスは接触感染も報告されており，接触感染対策の併用が望ましい．
	インフルエンザウイルス		上気道炎±肺炎	飛沫感染対策	症状が消失するまで
	SARSコロナウイルス		重症急性呼吸器症候群（SARS）	空気感染対策，飛沫感染対策，接触感染対策	空気感染対策が望ましい．陰圧室が利用できない場合は飛沫予防策を行う．

[*1] *Corynebacterium diphtheriae,*　[*2] *Neisseria meningitidis,*　[*3] *Yersinia pestis*　　　　　〔文献4），9）を参考に筆者作成〕

な空調設備は不要である．個室が使用できない場合は，病床管理者および感染対策担当者と相談したうえでコホーティングを試み，同室者の患者背景から収容する病室を検討する．カーテンを利用して擬似的に個室化することも有用である．患者退出後の病室は通常の清掃でよく，特別な消毒は不要である．

❹ 個人防護具と患者ケア

飛沫感染防止策として，1mの距離を保つような指導が一般的であるが，あくまでも目安にすぎず，絶対的な指標というわけではない．むしろ感染者との距離にかかわらず，飛散する飛沫を防ぐための物理的バリアが重要であり，カーテンによる隔離や，サージカルマスクをはじめとした眼・鼻・口・上気道粘膜を保護するための適切な個人防護具の利用が，飛沫感染対策として重要である．特に，呼吸機能検査，気管支鏡検査，気管内挿管などのエアロゾルを発生させるような検査や処置を行う場合は，術者や介助者はサージカルマスクを着用し，ゴーグルやフェイスシールドなどで粘膜の保護にも努める．ただし，感染様式が完全に解明されていないMERSコロナウイルスなどの疑いがある患者に対して，上記のようなエアロゾルを発生させるような検査・処置を行う場合には，N95マスクを使用したほうがよい．

検査や転院など患者移送の際は，必ず患者にもサージカルマスクの着用をお願いする．接触予防策とは異なり，聴診器や血圧計などを患者専用にする必要はなく，カルテを部屋に持ち込んでもよい．

インフルエンザワクチン接種については，合併

症の発症リスクが高い者（65歳以上の高齢者，慢性疾患罹患者，免疫抑制状態，肥満患者，妊婦，産後2週間，乳幼児，学童）に対して毎年の接種が推奨される．さらに，医療従事者も，曝露される可能性とほかの患者へ伝播させる可能性が高いため，毎年のワクチン接種が推奨される．

院内でインフルエンザ患者が発生した場合に，誰に予防内服を行うかは，原則としてインフルエンザ患者との接触状況，インフルエンザワクチンの接種歴，インフルエンザに罹患した際の重症化リスクなどを総合的に判断し，その適応を決定するのが望ましい[6]．また，予防内服を行う場合には，できる限り早期の投薬が望ましいのはいうまでもない．医療施設内および高齢者施設でインフルエンザ患者が発生した際のフローチャートを参考にする（図1，2）[7]．抗インフルエンザ薬のうち，オセルタミビル，ザナミビル，ラニナミビルはいずれもインフルエンザの発症予防目的の適用を取得しているが，バロキサビルとペラミビルは適用外であることに留意する．

髄膜炎菌はときに肺炎を引き起こすことがあるが，周囲への二次感染による感染拡大のリスクがあるため，発症者の気道分泌物に曝露した家族および同居者や，曝露した医療従事者への抗菌薬の予防投与が推奨されている[8]．予防投与に用いられる抗菌薬は，シプロフロキサシン，リファンピシンもしくはセフトリアキソンが使用される（表3）．

C 空気感染対策

1 特　徴

空気感染とは，5μm未満の微小な粒子の吸入により引き起こされる感染様式のことをいう．特に飛沫表面の水分が蒸発した後に残った核は飛沫核と呼ばれ，ヒト-ヒト感染を起こす空気感染の原因粒子となる．飛沫核は非常に軽く落下速度は0.06〜1.5cm/秒と長時間空気中を漂い，ヒトに吸入されれば肺胞領域まで容易に到達しうる．飛沫核は，感染者の呼吸，特に咳嗽により空気中に放

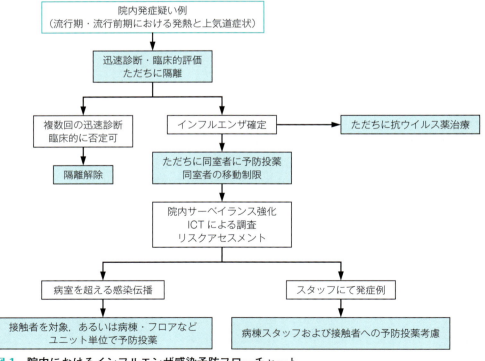

図1　院内におけるインフルエンザ感染予防フローチャート
〔感染症学会提言2012—インフルエンザ病院内感染対策の考え方について，p.11 より許諾を得て一部改変し転載〕

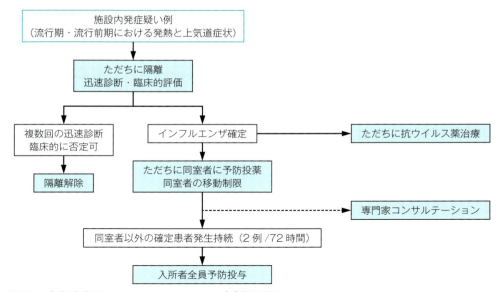

図2 高齢者施設におけるインフルエンザ感染予防フローチャート
〔感染症学会提言 2012—インフルエンザ病院内感染対策の考え方について, p.11 より許諾を得て一部改変し転載〕

表3 髄膜炎菌曝露時の予防内服

薬剤	年齢	用法・用量		
リファンピシン	<1ヵ月	1回 5mg/kg	12時間ごと	2日間
	≧1ヵ月	1回 10mg/kg	12時間ごと	2日間
	成人	1回 600mg	12時間ごと	2日間
シプロフロキサシン	成人	1回 500mg	経口	単回
セフトリアキソン	<15歳	1回 125mg	筋注	単回
	成人	1回 250mg	筋注	単回

〔Cohn AC et al : Prevention and control of meningococcal disease : recommendations of the Advisory Committee on Immunization Practices (ACIP). MMWR Recomm Rep **62** (RR-2) : 1-28, 2013 を参考に筆者作成〕

表4 飛沫／飛沫核が発生する可能性のある医療手技

気管内挿管
抜管
用手換気
気管内吸引処置
心肺蘇生
気管支鏡検査
ドリルなど高速で生体に接触する装置を使用する手術, 解剖, 処置（歯科を含む）
非侵襲人工呼吸器
高頻度振動人工呼吸器
誘発喀痰

〔Cohn AC et al : Prevention and control of meningococcal disease : recommendations of the Advisory Committee on Immunization Practices (ACIP). MMWR Recomm Rep **62** (RR-2) : 1-28, 2013 を参考に筆者作成〕

出される．さらに表4に示すような種々の医療行為によっても飛沫および飛沫核は発生すると考えられている[9]．この場合，通常は感染の効率は低いと考えられ，感染が起こるのは，感染者に距離が近く，長時間曝露されるなどの条件が重なった場合に限られると考えられている．空気感染防止策は，HEPAフィルターやN95マスクなど種々の特殊なフィルターによる飛沫核の除去と，陰圧室の利用など気圧差を利用した飛沫核拡散防止の2点が主要な対策である．

❷ 対象となる病原微生物・疾患

　呼吸器感染症のなかでヒト-ヒト間の空気感染を示す病原微生物は結核菌 *M. tuberculosis* である。なかでも、排菌のある結核（肺結核、咽頭・喉頭結核、気管・気管支結核）に対して空気感染対策が適用される[1]。そのほかに空気感染対策を要する全身感染症として、麻疹や水痘、播種性帯状疱疹があげられる。これらの全身感染症においてもときに肺病変がみられ、重症化により肺炎となることもある。また、アスペルギルス属の胞子も 5μm 以下であり、広義ではアスペルギルス症も空気感染に入るが、基本的に環境由来の感染であるため空気感染対策の対象には含めない。

❸ 病室管理

　空気感染対策を要する患者が入院する場合は、陰圧個室への収容が原則である。陰圧個室は空気感染隔離室（airborne infections isolation room：AIIR）とも呼ばれ、ドア閉鎖の条件下において室内を室外より陰圧とした部屋である。通常、病室の時間換気回数（air change per hour：ACH）は 6〜12 回に設定されている。循環式空調の場合にはダクト回路内に HEPA フィルター（high efficiency particulate air filter）を設置する。空調システムが利用できない場合は、ポータブルの HEPA フィルター内蔵空気洗浄機の利用も考慮する。結核病棟における大部屋の利用については、多剤耐性結核（MDR-TB）や超多剤耐性結核（XDR-TB）が否定できない段階でのコホーティングは避け、薬剤感受性が判明した後に行うべきである[4]。日常の病室清掃は通常の方法でよく、特別な清掃や消毒を行う必要はない。

　病室が感染性の飛沫核で汚染された場合は、その病室内の飛沫核の 99％ 以上が除去されるまで待てば、次の入室者は空気感染対策が不要と考えられる[10]。一般的に、部屋の全空気が入れ替わる 1 回の換気によって、約 63％のエアロゾル（飛沫核を含む 5μm 未満の微小な粒子）が除去されるといわれているため、5 回の換気により 1％ 未満までエアロゾルを除去することができることになる[8]。すなわち、その病室を再度使用できるようになるまでの時間は病室で設定されている換気回数に依存する。部屋ごとの換気回数は病院設計時に決められているため、病院の施設担当者に確認する。

　気管支鏡検査室は、特に結核患者から多量に排菌される危険性があるため、空気感染対策が行える空調設備を整えておくことが望ましい。

❹ 個人防護具と患者ケア

　患者以外に病室に入室する者は N95 マスクを装着する。N95 マスクは 0.1〜0.3μm の微粒子をフィルター面で 95％ 以上除去でき、空気感染防止に有用である[11]。N95 マスクは正確な装着をしなければ効果がないため、入室前に毎回実施するユーザーシールチェックに加え、各施設の状況に応じてスタッフに対するフィットテストの定期的な実施が必要である。

　患者が病室外に出るときは、患者が守るべき空気予防策の教育が重要である。ヒトから放出された直後は飛沫のため、空気感染を起こす感染症患者に装着してもらうマスクはサージカルマスクでよい。

　生活物品や医療器具の接触による感染はなく、特別な配慮は必要ない。ただし、結核患者に使用した気管支鏡は、高レベル消毒薬で消毒する。また、呼吸機能検査においても、ディスポーザブル回路を用いるか、適切な消毒が必要である。

　結核に関しては有効な予防策がない。患者発生後の対応や接触者健診は、地域の保健所と協働して行う。接触者検診ではインターフェロンγ遊離試験（IGRA 法）（T-スポット®.*TB*（T-SPOT）もしくはクオンティフェロン®TB ゴールド（QFT-3G））や胸部 X 線写真が用いられる。曝露直後と曝露後 2ヵ月程度をめどに IGRA 法を施行し、陽転化したものは潜在性結核と診断し、抗結核薬による治療を考慮する。ただし、活動性の肺結核の有無などの除外を確実に行う必要がある。IGRA 法で「判定保留」の結果となった場合は再検査を行うことが多いが、IGRA 陽性者が多数出るなど集団感染が疑われる場合には、「判定保留」の者も感染者として扱うこともある。日本結核病学会予防委員会は、医療従事者の入職時の健康診断に際し、法令に定められた検査項目のほか、IGRA

法の実施によるベースラインの確認を推奨しており，特に結核患者と常時接する職場（結核病棟など）の職員に対して行うことを強く勧めている[12]．

　一方，麻疹，水痘はワクチンにより予防が可能なため，医療従事者は接種不適当者でない限り確実に行う．

文　献

1）Garner JS：Guideline for Isolation Precautions in Hospitals. Part I. Evolution of isolation practices, Hospital Infection Control Practices Advisory Committee. Am J Infect Control **24**(1)：24-31, 1996

2）Boyce JM et al：Guideline for Hand Hygiene in Health-Care Settings. Recommendations of the Healthcare Infection Control Practices Advisory Committee and the HICPAC/SHEA/APIC/IDSA Hand Hygiene Task Force. Society for Healthcare Epidemiology of America/Association for Professionals in Infection Control/Infectious Diseases Society of America. MMWR Recomm Rep **51** (RR-16)：1-45, quiz CE41-44, 2002

3）Siegel JD et al：2007 Guideline for Isolation Precautions：Preventing Transmission of Infectious Agents in Health Care Settings. Am J Infect Control **35** (10 Suppl 2)：S65-164, 2007

4）Global Consensus Conference：final recommendations. Am J Infect Control **27**(6)：503-513, 1999

5）Roy CJ, Milton DK：Airborne transmission of communicable infection—the elusive pathway. N Engl J Med **350**(17)：1710-1712, 2004

6）Centers for Disease Control and Prevention (CDC)：Influenza antiviral medications：summary for clinicians. CDC. 2016, https://www.cdc.gov/flu/professionals/antivirals/summary-clinicians.htm（2019 年 2 月 5 日アクセス）

7）渡辺　彰，荒川創一，谷口清州ほか：日本感染症学会提言 2012「インフルエンザ病院内感染対策の考え方について（高齢者施設を含めて）」，日本感染症学会・インフルエンザ委員会 2012, http://www.kansensho.or.jp/guidelines/pdf/1208_teigen.pdf（2019 年 2 月 5 日アクセス）

8）Cohn AC et al：Prevention and control of meningococcal disease：recommendations of the Advisory Committee on Immunization Practices (ACIP). MMWR Recomm Rep **62** (RR-2)：1-28, 2013

9）Coia JE et al：Guidance on the use of respiratory and facial protection equipment. J Hosp Infect **85**(3)：170-182, 2013

10）Sehulster L et al：Guidelines for Environmental Infection Control in Health-care Facilities. Recommendations of CDC and the Healthcare Infection Control Practices Advisory Committee (HICPAC). MMWR Recomm Rep **52** (RR-10)：1-42, 2003

11）Jensen PA et al：Guidelines for Preventing the Transmission of *Mycobacterium tuberculosis* in Health-care Settings, 2005. MMWR Recomm Rep **54** (RR-17)：1-141, 2005

12）日本結核病学会予防委員会・治療委員会：潜在性結核感染症治療指針．結核 **88**(5)：497-512, 2013

Ⅵ. 呼吸器感染症と感染制御

3. 肺結核症における接触者健診の実際

本項目のポイント

- 接触者健診の目的は感染拡大の防止である.
- 初発結核患者の感染性の高さを考慮し,接触者健診対象者の優先順位を決める.
- 感染の有無の確認は IGRA 法が基本である.

わが国の結核罹患率は 2017 年には人口 10 万人当たり 13.3 人,新登録患者数は 16,789 人と減少傾向にある.しかしながら,結核低蔓延の水準である罹患率 10 にはいまだ至っておらず,欧米諸国と比較すると中蔓延国といえる[1].結核の制圧のためには,確実な治療とともに接触者健診が重要な対策である.実際の接触者健診は「感染症法に基づく結核の接触者健康診断の手引き(改訂第 5 版)」(以下,「接触者健診の手引き」)[2] をもとに行われ,本項ではこれを中心に記す.

A 接触者健診の目的

結核の接触者健診の目的は,感染性のある結核患者に適切な空気感染予防策のない状態で曝露した場合,1)潜在性結核感染症の発見と治療(かつての化学予防)により発症を防止すること,2)接触者のなかから新たな結核患者を早期発見し,できるだけ非感染性であるうちに治療に結びつけること,3)感染源・感染経路を探求しさらなる感染拡大防止策を講じること,の 3 つである.

B 接触者健診の実際

接触者健診は,1)患者の感染性および感染期間を判断する→2)接触者健診の対象者を選定する→3)接触者健診対象者の優先度を決める→4)接触者健診の実施,という流れで行っていく.

1 患者の感染性および感染期間の判断

a.「感染性の結核」と「非感染性の結核」

感染性の結核患者とは,結核菌 *M. tuberculosis* を空気中に排出し,他者へ感染させる可能性のある結核患者のことである.具体的には肺結核(気管・気管支結核を含む)および喉頭結核である.結核性胸膜炎や粟粒結核では肺実質にまで病変が及び,喀痰より結核菌が検出された場合は感染性があるものとして扱う.これら以外の肺外結核は感染源とはならないため,接触者健診は不要である.

b. 結核患者の「菌所見」と「感染性の高さ」

次に感染性の高さを考慮する.もっとも感染性(感染源となる危険性)が高いのは,喀痰塗抹検査で,抗酸菌陽性(ただし PCR 法にて結核菌であることを確認する必要がある)の場合である.特に排菌量が多いと考えられる.一方,3 回連続して喀痰塗抹検査が陰性であり,PCR 法か培養検査で結核陽性であった場合,塗抹陽性患者と比較し,感染性は低いと考えられる.気管支鏡で得られた各種検体,喀痰の喀出が自力でできないなどの理由により,吸引によって得られた吸引痰,胃液,咽頭ぬぐい液から結核菌が検出された場合は診断の有力な根拠となるが,感染性の高さの評価に有用かどうかはまだ未確定である[3].胸部 X 線所見や呼吸器症状,検体採取の際に N95 マスクを着用せずにエアロゾルを作るような行為を行わなかったかどうかなど,総合的に判断する必要がある.

c. 結核患者の「胸部 X 線所見」と「感染性の高さ」

肺結核患者において，胸部 X 線検査で明らかな空洞性病変を認める場合は感染性が高い．ただし，CT でしかわからないような空洞性病変が感染性の高さの評価に有用かどうかはコンセンサスが得られておらず，総合的に判断しなくてはならない．図1 に感染性を判断するためのフローチャートを示す．

d. 結核の感染リスクに影響する患者の行為や環境等

咳嗽やくしゃみは，話すことや歌を歌うことよりもしぶき（飛沫）を多く発生する．さらに，100μm 以下の小さなエアロゾルを作りやすく，飛沫の水蒸気がすぐに蒸発して結核菌（飛沫核）が空気中を浮遊するため，感染リスクは非常に高い[4]．また，結核患者の社交性が高いことや換気の悪い狭い空間で接触することなども感染リスクを高める．医療環境では，気管支鏡検査や喀痰吸引といった行為は，患者の咳嗽を誘発しやすく感染リスクが高い．

e. 感染性期間の決定

初発患者が接触者に結核を感染させる可能性のある期間を感染性期間というが，推測するのは難しい．CDC ガイドラインの推奨もふまえ，わが国でも結核診断日の 3 ヵ月前，または，初診時の

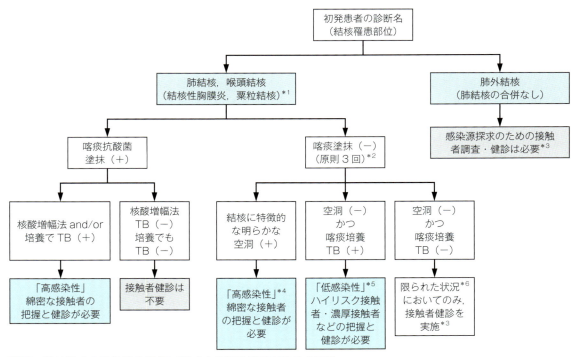

図1 結核患者の感染性の評価に基づく接触者健診実施の必要性

[*1] 肺実質病変を伴い，喀痰検査で結核菌が検出された場合（小児ではまれ）
[*2] 3 回行われていない場合には，喀痰検査の追加依頼などを含めて，慎重に対応する．
[*3] 当該患者からの感染拡大を想定した接触者健診は不要であるが，特に若年患者では，その感染源の探求を目的とした接触者調査と健診が必要
[*4] 連続検痰の結果がすべて塗抹陰性（核酸増幅法検査でも陰性）で，培養検査でもすべて陰性と判明した場合には，「高感染性」の評価を撤回してよい．核酸増幅法検査または培養検査で「非結核性抗酸菌」による病変と判明した場合は，「接触者健診は不要」と判断する．
[*5] 喀痰塗抹陽性例（高感染性）に比べて相対的に感染性が低いという意味．喀痰塗抹（−）でも，その核酸増幅法検査で TB（＋）の場合は，塗抹（−）培養（＋）と同様に，「低感染性」とみなしてよい．
[*6] たとえば，接触者のなかに乳幼児（特に BCG 接種歴なし）や免疫低下者等がいた場合

〔感染症法に基づく結核の接触者健康診断の手引き（改訂第 5 版）．平成 25 年度厚生労働科学研究費補助金（新型インフルエンザ等新興・再興感染症研究事業）「地域における効果的な結核対策の強化に関する研究」，p.22，2014 より引用〕

胸部X線ですでに空洞病変を認めた例では初診日の3ヵ月前を始期とするのが望ましい（**表1**）とされている．ただし，過去の胸部X線所見や菌検査所見をさかのぼって排菌開始時期の推定が可能な場合には，その時期を始期とする．

② 接触者健診の対象者の選定

初発結核患者が感染性期間において，その患者と同じ空間にいた者が「接触者」と定義される．感染・発病の危険度に応じて以下のように区分される．

ハイリスク接触者：感染した場合に発病リスクが高い，または重症結核が発症しやすい接触者．

- 乳幼児（特にBCG接種歴のない場合）
- 免疫不全疾患（HIV感染など），治療管理不良の糖尿病患者，免疫抑制薬や（抗TNF-α製剤を含む）副腎皮質ステロイドなどの結核発病リスクを高める薬剤治療を受けている者，臓器移植例，透析患者など

濃厚接触者：以下のような場合．

- 患者の同居家族，あるいは生活や仕事で毎日のように部屋を共有していた者
- 患者と同じ車に週に数回以上同乗していた者
- 換気の乏しい狭隘な空間を共有していた者
- 結核菌飛沫核を吸引しやすい医療行為（感染結核患者に対する不十分な感染防護下での気管支内視鏡検査，呼吸機能検査，喀痰の吸引，解剖，結核菌検査等）に従事した者
- 集団生活施設の入所者（免疫の低下した高齢者が多く入所する施設，あるいは刑務所などで感染性結核患者が発生した場合）

院内発生した場合の濃厚接触者を考えると，同室者，主治医，担当看護師，気管支鏡検査や採痰を担当した医師，看護師，検査技師などである．

非濃厚（通常）接触者：以下のような場合．

- 濃厚接触者ほどではないが，接触のあった者
- 数回初発患者を訪ねていた，週に1回程度短い時間会っていたなど
- 数分の入院時診察や面談など，数分〜数十分の接触では感染リスクは小さい

表1　初発患者の特徴による結核の感染性期間の始期の推定

患者の特徴		「感染性期間の始期」に関する基本的考え方
咳など結核症状	喀痰塗抹胸部X線空洞	
あり	塗抹（−）*1 かつ 空洞（−）	①最小の症状出現時を始期とする ②以前から慢性的な咳があるなど，結核の症状出現時期の特定が困難な事例では，診断の3ヵ月前を始期とする．
あり	塗抹（＋）または 空洞（＋）	①結核診断日の3ヵ月前，または初診時の胸部X線検査ですでに空洞所見を認めた例では初診日の3ヵ月前*2 ②症状出現から診断までの期間が3ヵ月以上の場合は症状出現時を始期とする*2 　ただし，過去のX線検査所見や菌検査所見などをさかのぼって分析した結果，排菌開始時期の推定が可能な場合は，その時期を始期とする．
なしまたは不明	塗抹（＋）または 空洞（＋）	空洞所見を認めた例では初診日の3ヵ月前*2 ただし，過去のX線所見や菌検査所見等をさかのぼって分析した結果，排菌開始時期の推定が可能な場合は，その時期を始期とする．*3

*1 塗抹（−）は，「喀痰塗抹陰性・培養陽性」の場合をさす．これに該当する事例は，塗抹陽性例に比べて感染性が低いものの，接触者健診の発端となった患者という意味では積極的疫学調査の対象であり，感染性期間の始期の推定が必要である．

*2 患者登録直後の（第一回心円の）接触者健診により新たな結核患者（発病者）が発見された場合は，感染から発病までの期間（集団感染事例の観察では，感染源患者の症状出現から7〜8ヵ月後の発病例がもっとも多い）も考慮して，感染性期間の始期を遡及する．

*3 過去のX線検査所見や菌検査所見の状況により，感染性期間の遡及が3ヵ月間よりも短くなることもあれば，それよりも長くなることもある．たとえば，「診断時は吸引痰の塗抹（1＋）で非空洞型（例：rⅢ1）であったが，1ヵ月前の吸引痰の塗抹検査では陰性で，咳症状は2ヵ月前から出現」といった例では，診断日の2ヵ月前を感染性期間の始期と考える．一方，「診断時の喀痰検査が塗抹（3＋）で，6ヵ月前の胸部X線を再読影した結果，感染性肺結核を疑う陰影を認めた」といった例では，感染性期間の始期を診断日の少なくとも6ヵ月前まで遡及する．

〔感染症法に基づく結核の接触者健康診断の手引き（改訂第5版）．平成25年度厚生労働科学研究費補助金（新型インフルエンザ等新興・再興感染症研究事業）「地域における効果的な結核対策の強化に関する研究」，p.12，2014より引用〕

非接触者：初発患者と同じ空間を共有したことが確認できない者

3 接触者健診対象者の優先度の決定

「接触者健診の手引き」に従って，初発結核患者の感染性の高さを分類し（高感染性，低感染性，図1参照），接触者を最優先接触者，優先接触者，低優先接触者に分類しこれらの組み合わせで接触者健診の優先度を決めていく．初発患者が「高感染性」だった場合と「低感染性」だった場合の優先度の設定は図2，3の通りである．

4 接触者健診の実施

接触者には結核の既往，BCG接種歴，過去のインターフェロンγ遊離試験（IGRA法）またはツベルクリン反応検査の結果（実施歴があれば），呼吸器症状の有無，結核の発病を高めるような疾患の有無，接触の度合いなどを聴取し，検査を進めていく．

a. 感染の有無に関する検査（IGRA法，ツベルクリン反応検査）

結核感染の有無を確認するため，「接触者健診の手引き」のスケジュール[2]に従ってIGRA法またはツベルクリン反応検査を実施するが，第一優先はIGRA（QFT-3GまたはT-SPOT）である．ツベルクリン反応は過去のBCG接種歴や非結核性抗酸菌感染の影響も受け，特異度が低いため，適応は乳幼児に限定される．

IGRAの実施時期については検査の「ウインドウ期」を考慮し，結核患者との最終接触から2〜3ヵ月後に実施する．初発結核患者との接触が長い，すでに二次患者が発生している，あるいは最優先接触者である場合は，接触（診断）直後と2〜3ヵ月後に行う．陰性であれば原則として接触者健診は終了である．ただし，接触者健診対象者集団のIGRA陽性率が高かった場合は，さらに6ヵ月後にもIGRAを行うことが推奨されている．

IGRAは乳幼児に対しても基本項目となっている．ただし乳幼児の活動性結核に対するIGRAの感度をそのまま潜在性結核の診断に適応できるか

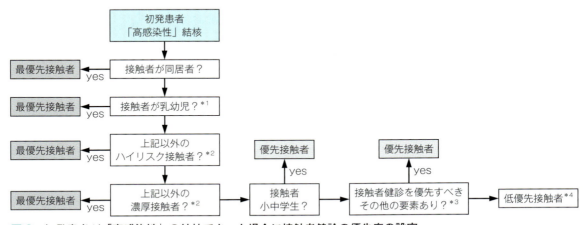

図2 初発患者が「高感染性」の結核であった場合に接触者健診の優先度の設定

[*1] 小学校就学年齢前の乳幼児
[*2] ハイリスク接触者，濃厚接触者等の定義は，文献2）の「第2章の3」を参照
[*3]「優先するべき要素あり」としては，以下のような場合がある
 ・接触者の職業が，いわゆる「デインジャーグループ」に属する場合（教職員，保育士，医師，看護師など）
 ・最優先接触者における結核発病率（または感染率）が予想以上に高く「非濃厚接触者」にも健診が必要と判断された場合
 ・健診の優先度が低いと考え健診対象外としていた接触者のなかから結核の発病が認められ，かつ，結核菌の指紋型分析（RFLP等）の結果が初発患者と同一パターンであると判明したため，「非濃厚接触者」にも健診が必要と判断された場合
[*4] 非濃厚接触者（*1〜3に該当しない場合）は，基本的に「低優先接触者」に区分
〔感染症法に基づく結核の接触者健康診断の手引き（改訂第5版）．平成25年度厚生労働科学研究費補助金（新型インフルエンザ等新興・再興感染症研究事業）「地域における効果的な結核対策の強化に関する研究」，p.24, 2014より引用〕

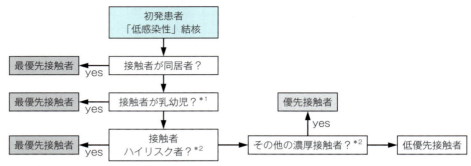

図3 初発患者が「低感染性」の結核であった場合の接触者健診の優先度の設定
*[1] 小学校就学年齢前の乳幼児
*[2] ハイリスク接触者，濃厚接触者等の定義は，文献2)の「第2章の3」を参照
〔感染症法に基づく結核の接触者健康診断の手引き（改訂第5版）．平成25年度厚生労働科学研究費補助金（新型インフルエンザ等新興・再興感染症研究事業）「地域における効果的な結核対策の強化に関する研究」，p.25，2014 より引用〕

どうかは不明であり，ツベルクリン反応との併用が推奨されている．BCG未接種であればツベルクリン反応を優先する．また実際には，IGRAを乳幼児に実施することは困難を伴うことが多く，ツベルクリン反応のみで判定せざるをえない場合もある．その際の対応は，「接触者健診の手引き」を参照されたい[2]．

またIGRAの「判定保留」の結果には，QFT-3GとT-SPOTでは解釈が違うので注意が必要である．QFT-3Gでは「判定保留」は基本的に陰性と同等とする．ただし，対象集団において，感染率が高い場合には，感染・発病リスクの度合いを考慮し総合的に判断する．再検査を行うことも考慮する．T-SPOTの「判定保留」では再検査が推奨されている．

b. 胸部X線検査

IGRAやツベルクリン反応が感染の有無を確認する検査であるのに対し，胸部X線は発病の早期発見を目的にして行われる．BCG既接種者では，感染を受けて最初に胸部X線で所見が現れるのは4ヵ月以降が大部分である．一方，BCG未接種者では感染の2ヵ月後に肺門リンパ節腫大を認めることがあり，免疫不全者ではさらに所見として現れるのが早いと推定される．もし，最優先接触者において初発患者の登録直後のIGRAが陽性であれば胸部X線検査を実施する．また，呼吸器症状を認めた場合，IGRAが妥当ではない

と判断され実施されない場合，もしくはすでに二次感染者が疑われる場合は，IGRAの実施時期とは連動させずに胸部X線検査を進めていく．感染後2年以内に発症することが多いため（約8割），おおむね半年ごとに2年間程度検査を行う．

前述したように，接触者健診2〜3ヵ月後のIGRAで感染がないと判断され，いったん健診は終了したとしても，呼吸器症状が出現した場合は早めに医療機関を受診するよう勧奨し，胸部X線検査を行う．

接触者の優先度に応じた健診の実施時期，内容および事後対応を**表2**に示す．

C 院内感染対策としての接触者健診

呼吸器・感染症内科医であってもしばしば結核の診断はむずかしく，入院後に感染性結核であったことが判明することがある．あるいは，呼吸不全で救急外来に運ばれ，N95マスクを着用せずに挿管などの処置をしてしまった後に結核が判明することもあるであろう．院内で結核患者が発生した場合は，保健所へ十分な情報を提供し，接触者健診は保健所と協働して行う必要がある．その際，接触した病院職員に対しては接触者健診対象者の範囲を選定することはむずかしい．しかし，医療従事者は「デインジャーグループ（ひとたび結核を発病した場合，周囲に感染させるおそれの

3. 肺結核症における接触者健診の実際 *307*

表2 接触者の優先度等に応じた健診の実施時期，内容，および事後対応（感染者追求のための健診）

接触者の年齢等	健診目的	健診の実施時期	第一同心円		第二同心円
			最優先接触者	優先接触者	低優先接触者
乳幼児（未就学児）	LTBIの発見と進展防止	登録直後	・IGRA and/or ツベルクリン反応検査 →陽性者に胸部X線検査 ・ツベルクリン反応を優先実施した場合でも，接触歴等から感染リスクが高いと判断された者にはIGRAも併用（ツベルクリン反応を優先し，その結果が強陽性等で「感染あり」と診断された場合，IGRAの併用は不要） →「IGRA陽性者」および「塗抹陽性患者との接触歴ありでBCG未接種のツベルクリン反応陽性者」などについては発病の有無を入念に精査（医療機関へ紹介）	—	—
		2～3ヵ月後*1	同上		
		事後対応*6	・上記のIGRA（またはツベルクリン反応）の結果，感染あり（疑い）と診断 →潜在性結核感染症（LTBI）としての治療を指示 ・直後のIGRA・ツベルクリン反応がともに陰性であっても，BCG未接種児の場合などは，ウインドウ期を考慮 →LTBIとしての治療を検討 ・最終接触から2～3ヵ月後もIGRA・ツベルクリン反応がともに陰性 →ここで健診は終了*3		
	患者の早期発見	6ヵ月後～2年後まで	・上記で感染あり（疑い）と診断したが，LTBIとしての治療を実施できなかった場合 →胸部X線検査（おおむね6ヵ月間隔）	—	—
小学生	LTBIの発見と進展防止	登録直後*2	・IGRA（必要に応じてツベルクリン反応） →陽性者に胸部X線検査	同左（最終接触の2～3ヵ月後に1回）	同左（最終接触の2～3ヵ月後に1回）
		2～3ヵ月後*1	・IGRA（必要に応じてツベルクリン反応） →陽性者に胸部X線検査		
		事後対応*6	・上記検査の結果，感染あり（疑い）と診断 →LTBIとしての治療を指示*4 ・最終接触から2～3ヵ月後も，IGRA（ツベルクリン反応）陰性 →ここで健診は終了*3	同左	同左
	患者の早期発見	6ヵ月後～2年後まで	・上記で感染あり（疑い）と診断したが，LTBIとしての治療を実施できなかった場合 →胸部X線検査（おおむね6ヵ月間隔）	同左	同左
中学生以上（対象年齢の上限なし）	LTBIの発見と進展防止	登録直後*2	・IGRA検査→陽性者に胸部X線検査*5	同左（最終接触の2～3ヵ月後に1回）	同左（最終接触の2～3ヵ月後に1回）
		2～3ヵ月後*1	・IGRA検査→陽性者に胸部X線検査		
		事後対応*6	・上記検査の結果，感染あり（疑い）と診断 →LTBIとしての治療を指示*4 ・2～3ヵ月後も，IGRA陰性（未感染と判断） →ここで健診は終了*3	同左	同左
	患者の早期発見	6ヵ月後～2年後まで	・上記で感染あり（疑い）と診断したが，LTBIとしての治療を実施できなかった場合 →胸部X線検査（おおむね6ヵ月間隔）	同左	同左

注）第一同心円の健診で新たな患者（または複数の感染者）が発見された場合に，第二同心円へと段階的に対象を拡大する.

*1「2～3ヵ月後」とは，初発患者との最終接触から2～3ヵ月経過後という意味.「登録直後」の健診を，初発患者との最終接触から2～3ヵ月以上経過後に実施していた場合は，1回の健診でよい.

（次頁につづく）

*2 初発患者の登録時点で，すでに 2 ヵ月以上の感染曝露期間があったと推定される「最優先接触者」については，登録直後の健診を重視する．一方，初発患者が「低感染性」の場合，または患者登録までの感染曝露期間が短い場合は，登録直後の健診を省略し，患者との最終接触から 2〜3 ヵ月後を初回健診として差し支えない.
*3 接触者の所属集団の IGRA 陽性率が高い場合，またはすでに多くの二次感染患者を認める場合などは，患者との最終接触から 6 ヵ月後にも IGRA 再検査を実施するとともに，経過観察を続ける．終了する場合でも，その後の有症時の医療機関受診を勧奨する.
*4 免疫不全（HIV 感染等）に準じた因子を有する者には，IGRA（ツベルクリン反応）陰性でも，慎重な対応を行う.
*5 不安が強い接触者等には，2 ヵ月後の IGRA を待たずに，登録直後に胸部 X 線検査を実施する場合あり.
*6 本表における「事後対応」では，画像所見等により結核患者（確定例）と診断された場合を除く.
〔感染症法に基づく結核の接触者健康診断の手引き（改訂第 5 版）．平成 25 年度厚生労働科学研究費補助金（新型インフルエンザ等新興・再興感染症研究事業）「地域における効果的な結核対策の強化に関する研究」，p.36，2014 より引用〕

高い集団）」に該当するため，通常であれば濃厚接触者の範疇ではないと思われても，やや広めに接触者健診の対象者を選定することは妥当である．院内感染対策委員会で主導し独自に検査を進めていくことが望まれる.

文 献

1) 結核予防会結核研究所疫学情報センター，http://www.jata.or.jp/rit/ekigaku/toukei/nenpou/（2019 年 2 月 5 日アクセス）

2) 感染症法に基づく結核の接触者健康診断の手引き（改訂第 5 版）．平成 25 年度厚生労働科学研究費補助金（新型インフルエンザ等新興・再興感染症研究事業）「地域における効果的な結核対策の強化に関する研究」，2014

3) Guidelines for Preventing the Transmission of *Mycobacterium tuberculosis* in Health-Care Settings, 2005. MMWR Recomm Rep **54** (RR17)：1-141, 2005

4) Loudon RG et al：Singing and the dissemination of tuberculosis. Am Rev Respir Dis **98**(2)：297-300, 1968

VI. 呼吸器感染症と感染制御

4. 呼吸器感染症におけるワクチンの種類と意義

本項目のポイント

- ワクチンは感染症の発症や重症化を防ぐ.
- ワクチンにより十分に抗体が産生されるように接種方法や効果を認識しておく.
- ワクチン接種の際には患者への説明と同意が重要である.

A ワクチンの実際

ワクチン接種は感染症の発症や重篤化を防ぐほか, アウトブレイクやパンデミックの予防にも大きな効果をもたらしており, また医療経済的観点からは医療費削減にも貢献している. わが国では, 予防接種法に基づき, 集団予防目的のA類疾病と, 個人予防目的のB類疾病とに対して定期接種の勧奨を行っている. そのほかに, B型肝炎や流行性耳下腺炎などのワクチンは任意接種となっている.

ここ数年で, 水痘ワクチンなど定期接種対象疾患の拡大を図っているが, 接種費用や副作用の問題により, ほかの先進国と比べてワクチンの実施率で遅れをとっているのが実情である.

B ワクチンと感染制御

ヒトにワクチンが接種されると体内で免疫反応が起こる. いわゆる能動免疫によって獲得された免疫は長期間体内に記憶される. しかし, ワクチン接種で生涯その感染症には罹らなくなるというわけではなく, また, 必ずしも十分な抗体が産生される保証もない. したがって, ワクチン接種には重要な意義があるものの, 接種後も各疾患についての感染対策を心がけておくことが肝要である.

C 呼吸器感染症に関連するワクチン

呼吸器感染症に関連するワクチンとして, イン

フルエンザワクチン, 肺炎球菌ワクチン, BCGワクチン, 麻疹ワクチンなどがある.

① インフルエンザワクチン

インフルエンザウイルスは, 表面抗原が変異し, 常に同じ構造を保たない. わが国では, 次のシーズンに流行する候補株についてWHOでの推奨や国内での流行状況などをもとに国立感染症研究所により選定され, 最終的に厚生労働省により決定される. このワクチンは上記の通り, 流行株を予測して製造しているため, 実際の流行株が予測と異なると, 十分な感染予防がなされないという欠点がある.

わが国のインフルエンザワクチンについては, 以前は, A型インフルエンザ2種類と, B型インフルエンザ1種類の計3種類を対象にした3価ワクチンが使用されていたが, 2016年には, B型インフルエンザの対象を1種類増やした4価ワクチンが推奨されている. 従来の注射接種と異なる, 経鼻接種の4価のインフルエンザワクチンは, わが国では現在未認可であるが, 一部海外では認可されている. メリットとして鼻腔内への噴霧という簡便な方法でワクチン接種が可能である点がある. また, 生ワクチン内の病原微生物に対して細胞性免疫も誘導されるため, ワクチン内のウイルスと異なっても有効であるという点もある. デメリットとしては, 生ワクチンであるため禁忌となるケースがあり, また, アメリカ疾病予防管理センター (CDC) によると, 経鼻での生ワクチンの有効性は, 不活化ワクチンの注射に劣

る，というデータもある[1]．

わが国では，インフルエンザワクチンはB類疾病の定期接種に該当する．定期接種対象者は，65歳以上の高齢者，もしくは60〜64歳で，心臓，腎臓，呼吸器の機能障害がある，またはHIVにより免疫機能障害がある者とされており，それ以外の者は任意接種となっている．ワクチン接種による効果が出現するには約2週間程度かかるとされ，流行シーズンがはじまってからの接種では予防効果が間に合わない．つまり，例年流行のピークが12月末からはじまることをふまえると，12月中旬までに接種する必要がある．特に，定期接種対象者や間隔をあけて複数回接種する必要のある小児は，早めの接種が望ましい．また，医療従事者は院内のインフルエンザ感染拡大を防ぐためにも，毎年の接種が望ましい．

副作用としては，接種部位に発赤や腫脹などの局所反応を生じうるが，約2〜3日で消失する．厚生労働省によるインフルエンザワクチンの添付文書では皮下注射が推奨されているが，皮下注射よりも筋肉注射のほうがワクチン接種後の局所反応の出現が有意に少なく，抗体産生は有意に高いという報告もある[2]．また，インフルエンザワクチンが製造される過程で，インフルエンザウイルスの増殖にニワトリの卵が使われることから，卵アレルギーがある者はワクチン接種によるアナフィラキシー症状を呈することがある．胎児への有毒性は現在のところ報告されていないが，妊娠14週目までは自然流産が起こりやすい時期でもあるため，妊婦に接種の際は被接種者の十分な理解と同意を得ることが重要である．きわめてまれではあるが，ワクチン接種後にGuillain-Barré症候群や急性散在性脳脊髄炎の発症が否定できない症例の報告もあり，神経障害の出現に注意する必要がある[3]．

❷ 肺炎球菌ワクチン

肺炎球菌には，莢膜の外側に，多糖体により構成される莢膜があり，これが病原性を決定する重要な因子となっている．肺炎球菌は90種類以上の莢膜型に分類され，肺炎球菌ワクチンはこれらの莢膜を抗原として作成される．わが国では，

2018年現在23価莢膜多糖体型肺炎球菌ワクチン（PPSV23）と13価タンパク結合型肺炎球菌ワクチン（PCV13）が用いられている．これらの表記にある価の数字は，そのワクチンがカバーしている莢膜型の数を表しており，PPSV23はPCV13よりも莢膜型のカバー数が多いことを示す．

莢膜型の種類は90種類以上あるが，実際に病原性をもつものは約30種類である．カバーされる数が増えることで，わが国でも侵襲性肺炎球菌感染症（IPD）罹患率の減少につながっている．しかし，今後，莢膜型の置換によりこれらのワクチンでカバーされていない血清型によるIPDの増加，すなわち，ワクチンによるIPDカバー率の減少が危惧されている[4]．

現在，PCV13がA類疾病の定期接種に，PPSV23がB類疾病の定期接種に，それぞれ該当している．これらの対比は**表1，2**に示したが，PPSV23とPCV13の大きな違いは，それらの免疫獲得様式にある[4,5]．PPSV23は，肺炎球菌莢膜の構成成分である多糖体を含んでおり，脾臓の辺縁帯で，糖鎖の繰り返し構造による直接的なB細胞抗原受容体の架橋が起こることで，T細胞に依存せず抗体を産生することができる．一方，PCV13は，肺炎球菌莢膜多糖体に無毒性変異ジフテリア毒素（CRM197）を結合させることで，

表1　PPSV23とPCV13の特徴

	PPSV23	PCV13
接種対象年齢	①2歳以上65歳未満の高リスク者 ②65歳以上の高齢者	①2ヵ月以上6歳未満の小児 ②65歳以上の高齢者
接種方法	皮下注射または筋肉内注射	筋肉内注射
種類	不活化ワクチン	不活化ワクチン
含有莢膜型	23種類（1, 2, 3, 4, 5, 6B, 7F, 8, 9N, 9V, 10A, 11A, 12F, 14, 15B, 17F, 18C, 19A, 19F, 20, 22F, 23F, 33F）	13種類（1, 3, 4, 5, 6A, 6B, 7F, 9V, 14, 18C, 19A, 19F, 23F）
免疫様式	B細胞（免疫記憶なし）	B細胞＋T細胞（免疫記憶あり）

〔日本内科学会成人予防接種検討ワーキンググループ：成人予防接種のガイダンス2016年改訂版. 日内会誌 **105**：1472-1488, 2016を参考に筆者作成〕

PPSV23同様にB細胞を活性化させるだけではなく，そのB細胞が抗原提示細胞となってTh細胞も活性化できる．このため，PPSV23接種では認められない抗体の親和性成熟やメモリーB細胞と長寿命形質細胞の形成がみられる[6]．つまり，PCV13接種ではより強力な免疫力や免疫記憶の獲得が可能である．また，2歳未満の小児では，免疫系が未成熟であるため現在PPSV23による予防効果は認められていない．

PCV13とPPSV23の双方の長所を活かすために，2014年にアメリカ予防接種諮問委員会（ACIP）によりPPSV23とPCV13の併用接種が推奨され，この考えを受け日本呼吸器学会と日本感染症学会との合同委員会により，「65歳以上の成人に対する肺炎球菌ワクチン接種の考え方」が発表された（図1）．これは，2014年から定期接種となったPPSV23接種の移行措置期間が考慮されたものである．2017年に日本感染症学会により発表された「肺炎球菌ワクチン再接種のガイダンス」によると，PPSV23の再接種による安全性と忍容性については，初回接種から5年以上経過していればほぼ問題ない，という報告もされた[7]．わが国では現在65歳未満でのPCV13接種が保険適用ではないため，自己負担の場合を除いては，65歳でPPSV23を接種した後にPCV13を接種することになるが，「PCV13→PPSV23」の順番で接種したほうが，「PPSV23→PCV13」の順番で接種するよりも高い免疫反応が得られる[8]．

表2 PPSV23の接種対象者

1. 65歳以上の高齢者で肺炎球菌ワクチン接種を受けたかどうかはっきりしない人
2. 2～64歳で下記の慢性疾患やリスクを有する人
   ・慢性心不全（うっ血性心不全，心筋症など）
   ・慢性呼吸器疾患（COPDなど）
   ・糖尿病
   ・アルコール中毒
   ・慢性肝疾患（肝硬変）
   ・髄液漏
3. 摘脾を受けた人，脾機能不全の人
4. 老人施設や長期療養施設などの入居者
5. 易感染性患者
   HIV感染者，白血病，Hodgkin病，多発性骨髄腫，全身性の悪性腫瘍，慢性腎不全，ネフローゼ症候群，移植患者のように免疫抑制療法を受けている人，副腎皮質ステロイドの長期全身投与を受けている人

〔日本呼吸器学会：成人市中肺炎診療ガイドライン，p.70，2007より許諾を得て転載〕

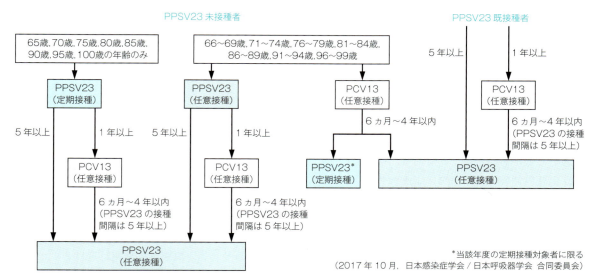

図1 65歳以上の成人に対する肺炎球菌ワクチン接種の考え方
2015（平成27）～2018（平成30）年度の接種．2019（平成31）年3月31日までは経過措置として，65歳，70歳，75歳，80歳，85歳，90歳，95歳，100歳の年齢となる日の属する年度の初日から当該年度の末日までの間にある人が対象．2019（平成31）年4月1日以降は65歳の人のみ対象．
〔日本感染症学会ホームページ，http://www.kansensho.or.jp/guidelines/pdf/o65haienV/o65haienV_171023.pdf（2018年10月23日アクセス）より許諾を得て一部改変し転載〕

インフルエンザワクチンとの併用については，PPSV23 に加えて 3 価インフルエンザワクチンを接種すると，どちらも未接種の場合や PPSV23 単独接種の場合と比較して，肺炎の発症例は有意に低かったと報告されている[9]．現在製造されている 4 価インフルエンザワクチンは，2015 年度からの開始であるため，PPSV23 と 4 価インフルエンザワクチンとの併用接種による肺炎予防のエビデンスは現在のところ不明である．

肺炎球菌ワクチンによる副反応としては，PPSV23，PCV13 ともにまれで，そのほとんどが注射部位の発赤や腫脹などであるが，自然に消失する．

③ BCG ワクチン

BCG ワクチンは，結核予防に用いられる弱毒化ワクチンであり，わが国では A 類疾病の定期接種に該当している．BCG ワクチンを接種することで，結核発症のリスクを約半分に減らすことができるという海外のメタ解析も存在する[10]．BCG ワクチンの有効な期間については，1 度の接種で 10 年以上続くといわれており，乳幼児期に BCG ワクチンを接種しても終生結核に罹らないというわけではない．一方で成人での再接種による予防効果は認められていない．わが国は現在「結核中蔓延国」であり，BCG ワクチン接種歴があっても，結核が疑われた場合には早期の医療機関への受診が望ましい．また，医療従事者も結核患者の診療に当たる際には別項で述べられている通り，空気予防策の実施が必須である．

副反応としては，発赤や腫脹などの局所症状を認めることがあるが，まれである．接種方法として，上腕外側のほぼ中央部に圧刺を行う管刺法が推奨されているが，他の部位に接種するとケロイド発症のリスクとなる．

④ 麻疹ワクチン

麻疹は，A 類疾病の定期接種に該当し，わが国では風疹との混合ワクチン（MR ワクチン）として接種される．麻疹の合併症では肺炎が最多であり，呼吸器感染症として重要である．また，空気感染を引き起こすことから，感染対策上も重要な感染症である．

麻疹ワクチン接種による抗体陽性率は 95％以上であるが，数％は 1 回の接種では抗体が生成されない（primary vaccine failure）．さらに，以前は 1 度の接種で終生免疫が獲得されると考えられていたが，麻疹の流行が減少することで，野生の麻疹ウイルス measles virus に接触する機会が減り，1 度接種したにもかかわらず免疫が低下することがある（secondary vaccine failure）．これらを防ぐため，現在では 1〜2 歳と 5〜6 歳の 2 回接種となっている．

副反応としては，接種約 1 週間後に発熱や発疹を生じることがあるが，自然に消退する．ただし，生ワクチンであるため，妊婦や妊娠の可能性がある者には原則禁忌である．また，ワクチン接種後 2 ヵ月は妊娠を避けるようにする．

⑤ 水痘ワクチン

水痘も，麻疹同様合併症として肺炎を認めることがあり，空気感染を起こすウイルスであるため，感染対策上重要である．

水痘ワクチンは，A 類疾病の定期接種に該当し，3 ヵ月以上あけて 2 回接種することになっている．これにより，重症の水痘のみならず軽症の水痘の発症予防まで可能である．このワクチンが定期接種となったのは 2014 年 10 月であり，必要に応じて接種することは可能である．医療従事者については，院内感染を予防するために水痘ワクチンを接種することが推奨される．

副反応としては，局所の発赤や腫脹等がまれにみられる．生ワクチンであるため，妊婦には原則禁忌で，ワクチン接種後 2 ヵ月は妊娠を避ける必要がある．また，麻疹ウイルスと異なり，免疫不全症例や副腎皮質ステロイド・免疫抑制薬を使用している場合も禁忌となる．ライ症候群を引き起こすおそれがあるため，接種後 6 週間はアスピリンなどのサリチル酸製剤の使用は避ける[11]．水痘ワクチンにはエリスロマイシンとカナマイシンが微量に含まれているため，これらにアレルギーのある者には注意する．

⑥ 百日咳

百日咳とは，百日咳菌 *B. pertussis* が原因による呼吸器感染症であり，A 類疾病に該当する．現在は，ジフテリア，破傷風，ポリオと合わせて4種混合ワクチン（DPT-IPV）として接種されている．

ワクチン接種により90％以上の百日咳の発症を予防できるが，ワクチンの効果は長続きせず，接種後1年ごとに百日咳感染のリスクは平均42％上昇する[12]．海外では，Tdap と呼ばれる思春期以後を対象としたジフテリア，百日咳，破傷風の3種混合ワクチンがあるが，わが国では承認されていない．

DPT-IPV の副反応として，発熱や接種部位の発赤，腫脹などの局所反応を生じることがあるが，いずれも数日で軽快する．

文　献

1) ACIP votes down use of LAIV for 2016-2017 flu season, https://www.cdc.gov/media/releases/2016/s0622-laiv-flu.html（2019 年 2 月 5 日アクセス）
2) Cook IF et al：Reactogenicity and immunogenicity of an inactivated influenza vaccine administered by intramuscular or subcutaneous injection in elderly adults. Vaccine 24 (2006)：2395-2402, 2005
3) 医薬品医療機器等安全性情報，https://www.mhlw.go.jp/kinkyu/iyaku_j/iyaku_j/anzenseijyouhou/306.pdf（2019 年 2 月 5 日アクセス）
4) 日本内科学会成人予防接種検討ワーキンググループ：成人予防接種のガイダンス 2016 年改訂版．日内会誌 **105**：1472-1488, 2016
5) 日本呼吸器学会：成人市中肺炎診療ガイドライン，2007
6) 川上和義：肺炎球菌感染症の発症病態とワクチンの免疫機序．日内会誌 **104**：2307-2313, 2015
7) 大石和徳ほか：肺炎球菌ワクチン再接種のガイダンス（改訂版）．感染症誌 **91**(4)：543, 2017
8) Greenberg RN et al：Sequential administration of 13-valent pneumococcal conjugate vaccine and 23-valent pneumococcal polysaccharide vaccine in pneumococcal vaccine-naive adults 60-64 years of age. Vaccine 32 (2014)：2364-2374, 2014
9) 日本呼吸器学会：成人肺炎診療ガイドライン 2017, 2017
10) Colditz GA et al：Efficacy of BCG vaccine in the prevention of tuberculosis. Meta-analysis of the published literature. JAMA **271**(9)：698-702, 1994
11) 青木　眞：レジデントのための感染症診療マニュアル，第 3 版，医学書院，p.1384，2015
12) Klein NP et al：Waning protection after fifth dose of acellular pertussis vaccine in children. N Engl J Med **367**：1012-1019, 2012

索 引

和 文

あ

アクチノミセス属　74
アジスロマイシン　121, 122
アシネトバクター属　53
アシネトバクター・バウマニ　180
アスペルギルスガラクトマンナン抗原
　35, 248, 249
アスペルギルス症　47, 245
アスペルギルス属　77, 90, 245
アスペルギローマ　90, 245
アデノウイルス　46, 47
アトバコン　276
アミカシン　106
アミノグリコシド系薬　105, 284
アミノグリコシド耐性　50
アメーバ症　268
アメリカ鉤虫　265
アメリカ疾病予防管理センター
　（CDC）　55
アモキシシリン　120, 122
アモキシシリン・クラブラン酸　120-
　123
歩く肺炎　57
アルベカシン　106, 122, 177
アルベンダゾール　265
アレルギー性気管支肺アスペルギルス
　症（ABPA）　245, 250
アレルギー性気管支肺真菌症
　（ABPM）　251
アレルギー性反応　232
アンチバイオグラム　78, 98
アンピシリン　104, 120, 122
アンピシリン・スルバクタム　104,
　120-123

い

胃液培養　240
易感染原因　111

易感染宿主　110
異型病原微生物　97
意識状態　24
維持血液透析　154
イセパマイシン　106
イソニアジド　109, 242
一次結核　220
一般細菌　32
遺伝子検査　35, 41, 80, 136, 224
移動する浸潤影　264
イナビル®　191
イヌ回虫　266
イヌ糸状虫症　47, 267
イベルメクチン　268
イミペネム・シラスタチン　103, 120
イムノクロマトグラフィ　78, 136, 257
医療・介護関連肺炎（NHCAP）　6,
　114, 116, 153
　——の診療　112
　——の定義　153
医療・介護関連肺炎診療ガイドライン
　117
医療ケア関連肺炎（HCAP）　116, 153,
　169
　——の定義　153
陰圧個室　300
インターフェロンγ遊離試験（IGRA）
　38, 225, 305
咽頭炎　3
咽頭症状　193
咽頭痛　20
咽頭培養　31
院内感染　179
院内感染型 MRSA　11
院内感染対策　223, 306
院内肺炎（HAP）　6, 114, 169
　——のエンピリック治療　175
　——の診療　112
インフルエンザ　197
　——感染予防　298
　——ワクチン　123, 283, 298, 309
インフルエンザウイルス　48, 78, 131,

188, 256
　——抗原　34
インフルエンザ菌　51, 56, 73, 85
　——の抗菌薬　120
インフルエンザ菌 b 型（Hib）　8, 128
　——ワクチン　14, 128

う

ウイルス　3, 196
ウイルス感染症　47
ウイルス性肺炎　17, 256
ウェステルマン肺吸虫　263

え

エアロゾル　302
疫学　8
　院内肺炎の——　169
　市中肺炎の——　126
液性免疫　62
液性免疫不全　271
液体培地　223
エキノコックス症　47, 265
エコーウイルス　47
エタンブトール　240
エリスロマイシン　121
嚥下（機能）　159, 166
嚥下・摂食リハビリテーション　166
エンテロウイルス　47
エンピリック治療　98, 137, 163, 182,
　196, 205

お

黄色ブドウ球菌　55, 74, 85
オウム病　143
オウム病クラミドフィラ　46, 144
小川培地　33, 223
オキサゾリジノン系薬　105
オセルタミビルリン酸塩　191
オプソニン　64

か

咳嗽　19, 197
回虫症　266
外鼻孔　2
外来での抗菌薬選択　137
下気道　2
下気道感染症　3, 96, 188
　　──の死亡率　8
下気道症状　193
架橋　102
喀痰　23
喀痰検査　36
喀痰中肺炎球菌抗原　34
獲得免疫　61
かぜ症候群　188
喀血　246
活性酸素種　64
カテリシジン　59
カナマイシン　106
カニングハメラ　253
カルバペネム系薬　55, 104, 120, 123
カルバペネム耐性腸内細菌科細菌
　（CRE）　53, 55, 109, 171, 295
ガレノキサシン　120-123
川ガニ　263
ガンシクロビル　277
カンジダ属　77
関節リウマチ　198
感染経路別予防策　295
感染症の予防及び感染症の患者に対する医療に関する法律（感染症法）　172, 218
感染防御　59
感冒　195, 256
ガンマグロブリン製剤　142
乾酪壊死　221, 227

き

機械的バリア　59
気管　2
気管気管支炎（VAT）　183
気管結核　300, 302
気管支　2
気管支炎　96

気管支拡張症　5, 198, 200
気管支関連リンパ組織（BALT）　61
気管支鏡検査室　300
気管支結核　300, 302
気管支上皮細胞　60
気管支肺炎　281
気管支肺炎パターン　82, 84
気管支肺胞洗浄（BAL）　223
気管支肺胞洗浄液（BALF）　35, 43, 72
気管内採痰　36
基質特異性拡張型 β-ラクタマーゼ産生菌　53, 121, 295
　　──腸内細菌科細菌　109
　　──肺炎桿菌　11
気腫　44
気腫性変化　44
寄生虫　47, 261
気道粘液　201
木の芽サイン　222
キノロン耐性　50
キャピリア®MAC抗体ELISA　240
急性咽頭炎　194
急性咳嗽　20, 23
急性気管支炎　3, 31, 193
急性喉頭蓋炎　188
急性呼吸促迫症候群（ARDS）　139
急性上気道感染症　30, 188
急性増悪　204
急性肺損傷（ALI）　141
急性鼻副鼻腔炎　194
吸入ステロイド　279
胸腔　3
胸腔穿刺　234
胸腔ドレーン留置　235
鏡検所見　76
胸水　37, 208, 233
胸水培養　209
胸腺非依存性抗原　64
胸痛（胸膜痛）　209
胸部診察　26
胸部CT　81, 209, 222
胸部HRCT　274
莢膜　50
胸膜炎　7, 208, 233
莢膜抗原b型　56
胸膜生検　235

莢膜多糖体（CPS）　126
巨細胞封入体　277
気流閉塞　203

く

空気感染　188, 220
　　──対策　292, 298
空気感染隔離室　300
空気予防策　295
空洞　88, 215, 241
クォンティフェロン®TBゴールド　38, 225, 300
クラブラン酸・アモキシシリン　120-123
クラミドフィラ抗体　38
クラリスロマイシン　121, 122, 240
グリコペプチド系薬　105
クリプトコックス症　47, 252
クリプトコックス属　77, 91, 252
クリプトコックス・ネオフォルマンス　47, 111, 252
クリンダマイシン　107, 122, 123
　　──耐性菌　53
グルクロノキシロマンナン抗原　252
クレブシエラ属　121
　　──の抗菌薬　121

け

経気管支肺生検（TBLB）　223
蛍光抗体法　145, 147, 275
蛍光法　223, 239
血圧　25
血液検査　70
血液培養　37
血液培養用カルチャーボトル　209
結核　12, 47, 64, 218, 302
　　──再治療例　230
　　──初回治療例　229
　　──治療の原則　109
　　──罹患率　12
結核医療の基準　227
結核菌　35, 64, 88, 220
結核菌遺伝子検査　226
結核菌群　220, 237

索 引 317

結核結節 227
結核性胸膜炎 208, 233
結核発生届 219
血痰 199
ケモカイン 60
下痢 267
原因微生物 46
嫌気性菌 43, 53, 87, 123, 213
　　——の抗菌薬 123
嫌気ポータ 37
ゲンタマイシン 106

こ

抗アスペルギルス沈降抗体 246
広域抗菌薬 153, 165
抗インフルエンザ薬 191, 259
抗ウイルス薬 287
抗菌スペクトラム 99
抗菌ペプチド 59
抗菌薬 96
　　——の作用点 102
　　——の適応 97
　　——の副作用 107
　　——の予防投与 298
　　腎排泄性—— 283
口腔ケア 123, 166
口腔内常在菌 77
口腔内レンサ球菌 43, 155, 213
抗結核薬 109, 227
抗原検査 33, 78, 136
抗酸菌 33, 75, 220
　　——検査法 223
　　——染色 31, 76
抗真菌薬 287
抗体検査 38, 79
好中球 60
好中球エラスターゼ阻害薬 141
好中球性気道炎症 203
鉤虫症 265
喉頭 2
喉頭蓋炎 3
喉頭結核 300, 302
抗微生物薬適正使用の手引き（第一版） 189, 193
高齢者 154, 299

　　——の肺炎 111
抗MAC抗体 240
抗MRSA薬 166, 176
誤嚥 213
　　——リスク 156, 159
誤嚥性肺炎 7, 75, 88, 154, 159
呼吸器衛生 293
呼吸器感染症の分類 3
呼吸器の解剖 2
呼吸細気管支 2
呼吸数 25
国際医真菌学会の診断基準 251
コクサッキーウイルス 46, 47
コクシエラ 146
コクシジオイデス症 47
個人防護具 292, 296
コリネバクテリウム属 75
コロナウイルス 46, 48, 188

さ

サージカルマスク 292, 297
細気管支 2
細気管支炎 193
細菌感染症 48
　　——，抗菌薬治療の適応 97
細菌性胸膜炎 208
細菌性肺炎 6, 17, 22, 132
細菌叢 44
最小発育阻止濃度（MIC） 77, 107, 177
サイトカイン 60
サイトカインストーム 139
サイトトキシックT細胞 62
サイトメガロウイルス 36, 46, 90, 256
　　——抗原 35
サイトメガロウイルス肺炎 276
細胞外増殖菌 63
細胞性免疫 62
細胞性免疫不全 271
細胞内寄生菌 130
細胞内増殖菌 63
細胞壁 101, 103
　　——合成阻害 102
細胞膜障害 101
ザナミビル水和物 191

サルモネラ属 104
サンガー法 42

し

糸球体濾過量（GFR） 283
次世代シークエンサー法 42
自然免疫 59
自然リンパ球 60
持続感染 203
シタフロキサシン 120-123
市中感染型MRSA 11, 55, 58, 171
市中肺炎（CAP） 5, 49, 114, 125
　　——のエンピリック治療抗菌薬 137
　　——喀痰検査 37
疾患終末期 158
質量分析装置 33, 136
ジフテリア 47
シプロフロキサシン 120-123
シベレスタットナトリウム 141
住血吸虫症 268
重症急性呼吸器症候群（SARS） 47
重症度判定 115, 160, 174
重症肺炎 138
重症敗血症 179
終末期 111, 158
樹状細胞 60
上気道 2
上気道感染症 3, 96, 188
小葉中心性結節 87
小葉中心性粒状影 85
小粒状陰影 92
初期悪化 229
初期変化群 220
食歴の問診 261
シラスタチン・イミペネム 103, 120
腎機能障害 232
腎機能評価 283
真菌 47, 77, 245
真菌性肺炎 17
人工呼吸器関連肺炎（VAP） 7, 116, 179
人獣共通感染症 17, 143
侵襲性肺アスペルギルス症（IPA） 245, 249, 280

318 索引

侵襲性肺炎球菌感染症（IPD）　13, 127
侵襲的検査　215
滲出性胸水　208, 218
浸潤影　92
　移動する――　264
腎障害　283
人生の最終段階（終末期）　111
迅速診断キット　34, 257
身体所見　21
腎排泄性抗菌薬　283
心不全合併　281
親和性成熟　64

す

推算 GFR　284
水痘　300
　――ワクチン　312
水痘肺炎　257
髄膜炎菌曝露時　299
スクウォーク　200
スケドスポリウム症　47
ステロイド　139, 177, 235, 251, 259
ステノトロフォモナス属　7
ストレプトコックス・アンギノサス群　208
ストレプトマイシン　106
ズビニ鉤虫　265
スペクトラム（スペクトル）　99, 101
すりガラス陰影　81, 92
スルタミシリン　120-123
スルバクタム・アンピシリン　104, 120-123
スルファメトキサゾール・トリメトプリム合剤　107, 273

せ そ

成人院内肺炎診療の基本的考え方　116
成人市中肺炎診療の基本的考え方　115
成人肺炎診療ガイドライン 2017　114, 117
咳エチケット　293

赤痢アメーバ　268
赤痢菌属　104
接合菌症　253
摂食・嚥下リハビリテーション　166
接触感染　188
　――対策　292, 295
接触者健診　302
接触予防策　295
セファゾリン　103, 122
セファマイシン系薬　104
セファレキシン　103
セファロスポリン系薬　104
セフェピム　103, 120, 123
セフェム系薬　103, 104
セフォゾプラン　103, 120, 123
セフォタキシム　103, 120-122
セフォチアム　103, 121, 122
セフォペラゾン　103
セフジトレン ピボキシル　120
セフタジジム　103, 123
セフトリアキソン　120-122
セフピロム　120
セルカリア　269
遷延性咳嗽　20, 197
潜在性結核　305
潜在性結核感染症（LTBI）　38, 64, 232
全自動核酸増幅検査システム　35
染色法　31
全身性炎症反応症候群（SIRS）　141
選択毒性　101

粟粒結核　231, 233

た

第一世代セフェム系薬　104
第一優占菌腫　43
体温　26
大環状ラクトン　106
第三世代セフェム系薬　104, 120-123
大腸菌　87
第二世代セフェム系薬　104, 121, 122
第二中間宿主　263
大葉性肺炎　82
大葉性肺炎パターン　82

第四世代セフェム系薬　104, 120, 123
多核球　71
多剤耐性アシネトバクター（MDRA）　53, 109, 295
多剤耐性アシネトバクター・バウマニ（MDRAB）　171
多剤耐性菌　153, 171, 181, 211
多剤耐性結核（MDR-TB）　230
多剤耐性緑膿菌（MDRP）　11, 53, 109, 171, 206, 295
タゾバクタム・ピペラシリン　104, 120-123
多包条虫　265
タミフル®　191
単純性肺アスペルギローマ（SPA）　245, 280
断続性ラ音　200
タンパク合成阻害　102
タンパク合成阻害薬　105

ち

中東呼吸器症候群（MERS）　47, 296
腸管外アメーバ症　268
腸球菌　55
超高齢化社会　169
超重症肺炎　138
超多剤耐性結核（XDR-TB）　230
腸内細菌科細菌　52, 55, 109
重複感染　257
直接監視下短期治療（DOTS）　228
治療区分　161

て

低音性連続性ラ音　200
定型肺炎　6
テイコプラニン　105, 122, 176
ディフェンシン　59
デインジャーグループ　306
デキサメタゾン　139
テトラサイクリン系薬　105, 106
テトラヒドロ葉酸　107
デラマニド　231

索引 319

と

同定結果　77
同定検査　33, 135, 239
透明帯　50
トキソカラ症　47, 266
トスフロキサシン　120-122
トブラマイシン　106
トポイソメラーゼ IV　107
塗抹検査　31, 71
トランスペプチダーゼ　102
鳥インフルエンザウイルス　48
ドリペネム　103, 120, 123
トリメトプリム・スルファメトキサゾール合剤　107, 273
ドレナージ　212, 217, 235
貪食像　71

な

内因性再燃　66, 220

肉芽腫形成　65
肉芽腫性炎症　221
二次結核　220
二次性細菌性肺炎　154, 257
日本結核病学会病型分類　222
日本住血吸虫　268
日本版敗血症診療ガイドライン 2016　140, 142
入院患者での抗菌薬選択　138
ニューキノロン系薬　55, 107, 120-123
ニューモシスチス・イロベチイ　36, 76, 90, 274
ニューモシスチス・カリニ　274
ニューモシスチス肺炎（PCP）　47, 274
ニューモバックス®NP　13, 127
尿細管間質障害型　288
尿中抗原検査　136
尿中肺炎球菌抗原　34
尿中レジオネラ抗原　34
2 類感染症　218

ね

粘液栓　201
粘液線毛輸送系　59
粘血便　268

の

膿胸　7, 208
濃厚接触者　304
嚢胞性線維症　198
膿瘍　81
ノカルジア属　74, 272

は

バーセル指数　23, 163
肺アスペルギルス症　280
肺炎　5, 17, 22
　　──画像診断の特徴　82
　　──との鑑別　194
　　──の原因菌　41
　　──の重症度評価　29
　　──の分類　6, 114
　　──の 3 つの病型　119
　　──の予防　123
肺炎桿菌　11, 74, 84, 128
肺炎球菌　55, 63, 72, 79, 82
　　──抗原　34
　　──の抗菌薬　120
　　──ワクチン　127, 283
　　──，13 価結合型　13, 310
　　──，23 価莢膜多糖体　13, 310
肺炎クラミドフィラ　46, 122, 130, 156, 196
　　──の抗菌薬　121
肺炎群別の診療　117
肺炎死亡率　9
肺炎随伴胸水　208
肺炎マイコプラズマ　35, 52, 79, 84, 96, 129
　　──血清 IgM 抗体検査　195
　　──の抗菌薬　121
肺炎予測スコアリングシステム　20
バイオフィルム　52, 201
肺外結核症　233

肺化膿症　7
肺気腫　5
肺寄生虫症　47, 262
肺吸虫症　47, 263
肺クリプトコックス症　252
肺結核　218, 302
　　──疑い症例　36
肺結核後遺症　198
敗血症　24, 79, 118, 161, 175
敗血症性ショック　133
肺実質　3
肺真菌症　47, 245
肺切除術　242
バイタルサイン　23
肺膿瘍　7, 213
肺ノカルジア症　272
肺の免疫機構　59
肺胞　3
肺胞マクロファージ　60
培養検査　32, 76, 135
ハイリスク接触者　304
肺 MAC 症　12, 237, 240
肺 *Mycobacterium abscessus* 症　242
肺 *Mycobacterium kansasii* 症　242
バクテロイデス属　87
バクテロイデス・フラジリス　104
播種性血管内凝固症候群（DIC）　127, 140
播種性糞線虫症　267
パズフロキサシン　120-123
パターン認識受容体　60, 65
白血球数　39
白血球破壊毒素　58
鼻症状　193
パニペネム・ベタミプロン　120
パモ酸ピランテル　266
バルガンシクロビル　277
バロキサビル マルボキシル　259
パロモマイシン　268
バンコマイシン　55, 105, 122, 176, 284
バンコマイシン耐性 MRSA　105
バンコマイシン耐性腸球菌（VRE）　105, 109, 171, 295
半定量培養法　181

ひ

ビアペネム　120, 123
鼻炎　3
比較的徐脈　25
鼻腔　2
非結核性抗酸菌（NTM）　12, 89, 226, 237
非結核性抗酸菌症　12, 47, 237
鼻汁　20
皮疹　149
ヒストプラスマ症　47
微生物関連分子パターン　59
微生物検査　30
非定型肺炎　6, 22, 132
非定型病原微生物　156
ヒトメタニューモウイルス　46, 48, 256, 295
ヒドロコルチゾン　139
ピペラシリン　104, 123
ピペラシリン・タゾバクタム　104, 120-123
飛沫核　296
　　――拡散防止　299
　　――感染　188, 220
飛沫感染　188
　　――対策　292, 296
飛沫予防策　295
びまん性汎細気管支炎（DPB）　5, 198, 202
百日咳　47, 313
百日咳菌　35, 96, 196
百日咳抗体　38
標準予防策　292
標的治療　98, 119, 210
病理検査　36
病理組織学的検査法　227
日和見感染症　154, 256, 271
ピラジナミド　109
ビルハルツ住血吸虫　268

ふ

ファビピラビル　259
ファンギフローラ Y 染色　32
フィットテスト　293, 300
フィブリン溶解療法　212
フィラリア型幼虫　267
不規則呼吸　25
副腎皮質ステロイド製剤　177
腹痛　267
副鼻腔　2
副鼻腔炎　3, 198
副鼻腔気管支症候群　201
フクロウの眼　277
フソバクテリウム属　53, 87
ブタ回虫　266
フラジオマイシン　106
プラジカンテル　264, 269
プレセプシン　39, 79
プレドニゾロン　139
プレベナー13　13, 127
プレボテラ属　53, 87
プロカルシトニン　39, 79, 173
糞線虫症　47, 267

へ

ペア血清　259
併用療法　183
β-ラクタマーゼ　50, 53, 104
β-ラクタマーゼ産生アモキシシリン・クラブラン酸耐性インフルエンザ菌（BLPACR）　51
β-ラクタマーゼ産生アンピシリン耐性インフルエンザ菌（BLPAR）　51
β-ラクタマーゼ阻害薬配合ペニシリン系薬　120-123, 213
β-ラクタマーゼ非産生アンピシリン耐性インフルエンザ菌（BLNAR）　11, 51, 56, 109
β-ラクタム環　103
β-ラクタム系薬　55, 102, 140
β-ラクタム耐性　50
β-D-グルカン　35, 275
ベダキリン　227
ベタミプロン・パニペネム　120
ペット　143, 148
ペニシリンアレルギー　120
ペニシリン系薬　55, 103, 120, 122
ペニシリン結合タンパク（PBP）　50, 102
ペニシリン耐性遺伝子変異　55
ペニシリン耐性肺炎球菌（PRSP）　11, 50, 56, 109
ペニシリン低感受性肺炎球菌（PISP）　50
ペニシリン G　56, 77, 103, 122
　　――構造式　103
ペプチドグリカン　101
ペプトストレプトコックス属　87, 53
ペラミビル　191, 259
ヘルパーT 細胞　62
ヘルペスウイルス　259
ベンジルペニシリン　120
片側性胸水　233
ペンタミジン　276

ほ

胞子　245
放線菌　46, 74
包虫症　265
ポーリン　49
墨汁法　252
補助療法　139
ホスカルネット　278
ポリオウイルス　47
ポリリボシルリビトールリン酸　56

ま

マイクロバイオーム解析　42
マイコプラズマ抗原　34
マイコプラズマ抗体　38
マクロファージ　60, 64
　　――殺菌活性　64
マクロライド系薬　55, 106, 121, 122, 140, 259
マクロライド耐性菌　51, 121
マクロライド耐性肺炎マイコプラズマ　57, 197
マクロライドの作用　141
マクロライド療法　203, 282
麻疹　300
　　――ワクチン　312
麻疹ウイルス　256
麻疹肺炎　256

索 引　*321*

マスク　292, 300, 302
末梢血好酸球増多　261
マルボキシル・バロキサビル　259
慢性壊死性肺アスペルギルス症
　　（CNPA）　245
慢性咳嗽　20, 23, 197
慢性気管支炎　5
慢性気道感染症　198
慢性空洞性肺アスペルギルス症
　　（CCPA）　245
慢性進行性肺アスペルギルス症
　　（CPPA）　245, 248, 280
慢性閉塞性肺疾患（COPD）　4, 279
マンソン住血吸虫　268

み

ミクロフィラリア　267
ミコール酸合成阻害　109
ミノサイクリン　121, 122
脈拍数　25
宮崎肺吸虫　263

む

ムーコル症　47, 253
ムーコル属　253
無莢膜型インフルエンザ菌　14

め

メタセルカリア　263
メチシリン　103
メチシリン感受性黄色ブドウ球菌
　　（MSSA）　55
　　――の抗菌薬　122
メチシリン耐性黄色ブドウ球菌
　　☞ MRSA
　　――の抗菌薬　122
メチルプレドニゾロン　139
メトロニダゾール　123, 268
メベンダゾール　266
メモリーB 細胞　64
メモリーT 細胞　65
メロペネム　103, 120, 123
免疫　59

免疫グロブリン製剤　204
免疫不全　173, 271
免疫抑制　81, 180

も

網状影　82
網羅的細菌叢解析　42, 155, 209
モキシフロキサシン　120-123
モノバクタム系薬　105
モラクセラ・カタラーリス　46, 52,
　　73, 87, 123, 128
　　――の抗菌薬　122
問診　20

や

薬剤感受性試験　77
薬剤性腎障害　288
薬剤耐性（AMR）　49, 108
薬剤耐性機構　109
薬剤耐性菌　11, 43, 55
　　――リスク　23, 160, 162, 180
　　――臨床で問題となる　109
薬剤耐性菌届出基準　172
薬物動態　107, 176
薬力学　107, 176
野兎病　143, 148
野兎病菌　148
野兎病疹　149

ゆ

ユーザーシールチェック　300
優先接触者　305
誘導型一酸化窒素合成酵素　64
誘導型 BALT　62

よ

葉酸合成阻害　101
4 種混合ワクチン　313
4 類感染症　143

ら

ライノウイルス　46, 188
ラ音　200
ラニナミビル　191, 259
ラピアクタ®　191

り・る

リウマチ性胸水　209
リコンビナントトロンボモジュリン製
　　剤　140
リゾプス属　253
リゾムーコル属　253
リネゾリド　105, 122, 177
リファンピシン　109, 240
リボソーム　101, 105
緑膿菌　53, 74, 87, 129, 171, 201
　　――の抗菌薬　123
リレンザ®　191
淋菌　190
リンコサマイド系薬　107

類上皮細胞肉芽腫　227

れ

レジオネラ抗原　34
レジオネラ属　46, 75
レジオネラ・ニューモフィラ　35, 79,
　　84, 122, 130
　　――の抗菌薬　121
レスピラトリーキノロン　120-123,
　　197
レッドフラッグ症状　20, 23
レボフロキサシン　120-123

ろ・わ

老衰　158
濾胞ヘルパーT 細胞　63, 64

ワクチン　13, 64, 309

322　索 引

欧 文

Achinetobacter baumannii　171, 180
acute lung injury（ALI）　141
acute respiratory distress syndrome
　（ARDS）　139
adenosine deaminase（ADA）　233
adjunct therapy　139
Adjusted Shock Index（ASI）　25
adjuvant therapy　139
A-DROP　29, 115, 134, 161
affinity maturation　64
airborne infections isolation room
　（AIIR）　300
air-crescent sign　249
allergic bronchopulmonary
　aspergillosis（ABPA）　245, 250
allergic bronchopulmonary mycosis
　（ABPM）　251
Ambler 分類　49
Ancylostoma duodenale　265
antimicrobial resistance（AMR）　49,
　108
ARDS 診療ガイドライン 2016　142
Ascaris lumbricoides　266
aspergilloma　245
Aspergillus
　A. flavus　47, 245
　A. fumigatus　47, 245
　A. niger　47, 245
　A. terreus　245
　A. versicolor　245
ATS/IDSA 院内肺炎ガイドライン
　37, 101, 173
atypical pathogen　97
AUC/MIC　108
A 群溶血性レンサ球菌　30, 46, 195
　──の抗菌薬　122

BAL　223
Barthel Index　23, 163
BCG ワクチン　312

Bcteroides fragilis　104
BCYE-α培地　130
Biot 呼吸　25
BLNAI　52
BLNAR　11, 51, 56, 109
BLNAS　51
BLPACR　51
BLPAR　51
Bordetella pertussis　47
bronchoalveolar lavage fluid（BALF）
　35, 43, 72
bronchus-associated lymphoid tissue
　（BALT）　61
B1 細胞　61

capsular polysaccharide（CPS）　126
carbapenem-resistant
　Enterobacteriaceae（CRE）　53, 55,
　109, 171, 295
Centers for Disease Control and
　Prevention（CDC）　55
Centor の診断基準　188, 195
CF（complement fixation）法　146
Cheyne-Stokes 呼吸　25
Chlamydia trachomatis　144
Chlamydophila
　C. pneumoniae　4, 144
　C. psittaci　144
chronic cavitary aspergillosis（CCPA）
　245
chronic necrotizing aspergillosis
　（CNPA）　245
chronic obstructive pulmonary disease
　（COPD）　4, 279
　──増悪　280
chronic progressive pulmonary
　aspergillosis（CPPA）　245, 248, 280
Clinical and Laboratory Standards
　Institute（CLSI）　11, 56
Cmax/MIC　108
coarse crackles　200
Coccidioides
　C. immitis　47
　C. posadasii　47

community-acquired（CA）-MRSA　11,
　55, 171
community-acquired pneumonia
　（CAP）　5, 49, 114, 125
　──喀痰検査　37
compromised host　110
COPD 診断と治療のためのガイドラ
　イン 2018　280
corona virus　188
Corynebacterium diphtheriae　47
Coxiella burnetii　146
　── I 相菌　147
　── II 相菌　147
coxsackie virus　47
CRP（C-reactive protein）　39, 70, 157,
　173
Cryptococcus
　C. gattii　47, 252
　C. neoformans　47, 111, 252
C-type lectin receptors（CLRs）　63
Cunninghamella　47
CURB（Confusion, Urea, Respiratory
　rate and Blood pressure）　115
cytomegalovirus（CMV）　256, 276
　── pp65 抗原血症検査法　277
　──アンチゲネミア法　277
C 型レクチン受容体　63

D

de-escalation 治療　99, 119, 165
　──, 多剤　174
　──, 単剤　174
DIC　127, 140
Diehr の肺炎予測　18
Diff-Quik 染色　76, 275
diffuse panbronchiolitis（DPB）　5,
　198, 202
direct observation therapy, short-course
　（DOTS）　228
Dirofilaria immitis　47, 267
DNA 合成・複製阻害薬　107
DNA ジャイレース　50, 107
DNA 複製阻害　102
DPT-IPV　313

索 引 323

Echinococcus
 E. granulosus 47, 265
 E. multilocularis 47, 265
echo virus 47
eGFR 284
ELISA 法 264
Entamoeba histolytica 268
enterovirus 47
Epstein-Barr ウイルス（EBV） 80
escalation 治療 99, 119, 164, 174
Escherichia coli 87
extended-spectrum β-lactamase
 （ESBL）産生菌 11, 52, 121, 295
 ——腸内細菌科細菌 109
 ——肺炎桿菌 129
extensively drug resistant tuberculosis
 （XDR-TB） 230

family *Enterobacteriaceae* ☞腸内細菌
 科細菌
first-line 抗結核薬 109
fitness cost 55
follicular helper T（Tfh） 64
Francisella
 F. tularensis 148
  F. t. holarctica 149
  F. t. mediasiatica 149
  F. t. novicida 149
  F. t. tularensis 149

γδT 細胞 61
Gaffky 号数 76
Geckler 分類 72, 135
geneXpert® 35
GFR 283
Giemsa 染色 76, 275
Gimenez 染色 32, 76, 130
Glasgow Coma Scale（GCS） 24
gloved-finger sign 91
GM（galactomannann）抗原 248

Goddard 分類 44
Gram 陰性菌 71
Gram 染色 31, 71, 98, 135
 ——質の評価 72
 ——の有用性 183
Gram 陽性菌 71
Grocott 染色 32, 76, 275
GXM（glucuronoxylomannan）抗原
 252

Haemophilus
 H. influenzae 73, 120
 H. influenzae type b（Hib） 8, 128
  ——ワクチン 14, 128
halo sign 249
HAP/NHCAP 117
healthcare-associated pneumonia
 （HCAP） 116, 153, 169
 ——の定義 153
Heckerling の肺炎予測 18
herpesvirus 259
high resolution computed tomography
 （HRCT） 81, 209, 222
Histoplasma capsulatum 47
HIV（human immunodeficiency virus）
 190, 233, 271
hospital-acquired pneumonia（HAP）
 6, 114, 169
hospital-acquired（HA）-MRSA 11,
 171
HRCT 200
human metapneumovirus 48, 256

ICU での抗菌薬選択 138
IFN-γ 64
ILCs 61
induced BALT（iBALT） 62
inducible nitric oxide synthase（iNOS）
 64
influenza virus 78, 188
innate lymphoid cells（ILCs） 60
interferon-gamma release assay

（IGRA） 38, 225, 305
 胸水の—— 235
intravenous immunoglobulin（IVIG）
 142
invasive pneumoniae disease（IPD）
 13, 127
invasive pulmonary aspergillosis（IPA）
 245, 249, 280
I-ROAD 116, 173
ISHAM の診断基準 251

JAID/JSC 呼吸器感染症治療ガイドラ
 イン 211

Kinyoun 染色 273
Kinyoun 法 31, 239
Klebsiella pneumoniae ☞肺炎桿菌

L

LAMP（loop-mediated isothermal
 amplifiation）法 35, 41, 136, 195
Langhans 巨細胞 227
latent tuberculosis infection（LTBI）
 38, 64, 232
late-onset VAP 179, 183
Legionella pneumophila 35, 79, 84,
 122, 130
Lichtheimia 47
Light の基準 209, 234

M

MAC（*Mycobacterium avium* complex）
 36, 89, 237, 240
 ——抗体 38
macrocyclic lactone 106
MALDI-TOF/MS 33, 136
Mann Assessment of Swallowing
 Ability（MASA） 159
measles virus 256
meniscus sign 90
methicillin-resistant *Staphylococcus*
 aureus（MRSA） 7, 11, 55, 109, 162,

180, 295

——の抗菌薬　122

methicillin-susceptible *Staphylococcus aureus*（MSSA）　55, 122

——の抗菌薬　122

MFA（microfluorescnet antibody）法　145

MGIT　33

microaspiration　170

Micromonas micros　34

Middle East respiratory syndrome（MERS）　47, 296

——コロナウイルス　46, 48

MIF（microimmunofluorescence）法　145

Miller & Jones の分類　36

minimal inhibitory concentration（MIC）　77, 107, 176

Moraxella catarrhalis ☞モラクセラ・カタラーリス

MR ワクチン　312

Mucor　47

mucus plug　201

multidrug-resistant *Achinetobacter baumannii*（MDRAB）　171

multidrug-resistant *Achinetobacter*（MDRA）　53, 109, 295

multidrug-resistant *Pseudomonas aeruginosa*（MDRP） ☞多剤耐性緑膿菌

multidrug-resistant tuberculosis（MDR-TB）　230

multiplex PCR 法　41

Mycobacterium

M. abscessus　13, 237, 242

—— complex　243

M. africanum　237

M. avium　36, 237

—— complex（MAC）　12, 36

M. bovis　237

M. intracellulare　13, 36, 237

M. kansasii　237, 242

M. microti　237

M. tuberculosis　35, 47, 220, 237

—— complex　220

Mycoplasma pneumoniae　4, 79

N

Nector americanus　265

Neisseria gonorrhoeae　190

NK 細胞　60

NKT 細胞　61

Nocardia

N. asteroides　272

N. brasiliensis　272

N. cyriacigeorgica　272

N. farcinica　272

N. nova　272

non-tuberculous mycobacteria（NTM）　12, 20, 89, 226, 237

non-typable *Haemophilus influenzae*（NTHi）　14

nursing and healthcare-associated pneumonia（NHCAP）　6, 114, 117, 153

——の診療　112

N-アセチル-グルコサミン（NAG）　102

N-アセチル-ムラミン酸（NAM）　102

N95 マスク　292, 297, 300, 302

P

panton-valentine leucocidin（PVL）　58, 171

Paragonimus

P. miyazakii　47, 263

P. westermani　47, 263

pathogen-associated molecular patterns（PAMPs）　59

pattern recognition receptors（PRRs）　59

PCP　274

PCR（polymerase chain reaction）法　35, 41, 150, 224, 259

PCV13　13, 127, 310

penicillin-binding protein（PBP）　50, 102

penicillin-resistant *Streptococcus pneumoniae*（PRSP）　11, 50, 56, 109

peptidoglycan　101

pharmacodynamics（PD）　108

pharmacokinetics（PK）　108

PISP　50

PK/PD　107, 176

——パラメーター　108

Pneumocystis

P. carinii　274

P. jirovecii　36, 76, 90, 274

Pneumonia-Severity Index（PSI）　29, 115

point-of-care testing（POCT）　33, 78

poliovirus　47

polyribose ribitol phosphate（PRP）　56

post-Q fever fatigue syndrome（QFS）　147

PPSV23　13, 127, 310

Prevotella intermedia　87

procalcitonin（PCT）　39

PRRs　63

PRSP　56, 109

Pseudomonas aeruginosa ☞緑膿菌

PSI　161

Q

QFT-3G　38, 225, 300

quick SOFA　24, 133, 161

Q 熱　143, 146

R

reactive oxygen species（ROS）　64

reversed halo sign　254

rheumatoid arthritis（RA）　198

rhinovirus　188

Rhizomucor　47

Rhizopus　47

rhonchi　200

RNA 合成阻害　101

Rosenberg の診断基準　251

rRNA

——, 16S　42, 155

——, 23S　52, 57

RS（respiratory syncytial）ウイルス　48, 256, 295

索 引

Scedosporium 47
Schistosoma
 S. haematobium 268
 S. japonicum 268
 S. mansoni 268
sepsis associated encephalopathy（SAE） 24
Sepsis-3 24, 175
serotype replacement 50
severe acute respiratory syndrome（SARS） 47
 ——コロナウイルス 46, 48
severe sepsis 179
Shock Index（SI） 25
simple pulmonary aspergilloma（SPA） 245, 280
Singal の予測式 18
SOFA スコア 24, 133, 161
squawk 200
Staphylococcus aureus ☞黄色ブドウ球菌
Streptococcus
 S. anginosus 208
 ——group 208, 213
 S. constellatus 208
 S. intermedius 34, 208
 S. pneumoniae ☞肺炎球菌

S. pyogenes 30, 122
Strongyloides stercoralis 47, 267
ST 合剤 107, 273
systemic inflammatory response syndrome（SIRS） 141
30S リボソーム 105
50S リボソーム 105

T＞MIC 108
target PCR 法 41
TBLB 223
Tc 細胞 63
Tfh 細胞 63, 64
Th1 細胞 62
Th2 細胞 63
Th17 細胞 63
therapeutic drug monitoring（TDM） 106
thymus-independent（TID）抗原 64
Tm 細胞 65
topoisomeraseIV（TopoIV） 107
Toxocara
 T. canis 47, 266
 T. cati 47
transpeptidase 102
tree-in-bud appearance 85, 222
Treg 細胞 63

tularemia 148
T 細胞免疫応答 61
T スポット® *TB*（T-SPOT） 38, 225, 300

vancomycin resistant *Enterococcus*（VRE） 105, 109, 171, 295
ventilator-associated bronchitis（VAT） 183
ventilator-associated pneumonia（VAP） 7, 116, 179
VRSA 105

walking pneumonia 57
Winthrop-University Hospital Weighted Point Modified System（WUH システム） 18

XDR-TB 230

Y 字状分岐状陰影 91

Ziehl-Neelsen 法 31, 76, 226

臨床呼吸器感染症学

2019 年 3 月 20 日　発行	編集者 迎　　寛
	発行者 小立鉦彦
	発行所 株式会社 南 江 堂
	〒113-8410 東京都文京区本郷三丁目 42 番 6 号
	☎ (出版)03-3811-7236　(営業)03-3811-7239
	ホームページ https://www.nankodo.co.jp/
	印刷・製本 倉敷印刷
	装丁　星子卓也

Clinical Respiratory Infections
© Nankodo Co., Ltd., 2019

定価はカバーに表示してあります.
落丁・乱丁の場合はお取り替えいたします.
ご意見・お問い合わせはホームページまでお寄せください.

Printed and Bound in Japan
ISBN978-4-524-24167-5

本書の無断複写を禁じます.

JCOPY 〈出版者著作権管理機構 委託出版物〉

本書の無断複写は,著作権法上での例外を除き,禁じられています.複写される場合は,そのつど事前に,
出版者著作権管理機構 (TEL 03-5244-5088,FAX 03-5244-5089,e-mail: info@jcopy.or.jp) の許諾
を得てください.

本書をスキャン,デジタルデータ化するなどの複製を無許諾で行う行為は,著作権法上での限られた例外
(「私的使用のための複製」など) を除き禁じられています.大学,病院,企業などにおいて,内部的に業
務上使用する目的で上記の行為を行うことは私的使用には該当せず違法です.また私的使用のためであっ
ても,代行業者等の第三者に依頼して上記の行為を行うことは違法です.